U0189219

Intraoperative and Interventional Echocardiography

Atlas of Transesophageal Imaging

术中及介入超声心动图
经食管影像图谱

2nd Edition
原书第 2 版

原　著　[美] Donald C. Oxorn　唐纳德·C. 奥克肖恩

[美] Catherine M. Otto　凯瑟琳·M. 奥托

主　译　宋海波　刘　进

中国科学技术出版社

·北京·

图书在版编目（CIP）数据

术中及介入超声心动图：经食管影像图谱：原书第 2 版 /（美）唐纳德·C. 奥克肖恩（Donald C. Oxorn），（美）凯瑟琳·M. 奥托（Catherine M. Otto）原著；宋海波，刘进主译 . — 北京：中国科学技术出版社，2020.3

ISBN 978-7-5046-8536-0

Ⅰ.① 术… Ⅱ.① 唐… ② 凯… ③ 宋… Ⅲ.① 超声心动图 – 图谱 Ⅳ.① R540.4–64

中国版本图书馆 CIP 数据核字 (2020) 第 028073 号

著作权合同登记号：01–2018–7557

策划编辑　焦健姿　王久红
责任编辑　孙　超
装帧设计　佳木水轩
责任印制　李晓霖

出　　版	中国科学技术出版社
发　　行	中国科学技术出版社有限公司发行部
地　　址	北京市海淀区中关村南大街 16 号
邮　　编	100081
发行电话	010-62173865
传　　真	010-62179148
网　　址	http://www.cspbooks.com.cn

开　　本	889mm×1194mm　1/16
字　　数	694 千字
印　　张	34.5
版　　次	2020 年 3 月第 1 版
印　　次	2020 年 3 月第 1 次印刷
印　　刷	北京威远印刷有限公司
书　　号	ISBN 978-7-5046-8536-0 / R·2499
定　　价	398.00 元

（凡购买本社图书，如有缺页、倒页、脱页者，本社发行部负责调换）

ELSEVIER

Elsevier (Singapore) Pte Ltd.

3 Killiney Road, #08–01 Winsland House I, Singapore 239519

Tel: (65) 6349–0200; Fax: (65) 6733–1817

Intraoperative and Interventional Echocardiography: Atlas of Transesophageal Imaging, 2/E

Copyright © 2018 by Elsevier, Inc. All rights reserved.

Previous edition copyrighted 2007.

ISBN–13: 978–0–323–35825–5

This Translation of Intraoperative and Interventional Echocardiography: Atlas of Transesophageal Imaging, 2/E by Donald C. Oxorn and Catherine M. Otto was undertaken by China Science and Technology Press and is published by arrangement with Elsevier (Singapore) Pte Ltd.

Intraoperative and Interventional Echocardiography: Atlas of Transesophageal Imaging, 2/E by Donald C. Oxorn and Catherine M. Otto 由中国科学技术出版社进行翻译，并根据中国科学技术出版社与爱思唯尔（新加坡）私人有限公司的协议约定出版。

术中及介入超声心动图：经食管影像图谱（原书第 2 版）（宋海波 刘 进，译）

ISBN: 978–7–5046–8536–0

Copyright © 2020 by Elsevier (Singapore) Pte Ltd. and China Science and Technology Press

All rights reserved. No part of this publication may be reproduced or transmitted in any form or by any means, electronic or mechanical, including photocopying, recording, or any information storage and retrieval system, without permission in writing from Elsevier (Singapore) Pte Ltd. and China Science and Technology Press.

注 意

本译本由中国科学技术出版社完成。相关从业及研究人员必须凭借其自身经验和知识对文中描述的信息数据、方法策略、搭配组合、实验操作进行评估和使用。由于医学科学发展迅速，临床诊断和给药剂量尤其需要经过独立验证。在法律允许的最大范围内，爱思唯尔、译文的原文作者、原文编辑及原文内容提供者均不对译文或因产品责任、疏忽或其他操作造成的人身及（或）财产伤害及（或）损失承担责任，亦不对由于使用文中提到的方法、产品、说明或思想而导致的人身及（或）财产伤害及（或）损失承担责任。

Printed in China by China Science and Technology Press under special arrangement with Elsevier (Singapore) Pte Ltd. This edition is authorized for sale in the People's Republic of China only, excluding Hong Kong SAR, Macau SAR and Taiwan. Unauthorized export of this edition is a violation of the contract.

译者名单

主　译　宋海波　刘　进

副主译　李雪杰　赵雨意

译校者（以姓氏笔画为序）

白文娟　李　萍　李娅姣　张晓玲　陈　皎

陈丽萍　陈明静　周文英　郑寅曦　唐　红

黄　鹤　曹裴娅　梁玉佳　魏　薪

内容提要

　　本书引进自国际知名的 ELSEVIER 出版集团，是一部新颖、独特、全面的经食管超声心动图谱，由麻醉专家 Donald C. Oxorn 教授与超声心动图专家 Catherine M. Otto 教授联袂编写。全书共分 14 章，涵盖冠心病、二尖瓣疾病、主动脉瓣疾病、心内膜炎、外科人工瓣膜、右心瓣膜疾病、成人先天性心脏病、肥厚型心肌病、心包疾病、大血管疾病及心脏肿物等多种心血管疾病，每章均以病例为单元，以简明扼要的病例介绍开篇，然后对术前 TEE 的诊断思路、术中手术方式及外科视角的图像、术后 TEE 手术效果及时评价进行了具体介绍，还对 TEE 应用和评估方式、要点、技巧等进行了特别点评。本书内容实用，讲解细致，既可作为超声医师、麻醉医师的案头工具书，又可为临床心脏外科医师提供指导。

在过去的 25 年，技术进步使术中经食管超声心动图（TEE）成为心脏功能监测不可或缺的手段，并帮助指导各种形式的心脏手术（如冠状动脉旁路、瓣膜成形和置换、先天性疾病、心包疾病、心肌病、机械循环支持和心脏移植等）。事实上，病例说明结合图片展示是学习 TEE 的绝佳方式。

1990—1998 年，Donald C. Oxorn 博士在多伦多桑尼布鲁克健康科学中心麻醉科工作，当时我是一名心脏内科专家，自 1984 年以来一直担任超声心动图研究室主任。1989 年，我们研究室有了第一个单平面 TEE 探头。在 TEE 应用早期，心脏手术室内的 TEE 检查由心内科医师来完成，麻醉团队成员对这门技术有着浓厚的学习兴趣。1991 年，Donald C. Oxorn 博士在我们研究室完成了经胸壁超声心动图（TTE）和 TEE 的培训，之后他的大部分职业生涯都奉献给了这项工作。他的好奇心和对技术的热情超乎寻常，他在采集优质 TEE 图像方面表现优异。短短几年，我们的麻醉团队成员（包括 Donald C. Oxorn 在内）接管了术中 TEE 的工作。Donald C. Oxorn 喜欢和我们一起回顾高难度病例的图像，麻醉团队也一直与我们保持密切合作。

《术中及介入超声心动图：经食管影像图谱》第 2 版的完成非常及时，自 2007 年《术中经食管超声心动图图谱》第 1 版出版至今，TEE 技术有了许多进展，心脏手术发生了许多变化。三维 TEE 图像显示二尖瓣的"外科视角"，对二尖瓣脱垂及成形手术的术前、术中评估具有重要影响。尽管三维 TEE 彩色血流在评估二尖瓣反流方面仍需进一步发展，但在许多病例中其优势显著超过二维彩色血流评估。许多新的心脏技术已成为常规，其他技术也在不断进展。

经导管瓣膜治疗技术（TAVR 和 MitraClip）已成功应用于临床。经皮二尖瓣置换术仍在不断发展。经皮三尖瓣相关手术已开始施行。经导管介入封堵目前主要用于左心耳，房、室间隔缺损及瓣周漏等。许多 CT 和 MRI 成像的进展也成为超声心动图的补充。Donald C. Oxorn 博士完成了一项非常优秀的工作，在这本新图谱中他把超声心动图与这些影像结合起来。实际工作中，很多复杂患者是由一个"心脏团队"来管理的，团队成员比以往任何时候更依赖先进的成像技术，以指导患者筛查和管理。心脏外科医师、介入心脏病学家、麻醉医师在同一个导管室或手术室工作，共同执行一个由 TEE 指导的操作流程。这种情况在 10 年前可以说是闻所未闻的。

Donald C. Oxorn 博士和 Catherine M. Otto 博士的合作源于一次特别的机缘，因为他们在同一机构工作，两人都曾编写过出色的超声心动图教材。我个人认为，Catherine M. Otto 博士编写的《临床超声心动图实践》是超声心动图领域的权威参考教科书，她还编写了部头稍小些的《临床超声心动图教程》，同样是住院医师和进修医师在 TTE 和 TEE 的培训中非常喜爱的参考书。《术中及介入超声心动图：经食管影像图谱》第 2 版不仅有完美的超声图像，还附有其他影像图像，一定可以给麻醉医师、重症专家、心内科医师、各类培训学员及准备学习超声检查技术的人送上一份美妙的学习体验。真实的外科图像对没有真正进入手术室亲历手术的读者特别有帮助。

1990 年，我很高兴认识 Oxorn 博士并成为他的技术导师之一，在过去的 25 年中，这项技术得到了令人难以置信的发展。

Campbell D. Joyner, MD, FRCPC, FACC, FASE

桑尼布鲁克健康科学中心，超声心动图研究室主任

多伦多大学，医学教授

加拿大，安大略，多伦多

当我第一次看到这本书的时候，立刻被书名所吸引，这是一部国外同行分享他们围术期 TEE 实践宝贵经验的著作。我们非常赞同 Campbell D. Joyner 教授所述的观点，即病例说明结合图片展示是学习 TEE 的绝佳方式。掌握 TEE 技术离不开病例学习，对一个病例或同一类病例的深刻认识对培养临床思维十分重要。

我们得知本书著者之一 Donald C. Oxorn 博士也是一位麻醉医师，这更坚定了我们翻译本书的决心。著者团队与翻译团队的经历如此相似，这真是一种奇妙的缘分。与多伦多桑尼布鲁克健康科学中心的同行一样，华西医院麻醉科与心脏内科自 2002 年始就在术中 TEE 方面展开了良好合作，华西医院心脏内科超声心动图室唐红教授对麻醉科术中 TEE 工作的指导和帮助堪称典范。为了便于讨论和协商，本书的译者都是来自华西医院麻醉科和心内科的医师，从某种意义上讲，这次翻译工作更是华西医院围术期心脏超声的一种跨学科深入合作。

相似的跨学科合作背景让翻译团队更加深刻地体会到本书在病例教学方面的卓越价值：简明扼要的病例介绍，术前 TEE 的诊断思路，术中手术方式及外科视角的图像，术后 TEE 手术效果及时评价，这些都使我们印象深刻。每一个病例的资料都很完整，不仅有对超声心动图的解读，还包含了多模态影像检查，如使用 CT、MRI 等图像分析。当然，更精彩的要属"点评"部分，其阐述的 TEE 应用和评估方式、要点、技巧等内容非常值得我们学习借鉴。本书特别适合对围术期心脏超声感兴趣的青年医师。

尽管翻译过程中我们反复斟酌，希望能够准确表述原著者的本意，但由于译者众多，风格各异，解读有别，加之中外语言表达习惯有所差别，中文翻译版中可能存在一些表述不妥或失当之处，恳请各位同行和读者批评、指正！

四川大学华西医院麻醉科术中 TEE 负责人

四川大学华西医院麻醉科主任

四川大学华西医院心脏内科学科主任，超声心动图室负责人

原书前言

　　近几十年来，心脏外科手术的复杂性显著增加。典型的心脏病中心除了能开展冠状动脉手术之外，还能开展各种类型的瓣膜手术，其中包括复杂的二尖瓣成形、新兴的主动脉瓣置换及主动脉根部手术。如今，等待再次手术的成人先天性心脏病患者、终末期心力衰竭需要机械循环辅助的患者及需要心脏移植的患者数量持续增加。所有这些操作都需要经食管超声心动图（TEE）来进行操作过程的引导，并由获得认证的心脏科医师及麻醉医师在同步解读情况下执行。执行 TEE 流程指导的操作者经常被要求确认或质疑此前的诊断，或评估未被预料的异常。此外，TEE 还被用于评估手术成功与否和检测急性并发症。TEE 流程指导并非局于手术室，现在由心脏麻醉医师、介入心脏病医师、心脏外科医师、无创心血管病医师和其他影像专家组成的"心脏团队"把很多手术都放在心脏介入室进行。

　　本书将有益于所有参与术前、术中及术后心脏病手术流程和干预的医护人员。本书的主要读者对象是心脏麻醉医师，但本书对希望了解超声心动图的心脏外科医师、希望扩充心脏手术知识心脏病专家和进修生、希望了解心血管疾病的放射学家及心脏团队的其他人员（包括心脏超声医师、心脏灌注医师，以及那些不熟悉手术间实际情况的护士和医师助理）同样有益。当然，对心脏病学感兴趣的初级保健医师也会很有帮助。

　　在手术室和心脏介入室中，从事 TEE 工作的医师不仅会获得超声心动图图像，而且可以积极参与临床决策。因而负责 TEE 的医师需要了解心脏病的临床表现、干预的适应证及预期转归。回顾术前的其他影像学和诊断补充信息可以帮助医师解释术中 TEE。

　　本书是我们在心血管麻醉、心血管外科手术和急症医学中 TEE 的个人经验总结。我们发现，我们很难将自己在 TEE 中的诸多发现、其他诊断结果与手术实际情况之间的联系方法全面传达给学生和同事，但在这本书里，我们终于将临床表现、术中观察、术中 TEE 图像、其他诊断方法、外科手术和心脏病理变化等完美地整合在一起。

　　本书是基于病例的图谱，每种病例都有不同的临床重点，按照临床诊断分为冠心病、二尖瓣疾病、主动脉瓣疾病、心内膜炎、外科人工瓣膜病、右心瓣膜疾病、成人先天性心脏病、肥厚型心肌病、心包疾病、大血管疾病及心脏肿物。在全新的第 2 版中，我们对所有章节都进行了深度修订，包括新的超声心动图和外科图像、更多的 3D 成像和最先进的成像、最新的文献资料。第 2 版中还增加了经导管介入和机械治疗循环支持的全新内容，突出反映了 TEE 操作引导临床实践范围的扩大。此外，大多数静止图像还可以在智能设备上找到相关视频。

　　每章约 15 个病例，包括常见的和罕见的病例。每个病例基本都包括临床表现、多个 TEE 图像（静态和视频）及其他来自诊断模式的图像，如心电图、标准 X 线片、心导管介入、放射性核素灌注、心脏磁共振成像和计算机断层扫描（如病例适用），有时还包括大体和显微病理学图像。此外，每个病例还附有专门的病例说明，讨论 TEE 图像的采集、解读和临床意义，以及进一步的推荐阅读文献。

本书虽无法代替实操训练及在操作指导方面对 TEE 的解释，但可作为拓展或测试个人 TEE 知识的辅助工具。基于病例的形式包含了多种图像信息的集成，但并未覆盖所有主题的超声心动图。我们建议读者先通过标准临床超声心动图教科书进行初步学习，以便具有一定的超声心动图临床应用经验。临床 TEE 操作者应遵守各医学专业认证标准的详细指导，以及由专业医学会制订的监督培训指导分级制度。各医学专业的专家委员会考试都将提供超声心动图额外认证，并遵守各医疗机构设定的认证标准。本书将为那些处于职业生涯早期的人员提供加速教育和培训，帮助医师增加临床经验、提升实践技能，从而成为主动的 TEE 操作者。

Donald C. Oxorn, MD

华盛顿大学医学院，医学客座教授，麻醉学教授

美国，华盛顿州，西雅图

Catherine M. Otto, MD

J. Ward Kennedy-Hamilton 心脏病学主席

华盛顿大学医学院，医学部超声心动图室副主任，医学教授

美国，华盛顿州，西雅图

 致 谢

对于诸位的贡献和帮助，我们要感谢以下人员：

心胸麻醉（教员）		心胸麻醉（研究员）	心脏外科	介入心脏病学	心脏病理学
T. Andrew Bowdle	Jorg Dziersk	Winston Choi	Gabriel Aldea	Larry Dean	Dennis Reichenbach
Renata Ferreira	Michael Hall	Paul Jacobs	Joshua Hermsen	Creighton Don	
Srdjan Jelacic	Denise Joffe	Stephanie Jones	Nahush Mokadam	Thomas Jones	
Stefan Lombaard	G. Burkhard Mackensen	Sean McLean	Jay Pal	James McCabe	
Kris Natrajan	Carly Peterson	Heather Reed	Jason Smith	Mark Reisman	
Richard Sheu	Kei Togashi	Tatyana Shkolnikova	Edward Verrier	Douglas Stewart	
Peter Von Homeyer					

感谢 Valerie Oxorn 和 Starr Kaplan 的作品，感谢 Elsevier 出版集团 Dolores Meloni 和 Lisa Barnes 的不断帮助和鼓励。

感谢家人的耐心和鼓励，包括 Donald C. Oxorn 的妻子 Susan Murdoch 及孩子们 Jonathan Oxorn、Sean Murdoch-Oxorn 和 Alexandra Murdoch-Oxorn，还有 Catherine M. Otto 的丈夫、女儿和孙女也都给予了大力支持。

感谢 Donald C. Oxorn 在多伦多大学的两位同事：Donald C. Oxorn 的朋友兼导师 Gerald Edelist 和 Donald C. Oxorn 的第一位也是最重要的超声心动图老师 Cam Joyner。

目　录

第 3 章　主动脉瓣疾病
Aortic Valve Disease

第 4 章　心内膜炎
Endocarditis

第 5 章　外科人工瓣膜
Surgical Prosthetic Valves

第 6 章　右心瓣膜疾病
Right-Sided Valve Disease

第 7 章　成人先天性心脏病
Adult Congenital Heart Disease

第 8 章　肥厚型心肌病
Hypertrophic Cardiomyopathy

第 9 章　心包疾病
Pericardial Disease

第 10 章　大血管疾病
Diseases of the Great Vessels

第 11 章　心脏肿物
Masses

第 12 章　机械循环支持
Mechanical Circulatory Support

第1章 冠心病
Coronary Artery Disease

冠状动脉与节段室壁运动的可视化
Visualization of the Coronary Arteries and Regional Wall Motion

CASE 1-1
冠状动脉

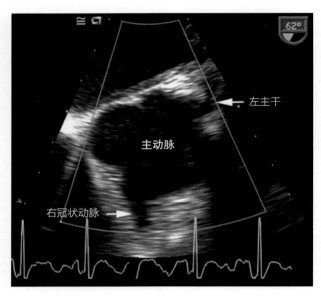

◀ 图 1-1 在放大的主动脉瓣短轴切面，可见右冠状动脉、左冠状动脉分别开口于右冠状窦与左冠状窦。绝大多数患者的左冠状动脉都能清晰地显示，右冠次之

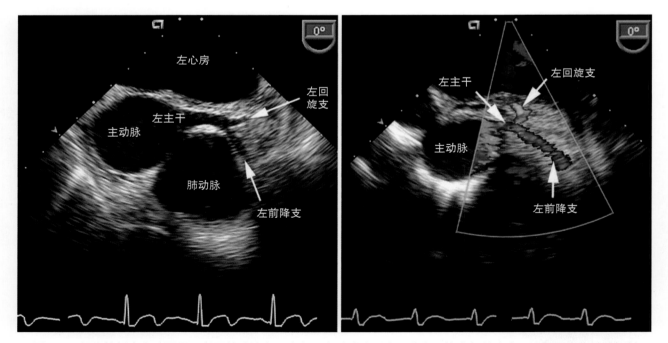

▲ 图 1-2 经食管超声心动图显示左冠状动脉主干走行于主肺动脉后方，分为回旋支与前降支。该切面为主动脉短轴，显示左冠状动脉开口，然后旋转图像平面至左冠状动脉分叉。右图，彩色多普勒显示左主干、左回旋支、左前降支舒张期血流

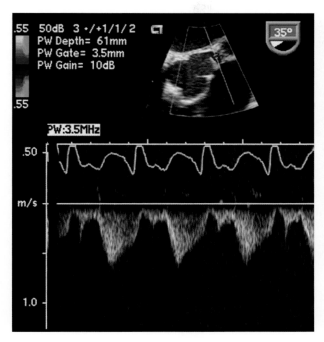

▲ 图 1-3 脉冲多普勒采样框放置在左前降支。频谱追踪显示舒张期低速血流及收缩期少量血流，是正常冠状动脉血流的典型表现

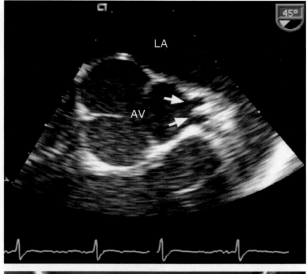

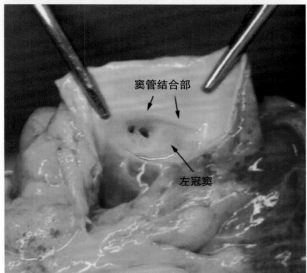

▶ 图 1-4 该患者患有特发性扩张型心肌病，行心脏置换术，TEE（上）与被置换的心脏（下）均可见左主干缺失，左回旋支、左前降支同时起源于左冠状动脉窦
LA. 左心房；AV. 主动脉瓣

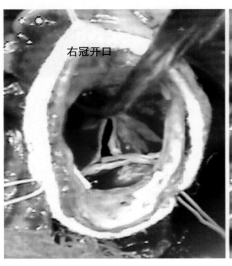

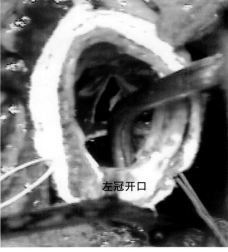

◀ 图 1-5 主动脉根部的术中照片中，钳尖位于右冠状动脉口（左）。右冠状动脉开口位于前方，比左主干更靠近头侧（右）。该照片是从手术台的头侧拍摄的，因此旋转 180° 便是 TEE 成像中看到的图像

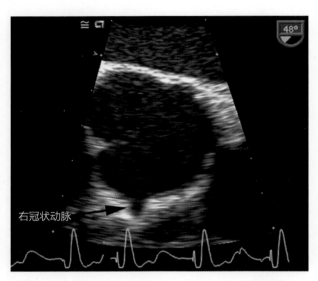

▲ 图 1-6 在放大的 TEE 短轴切面可见右冠状动脉的开口

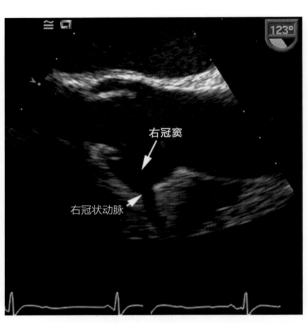

▲ 图 1-7 如图所示，右冠状动脉在主动脉瓣（根部）长轴切面更容易显示

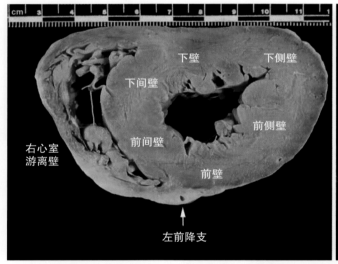

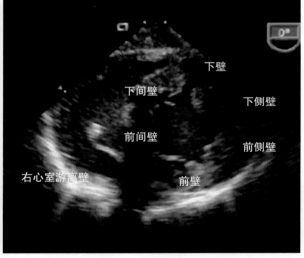

▲ 图 1-8 解剖标本显示左心室室壁节段（左），经胃心室短轴切面显示同一断面（右）。如图所示，在基底与心室中段左心室被分为 6 个节段。使用区域室壁运动分析的标准命名，后壁也称为下侧壁

点评

如以上图片所示，冠状动脉的近端可以在经食管超声心动图（TEE）显示。左冠状动脉主干起自于左冠状动脉窦，85% 的患者在 TEE 中容易被观察到，正常直径为 4.2 ± 0.7mm，女性的平均值（3.5mm）略小于男性的平均值（4.3mm）。

左冠状动脉分支为左前降支与左回旋支，左前降支正常近端内径为 3.5 ± 1.0mm，为前

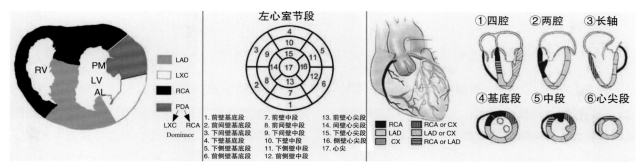

▲ 图 1-9　此示意图显示左心室（LV）和右心室（RV）的短轴视图与经胃短轴视图（左图）相同的方向，说明冠状动脉解剖与局部心肌功能之间的相关性。中间图，显示左心室 17 节段模型，右图中显示心室节段与冠状动脉的灌注的关系。在心脏基底与心室中段水平，左回旋支灌注存在少许变异。心尖端左心室可能完全由左前降支或右冠状动脉供血，因此当心尖出现异常时，判定病变血管会变得困难（经 Oxorn D, Edelist G, Smith MS 许可转载。引自 An introduction to transoesophageal echocardiography: Ⅱ clinical applications. Can J Anaesth 1996; 43:278-294 [left-side frame], and from Lang R, Badano L, Victor Mor-Avi V, et al. Recommendations for cardiac chamber quantification by echocardiography in adults: An update from the American Society of Echocardiography and the European Association of Cardiovascular Imaging. J Am Soc Echocardiogr 2015; 28:1–39 [middle and right-side frames] ）.

RV. 右心室；PM. 后内测乳头肌；LV. 左心室；AL. 前外侧乳头肌；LAD. 左前降支；LCX. 左回旋支；RCA. 右冠状动脉；PDA. 后将支；CX. 左回旋支；RCA or CX. 右冠状动脉或左回旋支；LAD or CX. 左前降支或左回旋支；RCA or LAD. 右冠状动脉或左前降支

壁与前间壁供血；左回旋支正常近端内径为 3.0±0.6mm，为左心室侧壁供血。右冠状动脉起自于右冠状动脉窦，平均直径为 3.6±0.8mm. 在 80% 的患者中（右优势型），右冠状动脉移行为后降支，为左心室下壁与下间壁供血。右冠状动脉在 TEE 中并不总能显示，约 50% 的患者可以观察到。

心室心尖段通常由左前降支供血，尽管有时候，后降支可延伸至下壁心尖。后壁（或下侧壁）由左回旋支与后降支供血。多数患者可利用脉冲多普勒记录冠状动脉血流，其典型表现为舒张期血流明显，血流速度约为 0.6cm/s，收缩期血流较少。虽然血流速度的增加（>1m/s）可以提示冠状动脉狭窄，多普勒可以评价冠状动脉血流量，但这些数据很少被临床使用。

TEE 评价冠状动脉最有用的价值是发现冠状动脉瘤、冠状动脉瘘及冠状动脉异常起源于不相应的 Valsalva 窦或肺动脉。虽然有些研究认为，TEE 对诊断左主干或近端冠状动脉狭窄具有敏感性和特异性，但作为诊断动脉粥样硬化病变的方法，TEE 尚未被认可。除了图像质量不稳定，无法显示远端血管解剖是其主要限制。超声心动图对冠心病的评估目前依赖于静息和应激状态下局部心肌功能的评估。

推荐阅读

[1] Lenter C, editor: Geigy Scientific Tables, Vol. 5: Heart and Circulation, Basel, Switzerland, 1990, CIBA–GEIGY Limited, pp 173–181.

[2] Oxorn D, Edelist G, Smith MS: An introduction to transoeso-phageal echocardiography: Ⅱ Clinical applications, Can J Anaesth 43:278–294, 1996.

[3] Lang R, Badano L, Victor Mor–Avi V, et al: Recommenda-tions for cardiac chamber quantification by echocardiography in adults: An update from the American Society of Echocar-diography and the European Association of Cardiovascular Imaging, J Am Soc Echocardiogr 28:1–39, 2015.

CASE 1-2
右冠状动脉夹层

患者，男性，71 岁。重度钙化性主动脉瓣狭窄，在进行冠状动脉造影时，发生右冠状动脉螺旋式撕裂夹层，并即刻放置支架进行治疗。尽管及时对右冠状动脉进行再灌注，但患者仍然发生了室颤。该患者外院 TEE 报告显示升主动脉近端发现夹层，被空运到我院医疗中心，并直接送入手术室。

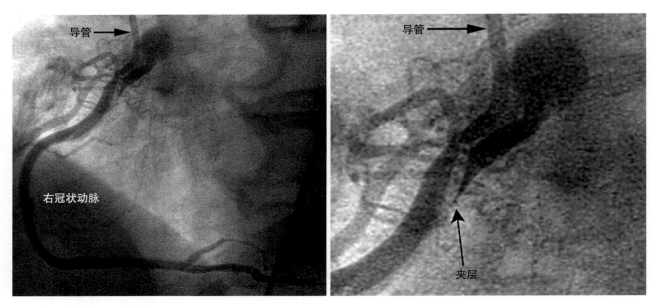

▲ 图 1-10 右冠状动脉造影显示主动脉近段造影剂外溢。（右）显示右冠状动脉夹层，呈螺旋状回声缺失

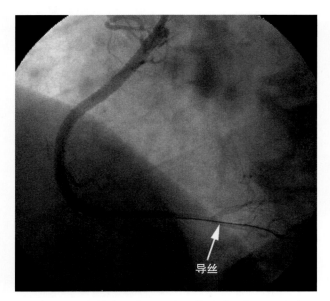

▲ 图 1-11 血管成形术后，右冠状动脉通畅，后降支远端可见导丝末端

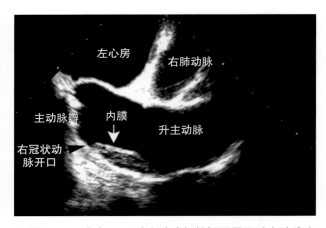

▲ 图 1-12 术中 TEE 升主动脉长轴切面显示升主动脉内膜撕脱，累及右冠状动脉开口。假腔内回声密度提示血栓形成。主动脉瓣重度钙化

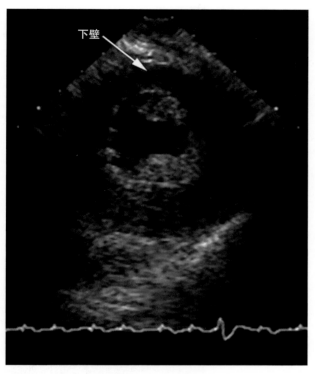

▲ 图 1-13　经胃左心室短轴切面显示左心室下壁运动功能重度减退，与右冠状动脉缺血的分布一致

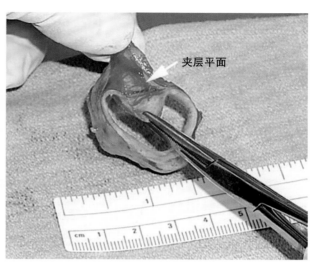

▲ 图 1-14　该患者行 Bentall 术。左主干移植于人工血管上，右冠状动脉以一根桥血管连接，一端连接右冠状动脉远端，一端缝合于右冠状动脉近端。切除的主动脉的一小部分显示了血管内皮和中膜之间的夹层平面。患者住院期间生命体征平稳，术后 6 天出院

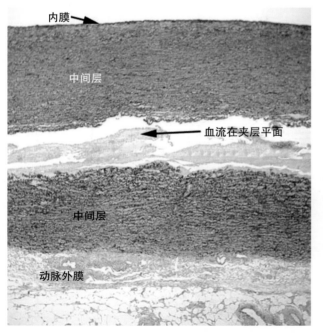

▲ 图 1-15　对主动脉标本进行显微镜检查，显示夹层平面穿过血管中层，在血管中层充满了血液

点评

　　冠状动脉夹层可能能为自发性，也可能为心脏插管造成。年轻患者急性心肌梗死造成冠状动脉夹层较罕见。虽然没有明确的临床预测因素，但女性比男性更常见，而且在怀孕期间风险也会增加。

　　冠状动脉夹层少见于心脏插管诊断后，但会导致心肌梗死，如本病例。冠状动脉造影诊断发现心肌梗死的总发生率为 0.06%，梗死的原因更多是血管血栓形成或栓塞，而不是冠状动脉夹层。当冠状动脉夹层诊断复杂或经皮治疗时，内膜可能逆行撕裂到主动脉，如本病例。

推荐阅读

[1] Saw J: Spontaneous coronary artery dissection, Can J Cardiol 29(9):1027–1033, 2013.

[2] Crea F, Battipaglia I, Andreotti F: Sex differences in mechanisms, presentation and management of ischaemic heart disease, Atherosclerosis 241(1):157–168, 2015.

[3] Alfonso F, Bastante T, Cuesta J, et al: Spontaneous coronary artery dissection: Novel insights on diagnosis and management, Cardiovasc Diagn Ther 5(2):133–140, 2015.

[4] Lou X, Mitter SS, Blair JE, et al: Intraoperative coronary artery dissection in fibromuscular dysplasia, Ann Thorac Surg 99(4): 1442–1444, 2015.

CASE 1-3
右冠状动脉进气

心脏手术后（尤其是当心脏腔室打开时），在准备与体外循环分离时，对心脏进行成像，以确定是心内否存在空气。如果存在大量空气，就应注意空气从冠状动脉口进入冠状动脉引起血流中断，导致心肌缺血。因此，外科医生在空气进入冠状动脉口前会试图将气体吸出。在极端情况下，外科会在左心室心腔用针尖扎一个小孔将气体排出。

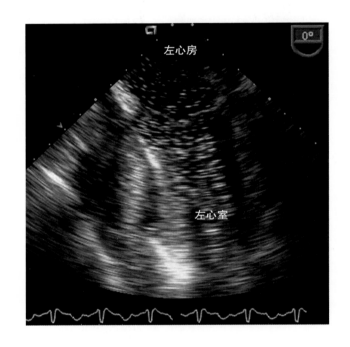

▶ 图 1-16　0° 经食管中段四腔心切面显示心脏 4 个心腔充满高亮的流动回声密度（称为超声造影对比），提示左、右侧循环存在气泡。气体团（心尖段高亮信号）随着心动周期嵌入左心室心尖

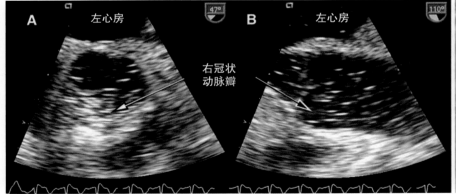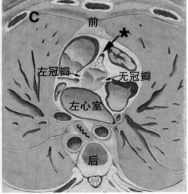

▲ 图 1-17　在经食管中段主动脉瓣短轴（左）与主动脉瓣长轴（中）切面中，升主动脉根部都可见微小气泡。微小的气泡在右冠状动脉瓣与右冠状动脉窦附近聚集，更容易进入右冠状动脉。因为当患者仰卧位时，右冠状动脉更靠近上方（右）

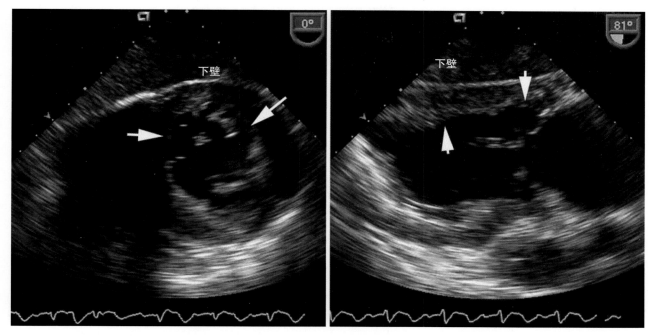

▲ 图 1-18　经胃左心室短轴切面与经胃两腔心切面显示箭头间的下壁运动不协调，但未变薄

点评

　　在超声心动图上，心脏腔内的空气以可移动的回声密度出现，如回声对比。当患者结束体外循环时，需要超声心动图评估残余气体。TEE 监测到的空气与心电图（ECG）上短暂的 ST 段抬高和二维（2D）成像上的室壁运动异常相关。心脏手术后心腔内空气和神经系统事件之间的关联暂不清楚，一些研究表明左侧气泡不能作为神经系统恢复的预测因素，但其他研究表明，手术后气泡较少的患者术后认知功能较好。

推荐阅读

[1] Jha AK, Malik V, Hote M: Minimally invasive cardiac surgery and transesophageal echocardiography, Ann Card Anaesth 17(2):125–132, 2014.

[2] Akiyama K, Arisawa S, Ide M, et al: Intraoperative cardiac assessment with transesophageal echocardiography for decisionmaking in cardiac anesthesia, Gen Thorac Cardio-vasc Surg 61(6):320–329, 2013.

心肌梗死
Myocardial Infarction

CASE 1-4
前壁心肌梗死

患者，男性，56 岁。无心脏病史，间歇性胸痛 3h，心电图显示前壁 ST 段抬高。患者很快转入心导管室，检查发现右冠状动脉近端堵塞，远端血管靠左向右侧支供血，左前降支发现急性堵塞。左前降支的堵塞血流无法通过。患者先行主动脉球囊反搏置入，后紧急行冠状动脉搭桥术。围术期超声心动图显示左心室射血分数 29%，伴左心室下壁中段与前壁心尖段重度运动障碍。

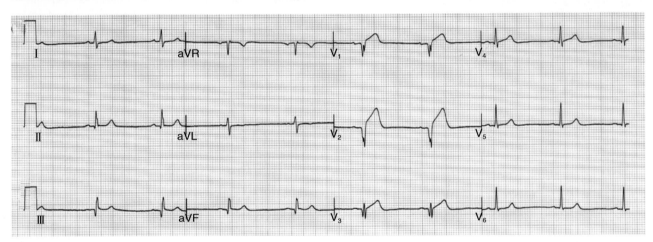

▲ 图 1-19　心电图 V_1 ～ V_3 导联显示的 Q 波和 ST 段抬高，提示急性前侧壁心肌梗死。同时发现 Ⅲ 导联小 Q 波，而 aVR 导联 ST 段无明显改变

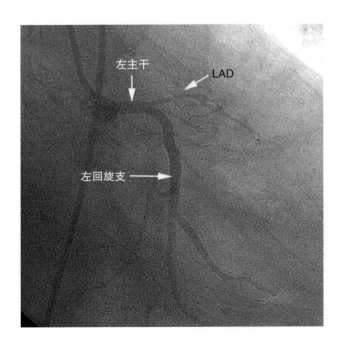

▶ 图 1-20　冠状动脉造影显示患者右冠状动脉陈旧性堵塞，左主干与左回旋支仅表现为轻度的弥漫性病变，但左前降支（LAD）近端完全闭塞，只有心底前壁的对角支造影剂充盈

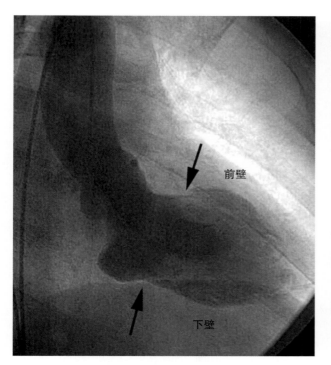

▲ 图 1-21　右前斜位造影显示心室基底部（箭）心内膜运动正常，前壁运动减弱，与急性事件一致，下壁运动减弱，与陈旧性心肌梗死一致

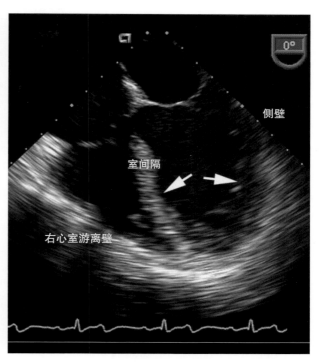

▲ 图 1-22　在图中 0° 四腔心切面中，箭所指的心尖段侧壁与间壁运动均减弱

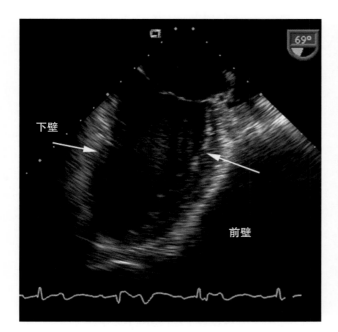

▲ 图 1-23　图像平面加角度到 69°，获得两腔心切面。箭所指的下壁与前壁的"铰链点"；"铰链点"下的心肌运动减弱

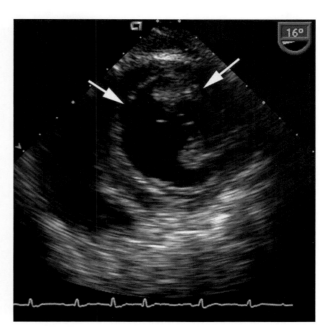

▲ 图 1-24　如图所示，经胃心室短轴切面，可见心室基底段下壁运动减弱（两箭所指中间部分）

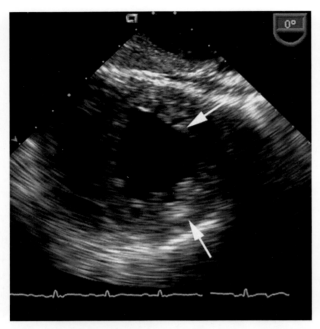

▲ 图 1-25 经胃心室短轴心尖段切面显示左心室侧壁是唯一的功能节段（两箭所指中间部分）

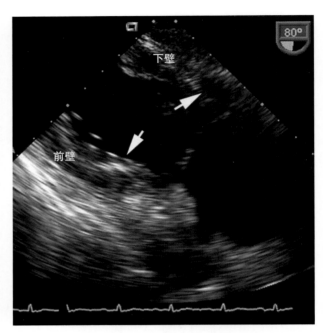

▲ 图 1-26 从经胃短轴切面，旋转图像平面到 80°获得经胃左心室两腔心切面。如图经胃左心室两腔心切面显示左心室前壁、下壁及"铰链点"

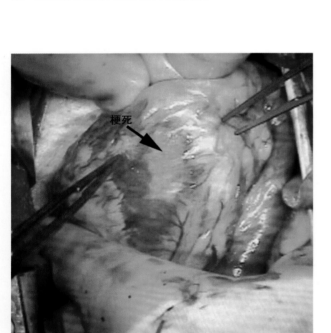

▲ 图 1-27 外科视角可见左心室前壁梗死区域呈灰白色，或者"牛眼征"。该患者行 3 支冠状动脉搭桥术。合并房颤的患者术后需要延长肌力支持，情况复杂。然而，术后第 10 天，患者经过口服药物治疗射血分数达到 45%，之后办理出院回家

点评

　　超声心动图评估冠心病最常用的模式是基于节段的室壁运动异常，而不是直接显示冠状动脉血管。为了评估左心室心肌的所有节段，需要采用多个切面，如经食管上段与经食管中段的四腔心切面、两腔心切面、左心室长轴切面；经胃系列短轴切面将各个室壁分为三段，即经胃基底心室短轴切面、经胃中段短轴切面、经胃心尖段短轴切面。四腔心切面可观察左心室侧壁与左心室下间壁，两腔心可观察左心室前壁与下壁，左心室长轴可观察左心室前间壁与后壁（下侧壁）。短轴图像可以观察同一节段的所有室壁。在经胃心室短轴切面，通过旋转角度至 90°可获得经胃两腔心切面。在有些患者中，可获得经胃心尖段切面。但是，无论是经食管还是经胃的心动图，真

正的心室心尖可能都不在声窗内，透视缩短，因此，容易漏掉心尖的运动异常。从经食管上段获得全容积三维数据，可以精确测出左心室容积和射血分数。同时，三维数据可以重建心室系列短轴切面，或心尖四腔心、两腔心和长轴切面。随着图像采集与显示的自动化程度增高，这种三维技术在围术期患者的监护中变得更加有用。进行体外循环的患者，在开机前后都应评估室壁运动情况。对于行不停搏冠状动脉搭桥的患者，尽管手术过程中左心室有些节段显示受限，但大部分的室壁运动情况术中可以评估。

推荐阅读

[1] De Mey N, Couture P, Laflamme M, et al: Intraoperative changes in regional wall motion: Can postoperative coronary artery bypass graft failure be predicted? J Cardiothorac Vasc Anesth 26(3):371–375, 2012.

[2] Swaminathan M, Morris RW, De Meyts DD, et al: Deterioration of regional wall motion immediately after coronary artery bypass graft surgery is associated with long-term major adverse cardiac events, Anesthesiology 107:739–745, 2007.

[3] American Society of Anesthesiologists and Society of Cardiovascular Anesthesiologists, Task Force on Transesophageal Echocardiography: Practice guidelines for perioperative transesophageal echocardiography: An updated report by the American Society of Anesthesiologists and the Society of Cardiovascular Anesthesiologists Task Force on Transesophageal Echocardiography, Anesthesiology 112:1084–1096, 2010.

CASE 1-5
下壁心肌梗死合并运动障碍（真性室壁瘤）

患者，男性，68 岁。1 个月前告诉家庭医生偶发胸痛。体检未发现异常。心电图 12 导联提示下壁心肌梗死。冠状动脉造影显示 3 支血管病变，患者被转入行冠状动脉搭桥术。

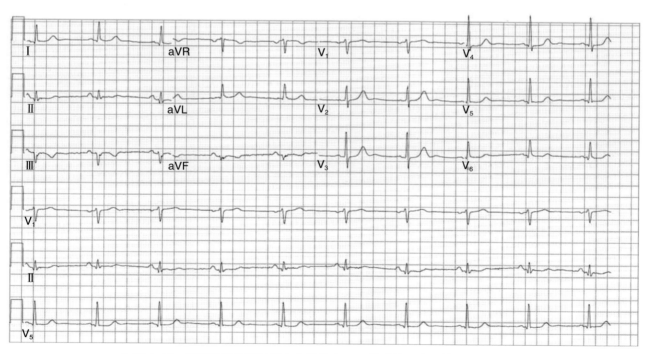

▲ 图 1-28　冠状动脉造影时做心电图检查，12 导联提示陈旧性下壁心肌梗死

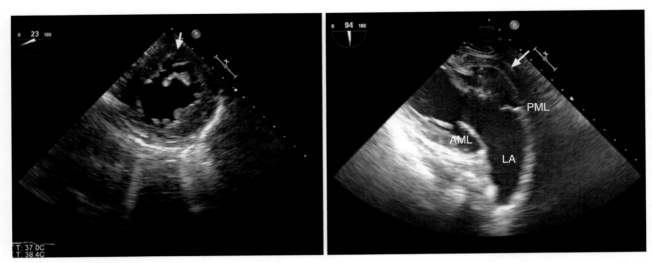

▲ 图 1-29　左图是经胃心室近基底乳头肌短轴切面。白箭指向心室基底下壁，可实时观察到室壁运动障碍。右图是经胃左心室长轴切面，再一次证明左心室下间壁基底段运动异常

AML. 二尖瓣前叶；PML. 二尖瓣后叶；LA. 左心房

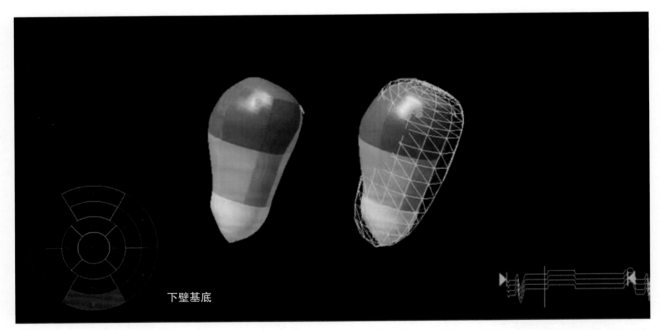

▲ 图 1-30　容积测量法是指通过手动定义收缩末期和舒张末期的间壁、侧壁、前壁、下壁和心尖内膜边界，然后使用自动边界跟踪算法获得容积的方法（Philips，Bothell，Washington，USA）。图中可见基底下段运动障碍。右图中的外壳即是舒张末期体积

CASE 1-6
侧壁心肌梗死

患者，男性，56 岁。入院前出现多次阵发性胸痛，后发展为近 2h 的持续性胸痛。心电图提示心肌梗死后行心导管术。造影显示回旋支近段阻塞，后降支起源于右冠状动脉，重度狭窄。尝试经皮冠状动脉介入失败后获得外科会诊。

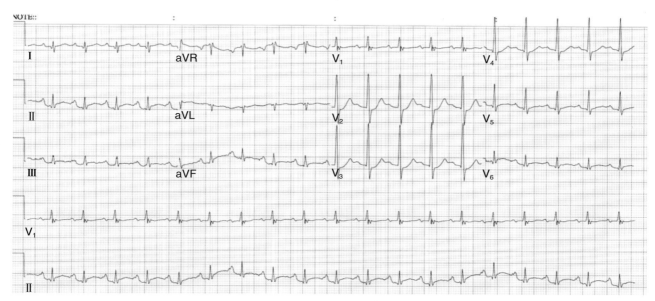

▲ 图 1-31　心电图证实侧壁和后壁心肌梗死

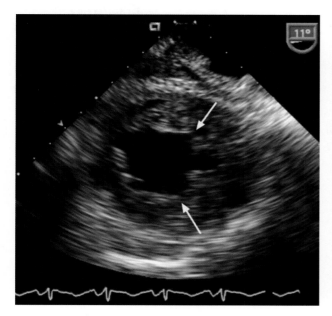

▲ 图 1-32　如图显示，经胃短轴切面实时显示位于两箭头间前侧壁与下侧壁运动障碍

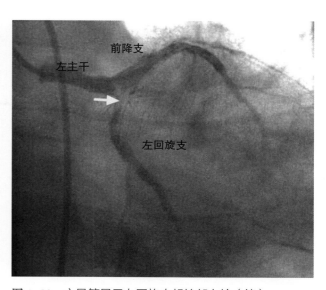

图 1-33　心导管显示左回旋支起始部血栓（箭）

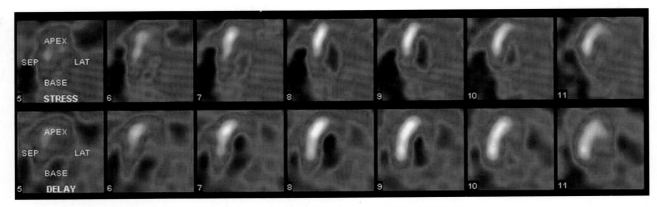

▲ 图 1-34 心肌核显像检查显示，负荷状态下，侧壁无灌注，几乎没有心肌细胞存活

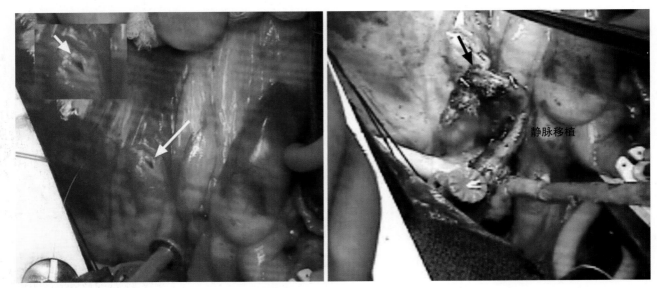

▲ 图 1-35 在外科手术中，外科医生对旋支动脉进行动脉切开术（左），内部（箭）显示少量钙化。（右）行升主动脉至回旋支开口（箭）冠状动脉搭桥术

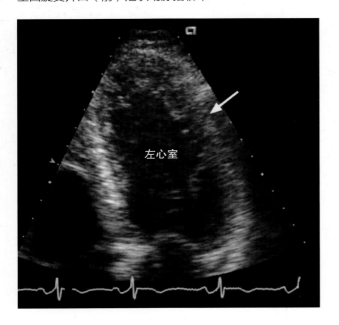

◀ 图 1-36 门诊行 TTE 检查，视频可见侧壁（箭）运动仍然不佳

CASE 1-7
心肌梗死后心脏移植

患者，女性，58 岁。18 个月前发生急性主动脉夹层伴围术期前壁心肌梗死。由于室性心动过速，该患者接受了胺碘酮治疗，并放置了自动植入除颤器。由于心律失常和低左心室射血分数（约 35%），她正在接受心脏移植的评估。目前因反复室性心动过速住院，且出现了耐药情况。适时出现一位捐献者，她便进行心脏移植。

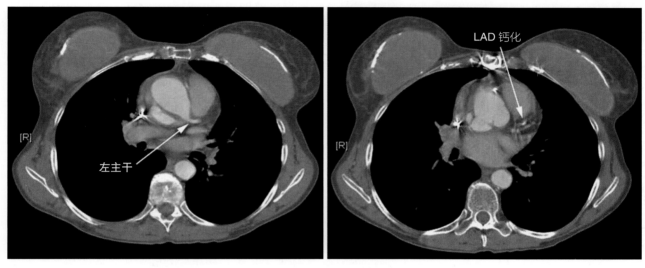

▲ 图 1-37　胸部 CT 显示左冠状动脉主干起源于扩张的主动脉根部（左）。左前降支（LAD）钙化（右）

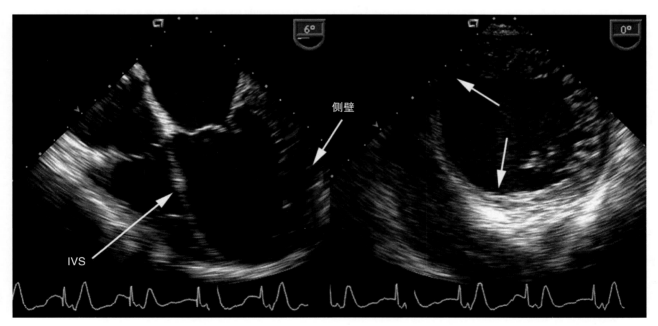

▲ 图 1-38　TEE 四腔心切面（左）显示室间隔（IVS）变薄、运动不佳，侧壁厚度与功能相对正常。经胃心室短轴（右）显示前壁、下壁变薄与运动不良（箭）

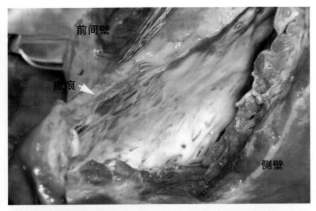

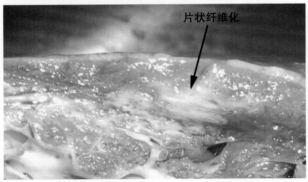

▲ 图 1-39　展开的心脏心内膜显示沿室间隔的瘢痕区域（上）。心肌前壁的横切面显示斑片状纤维化区域（下）

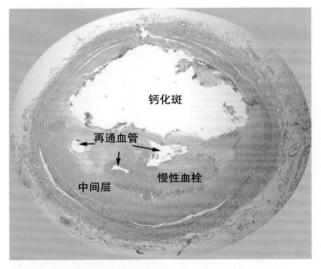

▲ 图 1-40　左前降支显微镜切片显示钙化斑块、慢性血栓和少量再通血管

点评（CASE 1-5 至 CASE 1-7）

在冠心病患者中，即使有明显的冠状动脉狭窄，如果没有陈旧性心肌梗死，静息状态下心肌壁厚度和收缩期增厚也是正常的。但是随着缺血的发生，由病变血管所支配的心肌节段的内膜的运动与室壁增厚迅速减低。缺血缓解后室壁运动恢复正常。这一系列事件是运动或多巴酚丁胺超声心动图负荷试验的基础。但是，急性心肌缺血术中也可见。心肌梗死时，心肌的不可逆性改变与持续性室壁运动异常相对应。根据室壁增厚的程度和心内膜运动的不同，将室壁运动分为运动减退、运动静止或运动障碍。在 CASE 1-5 与 CASE 1-6 中，室壁运动异常的位置对应于病变的冠状动脉供血心肌区域。"非冠状动脉"分布的区域通常不是由于冠状动脉疾病引起。

心肌梗死，室壁厚度最初正常，但随着时间的推移，便随着瘢痕形成，室壁变薄回声增强。壁变薄的程度与梗死的跨壁范围相对应。在 CASE 1-7 中，超声心动图中可见大面积透壁前壁心肌梗死，前壁室壁变薄，运动不全。超声检查结果与病理检查的瘢痕区域结果一致。侧壁显示相对正常的功能，即使病理上发现斑片状非跨壁梗死。

推荐阅读

[1] Siegel R, Rader F: Exercise echocardiography for diagnosis of coronary disease. In Otto CM, editor: The practice of clinical echocardiography, ed 5, Philadelphia, 2016, Elsevier.

[2] Freeman RV: The comprehensive diagnostic transesophageal echocardiogram: Integrating 2D and 3D imaging, Doppler quantitation and advanced approaches. In Otto CM, editor: The practice of clinical echocardiography, ed 5, Philadelphia, 2016, Elsevier.

心肌梗死并发症
Complications of Myocardial Infarction

CASE 1-8
心肌梗死后室间隔缺损（前部）

患者，女性，75 岁。3 周前因急性前壁心肌梗死收入我院。由于患者入院前症状已经出现，她并未接受再灌注治疗，超声心动图显示左心室收缩功能重度减低并伴有心尖动脉瘤。心尖部发现血栓并使用华法林药物治疗。10d 后，患者出现大量心包积液与心脏压塞。当排出 600ml 心包积液后，血流动力学改善，但出现了新的杂音，超声心动图提示心尖部室间隔缺损形成。患者而后转入我院医疗中心拟行介入手术。

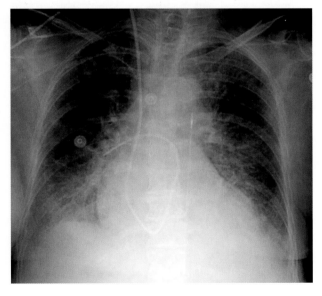

◀ 图 1-41　胸部 X 线片提示患者心脏轮廓增大、肺水肿

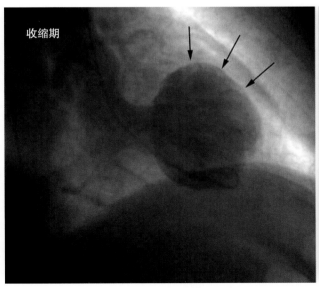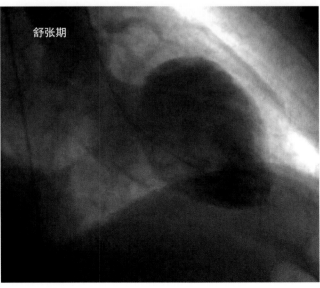

收缩期　　　　　　　　　　　　　　舒张期

▲ 图 1-42　右前斜位左心室造影显示左心室前壁在舒张期（右）扩张，在收缩期节段运动障碍（左，箭）

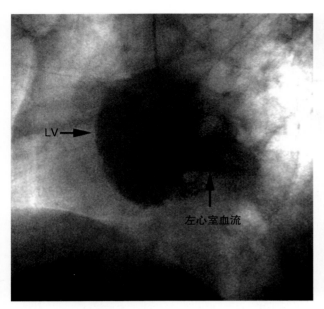

▲ 图 1-43　右后前斜位左心室（LV）造影显示造影剂通过室间隔缺损进入右心室

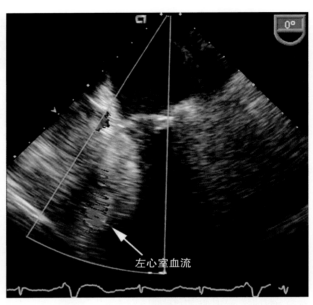

▲ 图 1-44　经食管四腔心切面，彩色多普勒右心室心尖部收缩期湍流

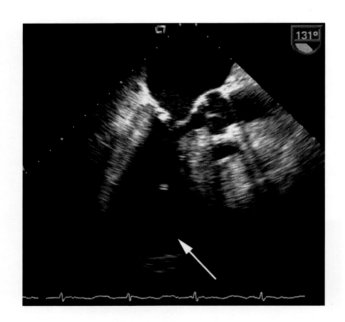

◀ 图 1-45　经食管长轴切面，见前室间隔中段与心尖段在舒张期轮廓异常与运动障碍。箭所指左心室心尖运动不佳

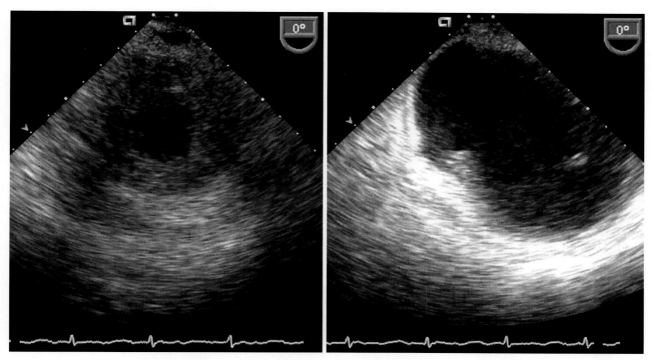

▲ 图 1-46　在经胃左心室短轴切面显示，左心室中段乳头肌节段心室运动过度（左），而心尖（右）动脉瘤无运动

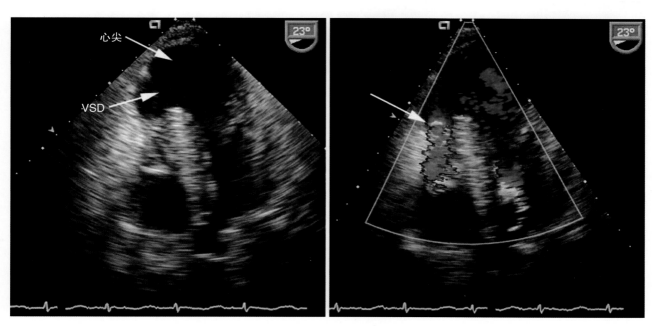

▲ 图 1-47　前屈探头顶部到深胃底切面，显示心尖动脉瘤，心尖段室间隔不连续。彩色多普勒（右，箭）显示血流持续跨过室间隔，证实存在室间隔缺损（VSD）

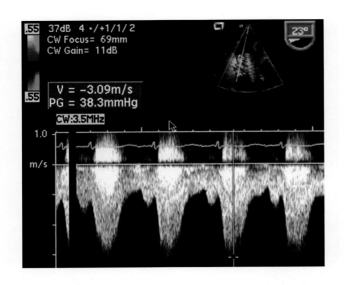

◀ 图 1-48 由于收缩期右心室与左心室压差，连续多普勒血流高速通过室间隔缺损。慢性小室间隔缺损分流速度3.1m/s（压差仅为 38mmHg），低于预期的分流速度，这可能与采样线未平行于血流速度有关，可能低估分流速度。然而，患者当时的收缩压仅为 100mmHg，肺动脉压约为50mmHg，提示血流速度轻微低估。该患者在舒张期血流低速分流是由于左心室压略高于右心室压

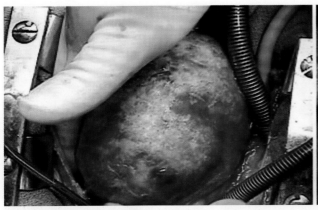 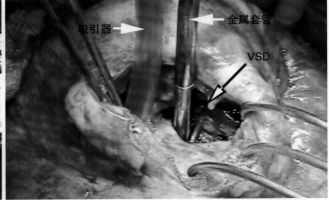

▲ 图 1-49 外科手术视野探查，左心室前壁动脉瘤形成（左）。右图示从心尖瘢痕处打开左心室，金属吸引管通过室间隔缺损（VSD）

CASE 1-9
心肌梗死后室间隔缺损（后部）

患者，男性，58 岁。该患者因心源性休克送入外院，高血压是引起该患者冠心病的唯一危险因素。在入院前 7 天左右，患者出现腹部与左侧胸痛，患者自诉当时以为是胃消化道疾病引起的。在接下来的几天里，疼痛加重并放射至背部。患者在急诊科就诊室，发现肌钙蛋白升高，心电图（ECG）显示下壁 Q 波，与下壁梗死一致。在转入我院前的早晨 TTE 检查提示 VSD，转入我院后行右心心导管术，结果如下。

1. 体循环阻力严重升高时，Fick 方程得出心

指数低。

2. 右心室充盈压严重升高。左侧充盈压轻度升高。血流动力学 c/w 右心室梗死。

3. 肺动脉压轻度升高，同时肺血管阻力正常。

4. Qp∶Qs（体肺循环比值）2.6∶1。在右心室水平分流。

患者主动脉内置入球囊反搏被带入手术室。下间壁缺损通过下壁左心室切开术使用心内膜垫修补，避免出现梗死。

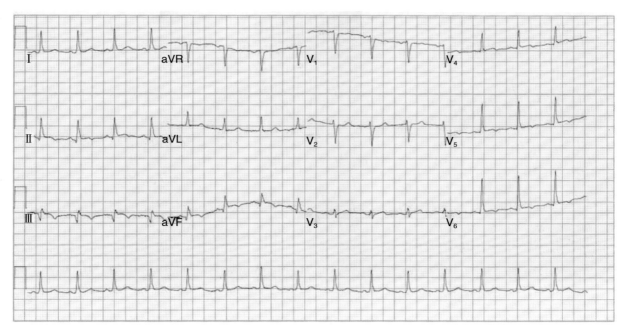

▲ 图 1-50　入院时心电图（ECG）提示下壁心肌梗死

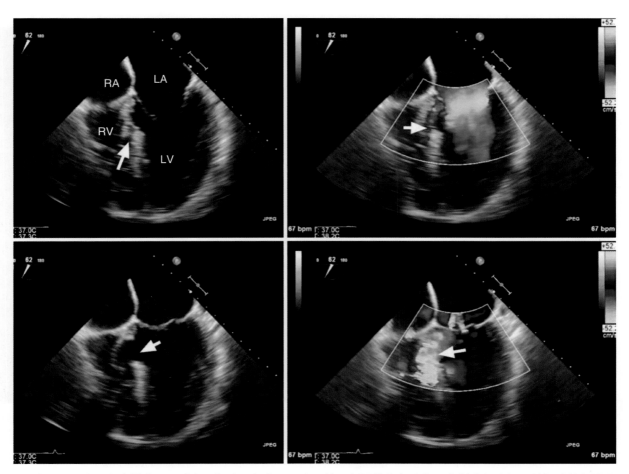

▲ 图 1-51　该图为食管中段四腔心，探头顶部背屈。上面的两幅图像为舒张期，在基底部室间隔缺损（箭）处出现了一束小的分流。在靠下的两幅图像为收缩期，基底室间隔缺损更加明显，心室间的分流更为明确（箭）
RA. 右心房；LA. 左心房；RV. 右心室；LV. 左心室

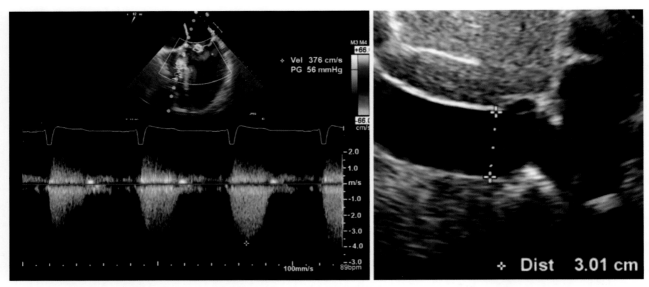

▲ 图 1-52　左图为连续多普勒 CW 证实是左向右分流。右图为下腔静脉（IVC）直径增大至 3.01cm，提示右心房压增高

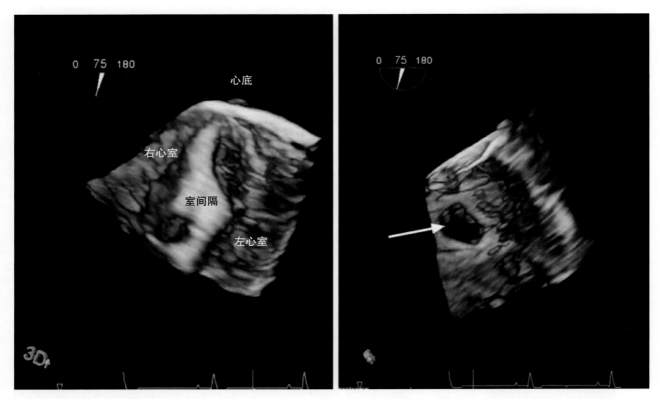

▲ 图 1-53　3D TEE 图像。左图可观察到两个心室与室间隔。右图为图像顺时针旋转，可观察室间隔的左心室面，这里便是室间隔缺损的位置（箭）

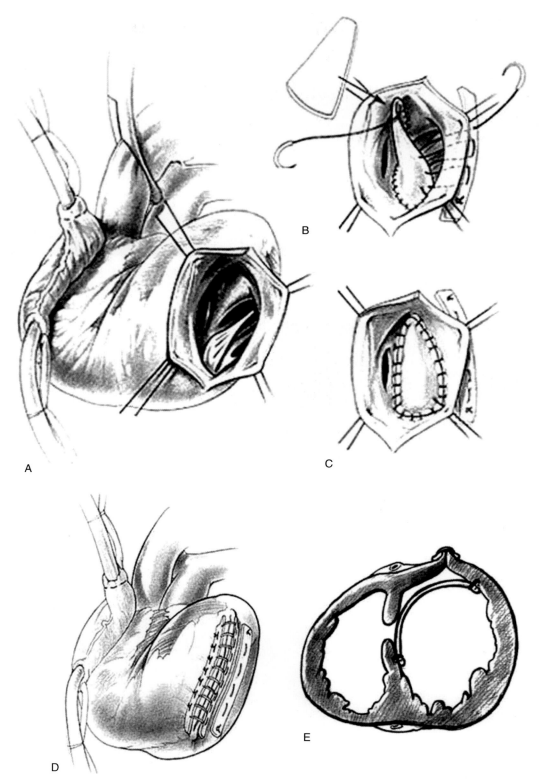

▲ 图 1-54　后室间隔缺损（VSD）修补

左心室向下开放后（A），将心包贴片缝合到二尖瓣瓣环、室间隔与后壁，缝合左心室切口（B～D）。在图 E 中，可见心内膜补片，避开间隔梗死（经 David TE, Dale L, Sun Z. 许可转载，引自 Postinfarction ventricular septal rupture: Repair by endocardial patch with infarct exclusion. J Thorac Cardiovasc Surg 1995; 110:1315–1322.）

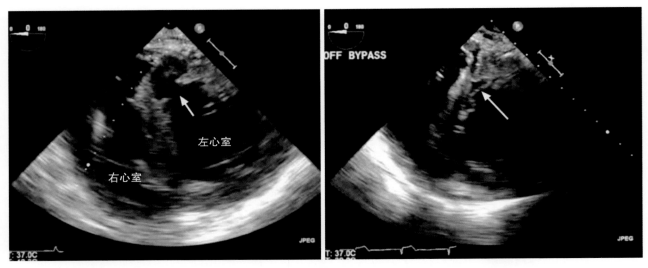

▲ 图 1-55　左图是搭桥术前经胃短轴图像，箭所指为室间隔缺损。右图中箭所指为部分补片，这是多余的部分，用于减小补片的张力

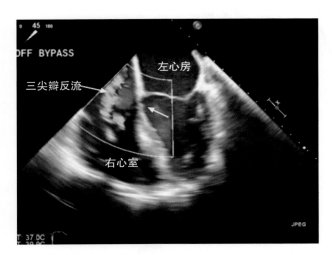

◀ 图 1-56　经食管中段四腔心切面，搭桥术后，显示室间隔无分流（箭）

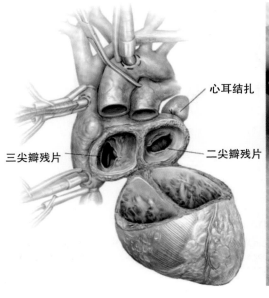

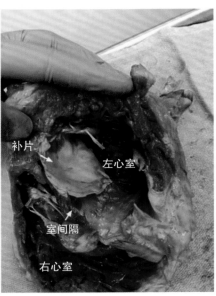

◀ 图 1-57　该患者发展为左右心室衰竭，3 周后行全人工心脏治疗。左图展示了外科医生切除 2 个心室的过程；右图为该患者切除的心脏标本，室间隔补片清晰可见（经 Morris RJ 许 可 转 载，引 自 The SynCardia total artificial heart: implantation technique. Oper Tech Thorac Cardiovasc Surg 2012; 17:154–164.）

点评（CASE 1-8 和 CASE 1-9）

心脏破裂（myocardial infarction，MI）是一种少见但危及生命的急性心肌梗死并发症。左心室游离壁破裂会导致急性心脏压塞或假性动脉瘤形成（<1% 的急性心肌梗死患者），乳头肌断裂会导致急性二尖瓣反流，室间隔破裂导致室间隔缺损（VSD）（所有心肌梗死患者的 2%）。前间隔与下间隔发生破裂的概率是相等的，也可能发生在基底与心尖段。心室破裂的危险因素包括首次心肌梗死，透壁梗死（ST 段抬高或 Q 波形成），以及心肌酶的大幅升高。这些因素反映了导致破裂的关键是无侧支循环与大面积心肌梗死。尽管心脏破裂早期出现临床症状，但再灌注疗法可以降低心脏破裂的可能性。

这例患者的临床表现与超声心动图所示的心肌梗死后 VSD 一致。考虑到患者有心脏压塞病史，表明她可能发生过游离壁破裂。心肌梗死后 VSD 预后差，30d 的死亡率高达 74%。治疗包括药物维持稳定，然后行室间隔缺损修补术，但手术的时机仍存在争议。目前，许多患者接受经导管封堵室间隔缺损的治疗，或作为最终治疗或在心肌愈合后择期手术前进行稳定治疗。

推荐阅读

[1] Foster E, Gerber I: Echocardiography in the coronary care unit: Management of acute myocardial infarction, detection of complications and prognostic implications. In Otto CM, editor: The practice of clinical echocardiography, ed 5, Philadelphia, 2016, Elsevier.

[2] Egbe AC, Poterucha JT, Rihal CS, et al: Transcatheter closure of postmyocardial infarction, iatrogenic, and postoperative ventricular septal defects: The Mayo Clinic experience, Catheter Cardiovasc Interv 2015.

[3] Cossor W, Cui VW, Roberson DA: Three-dimensional echocardiographic en face views of ventricular septal defects: Feasibility, accuracy, imaging protocols and reference image collection, J Am Soc Echocardiogr 28(9):1020–1029, 2015.

[4] Liu Y, Frikha Z, Maureira P, et al: 3D transesophageal echocardiography is a decision-making tool for the management of cardiogenic shock following a large postinfarction ventricular defect, J Cardiothorac Surg 10:8, 2015.

CASE 1-10
左心室重建术（Dor 手术）

患者，女性，65 岁。行心室动脉瘤手术、二尖瓣修补术及心房迷宫手术。4 个月前，患者检查出前壁心肌梗死。尽管接受了溶栓治疗和紧急支架置入术，患者还是发展到前壁和心尖的运动障碍。在随后住院的 3 个月里，患者出现了多种并发症，包括间歇性心力衰竭，要求多次插管，肾功能不全，二尖瓣反流，肺动脉高压，贫血，胃肠道出血以及阵发性房颤。系列的超声心动图显示心脏前壁与心尖运动障碍，伴中到重度的二尖瓣反流与肺动脉高压。核扫描显示心脏前壁无活力。在与心脏内科、心力衰竭组、心律失常服务部与心脏外科广泛讨论后，决定对该患者实时外科手术治疗。

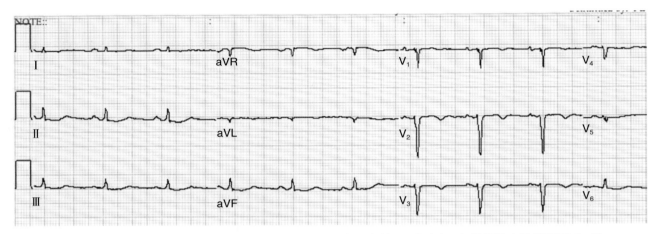

▲ 图 1-58　心电图显示在 V₁ ~ V₅ 导联出现 Q 波，T 波倒置，但无急性 ST 段改变，与陈旧性心肌前壁梗死一致

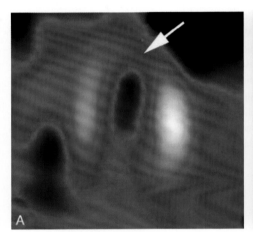

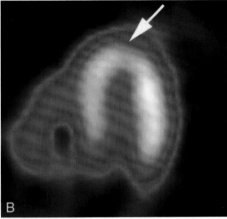

◀ 图 1-59　患者在静息状态下做放射性核素灌注扫描成像（A），取四腔方向，在心室的 1/3（箭）心尖部没有摄取到显像剂，与大面积的梗死相一致。晚期再分布图像显示灌注模式无变化，表明心室心尖区无活动。作为对比，图（B）显示了不同患者心脏灌注正常的图像

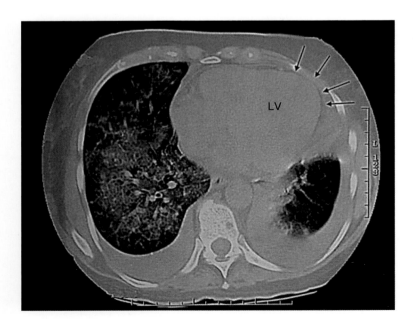

◀ 图 1-60　胸部 CT 断层扫描在左心室（LV）水平显示心尖部动脉瘤（箭）

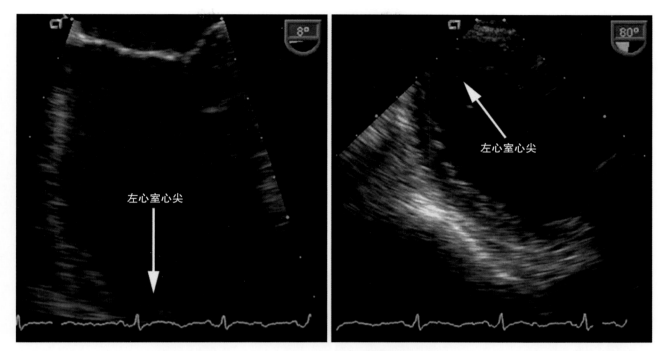

▲ 图 1-61　左心室心尖可通过经食管中段四腔心（左）与经胃两腔心切面观察（右）。实时地观察到心尖运动障碍

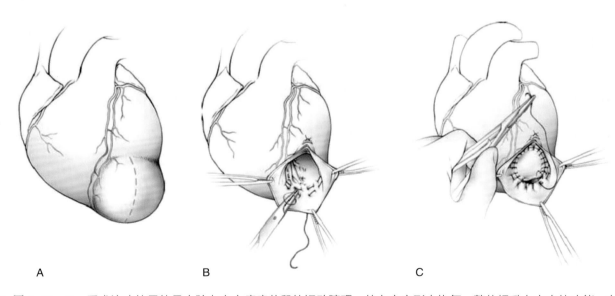

A　　　　　　　　　　　B　　　　　　　　　　　C

▲ 图 1-62　Dor 手术治疗的目的是去除左心室瘢痕节段的运动障碍，使左心室形态恢复，整体提升左心室的功能。左心室腔从动脉瘤中间打开（A）。使用一条或多条 2-0 丙烯单丝缝合线环绕放置在瘢痕和正常心肌之间的边界上方约 1cm 处，以恢复左心室心尖收缩能力（B）。然后沿着这条缝合线在心室内固定一个直径约 2cm 的圆形织物（通常为涤纶）贴片，以关闭心室腔（C）。最后将瘢痕化的心肌缝合在补片外（经 Franco KL, Verrier ED 许可转载，引自 Advanced Therapy in Cardiac Surgery 2e. Hamilton: BC Decker Inc., 2003. ）

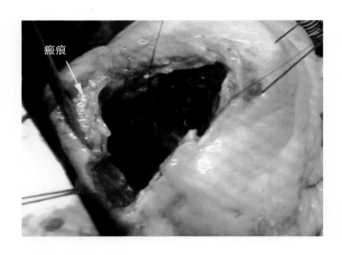

◀ 图 1-63　术中打开心尖部瘢痕组织，与图 1-62 中 A 图相对应。可见左心室腔内正常的肌小梁

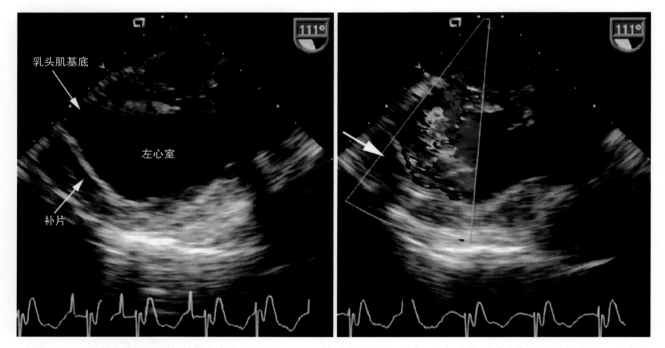

▲ 图 1-64　手术完成后经胃经食管长轴切面显示 Dacron 补片在心尖的区域。彩色多普勒（右）显示补片完整，无血流进入补片外的心尖区（箭）

点评

　　该患者在前壁心肌梗死后心尖部出现一个大动脉瘤。Dor 手术的理念是通过移除或排除瘢痕化心肌运动障碍的心室节段改善心室的功能。现提出的改善机制是恢复心室正常的形态，由于小心室可减少室壁的张力。采用 Dor 手术而不切除动脉瘤，通过补片将动脉瘤区域隔绝在正常心室腔外，详情如图所示。整体而言，该手术死亡率为 8%，平均射血分数能由术前的 33% 提高到术后 1 周的 50%，随访 1 年后心室功能持续改善。该手术的有效性取决于瘢痕心肌的大小。因此超声心动图检查的重点聚焦在室壁变薄、不运动与运动障碍的范围与位置。

推荐阅读

[1] Dor V, Saab M, Coste P, et al: Endoventricular patch plasties with septal exclusion for repair of ischemic left ventricle: Technique, results and indications from a series of 781 cases, Jpn J Thorac Cardiovasc Surg 46(5):389–398, 1998.

[2] Singh SP, Narula J, Malhotra P: Video Commentary 1: Tee for endoventricular patch plasty/dor procedure, Ann Card Anaesth 18(3):392, 2015.

[3] Cho Y, Ueda T, Inoue Y, et al: Long–term results and mid–term features of left ventricular reconstruction procedures on left ventricular volume, geometry, function and mitral regurgitation, Eur J Cardiothorac Surg 42(3):462–469, 2012.

CASE 1-11
心肌梗死后假性动脉瘤形成

患者，男性，63 岁。院外出现 ST 段抬高型心肌梗死，并做了 RCA 支架术。出院时下壁运动不协调与心肌梗死一致。11d 后患者因气短再次入院；TTE 显示大量心包积液。随后，在心包穿刺术中取出 900ml 积液，并推测诊断为心肌梗死后或 Dressler 综合征。在常规随访 4 年后，患者下壁发生假性动脉瘤，随后被转入外科会诊。

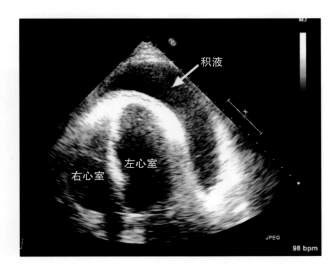

▶ 图 1-65　TTE 经心尖四腔心显示大量心包积液，并成功引流

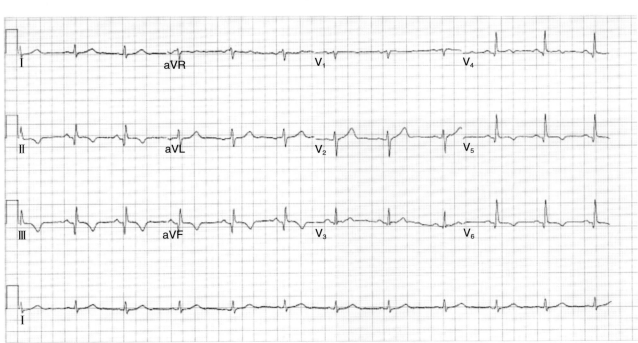

▲ 图 1-66　心包穿刺术后 ECG 显示下壁心肌梗死迹象，与手术前 ECG 相比，没有改变

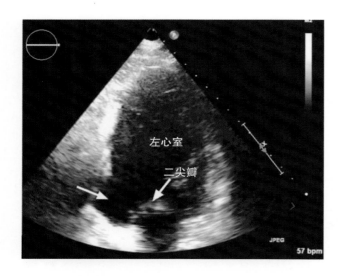

◀ 图 1-67　术前 TTE 心尖两腔心显示下壁基底部假性动脉瘤（箭）

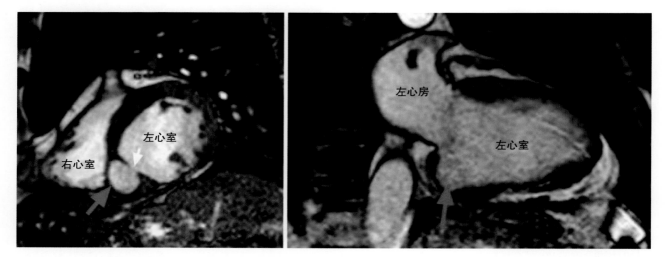

▲ 图 1-68　在左侧切面中，MRI 短轴显示下壁缺损（白箭）导致假性动脉瘤（红箭）。右图，两腔心切面同样显示假性动脉瘤（红箭）

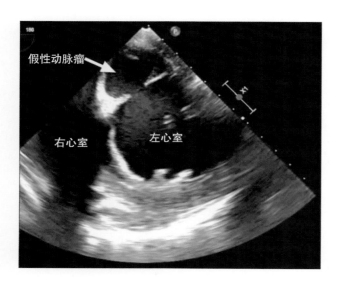

◀ 图 1-69　术中 TEE 心室短轴显示下壁缺损形成假性动脉瘤（红箭）

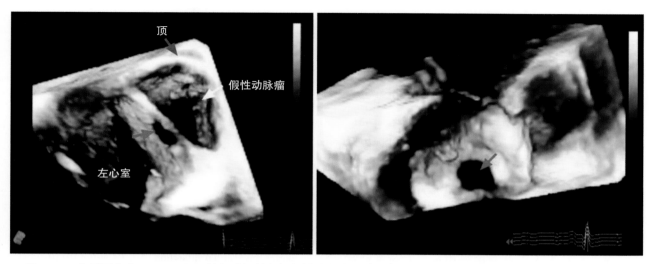

▲ 图 1-70 左侧图像中 3D TEE 显示缺损（红箭）与假性动脉瘤。（右）3D 图像中除去假性动脉瘤顶部，下壁缺损便暴露出来

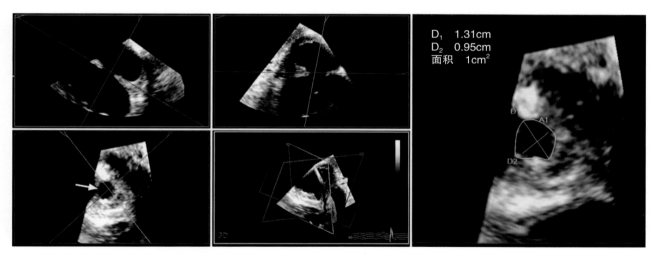

▲ 图 1-71 下壁缺损的部分使用多平面重建方便测量缺损的直径

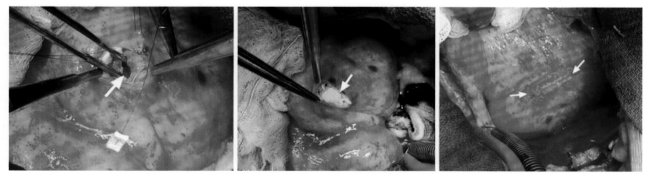

▲ 图 1-72 术中，外科医师去除了包裹假性动脉瘤的心外膜，暴露出下壁的缺损（左，箭）。缺损使用 Dacron（中，箭）补片，心外膜使用第二片（右，两箭所指中间部分）补片缝合

点评

左心室假性动脉瘤形成是由于左心室游离壁破裂与心包粘连。该患者最初的心包积液可能是由于左心室破裂，在清除心包积液后心包粘连封闭所致。在随后的几年里，心包封闭的区域心肌破裂的面积逐渐扩大，最终导致手术时出现囊状假性动脉瘤。尽管最初发生破裂距现在已经过去很久，但仍然推荐外科修补术，因为患者可能出现反复发生破裂的情况，而且死亡率很高。心肌梗死后室间隔缺损的患者中，如果室间隔破裂发生在室间隔与左心室游离壁交界处，可能形成假性动脉瘤。从病理学上讲，真性动脉瘤室壁还是由变薄的瘢痕心肌构成的，而假性动脉瘤的室壁没有心肌组织。超声心动图有几个特征可以区分假性动脉瘤与真性动脉瘤。假性动脉瘤的颈部与真性动脉瘤相比是狭窄的，从正常心肌厚度突然过渡到缺失心肌。与动脉瘤最大径线相比，典型的真性动脉瘤有一个宽大的开口且左心室室壁逐渐变薄。

推荐阅读

[1] Vargas–Barron J, Molina–Carrion M, Romero–Cardenas A, et al: Risk factors, echocardiographic patterns, and outcomes in patients with acute ventricular septal rupture during myocardial infarction, Am J Cardiol 95(10):1153–1158, 2005.

[2] McMullan MH, Maples MD, Kilgore TL Jr, et al: Surgical experience with left ventricular free wall rupture, Ann Thorac Surg 71(6):1894–1898, 2001.

第 2 章　二尖瓣疾病
Mitral Valve Disease

正常二尖瓣
Normal Mitral Valve

CASE 2-1
正常二尖瓣解剖

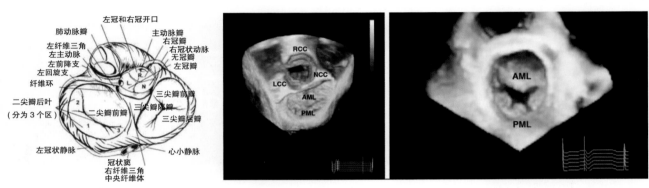

▲ 图 2-1　从左心房切开及大血管切断心脏基底部观察心脏瓣膜解剖结构。4 个瓣膜解剖结构关系密切。尤其是主动脉瓣沿二尖瓣前叶中段与二尖瓣相邻。从中间的三维图像可以显示二尖瓣与主动脉瓣位置关系，在右侧的图像中，可以从心室面观察到瓣膜结构，尤其是可观察到二尖瓣后叶的三个扇形区域（经许可转载，引自 Otto CM. Valvular Heart Disease 2e. Philadelphia: WB Saunders, 2004. ©2004, Elsevier Inc.）

RCC. 右冠瓣；LCC. 左冠瓣；NCC. 无冠瓣；AML. 二尖瓣前叶；PML. 二尖瓣后叶

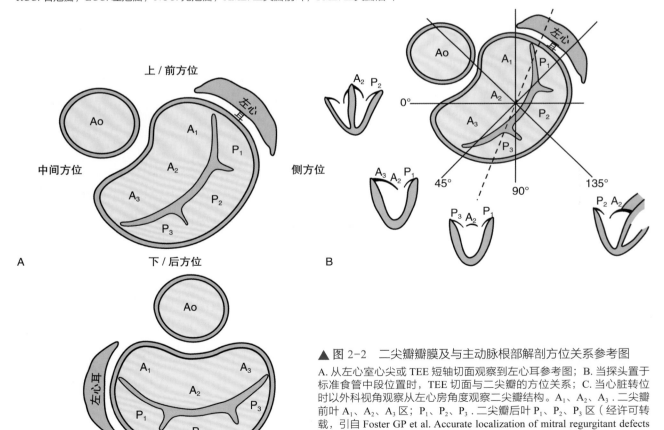

▲ 图 2-2　二尖瓣瓣膜及与主动脉根部解剖方位关系参考图

A. 从左心室心尖或 TEE 短轴切面观察到左心耳参考图；B. 当探头置于标准食管中段位置时，TEE 切面与二尖瓣的方位关系；C. 当心脏转位时以外科视角观察从左心房角度观察二尖瓣结构。A_1、A_2、A_3. 二尖瓣前叶 A_1、A_2、A_3 区；P_1、P_2、P_3. 二尖瓣后叶 P_1、P_2、P_3 区（经许可转载，引自 Foster GP et al. Accurate localization of mitral regurgitant defects using multiplane transesophageal echocardiography. Ann Thoracic Surg 1998; 65:1025-1031. ©1998 Elsevier Inc.）

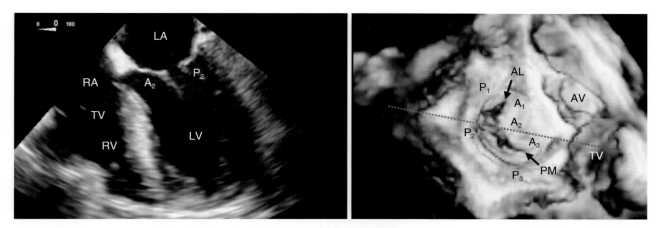

▲ 图 2-3　从 TEE 0° 四腔心切面观察到二尖瓣前叶（A₂）中段和后叶（P₂）中段扇形区域。从右侧图像中，三维 TEE 观察到二尖瓣结构，显示了切面图像如何形成

LA. 左心房；P₂. 二尖瓣后叶 P₂ 区；A₂. 二尖瓣前叶 A₂ 区；RA. 右心房；TV. 三尖瓣；AV. 主动脉瓣；RV. 右心室；LV. 左心室；AL. 前外侧；PM. 后内侧

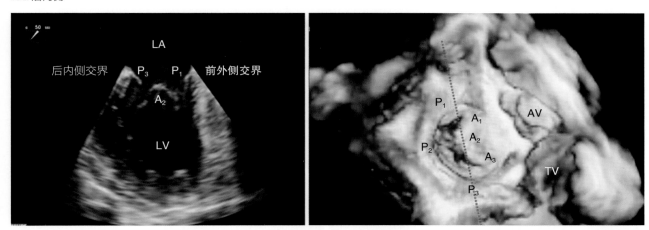

▲ 图 2-4　TEE 二尖瓣交界切面，从两腔心切面轻微向后旋转至 50° 可获得该切面，从这个切面可观察到二尖瓣前叶中间区（A₂）和后叶的内侧区（P₃）和外侧区（P₁）

LA. 左心房；LV. 左心室；AV. 主动脉瓣；TV. 三尖瓣；P₁、P₂、P₃. 二尖瓣后叶 P₁、P₂、P₃ 区；A₁、A₂、A₃. 二尖瓣前叶 A₁、A₂、A₃ 区

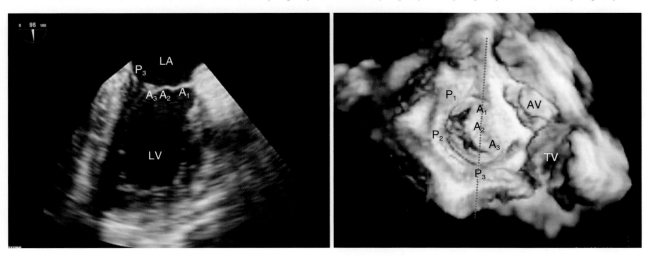

▲ 图 2-5　从 96° 获得 TEE 两腔心切面，可观察到二尖瓣 A₁、A₂、A₃ 和 P₃ 区

LA. 左心房；LV. 左心室；AV. 主动脉瓣；TV. 三尖瓣；P₁、P₂、P₃. 二尖瓣后叶 P₁、P₂、P₃ 区；A₁、A₂、A₃. 二尖瓣前叶 A₁、A₂、A₃ 区

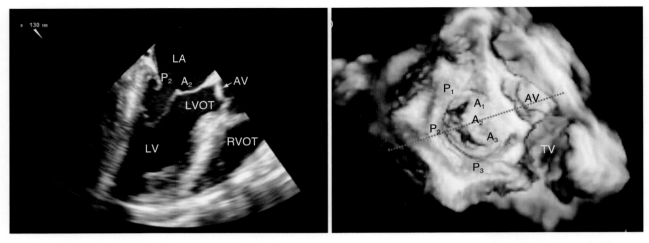

▲ 图 2-6 将探头继续旋转至 130° 可获得长轴切面，也可观察到二尖瓣前叶中间区（A₂）和后叶中间扇形区（P₂）

LA. 左心房；LV. 左心室；AV. 主动脉瓣；TV. 三尖瓣；P₁、P₂. 二尖瓣后叶 P₁、P₂ 区；A₁、A₂、A₃. 二尖瓣前叶 A₁、A₂、A₃ 区；LVOT. 左心室流出道；RVOT. 右心室流出道

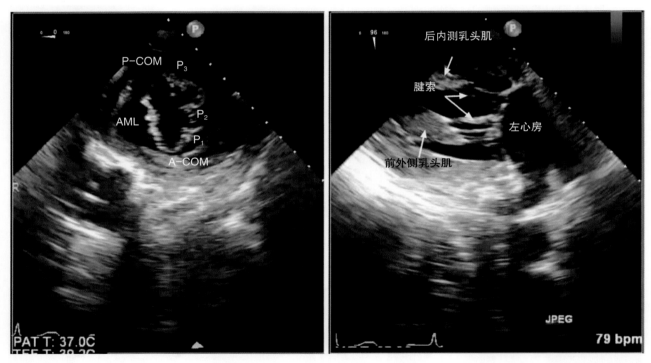

▲ 图 2-7 从经胃短轴二尖瓣水平观察，显示二尖瓣前叶（AML）和后叶的 3 个扇形区域（PML），随着后交界（P-COM）和前交界（A-COM）的旋转，从胃短轴旋转到约 90°（这个病例旋转到 96°）引发双室视野与二尖瓣叶、腱索、乳头肌的可视化

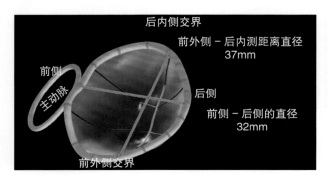

◀ 图 2-8 显示瓣环径的二尖瓣模型

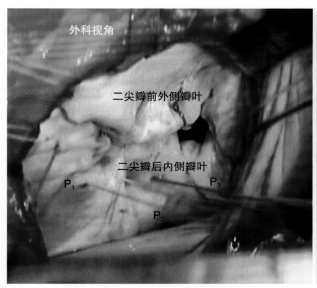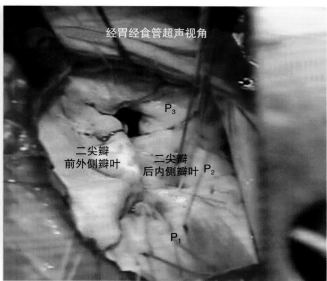

▲ 图 2-9　从右心房和室间隔切开观察体内正常的二尖瓣结构。左图显示的是从外科视角（位于手术床右侧）观察。右侧图是从经食管超声胃基底部短轴切面角度观察到的瓣膜结构（如图 2-7 所示）

P_1、P_2、P_3. 二尖瓣后叶 P_1、P_2、P_3 区

点评

二尖瓣结构是一个复杂的三维结构，包括马鞍状的二尖瓣环、瓣叶、腱索和乳头肌。二尖瓣前叶比后叶长，但在环周仅延伸约 1/3 的距离。前叶在解剖学上没有独立的节段，但其位置方位上可以分为 A_1（前段）、A_2（中段）和 A_3（后段）。正常二尖瓣后叶的高度不足前叶的一半，但是围绕瓣环径延伸至更长。后叶具有典型的 3 个独立的扇形区域：P_1（外侧区）、P_2（中间区）、P_3（内侧区）。标准的 2D 和 3D TEE 图像总结见表 2-1。

表 2-1　二尖瓣系统性检查

切面名称	切面描述	见 CASE 2-1　正常二尖瓣解剖
食管中段四腔心切面（0°）	• 二尖瓣前叶位于左侧，与主动脉瓣相连 • 二尖瓣后叶位于右侧 • 从二尖瓣前叶和后叶能明显观察到瓣叶分区是 A_2 和 P_2	
食管中段二尖瓣联合部切面（60°）	• 两个明显的瓣叶结合处 • 从左到右可观察到三个明显的瓣叶段区（P_3、A_2、P_1）	

（续 表）

切面名称	切面描述	见 CASE 2-1　正常二尖瓣解剖
食管中段两腔心切面 （90°）	• 小部分的 P$_3$ 位于左侧，大部分的二尖瓣前叶位于右侧 • 与 P$_3$ 相连的部分是 A$_3$ • 剩余可观察的二尖瓣前叶部分不是固定的，是变化的	
食管中段长轴切面 （130°～150°）	• 二尖瓣后叶位于左侧，前叶位于右侧 • 如果检查的切面在中间的位置，那么可观察到 P$_2$、A$_2$ • 可能需要从左到右的扫查	
经胃短轴切面（0°）	• 二尖瓣前叶位于左侧，后叶位于右侧 • 后联合交界区在顶部，前交界区在底部	
经胃两腔心切面（90°）	• 下壁位于顶部 • 前壁位于底部 • 心脏轻微的运动可以同时观察到两个乳头肌	
3D 左心房切面	• 该切面是从左心房处向"下"观察瓣膜，是最接近外科医师视角的切面 • 二尖瓣前叶位于顶端，后叶位于底部	

（续　表）

切面名称	切面描述	见 CASE 2-1　正常二尖瓣解剖
3D 左心室切面	• 该切面是从左心室心尖部向"上"观察瓣膜 • 二尖瓣前叶位于顶端，后叶位于底部	

　　评价二尖瓣反流的严重程度最好的方法是在术前经胸超声心动图（TTE）上使用多普勒测量。手术时机的选择不仅取决于反流的严重程度，也取决于左心室大小和收缩功能的临床状态及一系列变化。当在手术室重新评估反流的严重程度时，由于麻醉患者的后负荷低于清醒患者，其反流严重程度可能低于预期。在手术室中评估反流严重程度的有效措施包括以下几种。

　　• 缩流颈的宽度：为反流束在瓣膜远端或孔径处最窄的直径大小。评估二尖瓣反流程度，最好测量的位置应为前 - 后叶的直径（食管中段长轴切面）。

　　• 近端等速表面（PISA）法：PISA 法是利用彩色多普勒血流成像在二尖瓣口呈连续性的原理，血流在二尖瓣左心室面向二尖瓣反流口汇聚。瞬时流率等于半球形表面面积（$2\pi r^2$）乘以交接点速度。

　　• 连续多普勒信号（CW）：反流速度信号的密度和时间。

　　• 反流瓣口面积（ROA）：用即时流率除以最大反流速度（cm/s）（从 PISA 法和 CW 多普勒流速计算而来）得到横断面的反流面积。

　　• 伴随有原发性二尖瓣反流，一般 ROA ≥ $0.4cm^2$ 为重度二尖瓣反流。对于继发性二尖瓣反流，ROA ≥ $0.2cm^2$ 为重度二尖瓣反流。

　　• 可以使用 ROA 乘以二尖瓣反流每搏量的速度时间计算反流容积：$RV(ml$ 或 $cm^3)= ROA(cm^2) \times VTIMR(cm)$。

　　• 反流束的方向、大小和形状对于定量评价反流程度的严重性并无太大参考意义，但常能帮助鉴别反流机制，因为射流的方向与瓣膜脱垂的方向相反，如后叶脱垂导致前叶方向的反流。如果有严重的瓣叶受限，反流束通常会朝向受限的瓣叶，如后叶受限会导致后叶反流。

推荐阅读

[1] Otto CM: Valvular regurgitation. In textbook of clinical echocardiography, ed 5, Philadelphia, 2013, Elsevier Saunders, pp 305–341.

[2] Hung J: Mitral regurgitation: Valve anatomy, regurgitant severity and timing of intervention. In Otto CM, editor: The practice of clinical echocardiography, ed 5, Philadelphia, 2016, Elsevier, Chapter 18.

[3] Zoghbi WA, Enriquez-Sarano M, Foster E, et al: Recommendations for evaluation of the severity of native valvular regurgitation with two-dimensional and Doppler echocardiography, J Am Soc Echocardiogr 16:777–802, 2003.

[4] Nishimura RA, Otto CM, Bonow RO, et al. 2014 AHA/ACC Guideline for the Management of Patients with Valvular Heart Disease: A Report of the American College of Cardiology/ American Heart Association Task Force on Practice Guidelines. J Am Coll Cardiol. 63:e57–e185, 2014.

二尖瓣黏液瘤疾病
Myxomatous Mitral Valve Disease

CASE 2-2
二尖瓣后叶中间扇形区（P$_2$）脱垂

患者，男性，46 岁。有 20 年心脏杂音病史，因气短加重及咯血持续 1 个月，从其他医院转院至本院。体格检查中发现在心尖处听到较响的全收缩期心脏杂音。因该患者有较长时间的静脉注射药物史，故采集了患者血液。为防止心内膜炎的发生，根据既往经验给予患者静脉注射抗生素。

经体表超声检查显示，二尖瓣后叶连枷部分有重度二尖瓣反流，反流束方向为前叶。左心室大小达正常值上限（收缩末期 39mm）射血分数为 60%。左心房中度增大，肺动脉压在收缩期估计值达 70mmHg。使用经食管超声来评估可能存在的赘生物。研究显示，在二尖瓣后叶连枷状中央扇形区域伴有严重的二尖瓣反流。故建议该患者行二尖瓣手术治疗。

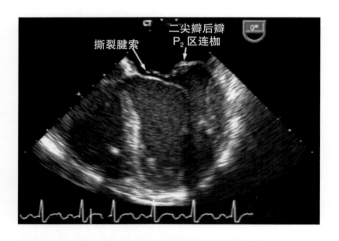

◀ 图 2-10　从食管上段在 0° 观察，术中二尖瓣 2D 图像显示二尖瓣前叶相对较薄，但运动度正常，后叶较厚且冗长。从左心房瓣环径处可观察到后叶连枷区域，还可观察到瓣叶尖端指向远离左心室心尖。相反，瓣叶严重脱垂但腱索完整，瓣叶朝向心房且瓣叶尖端仍指向心室尖

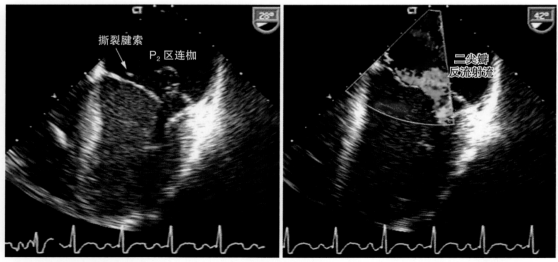

▲ 图 2-11　将 2D 图像平面旋转至 28°（左）更清晰显示 P$_2$ 区在收缩期时左心房处伴有腱索撕裂。转至 42° 在彩色多普勒（右）观察到较大面积的离心型二尖瓣反流并伴有瓣膜左心室处血流加速。血流方向远离病变的瓣叶，如前叶方向的反流往往伴随后叶病变或疾病

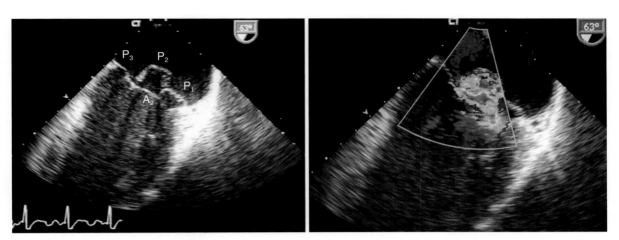

▲ 图 2-12　继续旋转探头加角度到二尖瓣交界切面（63°）显示瓣膜严重脱垂以及 P_2 区中央扇形区域部分连枷状。二尖瓣交界切面彩色多普勒显示明显的二尖瓣反流（右图）

A_2. 二尖瓣前叶 A_2 区；P_1、P_2、P_3. 二尖瓣后叶 P_1、P_2、P_3 区

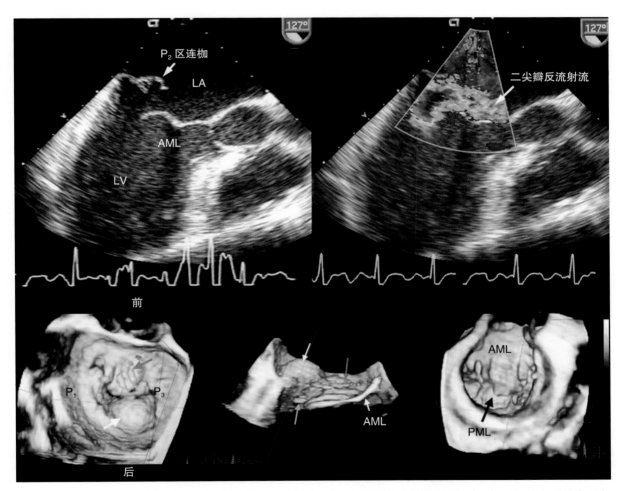

▲ 图 2-13　上面两张图片中，将 2D 图像平面转至 127°（左）也显示后叶中份扇形区域（P_2）。在 127°（右）彩色多普勒也显示了较宽的离心型二尖瓣反流并伴随左心室瓣膜侧血流加速，缩流颈宽度为 9mm。反流方向远离病变的瓣膜，如前向的反流伴随二尖瓣后叶病变。在下图三张 3DTEE 二尖瓣图像中分别显示左心房观察（左），从二尖瓣内侧其中最内侧已被切除来观察（中），从左心室观察（右）。白色箭表示连枷 P_2 区，红色箭表示腱索撕裂，绿色箭表示瓣膜下腱索增厚

P_1、P_3. 二尖瓣后叶 P_1、P_3 区

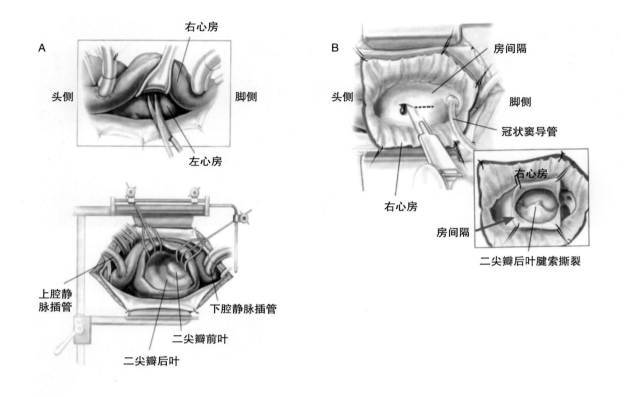

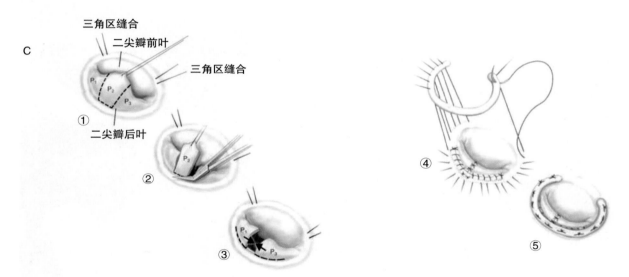

▲ 图 2-14　二尖瓣修补方法

A. 通过钝性和尖锐的解剖形成 Sondergaards 平面，可通过左心房顶部进入二尖瓣；B. 也可通过右心房和房间隔进入二尖瓣；C. 切除病变的 P₂，重建二尖瓣后叶的其余瓣叶，并用一个环形环固定 (①～⑤)[经许可转载，引自 Cohn L. Mitral valve repair: Operative techniques in thoracic and cardiovascular surgery 1998；3(2):109–125.]

P₂. 二尖瓣后叶 P₂ 区；P₁、P₃. 后叶 P₁、P₃ 区

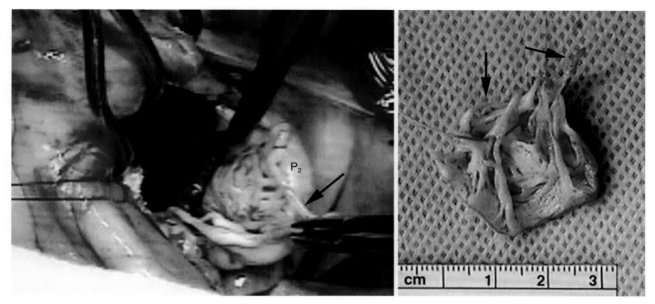

▲ 图 2-15　在术中观察瓣膜证实瓣膜后叶连枷中份扇形区域，左侧为手术视野，右侧为切除瓣叶。二尖瓣前叶正常但后叶中份扇形区域（P_2 区）有 3 处腱索断裂（箭）。没有证据表明有赘生物或脓肿。超声心动图显示在瓣叶连枷区域切除后，重构瓣叶边缘，放置环状成形术环，并用缝线定位于瓣环径处，再将成形环定位

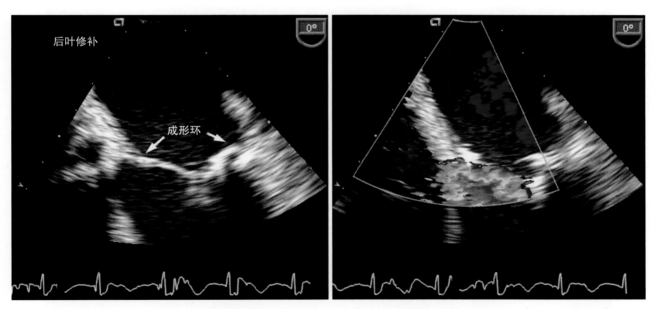

▲ 图 2-16　修补术后在 0°显示后叶和成形环处回声增强，2D 图像显示瓣叶在收缩期关闭正常（左），彩色多普勒图像中未观察到有二尖瓣反流（右）

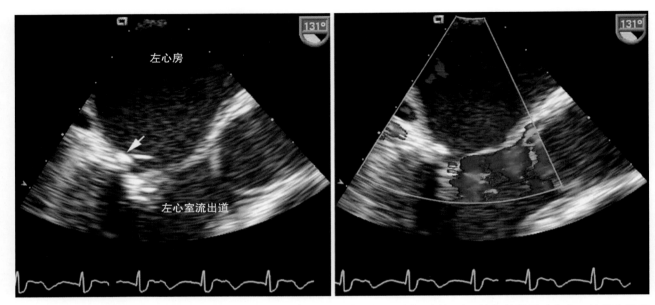

▲ 图 2-17　从长轴切面（131°）中的图像显示修补后成形环（箭）和瓣膜后瓣切除和修复的位置（左）。从多个角度评估反流是非常重要的；在本切面中，通过彩色多普勒成像没有观察到反流（右）

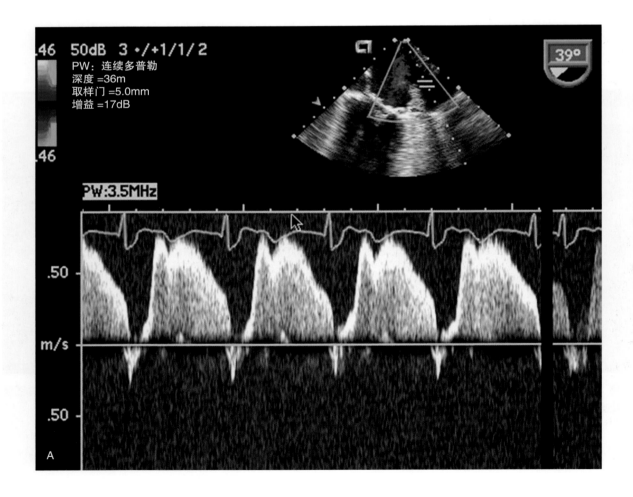

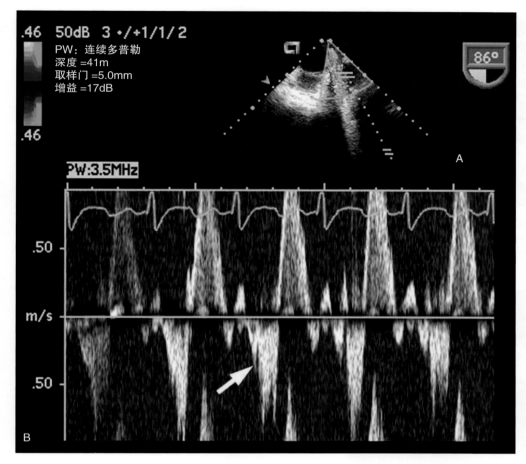

◀ 图 2-18 左上肺静脉频谱显示心房流入道舒张和收缩期正常（A）。相反，修补前肺静脉血流量（B）显示全舒张期血流逆转（箭）与重度二尖瓣反流方向一致

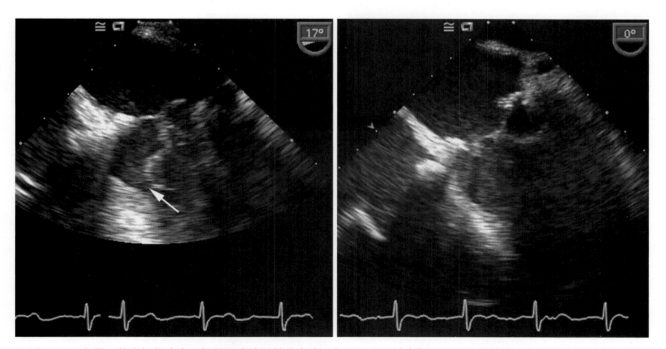

▲ 图 2-19 在另一位有相似病变和相同手术流程的患者中，术后 TEE 四腔心切面显示二尖瓣前叶出现 SAM 征（箭，左）。改善血容量负荷后，SAM 征有所改善（右）

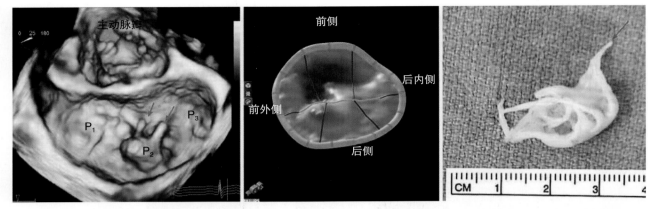

▲ 图 2-20　在一个类似临床表现的病例中，收缩期 3D TEE 面图显示撕裂的索（红箭）和连枷 P_2 节段。出现 P_1 脱垂（左）。在中图，软件重建显示了脱垂的 P_2 和 P_1 段。右侧可见切除的节段和撕裂的腱索（红箭）

P_1、P_2、P_3. 二尖瓣后叶 P_1、P_2、P_3 区

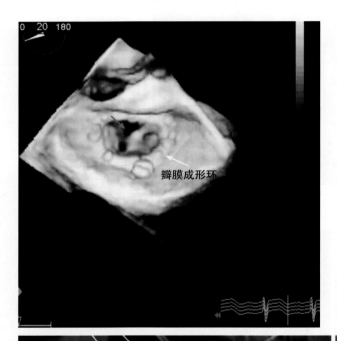

◀ 图 2-21　切除连枷节段，放置成形环。前叶虽有裂缺（红箭），但功能类似于单瓣在收缩期时，瓣叶完全关闭。在术中实时可以看到，后小叶的大小大大缩小

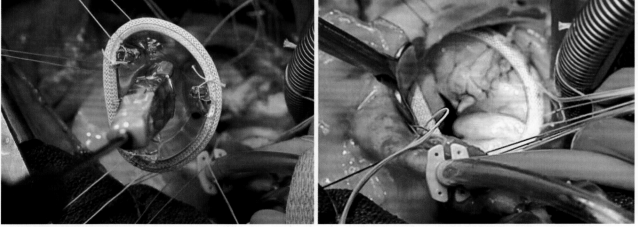

▲ 图 2-22　在一个类似的病例中，选择了一个完整的环形环，而不是第一个病例中使用的 C 形环

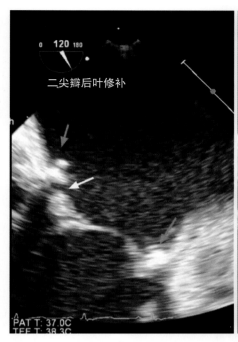
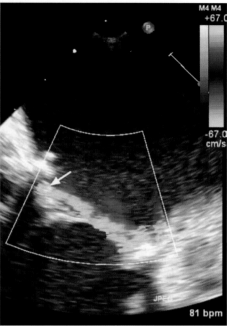

◀ 图 2-23 另一例切除 P₃ 区的患者，术后图像显示在修复后瓣膜后叶（白箭）处有偏心的反流（白箭），提示后叶闭合不完整。这在再次探查中得到证实，并进行了二次修复（红箭示成形环）

CASE 2-3
后叶 P₃ 区脱垂

患者，女性，79 岁。患者主诉入院前 3 个月健康状况良好，因严重呼吸短促收治入外院后，发现患有心力衰竭。超声心动图显示严重二尖瓣反流，左心房、左心室明显增大，射血分数为 55%。根据患者出现严重二尖瓣反流伴心力衰竭症状，以及射血分数大于 30%，该患者属于 ACC/AHA I 级的干预适应证；因此被建议行二尖瓣手术。

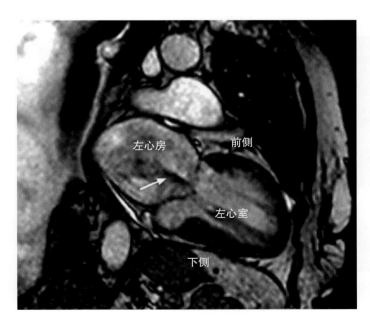

◀ 图 2-24 术前 MRI。在这个两腔心图中，可观察到二尖瓣反流（箭）及扩大的左心房

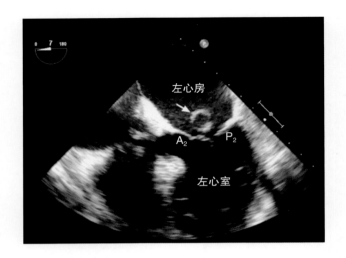

◀ 图 2-25 食管中部四腔切面中，在心脏收缩时可观察到 A_2 和 P_2 合在一起；然而，在左心房中可见一个明显的圆形囊性无回声肿块，在本图中观察到这个圆形肿块似乎没有连接到二尖瓣。此外，还可观察到左心房增大
A_2. 二尖瓣前叶 A_2 区；P_2. 二尖瓣后叶 P_2 区

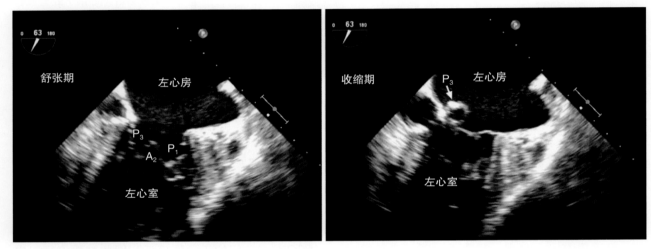

▲ 图 2-26 在食管中段二尖瓣联合部切面中，二尖瓣瓣叶在舒张期运动正常；然而，在收缩期时，P_3 区发生脱垂；因此，这一切面证实了在四腔心切面中左心房观察到的明显"肿块"实际上是 P_3 扇形区域
A_2. 二尖瓣前叶 A_2 区；P_1、P_3. 二尖瓣后叶 P_1、P_3 区

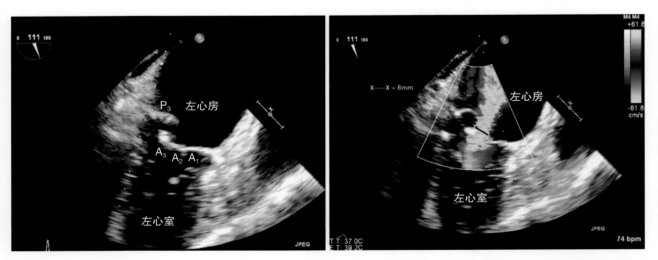

▲ 图 2-27 旋转多角度得到两腔心切图，该切面亦可观察到 P_3 脱垂；在右图中可见一束较宽的二尖瓣反流并观察到其缩流颈宽 8mm
A_1、A_2、A_3. 二尖瓣前叶 A_1、A_2、A_3 区；P_3. 二尖瓣后叶 P_3 区

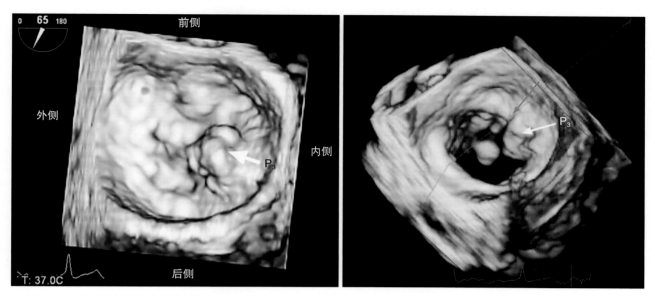

▲ 图 2-28 从 LA 角度观察二尖瓣 3DTEE 图像。在收缩期可见增厚、脱垂的 P₃ 区（左）；而右侧在舒张期时，图像轻微旋转，P₃ 段几乎不动，可见后内侧联合部位亦受累（红箭）。因此，该瓣膜是不可修复的，并进行了双叶型机械瓣置换
P₃. 二尖瓣后叶 P₃ 区

CASE 2-4
前叶 A₃ 区脱垂

患者，男性，27 岁。在入院前 2 年住在墨西哥，主诉为左胸痛，用力时呼吸时气短并伴有手指刺痛。超声心动图显示该患者二尖瓣脱垂并至少伴有中度二尖瓣反流。当时建议手术，但患者拒绝。患者感觉相对较好并在约 4 个月前搬到本地。然而，最近该患者开始出现多次胸部不适及手指刺痛。经首诊医师为该患者进行超声心动图检查后显示该患者患有重度二尖瓣反流伴左心室收缩功能正常，但左心室明显扩张。因此该患者决定接受进行二尖瓣手术。

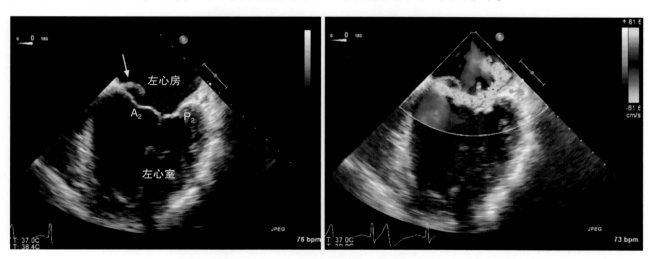

▲ 图 2-29 在二维 0° 四腔心图像中显示 A₂ 和 P₂ 节段在收缩期时功能正常；然而，二尖瓣瓣叶（箭）中可能有一个连枷节段。彩色多普勒显示一束向后的二尖瓣反流，提示极大可能是二尖瓣前叶病变
A₂. 二尖瓣前叶 A₂ 区；P₂. 二尖瓣后叶 P₂ 区

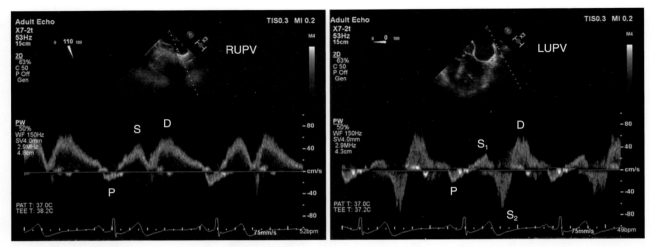

▲ 图 2-30 脉冲多普勒显示右上肺静脉（RUPV）正常。在左上肺静脉（LUPV）中，能明显观察到 2 个 S 波（收缩波）——
S_1 波是心房舒张的结果，以及由于严重 MR 导致的反向 S_2 波

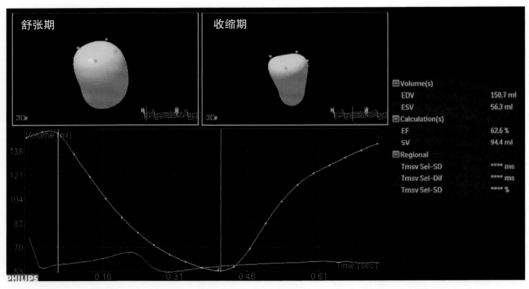

▲ 图 2-31　3D 容量分析显示，保留了 63% 的射血分数，但舒张末期和收缩末期容积增加

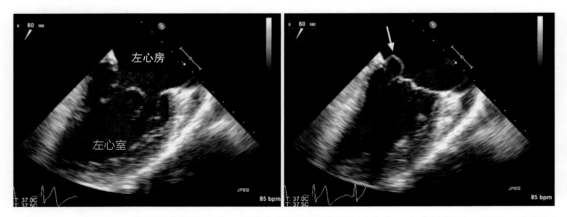

▲ 图 2-32　在 60° 二尖瓣联合部切面中，瓣膜在舒张期正常打开（左）。在收缩期时，怀疑 P_3 扇形区
域脱垂（如箭所指）。然而，这与图 2-29 所示 MR 时后向血流相矛盾，这表明由于轻微转换角度，该
成像平面可观察到二尖瓣前叶的后段（A_3）

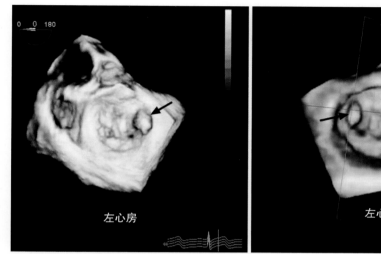
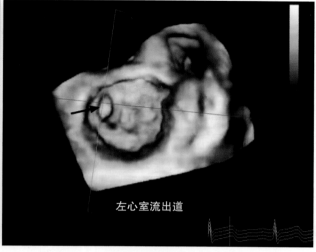

▲ 图 2-33　分别从左心房角度（左）和左心室流出道角度（右）可更好地实时观察 A_3 段（箭）脱垂的 3D TEE 图像。二尖瓣后叶正常，无 P_3 脱垂，但 A_3 脱垂段位于 P_3 段之上

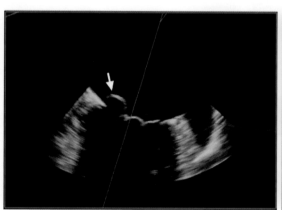
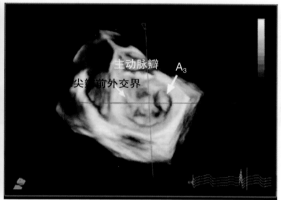

▲ 图 2-34　3D 图像量化显示了这种悖论是如何产生的。在右图中，红线近似于联合部平面；然而，P_3 和联合部内侧被 A_3 段异常运动所遮挡（左，箭）

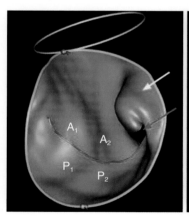
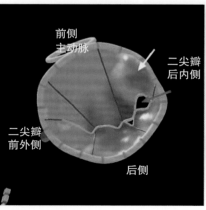
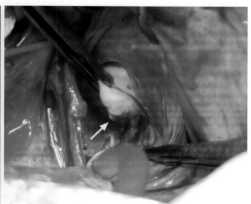

▲ 图 2-35　在左图和中间图中，二尖瓣定量显示了 A_3 区脱垂（白箭）和反流口（红箭）。右图中，外科医师夹住的是 A_3 段；箭示腱索撕裂。A 为前叶，P 为后叶，AL 为前外侧，PM 为后内侧
A_1、A_2. 二尖瓣前叶 A_1、A_2 区；P_1、P_2. 二尖瓣后叶 P_1、P_2 区

CASE 2-5
二尖瓣双瓣脱垂

患者，男性，58 岁。有二尖瓣脱垂的病史，主诉表现为呼吸急促及频发室性心动过速。TTE 显示严重的二尖瓣脱垂。该患者满足有症状的重度二尖瓣反流的手术指征，建议进行二尖瓣手术治疗。尽管二尖瓣双叶均受累，但是观察瓣膜的解剖结构后，有利于对瓣膜进行修复，并在 TEE 指导下进行了 P_2 区四边形切除和二尖瓣瓣环成形术。

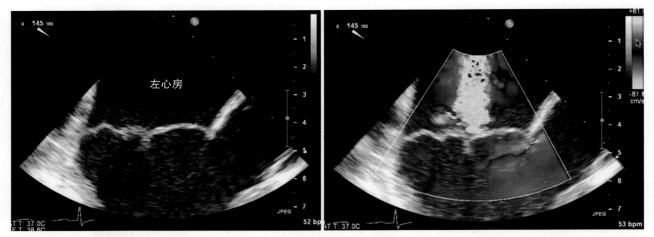

▲ 图 2-36　在食管中段长轴切面中，可观察到二尖瓣双瓣均向左心房脱垂。用彩色多普勒（右）可观察到大面积的中心性二尖瓣反流

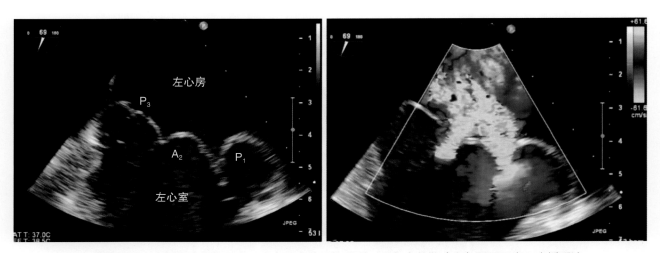

▲ 图 2-37　在食管中段二尖瓣闭合缘切面中，所有可见节段均脱垂。彩色多普勒（右）显示两束二尖瓣反流
A_2. 二尖瓣前叶 A_2 区；P_1、P_3. 二尖瓣后叶 P_1、P_3 区

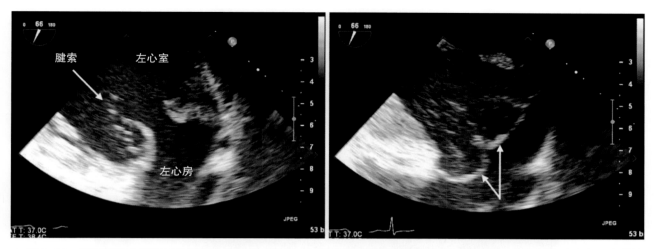

▲ 图 2-38 经胃切面在检查二尖瓣下结构时尤其有用。两腔心切面显示在舒张期时瓣叶增厚及多个腱索（左），在收缩期时瓣叶脱垂（右，箭）

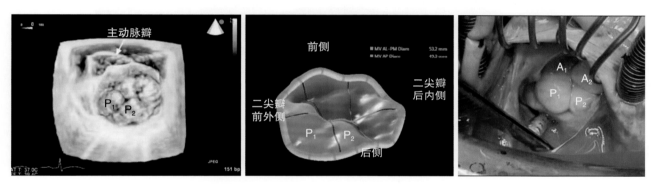

▲ 图 2-39 从左心房角度使用 3D TEE 观察二尖瓣图像显示各个节段均有瓣叶增厚和脱垂，尤以 P_1、P_2 节段最为明显（左）。同样在二尖瓣重构图中也观察到类似图像（中）。外科术中对瓣叶进行暴露也证实了前面的结果

P_1、P_2. 二尖瓣后叶 P_1、P_2

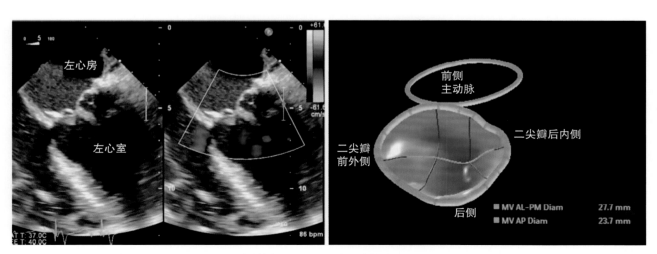

▲ 图 2-40 切除二尖瓣后叶 P_2 部分并行二尖瓣瓣环成形术。术后食管中段四腔心切面显示无残留反流。二尖瓣重建图显示大部分脱垂已经消除

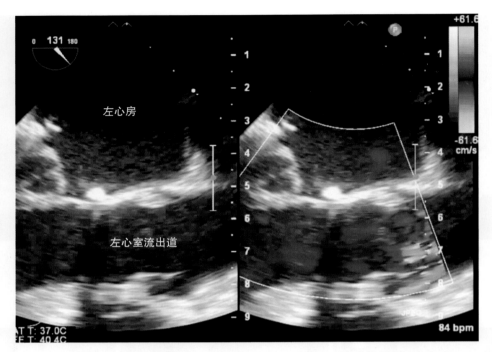

▲ 图 2-41　术后食管中段长轴切面显示无反流，同样二尖瓣前叶在收缩期时没有出现 SAM 征

CASE 2-6
二尖瓣脱垂和主动脉瓣弹力纤维瘤

　　患者，女性，87 岁。虽接受了药物治疗，但仍具有严重的二尖瓣反流和持续性心力衰竭的症状，建议进行手术治疗。在广泛切除二尖瓣后叶后进行瓣环成形术。手术切除了主动脉肿块，病理诊断为乳头状弹力纤维瘤。

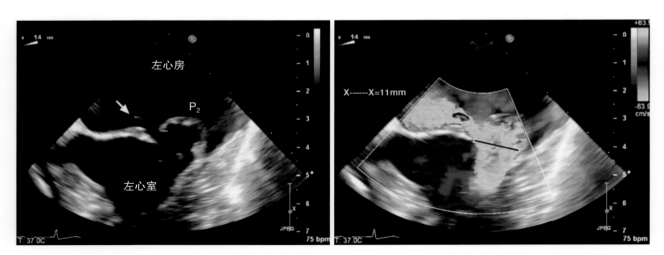

▲ 图 2-42　食管中部四腔心图中，P_2 区脱垂。箭表示腱索撕裂。在右图中，可以看到一束巨大的二尖瓣前向反流，缩流颈宽度为 11mm

P_2. 二尖瓣后叶 P_2 区

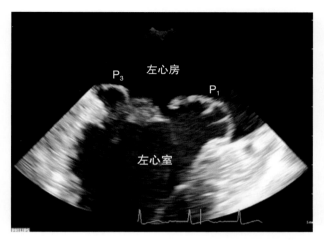

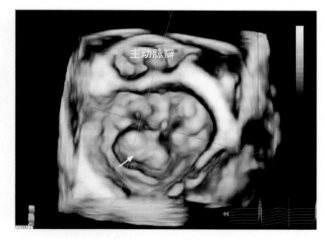

▲ 图 2-43　在食管中段二尖瓣联合切面，P_1 和 P_3 扇形区出现脱垂，尤其是 P_1 区

P_1、P_3．二尖瓣后叶 P_1、P_3 区

▲ 图 2-44　3D TEE 是从左心房的角度观察二尖瓣的。本图中两个瓣叶都出现冗长，后叶的大部分（白箭）明显脱垂。红箭示腱索撕裂

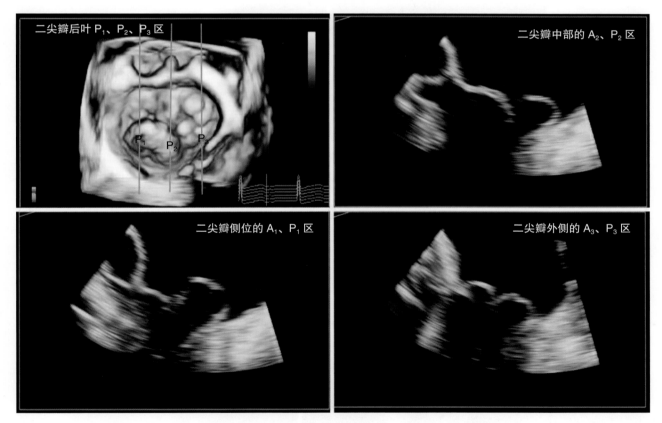

▲ 图 2-45　3D 定量有时可以帮助确定二尖瓣的哪些部分被病变累及。绿色线表示通过瓣膜的外侧、中间和内侧的部分。该病主要发生在 P_1 和 P_2 节段，而在 A_2 和 P_2 节段较少。A_3 和 P_3 段大部分未受累及

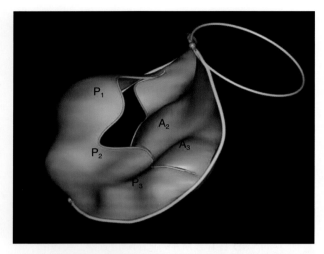

◀ 图 2-46　解剖二尖瓣定量图支持 3D TEE，发现 P_1 和 P_2 节段明显脱垂。图中似乎有一个大的反流口，但因为超声在某些情况下不可用，故这一发现可能不可靠

A_2、A_3 . 二尖瓣前叶的 A_2、A_3 区；P_1、P_2、P_3 . 二尖瓣后叶的 P_1、P_2、P_3 区

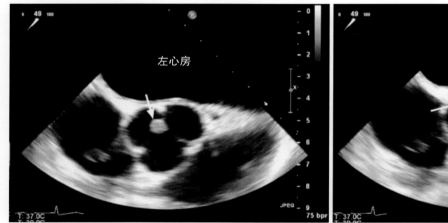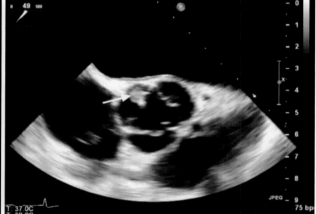

▲ 图 2-47　除二尖瓣病变外，主动脉瓣上可见一处小肿块。食管中段主动脉瓣短轴切面中，舒张期（左）可见一小块肿块，收缩期（右）可见病变附着于无冠窦。2D（左）和 3D 超声心动图比较

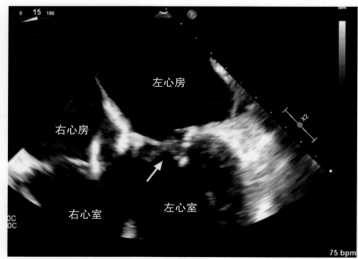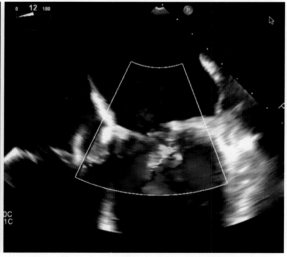

▲ 图 2-48　经广泛的后叶四边形切除和瓣环成形术后，在彩色多普勒中观察到没有残留的二尖瓣反流（右）。切除主动脉的病变部分，术后未见主动脉反流

点评

评价二尖瓣反流患者的第一步是确定瓣膜功能障碍的原因。二尖瓣反流的原因可分为瓣膜解剖结构异常导致的原发性反流，以及瓣膜解剖结构正常而由左心室扩大和功能障碍所致的继发性反流。原发性二尖瓣反流的常见原因包括黏液性二尖瓣病变（如二尖瓣脱垂）、风湿性瓣膜病和心内膜炎。在上述病例中的患者，瓣膜功能障碍的病因是黏液瘤性二尖瓣病变。在 TEE 图像中，即使在连枷的瓣叶中区分瓣膜赘生物可能都比较困难，因为两者在超声心动图中外观相似。

在黏液瘤性二尖瓣病变的患者中，下一步关注的重点是确定瓣膜小叶和腱索的确切解剖方位。受累瓣膜后叶瓣膜修复的成功可能性最大，特别是当病变不累及中央 P_2 扇形区域时。当瓣膜严重脱垂时，瓣叶在收缩时向左心房弯曲，但由于腱索完整，瓣叶的顶端仍指向左心室心尖。相反，由于腱索断裂和连枷瓣叶部分，瓣叶顶端远离左心室心尖，且往往与可移动的小腱索连接。

对于瓣膜后叶中央扇形区功能障碍引起的反流，经典操作是先将连枷段的矩形或三角形切除，然后放置成环形，通常会形成功能性瓣膜装置。目前，二尖瓣修复术中使用的两大类环是 C 形环和完全环。前者是在假定三角区无机会扩张时使用的，但有些外科医师更喜欢使用完全环，因为三角区可能发生扩张。

在进行二尖瓣修补术的患者中，收缩期二尖瓣前向运动（SAM 症）可导致明显的动态左心室流出道梗阻。在许多情况下，SAM 症是短暂的，因为体外循环是可以中断并通过恢复正常负荷条件解除的。如果恢复正常的血流负荷后流出道梗阻持续存在时，通常需要再次体外循环纠正这一异常情况。收缩期前向运动通常可以应用"Sliding-Leaflet"技术来预防，它是指经矩形切除术后的残余后瓣，重新缝合至因加了软环而缩小的二尖瓣瓣环之上。

术中由一位经验丰富的超声医师评估二尖瓣修补手术的适当性和检测任何可能存在的并发症，如在所有接受瓣膜修补术的患者中都存在的并发症（回旋支动脉或主动脉瓣损伤）。在 5% ～ 10% 的患者中，由于存在明显的残余二尖瓣反流，需要进行第二次体外循环，并对其进行瓣膜修复术或瓣膜置换术。

基线图像为术后评价瓣膜功能提供了参考标准。然而，重要的是要在瓣膜修复前和瓣膜修复后的研究中，确保由系统血压、心率和前向性心输出量测量出来的负荷条件是相似的。研究显示，术后低血压或低心输出量可能会导致低估反流的严重程度。超声心动图设备的设置也应在手术前、后尽量一致，包括图像深度、帧率、二维和彩色增益、滤波器和颜色映射。修补术后应在多个平面上仔细评估瓣膜，任何残余二尖瓣反流的方向和形态都可能与术前图像显示有所不同。

外科医师也可通过直接视觉检查心室充盈时经过瓣膜的回流量来评估修复瓣膜的充分性。

推荐阅读

[1] Delling FN, Vasan RS: Epidemiology and pathophysiology of mitral valve prolapse: new insights into disease progression, genetics, and molecular basis, Circulation 129(21): 2158–2170, 2014.

[2] Faletra F, Demertzis S, et al: Three dimensional transesophageal echocardiography in degenerative mitral regurgitation, J Am Soc Echocardiogr 28:437–448, 2015.

[3] Clavel MA, Mantovani F, Malouf J, et al: Dynamic phenotypes of degenerative myxomatous mitral valve disease: quantitative3–dimensional echocardiographic study, Circ Cardiovasc Imaging 8:e002989–e002998, 2015.

[4] Sidebotham DA, Drake DH, Zimmerman KG: Surgical mitral valve repair: Patient selection, operative planning and intraoperative monitoring. In Otto CM, editor: The practice of clinical echocardiography, ed 5, Philadelphia, 2016, Elsevier, Chapter 19.

[5] Lancellotti, P, Moura, L, Pierard, LA, et al. European Association of Echocardiography recommendations for the assessment of valvular regurgitation. Part 2: mitral and tricuspid regurgitation (native valve disease). Eur J Echocardiogr 11:307–32, 2010.

风湿性二尖瓣疾病
Rheumatic Mitral Valve Disease

CASE 2-7
风湿性二尖瓣狭窄

患者，男性，56 岁。患者出现有严重症状的二尖瓣狭窄和房颤，最初建议行经皮球囊主动脉瓣成形术。术前 TEE 显示典型的风湿性二尖瓣病变，伴有重叠钙化和固定的后叶，二尖瓣整体形态不佳，不适合经皮手术。此外，左心房内也有较大的左心房分层血栓。因此，该患者被转入外科治疗。

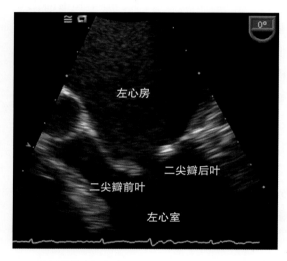

◀图 2-49　在 TEE 切面中，舒张中期的图像显示二尖瓣瓣叶增厚，瓣叶顶端开放受限，导致舒张期瓣膜出现"穹隆样"，这是风湿性瓣膜疾病的典型表现。这种现象是由二尖瓣联合部融合、伴随腱索增厚和缩短引起的

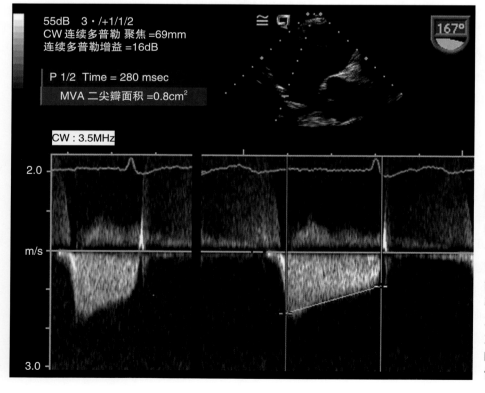

◀图 2-50　旋转探头至二尖瓣的长轴切面后，连续波多普勒光束平行于通过变窄的二尖瓣血流束，并记录舒张流量信号。该患者为房颤，只有 R-R 间期变化，无 a⁻ 速度。这条线显示了舒张期速度曲线的斜率，并计算了压力半衰期。压力半衰期是指从二尖瓣跨瓣压力梯度峰值到一半峰值梯度的时间间隔。二尖瓣面积是经验常数 220 除以半衰期时间

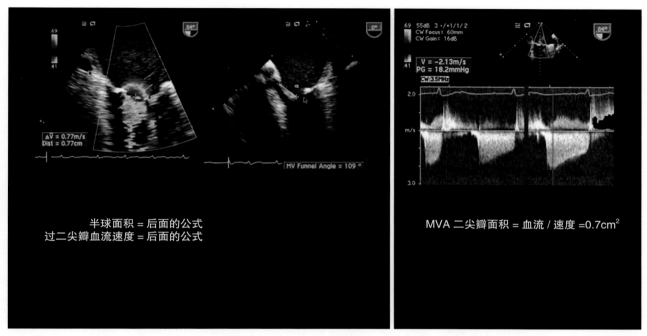

▲ 图 2-51　二尖瓣面积（MVA）也可以用连续性公式计算。如方程 1 所示，通过彩色多普勒中显示的近端加速血流来计算二尖瓣最大流量速率（cm³/s），类似于使用 PISA 计算反流量。然后，用最大流量速率除以最大血流速度来估计 MVA（方程 2）。本方法同时估算了最大流速以及最大流量速率

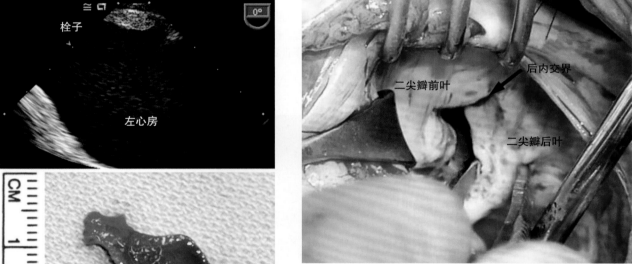

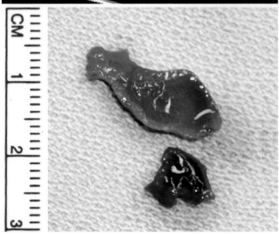

▲ 图 2-52　左心房顶部的肿块（上）。病理诊断为血小板和纤维蛋白的肿块碎片，与近期血栓一致（下）

▲ 图 2-53　术中显示瓣叶增厚，这是风湿性疾病的特征。瓣膜前、后叶在联合部融合，后叶中央扇形区回缩、钙化。采用联合部切开术并放置成形环行瓣环成形术进行瓣膜修复。虽然术后早期 TEE 图像仅显示轻度反流，但当负荷状况恢复到术前基线时，仍可见中至重度反流。该患者随后也接受了二次泵运行与二尖瓣置换

CASE 2-8
风湿性二尖瓣狭窄和反流

患者，女性，39 岁。有风湿性心脏病和二尖瓣病变的病史，主诉为进行性疲劳和气短。在本次入院前 4 年，该患者有房颤，并伴有复杂的脑栓塞病史。她因二尖瓣狭窄和反流伴临床症状加重而转行二尖瓣置换术。她还接受了肺静脉隔离和消融术（心房颤动的迷宫手术）。

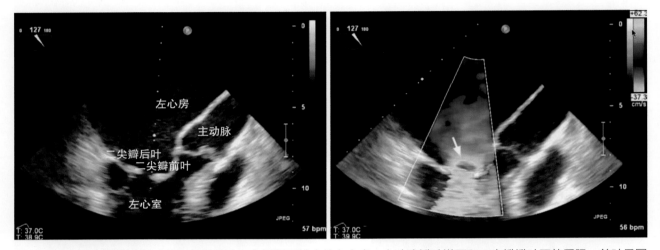

▲ 图 2-54　在舒张期食管中段长轴切面中，左图显示扩大的左心房、主动脉瓣叶增厚和二尖瓣瓣叶开放受限，前叶呈圆顶状，有时也可描述为"曲棍球棍状"，继发于瓣膜联合部融合。在右图中，Nyquist 极限降低到 37cm/s，彩色多普勒显示当靠近狭窄瓣口时，血流加速。PISA 或近等速度表面积将用于计算二尖瓣面积

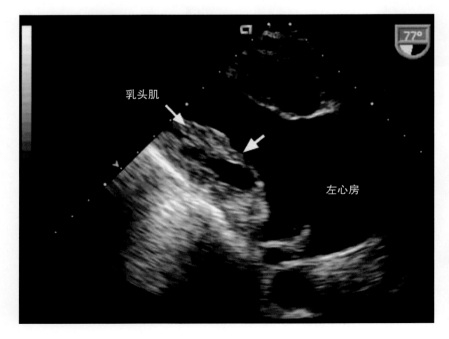

◀ 图 2-55　在另一名临床症状类似的患者中，经胃长轴切面显示腱索增厚和缩短（箭），这在风湿性二尖瓣疾病中很常见

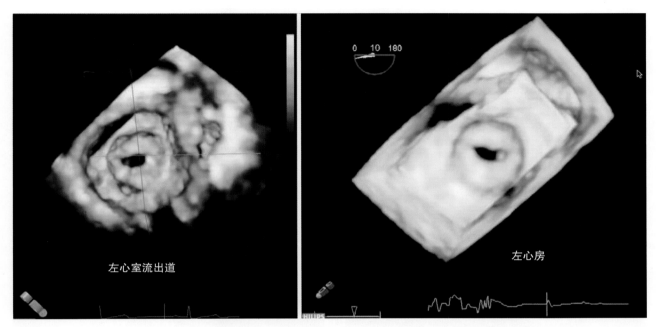

▲ 图 2-56　1. 从左心室流出道观察（左）和左心房角度（右）的 **3D TEE** 图像显示在舒张期时，瓣叶明显增厚，呈现"鱼嘴"状。2. **3D** 全容积图像模式下，二尖瓣口面积的测量非常准确，是评估风湿性二尖瓣狭窄的一种标准测量方法

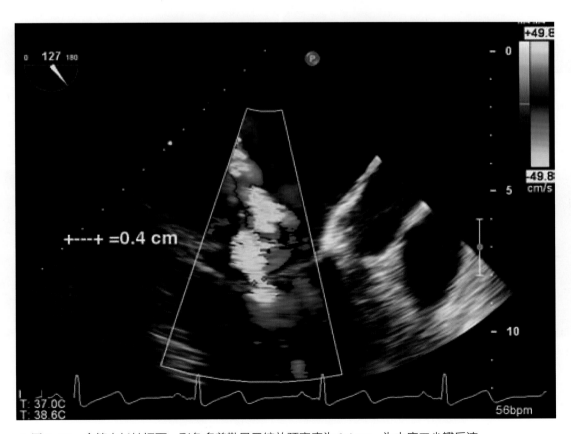

▲ 图 2-57　食管中长轴切面，彩色多普勒显示缩放颈宽度为 0.4 cm，为中度二尖瓣反流

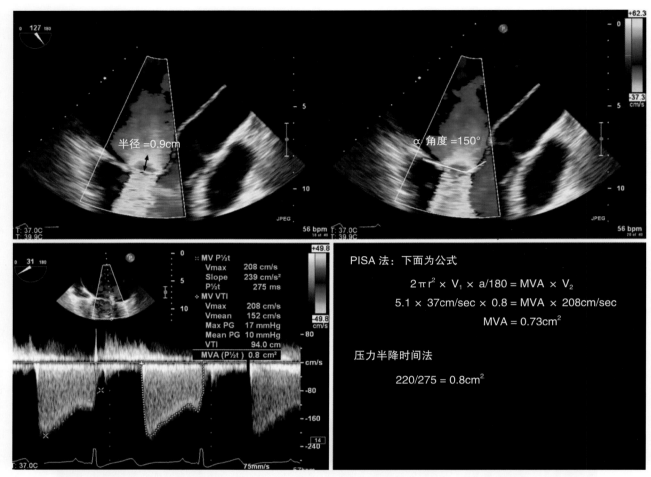

▲ 图 2-58　使用 PISA 法计算二尖瓣开口面积。采用半径 0.9cm，瓣口开 150°，二尖瓣流入峰值流速 210cm/s, 二尖瓣瓣口面积（MVA）= 0.73cm²。按压力半降时间法计算，MVA 为 0.8cm²

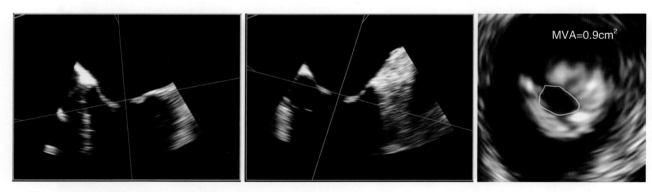

▲ 图 2-59　通过多平面重建，二尖瓣口面积直接平面测量的 MVA 为 0.9cm²

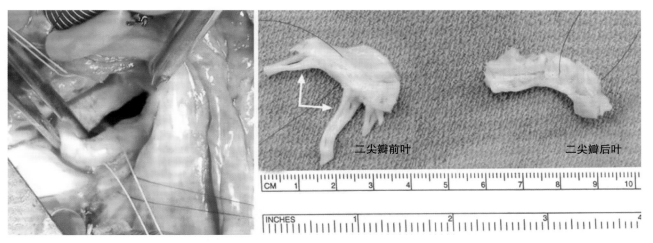

▲ 图 2-60　在手术中，可以看到二尖瓣的 2 个瓣叶的厚度。移出后，可观察前外侧瓣叶下增厚的腱索（箭）

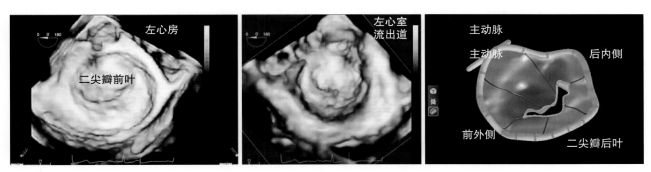

▲ 图 2-61　3D 图像模式：从左心房角度（左）和左心室流出道角度观察后（中）显示瓣叶增厚和前外侧瓣叶脱垂。量化的二尖瓣模式的红色部分也验证了这一点（右）

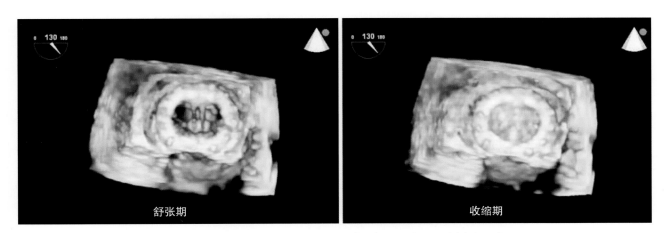

▲ 图 2-62　该患者放置双瓣机械瓣。在舒张期（左）和收缩期（右）可观察到正常瓣叶运动

点评（CASE 2-7 和 CASE 2-8）

风湿性瓣膜病的特点是二尖瓣叶联合部融合，典型的超声心动图表现为舒张期瓣叶呈"穹样"凸起。二尖瓣口二维平面测量法是经胸超声测量二尖瓣面积的标准方法。然而，这个切面很少能从经食管成像中获得，因为它很难获得一个瓣叶顶部短轴切面。通过三维成像，采集一个全容积图像，可以精确测量瓣叶开口解剖面积，因此建议同时使用 TTE 和 TEE 采图。3D 全容积模式下，可以测量并对齐瓣叶尖端平面（瓣口最狭窄位置），且避免倾斜的图像平面。

基于多普勒速度曲线的二尖瓣压力半降时间法具有较好的应用价值，因为二尖瓣口血流朝向探头，超声束与二尖瓣狭窄血流束之间的平行截距角度相对容易获得。

如图所示，可以由连续性方程中最大流量速率和血流速度估计瓣膜面积。或者，每搏量可通过测量肺动脉的流量来计算。然后，用二尖瓣口狭窄 CW 多普勒信号 (cm) 的速度时间积分除以每搏输出量（cm³）来计算瓣口面积（以 cm² 为单位）。这些评价二尖瓣狭窄严重程度的替代方法均具有合理性。解剖学和多普勒测量二尖瓣狭窄严重程度的一致性也增加了对这些数据准确性的信心。大多数风湿性二尖瓣病变患者也同时存在二尖瓣反流。尽管房颤时肺静脉收缩期血流可能出现异常，即使在无明显二尖瓣反流的情况下，二尖瓣反流的严重程度也是通过标准方法来评估。应用 TEE 评估风湿性二尖瓣狭窄时，应同时检查左心房以及左心耳有无血栓。

推荐阅读

[1] Otto CM: Valvular stenosis. In Textbook of clinical echocardiography,ed 5, Philadelphia, 2012, Elsevier Saunders.

[2] Marijon E, Mirabel M, Celermajer DS, et al: Rheumatic heart disease, Lancet 379(9819):953–964, 2012.

[3] de Agustin JA, Mejia H, Viliani D, et al: Proximal flow convergence method by three–dimensional color Doppler echocardiography for mitral valve area assessment in rheumatic mitral stenosis, J Am Soc Echocardiogr 27(8): 838–845, 2014.

[4] Min SY, Song JM, Kim YJ, et al: Discrepancy between mitral valve areas measured by two–dimensional planimetry and three–dimensional transoesophageal echocardiography in patients with mitral stenosis, Heart 99(4):253–258, 2013.

由主动脉疾病导致的二尖瓣反流
Mitral Regurgitation Due to Coronary Artery Disease

CASE 2-9
缺血性二尖瓣反流

患者，男性，83 岁。患者有严重的主动脉狭窄，左心室射血 7%，还有严重的二尖瓣反流。冠状动脉造影显示左前降支狭窄 60%，回旋支第一钝缘支狭窄 80%。二尖瓣叶解剖正常，但左心室后外侧壁变薄、运动不全，提示二尖瓣反流的病因是缺血性的。在积极治疗并放置主动脉内球囊反搏后，他被推荐行主动脉瓣置换术、冠状动脉旁路移植术和二尖瓣修补术。

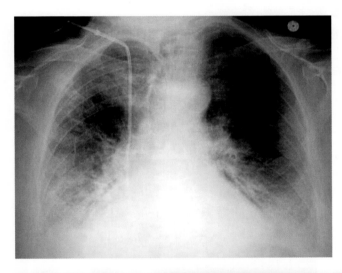

◀ 图 2-63　便携式 PA 胸片显示心脏肿大伴肺血管纹增多和肺水肿

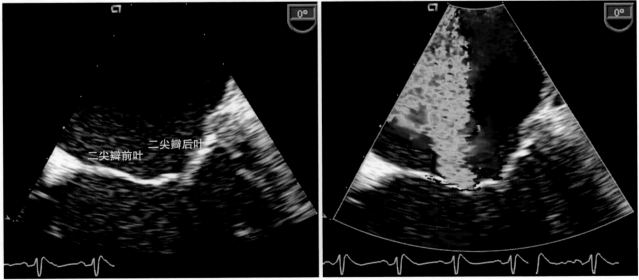

▲ 图 2-64　在四腔心切面中，二尖瓣瓣叶和腱索解剖学结构看似正常的，但瓣环扩张，在收缩期间，前叶似乎"滑动"到后叶后面，这是由后叶的拴系（或闭合不充分）引起的。彩色多普勒显示中心性反流

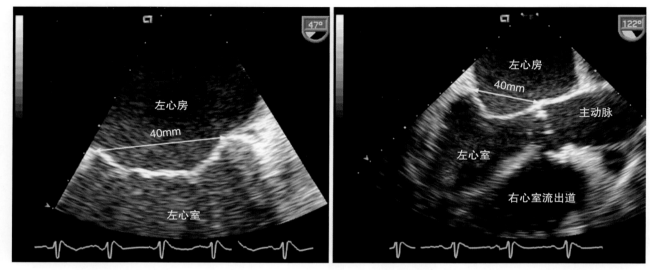

▲ 图 2-65　由于成形环常用于缺血性二尖瓣反流的手术路径中，因此获得成形环尺寸有助于设计手术路径。这种测量通常是在收缩期中期两个切面中进行的：①二尖瓣联合切面，位于左心房和二尖瓣环之间（左）；②食管中段长轴切面，位于后瓣环与左心房交界处，左心房与主动脉根部交界处（右）

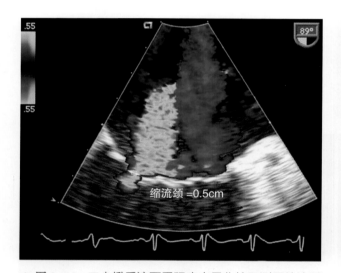

▲ 图 2-66　二尖瓣反流严重程度定量化始于测量缩流颈宽度。缩流颈应在近端血流加速点与远端扩张点之间称之为"腰"的最窄的地方测量，缩流颈宽度 0.5cm 与中度二尖瓣反流相一致，提示还需要进一步定量

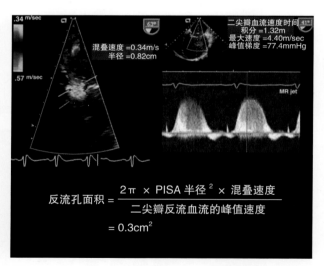

$$反流孔面积 = \frac{2\pi \times PISA\ 半径^2 \times 混叠速度}{二尖瓣反流血流的峰值速度}$$
$$= 0.3cm^2$$

▲ 图 2-67　使用 PISA 方法评估反流严重程度，在 0.34 m/s 的混叠速度时测量 PISA 半径为 0.8cm。将半径为 0.8cm 的半球表面积乘以混叠速度，可得到流速为 137ml/s 的最大回流速度。然后用连续波多普勒二尖瓣反流速度除以最大反流孔面积（ROA）来确定最大反流孔面积。ROA 为 0.3cm²，符合中度二尖瓣反流。然后，通过二尖瓣与主动脉瓣之间的心搏量之差，或者乘以速度 - 时间积分，就可以计算由 ROA 得到的反流量（VTI），如图 2-68 所示

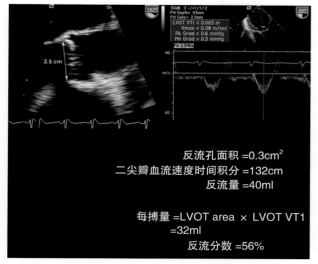

反流孔面积 =0.3cm^2

二尖瓣血流速度时间积分 =132cm

反流量 =40ml

每搏量 =LVOT area × LVOT VT1

=32ml

反流分数 =56%

◀图 2-68 反流率是反流心搏量与总心搏量的比值（RSV+左心室流出道正向血流）。反流量为 40ml，反流率 56%符合中度二尖瓣反流。当患者没有全身麻醉时，很可能反流更严重

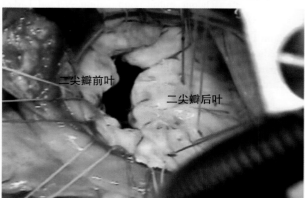

二尖瓣前叶　　二尖瓣后叶

▲ 图 2-69 手术检查显示瓣膜关闭不完全但瓣叶相对正常。已上好缝合线固定环成形环

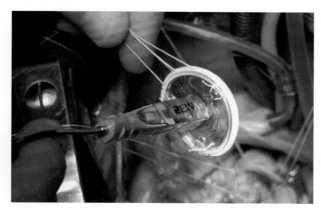

▲ 图 2-70 准备放置的成形环

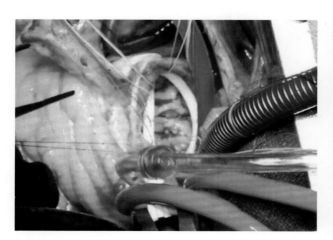

▲ 图 2-71 成形环的放置位置

▶ 图 2-72 术后即时图像显示了成形环的位置和收缩期二尖瓣叶的正常对合。彩色多普勒检查可见二尖瓣反流

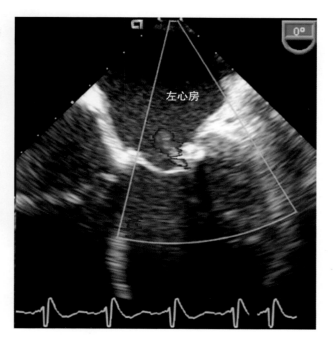

左心房

点评

缺血性二尖瓣反流可能是由多种不同机制引起的。当心肌梗死或有压力仅为间歇性缺血时，室壁运动异常局限于乳头肌下方的区域，导致静息状态下的二尖瓣反流。在冠心病引起的左心室扩张和收缩功能障碍患者中，反流具有与扩张型心肌病患者相似的机制，而最严重的缺血性二尖瓣反流是乳头肌撕裂。

由于局部室壁运动异常引起的缺血性二尖瓣反流，后叶的"栓子"是典型症状，如本例所见。后叶相对静止，收缩时不能完全向二尖瓣环方向移动，使前叶正常运动，使前叶与后叶"滑动"在对合点后面。单纯的血运重建对缺血性二尖瓣反流的严重程度有不同的影响，因此许多外科医师会放置一个成形环，以缩小成形环后部的大小，从而在收缩期瓣叶对合更完整。

最近的研究表明，冠状动脉旁路移植术时中度缺血性二尖瓣反流的瓣膜修复和瓣膜置换具有相似的临床结果。

推荐阅读

[1] Grayburn PA, Carabello B, Hung J, et al: Defining "severe" secondary mitral regurgitation: Emphasizing an integrated approach, J Am Coll Cardiol 64(25):2792–2801, 2014.

[2] Acker MA, Parides MK, Perrault LP, et al: Mitral-valve repair versus replacement for severe ischemic mitral regurgitation, N Engl J Med 370:23–32, 2014.

[3] Smith PK, Puskas JD, Ascheim DD, et al: Surgical treatment of moderate ischemic mitral regurgitation, N Engl J Med 371(23):2178–2188, 2014.

[4] Kron IL, Hung J, Overbey JR, et al: CTSN Investigators. Predicting recurrent mitral regurgitation after mitral valve repair for severe ischemic mitral regurgitation, J Thorac Cardiovasc Surg 149(3):752–761, e1, 2015.

CASE 2-10
乳头肌撕裂

患者，男性，64 岁。患者表现为胸痛和心电图异常，既往病史为高血压、高胆固醇血症和吸烟。冠状动脉造影显示左前降支弥漫性病变，右冠状动脉慢性闭塞，第一钝缘支 95% 狭窄为发病原因。左心室造影显示射血分数为 45%，下壁和侧壁运动不全。

该患者接受了钝缘支血管经皮血管成形术，仅有一小束残余狭窄。然而，由于进行性低血压和肺充血，置入了主动脉内球囊反搏泵，并进行了超声心动图检查。

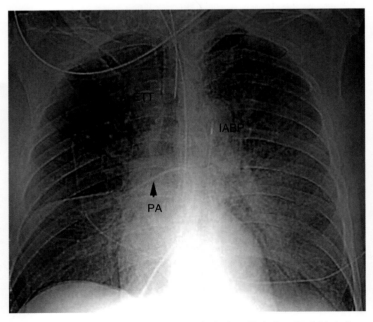

▲ 图 2-73 便携式床边胸片显示患者心脏正常大小，轻度肺充血。可观察到气管内导管（ETT）、主动脉内球囊反搏泵（IABP）、肺动脉导管（PA）

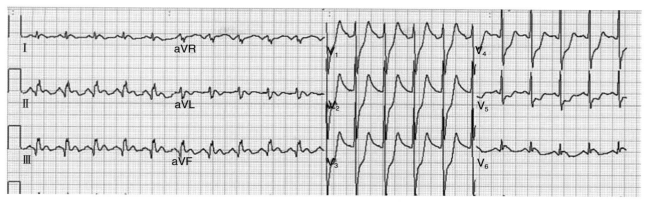

▲ 图 2-74　心电图示下壁 Q 波，前壁、侧壁导联 ST 段明显压低

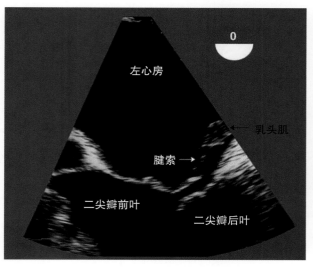

▲ 图 2-75　四腔心切面显示附着在前叶上的乳头肌撕裂，乳头肌头部在收缩期向左心房脱垂，伴有相应的严重二尖瓣反流

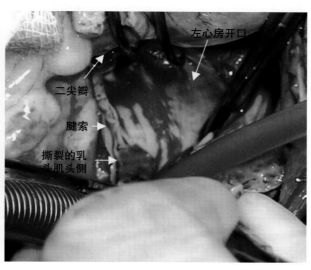

▲ 图 2-76　手术结果显示乳头肌断裂，并伴有相应连接二尖瓣腱索的中断，导致部分瓣叶呈连枷状。解剖结构显示不宜进行瓣叶修复，因此行二尖瓣置换术

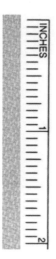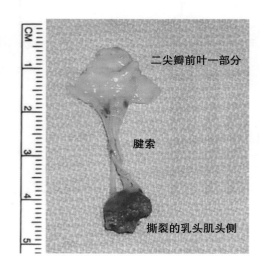

◀ 图 2-77　切除的瓣叶和乳头肌头部

CASE 2-11
另一例乳头肌撕裂

患者，男性，67 岁。患者有高血压病史，使用赖诺普利治疗，入院前 2 天出现咳嗽和绿色痰。患者出院回家后诊断为急性支气管炎。第二天，患者出现胸部灼伤，并在接下来的 24h 内症状逐渐加重，伴随休息时气短加重。入院时怀疑为急性冠状动脉综合征。患者接受了左心导管检查，显示弥漫性 LAD 病变，100%RCA，100%OM 闭塞，TTE 显示严重二尖瓣反流，怀疑乳头肌破裂。胸部 X 线片显示肺水肿。经气管插管和主动脉内球囊反搏泵后，患者出现呼吸症状恶化，并安排转院治疗。在手术中发现，前侧乳头肌部分断裂，并导致后叶受累。

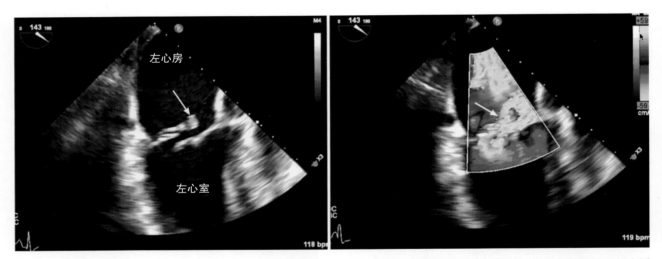

▲ 图 2-78　食管中长轴切面显示的似乎是连枷状二尖瓣后叶。从瓣叶厚度观察疑似乳头肌撕裂。彩色多普勒显示二尖瓣出现前向反流（箭），进一步表明后叶发生病变

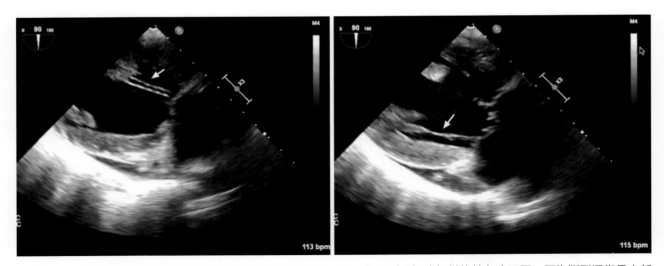

▲ 图 2-79　这些经胃的左心室长轴切面都是在 90° 时获得，唯一的区别是探头轻微旋转角度不同。因为撕裂通常是小部分的，因此这些图像也再次强调有时很难认定到底哪个乳头状肌发生了坏死。左图从后内侧肌可观察到腱索，前侧乳头肌似乎不完整；反之亦然（右）

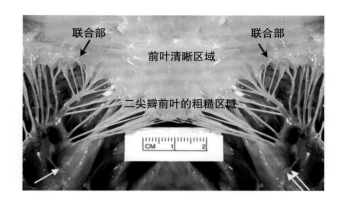

◀ 图 2-80　在这个病理标本中，后叶在中点被切片。可观察到联合部、二尖瓣前叶的清晰、粗糙区域。值得注意的是，前外侧（单箭）和后内侧（双箭）的乳头肌通过腱索与这两个瓣叶相连，这就解释了为什么乳头肌断裂可能导致任何一个二尖瓣瓣叶脱垂（图片由 Dennis Reichenbach 博士提供）

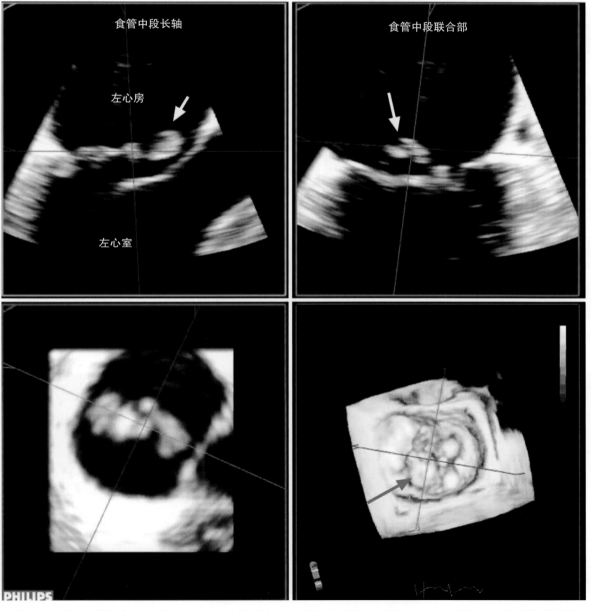

▲ 图 2-81　二尖瓣的多平面重建图。右下角为从左心房视角下观察二尖瓣的 3D TEE 图像，红色箭为脱垂段。绿色平面为朝前后方向切开瓣膜，红色平面示在联合平面切开瓣膜。白色箭示推测乳头肌破裂部分

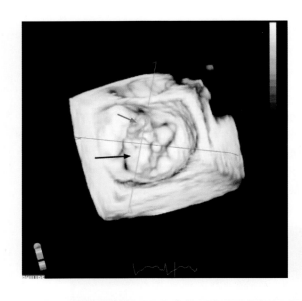

◀ 图 2-82　从左心房角度观察二尖瓣 3D TEE 图像。黑色箭表示被撕裂的乳头肌所覆盖的瓣叶后叶部分，红色箭表示被撕裂的乳头状肌头部

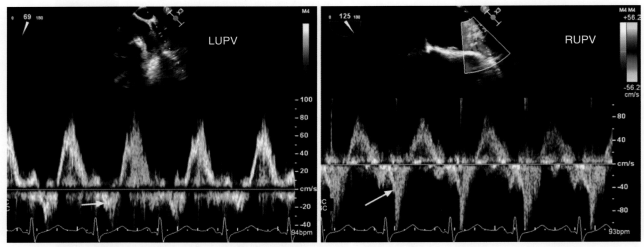

▲ 图 2-83　左上（LUPV）和右上（RUPV）肺静脉频谱均有收缩逆转（箭）

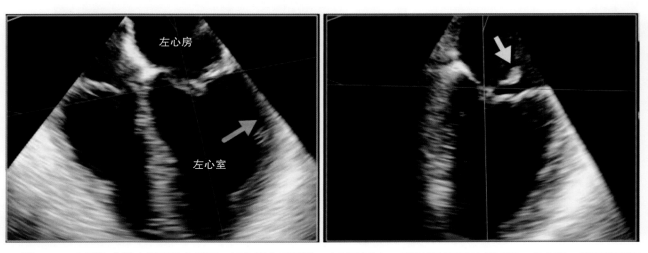

▲ 图 2-84　左图为食管中段四腔心切面，红色箭表示侧壁。实时动图中，侧壁出现运动功能减退。在右图，黄色箭示连枷节段。参见点评（CASE 2-10 和 CASE 2-11）

点评（CASE 2-10 和 CASE 2-11）

乳头肌破裂是急性心肌梗死的一种罕见并发症（发生率＜0.1%），但往往是致命的（在2周内死亡率达95%）。乳头肌破裂通常发生在心肌梗死几天后，并且发生在小范围、局限性的跨室壁心肌损伤，而不是大面积梗死。根据乳头肌破裂的程度，以及由此产生的二尖瓣反流的严重程度，患者可出现从急性肺水肿到Frank心源性休克等心力衰竭的症状。

超声心动图虽然是诊断的最佳方法，但仍需谨慎检查，因为左心室整体收缩功能可能相对正常，且常在经体表超声检查中看不到乳头肌破裂。一次完整的TEE检查则通常可诊断出连枷瓣叶，收缩期乳头肌头侧脱垂进入左心房。

推荐阅读

[1] Foster E, Gerber I: Echocardiography in the coronary care unit: Management of acute myocardial infarction, detection of complications and prognostic implications. In Otto CM, editor: The practice of clinical echocardiography, ed 5, Philadelphia, 2016,Elsevier, Chapter 12.

[2] Kutty RS, Jones N, Moorjani N: Mechanical complications of acute myocardial infarction, Cardiol Clin 31(4):519–531,vii–viii, 2013.

[3] Flueckiger PB, Cheng AC, Patton JM, et al: Partial papillary muscle rupture: A cause of acute mitral regurgitation, Am J Med Sci 345:478–481, 2013.

[4] Jayawardena S, Renteria, Burzyantseva O, et al: Anterolateral papillary muscle rupture caused by myocardial infarction: A case report, Cases J 1:172–175, 2008.

[5] Fradley MG, Picard MH: Rupture of the posteromedial papillary muscle leading to partial flail of the anterior mitral leaflet, Circulation 123:1044–1045, 2011

继发于扩张型心肌病的二尖瓣反流
Mitral Regurgitation Secondary to Dilated Cardiomyopathy

CASE 2-12
二尖瓣反流伴扩张型心肌病

患者，女性，35 岁。因患有由扩张型心肌病导致的心力衰竭，接受了严重二尖瓣反流的外科治疗。TTE 报告显示左心室轻度扩张，舒张末期内径为 59mm，但整体运动功能轻度减退，收缩末期内径为 52mm，射血分数为 44%。左心房明显扩大，内径为 58mm，肺动脉收缩压在 35mmHg，轻度升高。二尖瓣重度反流，缩流颈宽度为 10mm，反流分数 78%。

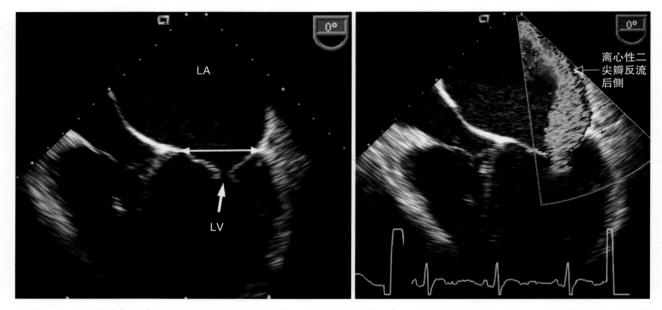

▲ 图 2-85 四腔心切面中可见严重扩张的左心房（LA）和左心室（LV）。二尖瓣环扩张为 4.2cm。在收缩期时，二尖瓣瓣叶不能合拢（左，箭）。彩色多普勒显示左心房中（右）有一个大的偏心后向的二尖瓣反流（MR）

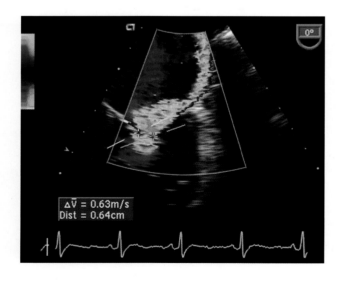

◀ 图 2-86 通过减小探查深度和扩大感兴趣区域来优化缩流颈，从而将测量误差最小化。缩流颈是在 PISA 和心房中增大反流束之间的狭窄区域。缩流颈宽度 0.6cm，符合中度反流

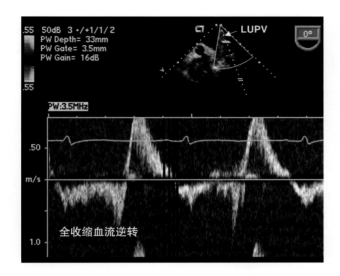

◀图 2-87　肺静脉血流的脉冲多普勒为反流严重程度的评估提供了一种新的方法。本图显示与预期一致，由于二尖瓣反流束的原因，左上肺静脉（LUPV）发生了全收缩期血流逆转

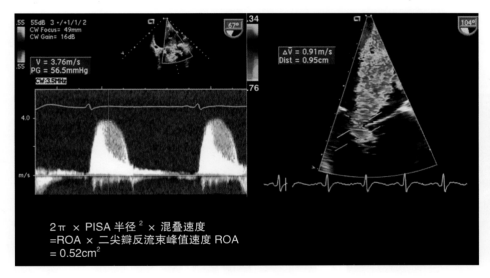

◀图 2-88　通过减小图像深度、放大图像和调整 Nyquist 极限来优化图像，可以实现 PISA 法的可视化。最大反流量率（cm³/s）是通过将 PISA[2π（0.95cm²）] 乘以混叠速度（34cm/s）计算出来的。然后用最大反流量速率除以反流束峰值速度（376cm/s）来估计反流面积（ROA）。ROA 为 0.5cm² 与严重反流相符

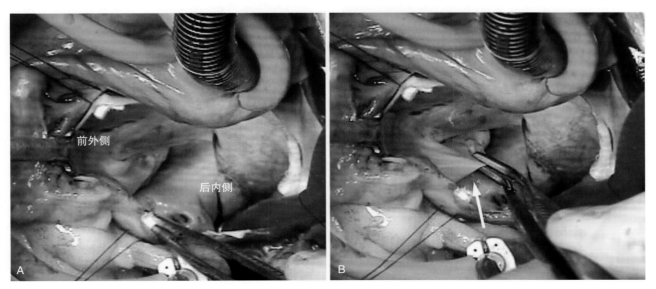

▲图 2-89　手术时，二尖瓣瓣环扩大但二尖瓣瓣叶和腱索正常（A）。在收缩时，前叶（箭）变薄（B）

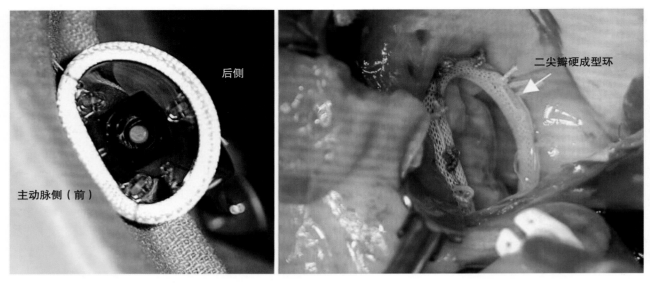

▲ 图 2-90　完成二尖瓣成形术后，本图显示了二尖瓣成形环的放置（右）。左图是成形环放置前

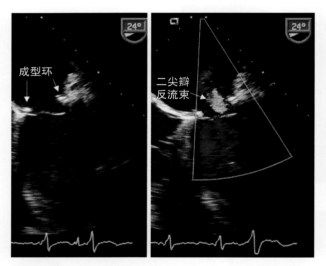

▲ 图 2-91　瓣环成形术后图像显示左心房侧瓣叶与瓣环空交界处可观察到成形环（左），彩色多普勒显示仅为轻度残余反流

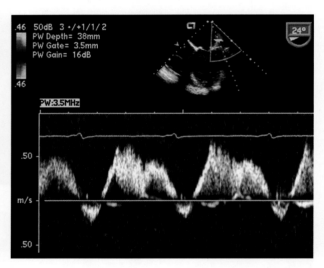

▲ 图 2-92　瓣环成形术后，左上肺静脉血流图像显示收缩期正常前向血流（与图 2-87 相比）

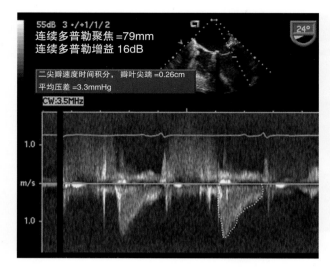

▲ 图 2-93　手术后复查二尖瓣前向血流速度，通过测量平均压差确保没有明显的功能性狭窄（现为 3mmHg），并目测斜率降低（注意第一波的陡坡）

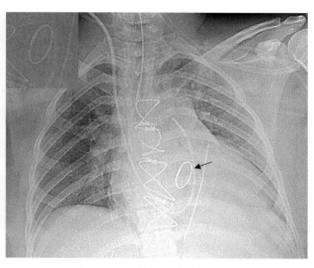

▲ 图 2-94　术后 X 线胸片显示胸骨切开后导丝、肺动脉导管、气管内管、胸管、半圆形环成形环（箭）

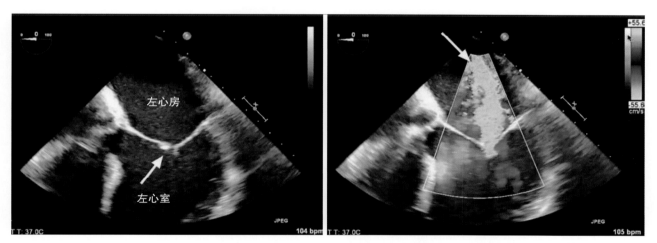

▲ 图 2-95　在类似病史的患者中，食管中段四腔心切面显示左心房和左心室增大，二尖瓣收缩时不完全对合并且出现二尖瓣中央性反流

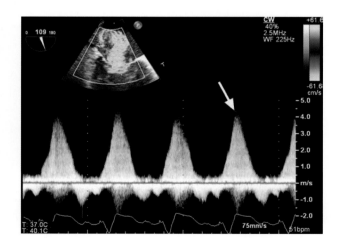

◀ 图 2-96　连续波多普勒显示二尖瓣反流密度大，收缩期出现早峰，呈三角形，均为重度二尖瓣反流的征象

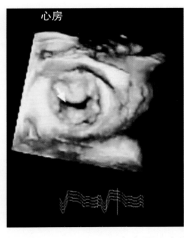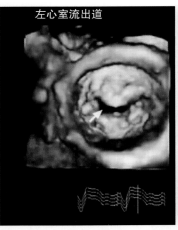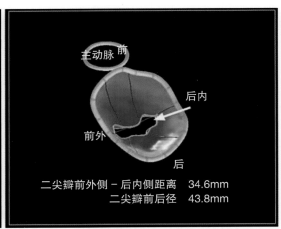

▲ 图 2-97　3D TEE 在左图和中图显示二尖瓣收缩时对合不完全（白箭）。右图二尖瓣瓣膜定量再次显示反流性缺损和二尖瓣环扩张

点评

　　扩张型心肌病常伴随二尖瓣反流，并导致心力衰竭的症状。继发性二尖瓣反流的机制，尤其是关于二尖瓣三维解剖结构上的改变还存在争议，包括乳头肌与二尖瓣环之间的角度改变、左心室曲率和应变力改变及二尖瓣环扩张；根据病变的机制，二尖瓣反流可位于中央，也可指向受限瓣叶。扩张型心肌病引起的二尖瓣反流通常对潜在的左心室收缩功能障碍的药物治疗有反应。然而，一些顽固性反流患者需转行外科手术治疗。由于手术方法通常包括二尖瓣瓣环的放置，因此测量二尖瓣瓣环的大小是很有帮助的；最常见的测量是在经食管中段的联合部和长轴切面上进行的。确定二尖瓣前叶与瓣环（或主动脉根部）连接的位置对准确测量每个瓣叶具有重要的意义。

推荐阅读

[1] Hung J: Ischemic (functional) mitral regurgitation, Cardiol Clin 31:231–236, 2013.

[2] Hung J, Capoulade R: Therapy for secondary mitral regurgitation: Time to 'cut the chord'?, Heart 101(13): 996–997, 2015.

[3] Song JM, Kim JJ, Ha TY, et al: Basal chordae sites on the mitral valve determine the severity of secondary mitral regurgitation, Heart 101:1024–1031, 2015.

[4] Grayburn PA, Carabello B, Hung J, et al: Defining "severe" secondary mitral regurgitation: emphasizing an integrated approach, J Am Coll Cardiol 64:2792–2801, 2014.

第 3 章　主动脉瓣疾病
Aortic Valve Disease

主动脉瓣解剖
Aortic Valve Anatomy

CASE 3-1a
正常的三叶式主动脉瓣

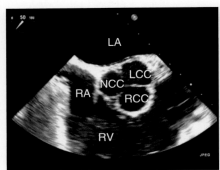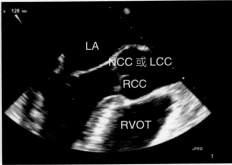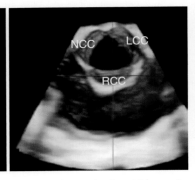

▲ 图 3-1　术中 TEE 在主动脉瓣短轴切面（左）显示了主动脉瓣关闭的 3 个冠瓣的位置，即无冠瓣（NCC）、左冠瓣（LCC）、右冠瓣（RCC）。左心室长轴切面（中）展示了右冠瓣和无冠瓣；这是在长轴切面最常看见的两个主动脉瓣，不排除左冠瓣的位置有时出现的是无冠瓣。右图展示的是一个三维的、实时的、并且伴有无冠瓣的脱垂主动脉瓣 TEE 图像

LA. 左心房；RA. 右心房；RV. 右心室；RVOT. 右心室流出道

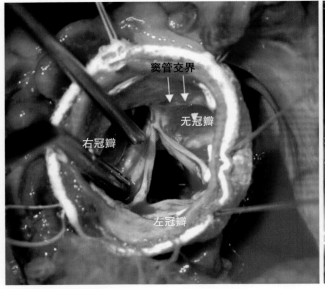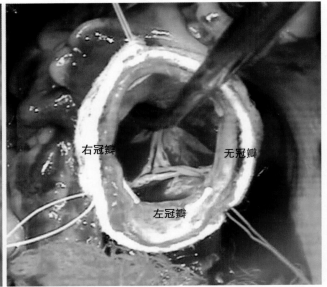

▲ 图 3-2　在外科术中，从手术床头侧观察正常主动脉瓣，瓣叶纤薄无钙化。主动脉窦管连接处的交汇处附着可见

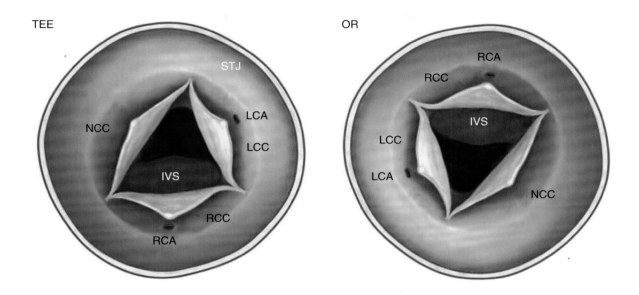

▲ 图 3-3　此图显示了在 TEE 上所见的正常主动脉瓣与相关结构之间的关系，右图所示为从患者头部外科手术（OR）视角所见

STJ. 窦管交界；IVS. 室间隔；RCC. 右冠瓣；NCC. 无冠瓣；LCC. 左冠瓣

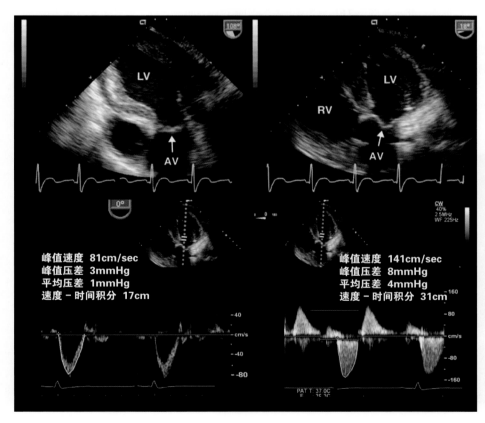

◀ 图 3-4　主动脉瓣的深胃底心室长轴（右上）和经胃底左心室长轴（左上）切面。这些切面可以用来评估左心室流出道（LVOT）和跨瓣压差。左下图显示用脉冲多普勒描记 LVOT 的血流图谱，右下图显示用连续多普勒描记过主动脉瓣的血流图谱。本图显示正常人的主动脉跨瓣压差处于低水平，右下图显示连续多普勒捕捉到的跨二尖瓣左心室充盈血流的舒张期波形

LV. 左心室；AV. 主动脉瓣；RV. 右心室

峰值速度 81cm/sec
峰值压差 3mmHg
平均压差 1mmHg
速度 - 时间积分 17cm

峰值速度 141cm/sec
峰值压差 8mmHg
平均压差 4mmHg
速度 - 时间积分 31cm

CASE 3-1b
二叶式主动脉瓣畸形

患者，男性，47 岁。患者拟行二尖瓣修复术。术中发现二叶式主动脉瓣畸形，在收缩期时主动脉前向血流速度正常，舒张期观察到微量的主动脉瓣反流。

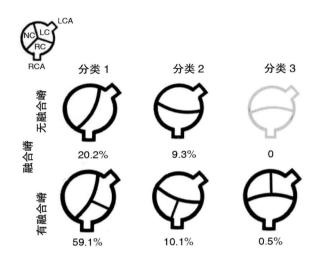

▲ 图 3-5　主动脉二叶式畸形的各种形态。此示意图与 TEE 食管中段短轴切面对应，图解各种二叶式主动脉瓣表型。右上角简图所示为正常主动脉的右冠瓣（RC）、左冠瓣（LC）、无冠瓣（NC）、右冠状动脉（RCA）、左冠状动脉（LCA）的方位。二叶式主动脉瓣的表型按照其发生由高到低的频率显示为Ⅰ型，右冠瓣与左冠瓣融合；Ⅱ型，右冠瓣与无冠瓣融合；Ⅲ型，左冠瓣与无冠瓣融合；上排的二叶式畸形没有融合嵴，下排的二叶式畸形可见融合嵴。Ⅲ型中无融合嵴的类型在研究队列中未看到。下方标注的数字是在该文献中各类型二叶式畸形所占的比例（经许可转载，引自 Schaefer BM, Lewin MB, et al. The bicuspid aortic valve: An integrated phenotypic classification of leaflet morphology and aortic root shape. Heart 2008; 94:1634–1638.）

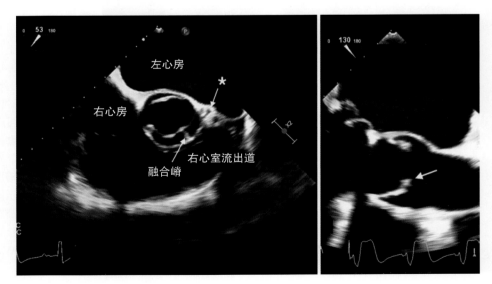

▲ 图 3-6　左图为经食管中段短轴切面显示右叶的融合处和左冠瓣星形处为左冠状动脉，右图为经食管中段长轴切面显示融合瓣的穹隆状开放（箭）

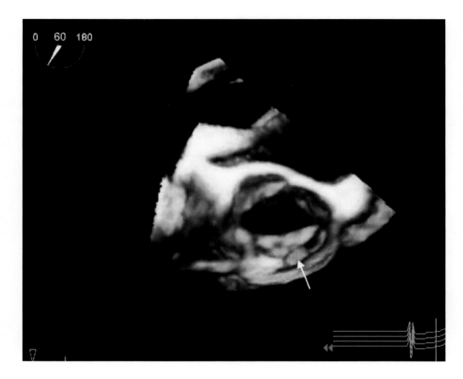

◀ 图 3-7 一张从升主动脉侧看二叶式主动脉瓣畸形的三维图像。箭所指为融合嵴。实时观察，在前瓣区域可观察到有明显的脱垂现象

CASE 3-1c
单瓣式主动脉瓣畸形

患者，男性，22 岁。患者为主动脉瓣单瓣畸形；在劳累后有轻微的渐进性呼吸困难，其他方面情况良好。一系列超声心动图仅显示轻度反流和中度狭窄；然而，由于进展性主动脉根部扩张 (7cm)，拟行主动脉瓣和主动脉根部置换术。

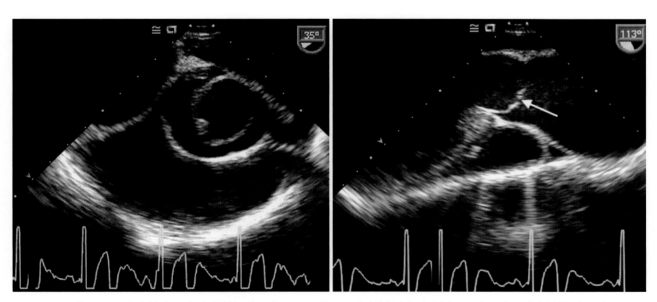

▲ 图 3-8 左图是一张食管中段主动脉瓣短轴图像，显示的是一个单瓣型主动脉瓣，只有一个后外侧附着处。右图显示食管中段的单型瓣主动脉瓣的长轴图像，箭所指为单型主动脉瓣的前部

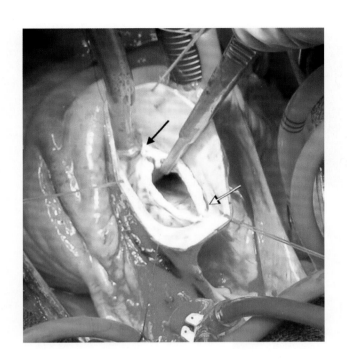

◀ 图 3-9　术中所见的单瓣型主动脉瓣显示一个增厚的瓣叶。后方有连接（白箭），但前方没有连接（黑箭），这点区别于二叶式主动脉畸形

CASE 3-1d
四叶式主动脉瓣畸形

　　患者，女性 39 岁。患者婴儿时期曾做过法洛四联症修复术，同时伴有主动脉瓣四叶式畸形。现劳累时呼吸困难加重。超声报告显示，主动脉瓣和肺动脉瓣重度反流，左心室、右心室容量负荷增加。拟行主动脉瓣、肺动脉瓣置换术。

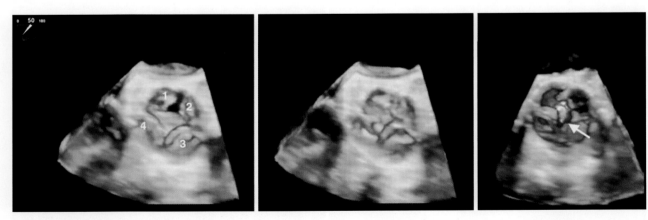

▲ 图 3-10　主动脉瓣四个瓣叶的 3D 食管超声图，左图为收缩期，中图为舒张期。在舒张期加用彩色多普勒（右）显示是中央反流（箭）

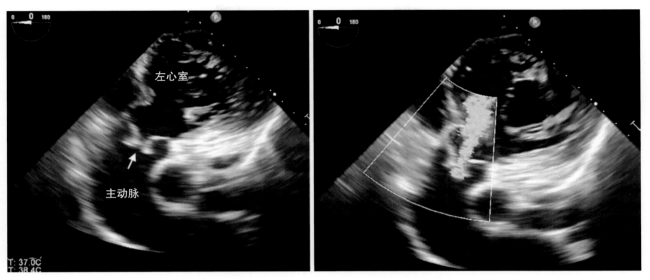

▲ 图 3-11　左图深胃底的图像显示，主动脉瓣叶的增厚与关闭不全（箭）。右图深胃底图像上加上彩色多普勒显示主动脉瓣反流

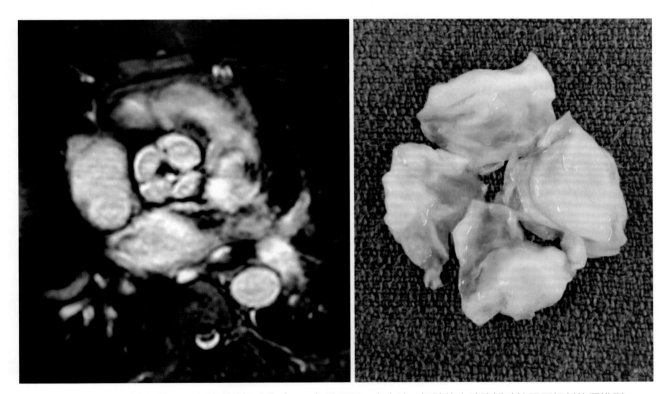

▲ 图 3-12　主动脉瓣在短轴平面上的磁共振成像（MRI）显示了 4 个小叶。切除的主动脉瓣叶按照原解剖位置排列

表 3-1　评估主动脉瓣的最佳 TEE 切面

食管中段主动脉瓣短轴切面	相对于心脏，主动脉瓣平面是倾斜的。30°～60°的摆头角度可以对称显示所有半月瓣的图像（图 3-1） 在收缩期，正常的主动脉瓣开放是不受限的，根据开放形状可判断瓣叶数目，瓣尖所在平面决定了瓣口解剖面积 在舒张期，正常主动脉瓣三个瓣叶是关闭的，加上彩色多普勒可显示 AR 在食管内略微后退探头可显示左、右冠状动脉开口，而向前推进探头则可获得 LV 流出道的短轴切面
食管中段主动脉瓣长轴切面	探头角度调整到 120°～140°并稍微前进探头，超声切面由主动脉瓣短轴切面变为主动脉瓣长轴切面，显示 LV 流出道、主动脉瓣、升主动脉（图 3-1） 正常主动脉瓣瓣叶薄，瓣叶关闭时在 Valsalva 窦呈直线状，RCC 通常附着在右心室流出道前方而后方的瓣叶是 LCC 或 NCC（更常见） 主动脉环径是在收缩期测量，彩色多普勒可显示梗阻或 AR 是否存在及其所在的位置
经胃主动脉瓣长轴切面	在 90°～120°获得经胃长轴切面，主动脉瓣显示在图像右侧。从深胃底 0°透视短缩的四腔心切面探头稍前进显示主动脉瓣（图 3-4） 尽管经胃底切面评估主动脉瓣的解剖结构不够精准，但是在经胃底切面使主动脉与多普勒的取样线接近平行，可更精准地测量主动脉瓣前向血流速度
3D 超声心动图主动脉瓣图像	与 2D TTE 相比，3D TEE 可更详细地评估心脏瓣膜的形态。在某些情况下，三维测量有助于对主动脉瓣解剖开口面积的定量

AR. 主动脉瓣反流；LCC. 左冠瓣；LV. 左心室；NCC. 无冠瓣；RCC. 右冠瓣；RV. 右心室；TEE. 经食管超声心动图；TTE. 经胸超声心动图；2D. 二维（引自 Oxorn D. Intraoperative Echocardiography, Practical Echocardiography Series, Elsevier, 2012.）

主动脉瓣狭窄
Aortic Stenosis

CASE 3-2
重度主动脉瓣钙化狭窄

患者，男性，71 岁。因气促及劳累性呼吸困难而被送往当地急诊科。患者在过去的 6 个月里症状逐渐加重，现在 NYHA 分级 Ⅲ 级。TTE 显示重度主动脉瓣狭窄 (AS)，前向流速 4.1m/s，连续方程法测量瓣口面积为 0.9cm^2，左心室明显扩张，射血分数 35%。拟行主动脉瓣置换术。

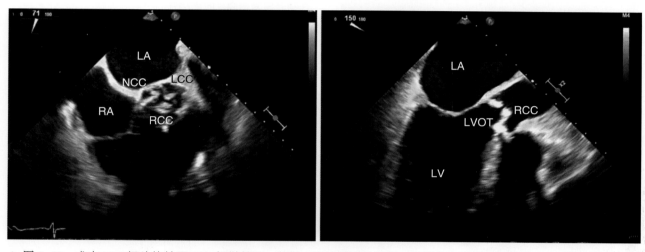

▲ 图 3-13　术中 TEE 探头旋转至 71° 轻微前屈，获得主动脉瓣短轴图像，尽管此主动脉瓣短轴平面已调整标准，但是主动脉瓣钙化导致的声影和反射，以及开口形状的不规则，使得平面描记瓣口面积无法实现。此外，狭窄的瓣口并非平面的口，通常不能显示在单纯的二维切面上。成像平面旋转至 150°，探头向左旋转，获得主动脉瓣、主动脉根部和左心室流出道的长轴图像。该切面显示严重的瓣叶钙化和收缩期运动减弱

LA. 左心房；RA. 右心房；LV. 左心室；LVOT. 左心室流出道；RCC. 右冠瓣；LCC. 左冠瓣；NCC. 无冠瓣

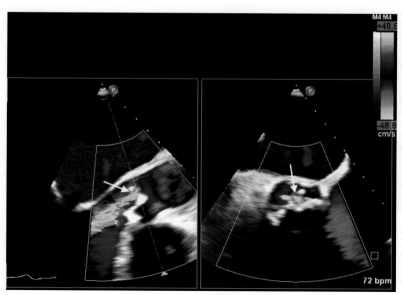

◀ 图 3-14　彩色多普勒的主动脉瓣长轴及短轴超声图像，显示少量主动脉瓣反流（箭）

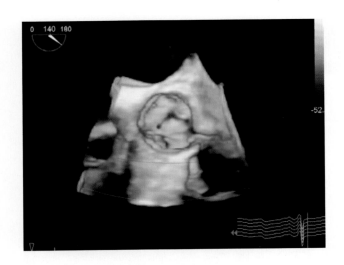

◀ 图 3-15　主动脉瓣口 3D 图像，从升主动脉侧观察该图像瓣叶显著增厚，收缩期开口小且不规则，交界处无融合

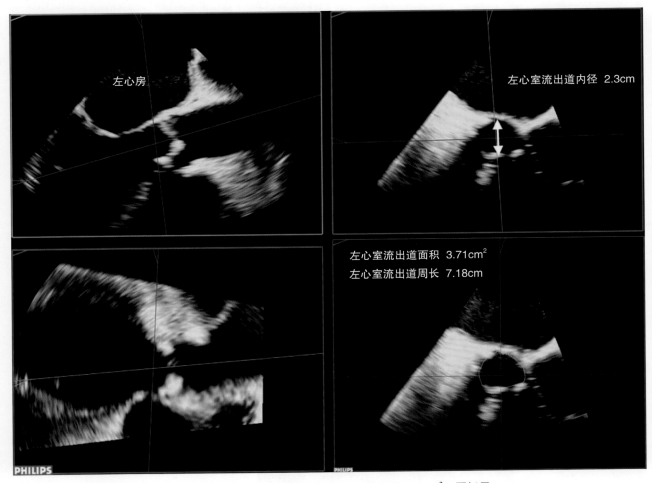

▲ 图 3-16　主动脉瓣的多平面重建图像测量 LVOT 内径是 2.3cm，面积是 3.71cm²，周长是 7.18cm

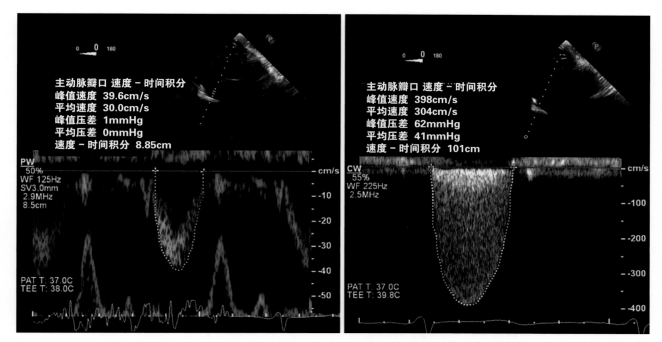

▲ 图 3-17　经深胃底的切面获取 LVOT（左）和主动脉瓣（右）前向血流频谱。最大速度为 3.9m/s。通过跟踪收缩射血期间瞬时压力梯度的平均速度曲线计算出平均梯度（40mmHg）。虽然因为取样点与血流方向呈一定角度导致速度和平均梯度可能被低估，但是两者显示严重的主动脉狭窄

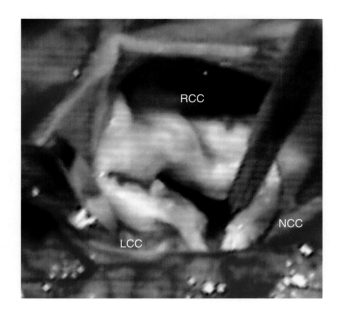

◀ 图 3-18　在外科视野中，主动脉瓣瓣膜严重钙化和狭窄。瓣叶是不柔韧的，正如外科医生所展示的那样，镊子所指的部位为无冠瓣（Non-CoronaryCusp）。该瓣换成了一个 23mm 的生物瓣
RCC. 右冠瓣；NCC. 无冠瓣；LCC. 左冠瓣

点评

在目前的临床实践中，经胸超声心动图是评价主动脉瓣狭窄的最佳方法。狭窄严重程度的标准评价依据以下几点。

1. 二维或三维图像评估瓣膜解剖，钙化的程度、瓣叶运动。

2. 连续波多普勒测量瓣膜的前向血流速度（主动脉"射流"）最大和平均压力跨瓣压差。

3. 用连续性方程法计算主动脉瓣开口面积。

在 2D 超声图像识别主动脉瓣叶的数目，尽管严重钙化的二叶式主动脉瓣膜病变与严重钙化的三叶主动脉瓣病变可能无法区分。当 TTE 成像不理想时，TEE 三维成像或许可以更好地显示主动脉瓣病变的瓣膜和瓣膜开口的程度。在许多情况下，三维 TEE 成像可实现瓣膜开口面积的精确测量。

主动脉射流速度是从显示最高速度信号的超声切面中记录下来的。这一点特别重要，因为精准的血流速度（和计算的压力梯度）取决于超声束和高速射流之间的夹角。由于射流的方向在三维是不可预测的，在临床中，主动脉射流速度通过多个切面测量记录下来，并仔细定位，以确保获得趋于平行的夹角。最接近真实值的声窗是心尖和胸骨上窝，但在某些情况下，在剑突下或高右胸骨旁的位置可获得主动脉最快速度。评估主动脉狭窄严重程度最常见的错误是未能获得趋于平行的夹角，从而导致低估狭窄严重程度。TEE 经胃切面可以测量主动脉速度，但应考虑夹角过大引起的低估的可能性。

主动脉瓣跨瓣压差压力梯度（以 mmHg 为单位）是由简化的伯努利方程计算，V_{AS} 表示主动脉瓣射流速度为：

$$\Delta P = 4 \left(V_{AS} \right)^2$$

简化的伯努利方程假设近端速度小于 1m/s 时可忽略不计，因为当速度小于 1m/s 时，平方

会使它变得更小。最大瞬时压力梯度是从最大速度计算出来的；平均压力梯度是通过平均瞬时压力梯度来计算的，或者可以用以下公式来获得近似的数据：

$$\Delta P_{mean} = 2.4 \left(V_{AS} \right)^2$$

利用连续性方程计算过主动脉瓣狭窄口的横截面积，其原理是过主动脉瓣口与左心室流出道的每搏量（SV）理应相等。任何位置的体积流量等于二维横截面积 × 该处的速度时间积分（平均速度 × 喷射周期）。

左心室流出道（LVOT）和狭窄的主动脉狭窄口（AS）的每搏量相等：

$$SV_{LVOT} = SV_{AS}$$

等于

$$CSA_{LVOT} \times VTI_{LVOT} = AVA \times VTI_{AS}$$

主动脉开口面积：

$$AVA = \left(CSA_{LVOT} \times VTI_{LVOT} \right) / VTI_{AS}$$

在临床实践中，这个方程常常简化为用最大速度替代速度时间积分评估。

$$AVA = \left(CSA_{LVOT} \times V_{LVOT} \right) / V_{AS}$$

临床决策主要基于患者的症状，但并没有确定症状发生时狭窄严重程度的绝对值。主动脉瓣狭窄有 AS 风险但流出道无梗阻的主动脉瓣狭窄患者被分类为 A 型，等同于功能正常的二叶式主动脉瓣畸形。进展期 AS 即主动脉瓣前向血流速度在 2～4m/s 的为 B 期。当主动脉前向流速 > 4m/s 时，无症状者为 C 期，有症状者为 D 期。瓣膜开口面积通常小于 $1.0cm^2$，但这并不是诊断严重 AS 所必需的。严重的 AS 由于严重的梗阻导致低流量、较低的前向速度和压力梯度（参考推荐阅读）。

当多普勒测量数据诊断主动脉狭窄时，侵入性检查评估狭窄程度并非必须，尽管冠状动脉造影能更精准地评估冠状动脉情况。术中 TEE 为诊断提供了直观的证据，并有助于监测心室功能。

推荐阅读

[1] Otto CM: Valve stenosis. In textbook of clinical echocar–diography,ed 5, Philadelphia, 2012, Elsevier, pp 271–304.
[2] Otto CM, Prendergast B: Aortic–valve stenosis—from patients at risk to severe valve obstruction, N Engl J Med 371(8):744–756, 2014.
[3] von Homeyer P, Oxorn, D: Aortic Stenosis: Echocard–iographic Diagnosis, Anesth Analg 115: 517–521, 2012.

CASE 3-3
主动脉瓣狭窄的经主动脉表面扫查

患者，女性，41 岁。多发性硬化，伴有二叶式主动脉瓣畸形的病史。临床症状为渐近的劳累性呼吸困难，有晕厥史，胸痛。经胸超声心动图显示二叶式主动脉瓣伴继发性主动脉瓣钙化。前向血流速度为 4.9m/s，连续性方程法测量主动脉瓣开口面积为 0.8cm^2。左心室收缩功能正常，经心尖双平面法测得射血分数为 75%。

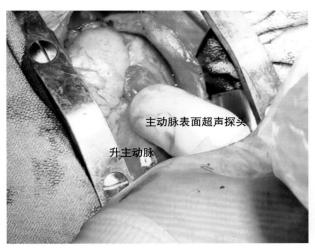

▲ 图3-19 术中使用主动脉表面超声探头检查主动脉瓣，图上示意检查主动脉瓣狭窄时探头放置的位置。探头（在无菌套中）由外科医生或超声心动图技师直接放置在升主动脉上，如图所示。然后调整探头的位置，根据需要进行旋转和角度调整，以获得主动脉瓣的标准图像平面。在某些情况下，通过使用隔开装置（如充满流体的手套）或重新放置探头以使感兴趣区域位于超声束的聚焦区而不是图像的近场改善的图像质量

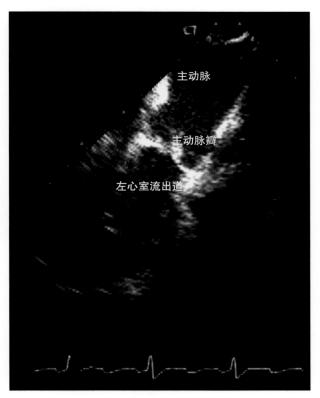

▲ 图3-20 经主动脉瓣表面的长轴切面显示主动脉瓣、升主动脉及窦管交界处。该主动脉瓣严重钙化，流动性减低

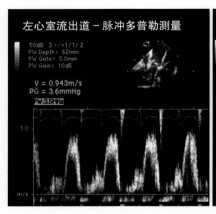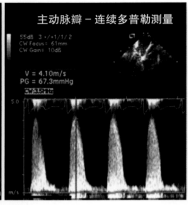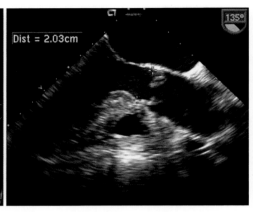

▲ 图 3-21　该系列图像分别是经主动脉表面超声获得的多普勒血流和经食管超声测量的 LVOT 内径三项测值（2.0cm），由连续方程法计算瓣口面积。将脉冲多普勒（PW）的取样容积置于主动脉瓣心室侧得到光滑的窄带速度曲线，峰值速度 0.9m/s，连续波多普勒（CW）显示主动脉瓣峰值流速 4.1m/s。连续性方程法计算得到主动脉瓣面积（AVA）为 0.7cm²。多普勒主动脉射流速度低于经胸检查测得的 4.9m/s 射流率，这很可能是麻醉期间心输出量降低的结果，但也有可能是超声束与主动脉射流束之间的非平行截止角。然而，LVOT 的速度同样较低，因此连续性方程阀门面积为 0.7cm² 与术前获得的值相似

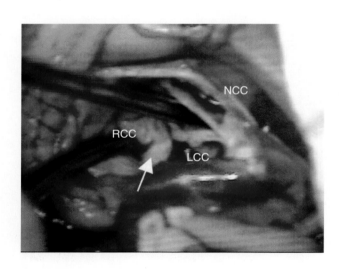

◀ 图 3-22　主动脉切开后直视主动脉瓣，显示为二叶瓣并且有严重钙化。箭所指示先天融合的右冠状动脉和左冠状动脉尖部的中缝（RCC，LCC）。患者接受了 21mm 生物人工瓣膜的瓣膜置换。她的术后病程平淡无奇，术后 6d 出院

RCC. 右冠瓣；LCC. 左冠瓣；NCC. 无冠瓣

点评

使用 TEE 二维成像评价主动脉瓣狭窄的严重程度存在问题。在许多情况下，三维成像可以在收缩期精确测量主动脉瓣开口面积，但瓣膜钙化引起的声影和混响可能会限制这一测量方法的准确性。但是不建议从二维图像测量，因为如果瓣叶主体中的钙化区域被误认为瓣叶边缘，或者如果图像平面不在最窄的瓣膜开口地方，则瓣膜开口面积可能被高估。

在局限的食管声窗中用多普勒评估狭窄的严重程度是次选。与经胸成像不同的是，探头位置限制在食管和胃里面，超声声窗狭窄。从食管或胃内很难获得多普勒波束与心室流出道平行的切面。在声窗平面不能与血流方向平行的情况下，主动脉前向血流速度偶尔可以从深胃底心室长轴切面准确地记录下来。偏离平行夹角会产生很大的误差：例如，当实际射流速度为 5m/s 时，在 30° 夹角时测得的速度仅为 4.3m/s，在 60° 夹

角时测得的速度仅为 2.5m/s。这相当于实际最大压力梯度为 100mmHg，低估为 75mmHg 甚至 25mmHg。

因此，我们建议所有疑似主动脉瓣狭窄的患者进行仔细和完整的 TTE 检查，作为术前评估的一部分。如果术中食管超声心动图发现主动脉瓣异常，但又无术前评估，则应考虑术中多普勒超声低估狭窄程度的可能性。

推荐阅读

[1] Baumgartner H, Hung J, Bermejo J, et al: American Society of Echocardiography; European Association of Echocardiography. Echocardiographic assessment of valve stenosis: EAE/ASE recommendations for clinical practice, J Am Soc Echocardiogr 22(1):1–23, 2009.

[2] Machida T, Izumo M, Suzuki K, et al: Value of anatomical aortic valve area using real–time three–dimensional transesophageal echocardiography in patients with aortic stenosis: a comparison between tricuspid and bicuspid aortic valves, Eur Heart J Cardiovasc Imaging 16(10):1120–1128, 2015.

CASE 3-4
冠状动脉搭桥术中的中度主动脉瓣狭窄 1 例

患者，男性，70 岁。患者患有冠心病，术前检查发现有收缩期杂音，经胸超声心动图显示主动脉前向血流速度为 3.4m/s，平均跨主动脉瓣压力梯度为 26mmHg，利用连续方程法测得主动脉瓣开口面积为 1.3cm^2。

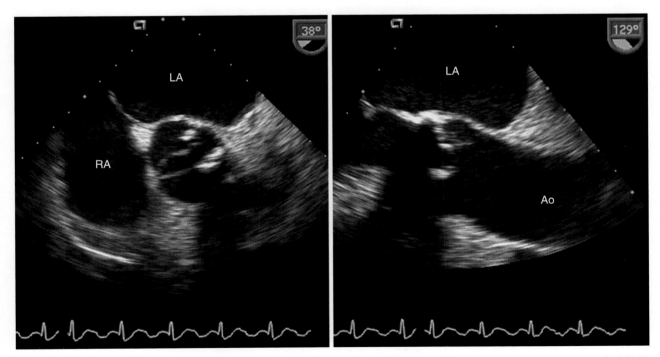

▲ 图 3-23　术中超声：主动脉瓣的长轴切面（右）和短轴切面（左）显示二叶式主动脉瓣伴有中度瓣叶钙化和中度的收缩运动降低

LA. 左心房；RA. 右心房；Ao. 主动脉

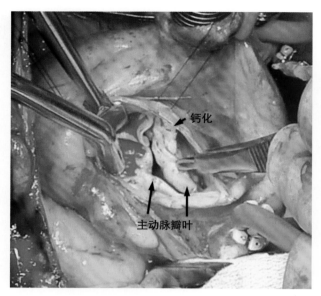

▲ 图 3-24　从外科医生视角观察主动脉瓣，证实主动脉瓣瓣叶增厚，中度钙化。这些瓣叶被切除，为瓣膜置换做准备

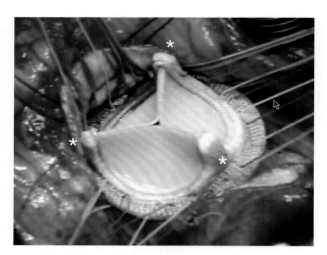

▲ 图 3-25　这张术中照片显示植入生物瓣
*. 人工瓣膜架

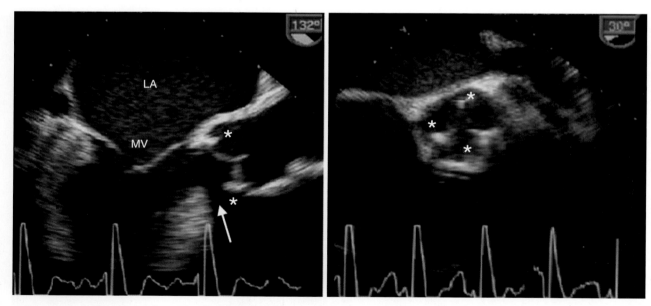

▲ 图 3-26　从体外循环脱机后，主动脉瓣舒张期的长轴切面（左）和短轴（右）切面显示人工瓣膜架和薄瓣叶。箭所指区域为人工瓣膜的声像
LA. 左心房；MV. 二尖瓣；*. 人工瓣膜架

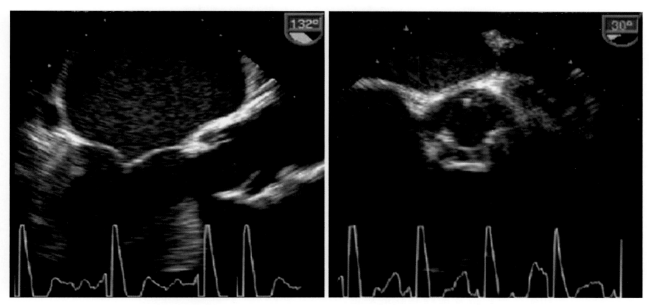

▲ 图 3-27　人工生物瓣在收缩期瓣叶开放，长轴（左）短轴（右），可以实时观察到持续人工瓣叶的正常运动

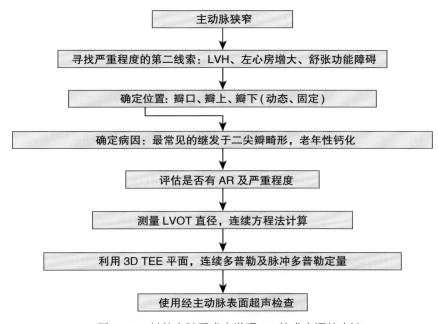

▲ 图 3-28　其他心脏手术中发现 AS 的术中评估方法

点评

对于因冠状动脉、主动脉根部或二尖瓣病变而行手术的无症状主动脉瓣狭窄的患者，应考虑同时进行主动脉瓣置换术。在这些患者中行主动脉瓣置换的原因是主动脉瓣狭窄的进展导致症状是可被预测和不可避免的，并且再次手术的风险很高。除了潜在的受益之处，也存在手术时间延长、血流动力学不稳定和人工瓣潜在并发症等风险增加。

最近的前瞻性多普勒超声心动图研究提高了

我们对无症状性主动脉瓣狭窄的自然病史的认识。在轻度狭窄（射流速度 < 3.0m/s）的患者中，仅有 10% ～ 15% 的患者在 2 ～ 3 年后进展为有症状的重度狭窄，而无症状重度狭窄（射流速度 > 4.0m/s）的患者有 80% 进展为有症状。因此，现在普遍认为，在狭窄程度较轻时，可能不需要对无症状的疾病进行瓣膜手术，但当狭窄严重时，则需要进行瓣膜手术。在中度狭窄的患者中更难做出决定，在这种情况下，在 3 年内约有 30% 的患者进展为严重的症状性疾病。

在中度狭窄的患者中，考虑的其他因素包括患者的年龄、偏好和合并症、可用人工瓣膜的预期血流动力学和耐久性，以及瓣膜钙化的程度。显著的瓣膜钙化与疾病的快速进展有关。在此例患者中，决定继续进行瓣膜置换是基于对流出道中度梗阻及二叶瓣有明显钙化的考虑。随着我们对瓣膜置换的选择的提高，有良好的血流动力学和不需要抗凝的耐用瓣膜，在更多的主动脉瓣疾病患者中进行其他心脏手术时，更倾向同时进行瓣膜置换。

推荐阅读

[1] Nishimura RA, Otto CM, Bonow RO, et al: ACC/AHA Task Force Members. 2014 AHA/ACC Guideline for the Management of Patients with Valvular Heart Disease: A report of the American College of Cardiology/American Heart Association Task Force on Practice Guidelines, Circulation 129(23):e521–643, 2014.

[2] Vahanian A, Alfieri O, Andreotti F, et al: Joint Task Force on the Management of Valvular Heart Disease of the European Society of Cardiology (ESC); European Association for Cardio–Thoracic Surgery (EACTS). Guidelines on the management of valvular heart disease (version 2012), Eur J Cardiothorac Surg 42(4): S1–S44, 2012.

CASE 3-5
风湿性主动脉瓣狭窄

患者，男性，56 岁。3 个月前出现呼吸短促和心房颤动。查体发现心脏底部有 IV / VI 级收缩期杂音。经胸超声心动图检查显示严重的主动脉瓣狭窄，前向血流速度为 4.3m/s，平均压力梯度为 40mmHg，瓣膜开口面积为 0.9cm²。有中度主动脉瓣反流。此外，二尖瓣也有风湿性改变，二尖瓣轻度狭窄。

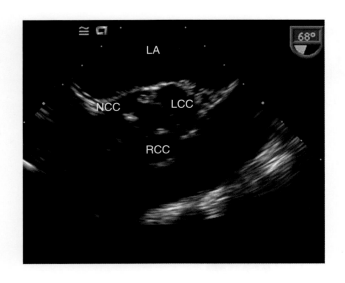

◀ 图 3-29　主动脉瓣短轴图像显示三叶式主动脉瓣因瓣叶交界处融合收缩期开放时呈三角形口，这是风湿性瓣膜疾病的典型表现。2D 视频显示主动脉瓣瓣叶收缩期开口面积减小（左），彩色多普勒（右）显示轻度主动脉瓣反流

LA. 左心房；NCC. 无冠瓣；LCC. 左冠瓣；RCC. 右冠瓣

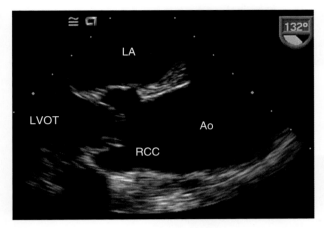

◀ 图 3-30　主动脉瓣和升主动脉长轴切面显示瓣叶在收缩时呈圆顶状，这也是风湿性疾病的典型表现。在这个切面里前方的瓣是主动脉瓣的 RCC（右冠瓣）。后方的冠瓣通常是 NCC（无冠瓣）或 LCC（左冠瓣），这取决于瓣膜与食管声窗的相对位置（见短轴切面以供参考）

LA. 左心房；LVOT. 左心室流出道；Ao. 主动脉

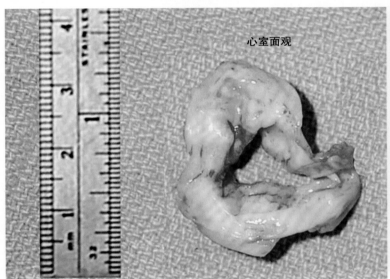
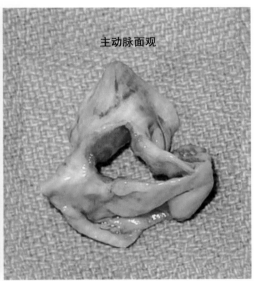

心室面观　　　　　　　　　主动脉面观

▲ 图 3-31　从心室面和主动脉面两个方向观察，瓣叶边缘形成一个三角形的开口显示出明显的瓣叶融合。瓣叶广泛增厚，包括瓣叶边缘，表面光滑，仅有轻度的钙化，与之相反的是，钙化性主动脉瓣疾病瓣叶中央可见不规则的钙化斑块

点评

　　尽管钙化性瓣膜病是欧洲和北美主动脉狭窄最常见的病因，但风湿性瓣膜病在亚洲、非洲和太平洋岛屿非常普遍，在每个国家都有零星病例。风湿性瓣膜病是急性风湿热的长期后遗症。风湿性瓣膜病的病理特点是以二尖瓣为主要受累部位，有特征性的瓣叶连合部融合和腱索融合及缩短。约 40% 的患者主动脉瓣受影响，仅有 6% 的风湿性二尖瓣病变患者有三尖瓣受累。风湿性主动脉瓣疾病可以通过特征性的二尖瓣改变和瓣叶融合及弥漫性瓣叶增厚的证据来辨别，特别是沿着主动脉瓣的瓣叶边缘。在收缩期，可见中央三角口，与钙化性主动脉瓣狭窄的复杂星状口形成对照。

推荐阅读

[1] Iung B, Vahanian A: Epidemiology of acquired valvular heart disease, Can J Cardiol 30(9):962–970, 2014.

[2] Rosenhek R, Baumgartner H: Aortic stenosis. In Otto CM, Bonow RO, editors: Valvular Heart Disease, ed 4, Philadelphia, 2014, Elsevier, pp 139–162.

主动脉瓣反流
Aortic Regurgitation

CASE 3-6
慢性主动脉瓣反流的危急情况

患者，男性，67 岁。患者有主动脉瓣疾病史，活动后呼吸困难进行性加重 1 个月。在外院接受治疗后，转入我院。经胸超声心动图显示严重的主动脉瓣反流和左心室收缩功能降低。

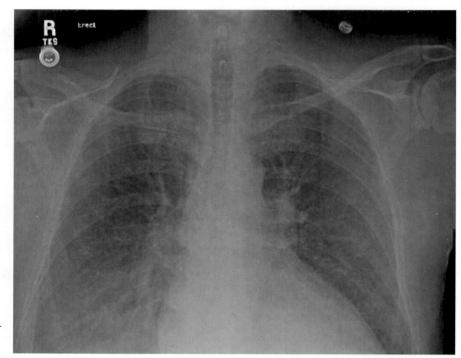

▶ 图 3-32　胸部 X 线显示心脏扩大和肺水肿

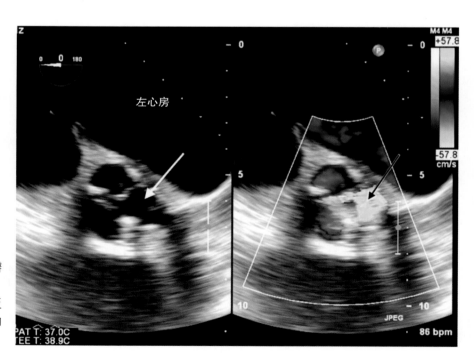

▶ 图 3-33　食管中段主动脉瓣短轴切面显示瓣叶增厚和毁损。彩色多普勒显示重度主动脉瓣反流。箭所指示为左冠瓣（LCC）的位置

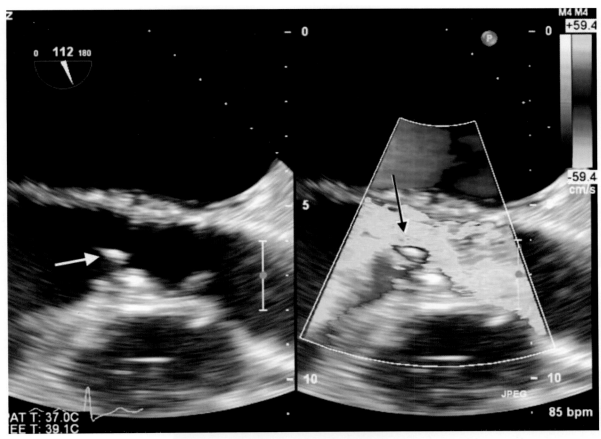

▲ 图 3-34 食管中段主动脉瓣长轴显示主动脉瓣增厚和右冠瓣脱垂（RCC）（箭，左）。彩色多普勒超声图像显示反流束充满整个 LVOT（箭，右）

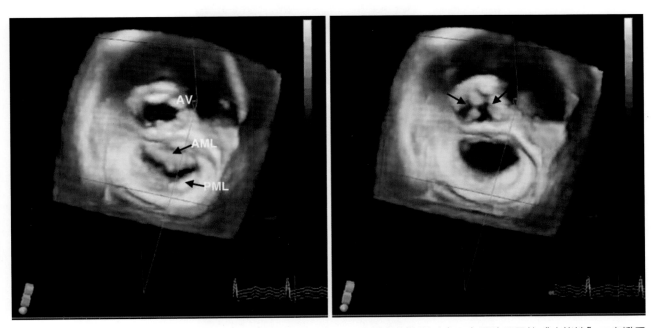

▲ 图 3-35 3DTEE 在心脏收缩期（左）和舒张期图像（右）。二尖瓣在收缩期对合不良导致明显的"功能性"二尖瓣反流。舒张期可见主动脉瓣叶的明显损坏，LCC 和 NCC 附近均有缺失（箭）
AV. 主动脉瓣；AML. 二尖瓣前叶；PML. 二尖瓣后叶

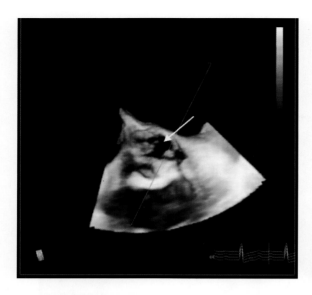

◀ 图 3-36　主动脉瓣短轴的三维图像。明显的瓣叶毁损，箭所指区域是通常可见 LCC 的位置

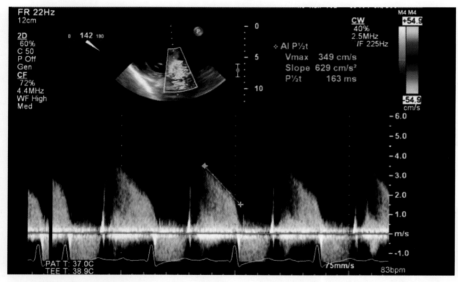

◀ 图 3-37　连续多普勒显示重度主动脉瓣反流的压力半降时间明显缩短

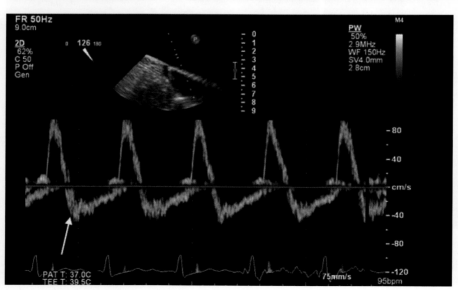

◀ 图 3-38　腹主动脉的 PW 显示全舒张期逆流，这是重度 AR 的间接征象

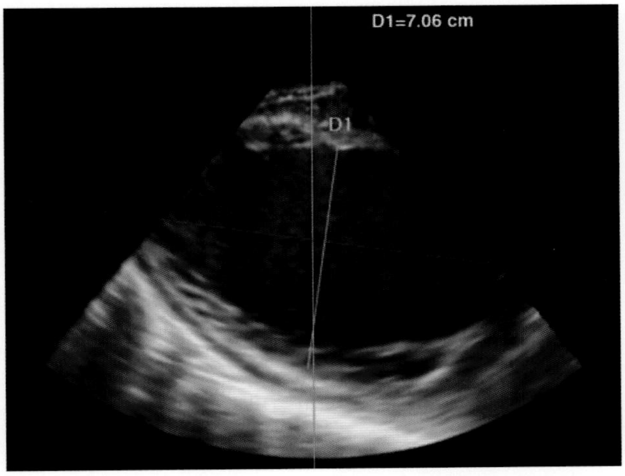

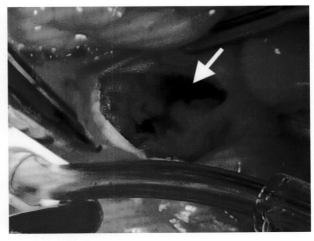

▲ 图 3-39　经胃长轴切面测量舒张期左心室心腔增大
（7.06cm）

▲ 图 3-40　外科医生视角观察主动脉瓣膜。瓣叶明显增
厚。箭所指是左冠瓣（LCC）的位置

点评

　　慢性主动脉瓣反流可能是由瓣叶或主动脉根部疾病引起的。主动脉根部疾病的常见病例包括马方综合征和中层囊性坏死。导致反流的瓣叶最常见的原发病是先天性主动脉瓣二叶畸形和风湿性疾病。先天性瓣膜聚孔非常罕见，只有少数几例相似的病例报道。有人提出，当先天性裂孔在瓣膜关闭平面的部分重叠时，瓣膜功能是正常的。随着主动脉的扩大（可能与年龄有关），这些重叠区域承重超负荷，导致裂孔和主动脉关闭不全。

　　黏液样变性主要累及二尖瓣，仅有 2% 的二尖瓣脱垂患者有主动脉瓣受累。主动脉瓣的孤立性黏液样变性非常罕见。

　　慢性主动脉瓣反流手术时机取决于左心室对慢性容量超负荷的反应和临床症状。对于重度主动脉瓣反流最初症状表现为劳累性呼吸困难的患者，建议进行手术治疗。对于无症状但是有发生不可逆左心室收缩功能危险的患者，建议每年进行超声心动图监测。预测左心室收缩力下降最有用的参数是左心室大小和收缩能力。最有用的超声心动图参数是左心室收缩末期和舒张末期内径和射血分数。尽管一些临床医生更喜欢左心室容积的计算，但因其简单性和重复性，心室内径测值应用更为广泛。

　　ACC/AHA 心脏瓣膜病指南建议在有症状时或无症状患者中，当射血分数＜ 50%，收缩末期内径＞ 50mm，或舒张末期内径＞ 65mm 时，主动脉瓣手术治疗慢性主动脉瓣反流。本病例的手术指征是出现症状，尽管射血分数和左心室大小的变化也令人担忧。

推荐阅读

[1] Nishimura RA, Otto CM, Bonow RO, et al: ACC/AHA Task Force Members. 2014 AHA/ACC Guideline for the Management of Patients with Valvular Heart Disease: A report of the American College of Cardiology/American Heart Association Task Force on Practice Guidelines, Circulation 129(23):e521–643, 2014.

[2] Vahanian A, Alfieri O, Andreotti F, et al: Joint Task Force on the Management of Valvular Heart Disease of the European Society of Cardiology (ESC); European Association for Cardio–Thoracic Surgery (EACTS). Guidelines on the management of valvular heart disease (version 2012), Eur Heart J 33(19):2451–2496, 2012.

[3] Zoghbi WA, Enriquez–Sarano M, Foster E, et al: Recomm–endations for evaluation of the severity of native valvular regurgitation with two–dimensional and Doppler echocar–diography, J Am Soc Echocardiogr 16(7):777–802, 2003.

[4] Schafers HJ, Langer F, Glombitza P, et al: Aortic valve reconstruction in myxomatous degeneration of aortic valves: are fenestrations a risk factor for repair failure? J Thorac Cardiovasc Surg 139(3):660–664, 2010.

[5] von Homeyer P, Oxorn D: Aortic Regurgitation: Echocard–iographic Diagnosis, Anesth Analg 122: 37–42, 2016.

CASE 3-7
风湿性主动脉瓣反流

患者，男性，44 岁。有长期风湿性心脏瓣膜病史。4 年前患感染性心内膜炎病原菌为绿色链球菌，接受了 6 周的静脉抗生素治疗。4 个月前，再次患心内膜炎，血培养结果为塞格尼嗜血杆菌阳性，再次接受了 6 周的静脉抗生素治疗。由于主动脉瓣反流的增加，患者已出现充血性心力衰竭的症状。超声心动图检查显示左心室收缩末期内径 59mm，舒张末期内径 72mm，射血分数 44%，冠状动脉造影正常。

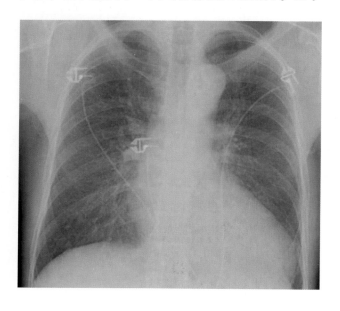

◀ 图 3-41　胸部 X 线片显示肺野清晰，左心室明显扩大

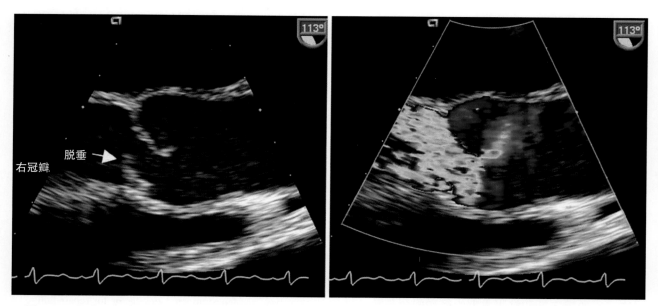

▲ 图 3-42　图像平面角度 113°，获得主动脉瓣的长轴图像（左）。显示主动脉瓣叶增厚，略有收缩穹隆，部分前叶（RCC）在舒张期脱出进入左心室流出道。彩色多普勒图（右）显示严重的主动脉瓣反流，有一股较宽的偏心反流（缩流颈宽度＝8mm）穿过瓣叶未对合区

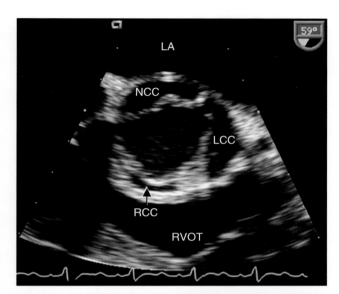

◀ 图 3-43 图像平面 59° 获得主动脉瓣短轴切面，显示风湿性瓣膜病的三叶均有增厚，并有典型的瓣叶交界处融合

NCC. 无冠瓣；LCC. 左冠瓣；RCC. 右冠瓣；RVOT. 右心室流出道

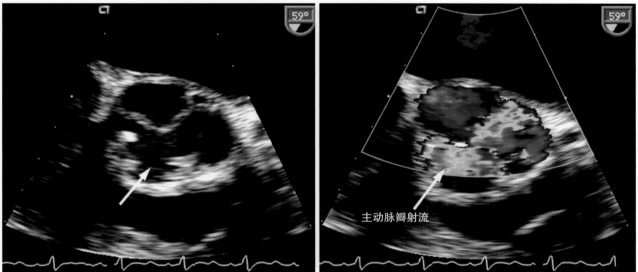

▲ 图 3-44 舒张期主动脉瓣短轴图像显示有心内膜炎导致右冠瓣部分毁损（箭，左），彩色多普勒图像（右）显示主动脉瓣反流（AR）

主动脉瓣射流

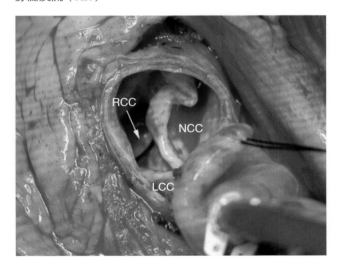

◀ 图 3-45 心脏外科手术中图像，风湿性瓣膜病典型的交界处融合三叶瓣，并有之前心内膜炎导致瓣叶毁损的证据，但没有活动性感染的迹象

RCC. 右冠瓣；NCC. 无冠瓣；LCC. 左冠瓣

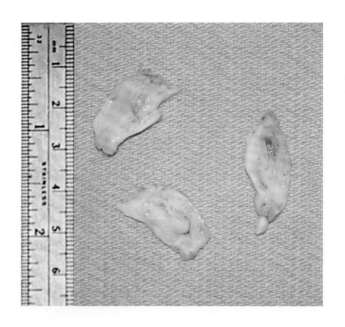

◀ 图 3-46　切除的瓣叶显示瓣膜增厚和变形，特别是沿小叶边缘。镜检显示弥漫性瓣叶增厚，局部有新生血管附合炎症后反应，这是风湿性瓣膜疾病的典型表现

点评

该患者因慢性风湿性瓣膜病合并心内膜炎而导致瓣膜破坏，证实了超声心动图在确定主动脉瓣反流病因方面发现的问题。评估主动脉根部解剖非常必要，因为外科对于主动脉根部疾病和主动脉瓣原发病变的干预措施不同。升主动脉长轴图像显示了主动脉瓣和（或）根部手术患者主动脉测量位置，具体如下。

1. 瓣膜近端测量内径（如左心室流出道）用于连续方程法瓣膜面积的计算，并与支架组织和机械瓣的缝合环大小相对应。

2. 主动脉根部膨大通常以 Valsalva 窦最为严重。

3. 马方综合征患者窦管交界处缺乏正常轮廓，在无支架瓣膜植入时，这一测量部位显得尤为重要。

4. 主动脉瓣病变患者的升主动脉直径也常有异常，因此对升主动脉内径的观察和测量具有重要的临床意义。

该患者的生理学改变既有慢性 AR，又有急性 AR 的特征。风湿性疾病引起的慢性反流导致明显的左心室扩张，同时收缩功能正常。然而，由于心内膜炎引起的瓣膜破坏导致的主动脉瓣反流量增加，导致临床失代偿，出现心力衰竭症状和射血分数减低。

推荐阅读

[1] Iung B, Vahanian A: Epidemiology of acquired valvular heart disease, Can J Cardiol 30(9):962–970, 2014.

[2] Stout KK, Verrier ED: Acute valvular regurgitation, Circulation 119(25):3232–3241, 2009.

CASE 3-8
急性创伤性主动脉瓣反流

　　患者，女性，73 岁。这位既往健康的患者被直接从急诊科转到手术室，诊断为急性严重主动脉瓣反流。她左上胸被马踢了一脚，向后跌倒，撞到了金属杆，失去了知觉。她在现场接受气管插管，然后进行急诊经胸和经食管超声心动图检查，显示严重的主动脉瓣反流和心包积液。

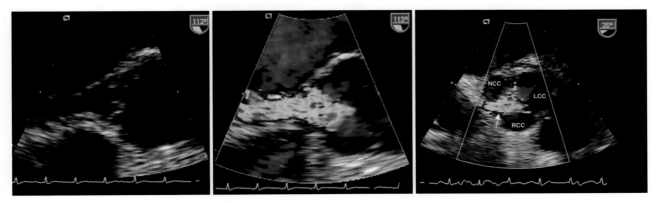

▲ 图 3-47　经食管超声主动脉瓣长轴切面显示主动脉瓣瓣叶明显增厚和脱垂。在动态图中，可以看到连枷式三叶瓣。在彩色多普勒上，反流束（箭头）在长轴平面和短轴平面上几乎填满流出道，射流紧缩口径为＞ 15mm

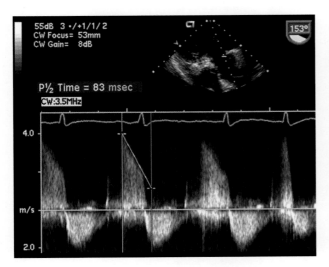

▲ 图 3-48　记录经胃底长轴切面的连续多普勒。尽管超声束和主动脉瓣反流束的夹角可能导致低估速度，反流频谱密度提示严重反流。此外，陡峭的减速坡度表明主动脉和心室舒张压快速平衡，与严重反流一致

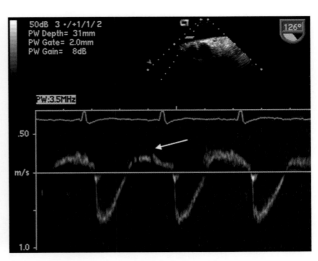

▲ 图 3-49　在降主动脉记录到的频谱多普勒显示全舒张期的负向血流（箭），确认存在严重的主动脉瓣反流。这个信号最好开始从胸段降主动脉短轴切面后旋转探头平面至长轴切面记录，然后放置取样容积尽可能在主动脉的远端来获得相对平行的成角。如果多普勒声束和血流方向垂直，将没有血流信号，因为 90°的余弦值（多普勒公式）是 0

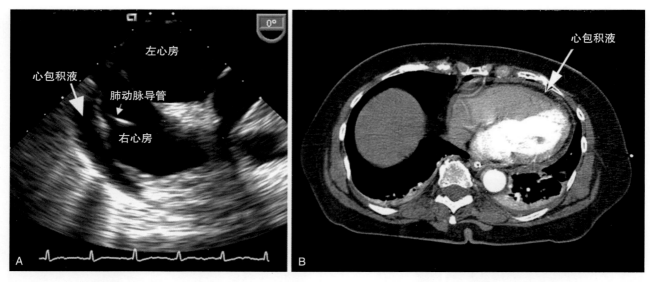

▲ 图 3-50 在食管上段切面和 CT 影像上可以看到紧邻右心房的少量心包积液。在右心房可以看到肺动脉导管。术中切开心包，证实高心包压力且伴有中量的心包积液

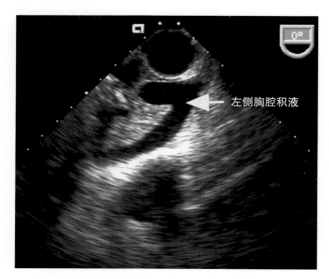

▲ 图 3-51 当切面转到胸降主动脉时发现左侧胸腔积液

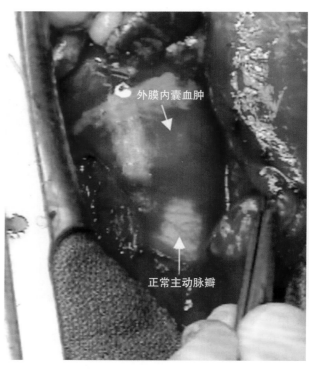

▲ 图 3-52 胸骨切开术后，看到主动脉外膜内囊的血肿

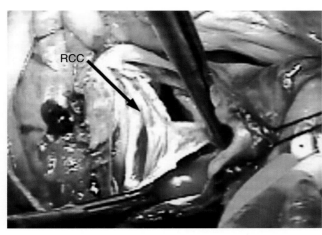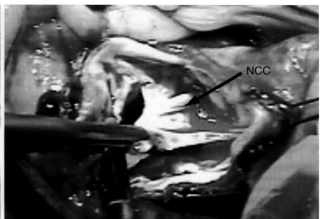

▲ 图 3-53 术中探查主动脉瓣，右冠瓣（RCC）和无冠瓣（NCC）交界，两个瓣叶的连枷运动

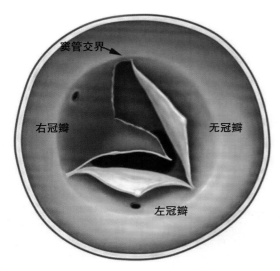

▲ 图 3-54 绘图显示连接在右冠瓣附着处到窦管交界处破损，瓣叶撕脱导致瓣膜关闭不全。撕脱的右冠瓣这里没有显示

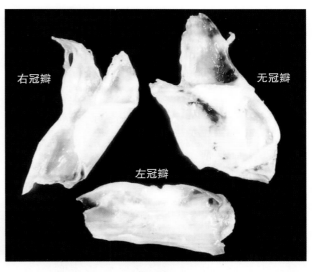

▲ 图 3-55 切除的瓣膜显示撕裂和破坏的右冠瓣和无冠瓣。使用了人工生物瓣进行了主动脉瓣置换，患者恢复良好

点评

胸部钝伤可导致一系列心脏疾病，包括与减速和牵引有关的心肌挫伤和胸主动脉断裂。瓣膜损伤不常见，大多数病例累及三尖瓣前叶。然而，一些瓣膜损伤可能是迟发性的，因为心室或主动脉压力的突然变化可能影响左心瓣膜。例如，在舒张早期，关闭的主动脉瓣可能会因主动脉压力突然升高而受损，因其对瓣叶的压力增加。该病例急性发作与马蹄直接压迫心脏或主动脉压力突然升高，导致主动脉瓣叶连枷有关。

用超声心动图定量评价主动脉瓣反流的严重程度有多种方法。一种简单而有用的方法是测量反流束或缩流颈的最小直径。理想情况下，主动脉瓣反流的近端紧缩口和远端血流汇聚区均可见射流紧缩口通常出现在瓣叶处。缩流颈宽度＞6mm 表示严重反流，3～6mm 表示中度反流，＜3mm 表示轻度反流。另一种简单的判断方法是胸降主动脉全舒张期逆转。舒张早期的少量逆流是正常的，但全舒张期的主动脉逆流提示严重的主动脉瓣反流。连续多普勒检测到与前向血流相对主动脉瓣反流信号强度可对反流严重程度定性评估。此外，主动脉瓣反流的舒张期斜率压力半衰期＜ 200(即更陡的斜率)，提示严重的反流。该患者符合所有这些严重主动脉瓣反流的标准，缩流颈宽、连续波信号密集、陡峭的减速斜率和明显的全舒张期主动脉逆向血流。当反流的严重程度不太确定时，可根据两个心腔的容积流量来计算反流的容积、分数和反流口面积。

推荐阅读

[1] Linefsky JP, Otto CM: Emergency valve disorders. In Fink MP, Vincent JL, Abraham E, et al, editors: Textbook of Critical Care, ed 7, Philadelphia, 2015, Elsevier, Chapter 88.

[2] Pretre R, Chilcott M: Blunt trauma to the heart and great vessels, N Engl J Med 336:626–632, 1997.

[3] Zoghbi WA, Enriquez–Sarano M, Foster E, et al: Recommendations for evaluation of the severity of native valvular regurgitation with two–dimensional and Doppler echocardiography, J Am Soc Echocardiogr 16(7):777–802, 2003.

[4] Anselmino M, Andria A, Lusardi P: Acute traumatic disruption of a bicuspid aortic valve, Eur J Echocardiogr 7(2):109–111, 2006.

CASE 3-9
主动脉瓣穿孔伴反流

患者，男性，49 岁。临床表现为新发心力衰竭和舒张期杂音。6 个月前，他发生了一次下壁心肌梗死，并接受了经皮冠状动脉介入治疗。经胸超声心动图显示严重的左心室扩张，大面积下壁运动障碍，射血分数为 29%。左心室几何结构失常导致后瓣牵拉和中段的中央型二尖瓣反流。估测肺动脉收缩压为 75mmHg。此外，多普勒检查显示有严重的主动脉瓣反流，但瓣膜功能障碍的病因尚不明确。

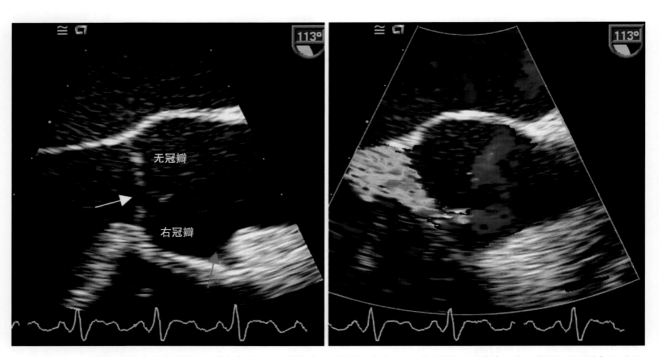

▲ 图 3-56　二维经食管中段长轴切面（左）显示正常的主动脉根部大小和主动脉瓣无冠瓣（不太可能是无冠瓣）和右冠瓣的解剖结构。彩色多普勒显示右冠瓣（白箭）不连续并伴有主动脉瓣偏心反流通过该区域（右）。红箭表示右冠状动脉的开口

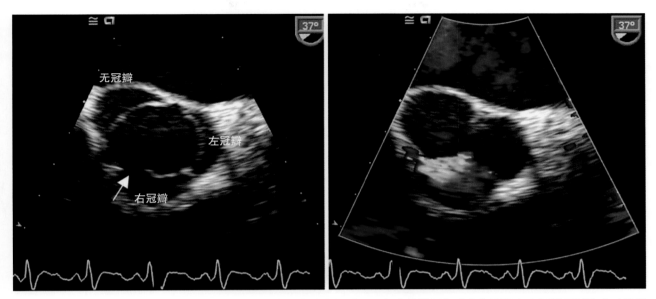

▲ 图 3-57　主动脉瓣对应的短轴切面显示三叶正常的收缩期运动。彩色多普勒图像（右）显示在右冠瓣区域的主动脉瓣反流束。这些发现证实右冠瓣穿孔（箭，左）

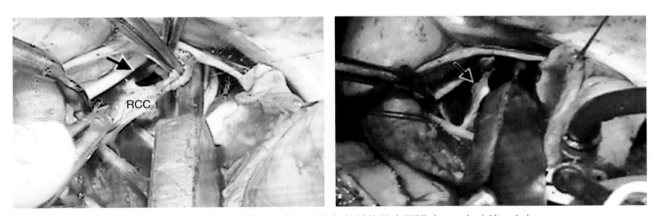

▲ 图 3-58　术中探查瓣膜显示右冠瓣穿孔（箭，左）。用心包补片修补右冠瓣（RCC）（箭，右）

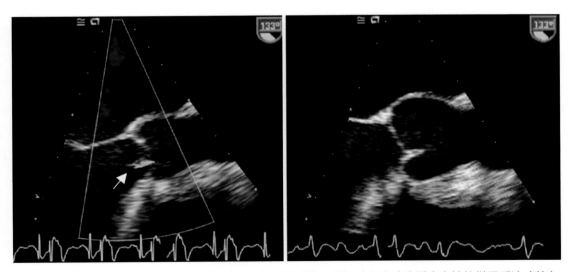

▲ 图 3-59　脱离体外循环后，长轴图像显示修复后瓣叶的正常运动和主动脉瓣中心性的微量反流（箭）

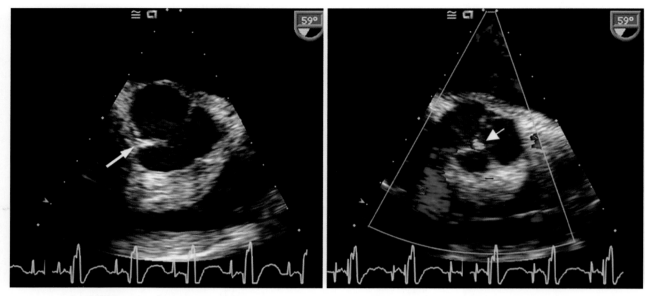

▲ 图 3-60　右冠瓣修补后主动脉瓣短轴切面（左，箭）显示主动脉瓣仅有微量的中心性反流（右，箭）

点评

经皮冠状动脉介入治疗引起的主动脉瓣损伤是罕见的，但由于右冠瓣穿孔和其他瓣膜小叶的正常组织特征，是该患者主动脉瓣反流的最可能原因。这位患者在出现充血性心力衰竭症状之前，耐受了数月的主动脉瓣反流，推测瓣膜上最初的小裂口可能逐渐增大，从而导致亚急性主动脉瓣反流，心室有相应的代偿表现。术后 6 个月心室扩大较术前明显改善，与慢性左心室容量超负荷相一致。

推荐阅读

[1] Hill AC, Bansal RC, Razzouk AJ, et al: Echocardiographic recognition of iatrogenic aortic valve leaflet perforation, Ann Thorac Surg 64(3):684–689, 1997.

[2] Tuluca A, Omer S, Cornwell L, et al: Aortic valve leaflet entrapment by a percutaneous closure device, Ann Thorac Surg 98(1):e23–25, 2014.

二叶式主动脉瓣
The Bicuspid Aortic Valve

CASE 3-10
主动脉瓣合并狭窄和反流

患者，女性，52 岁。二叶式主动脉瓣拟行瓣膜置换。14 年前，曾接受良性左脏肿瘤摘除术，该肿瘤位于 LVOT 靠近主动脉瓣处。术中发现主动脉瓣为纤细的二叶瓣，超声心动图显示瓣膜功能正常。入院前 3 个月中，出现显著的劳累性呼吸困难，查体发现 3/6 级主动脉瓣狭窄杂音，2/6 级主动脉瓣反流杂音和消失的颈动脉搏动。

经食管超声结果显示，中度主动脉瓣反流伴轻度左心室扩张，中度向心性肥厚，射血分数 61%。升主动脉扩张胸部 CT 显示最大直径为 5cm。

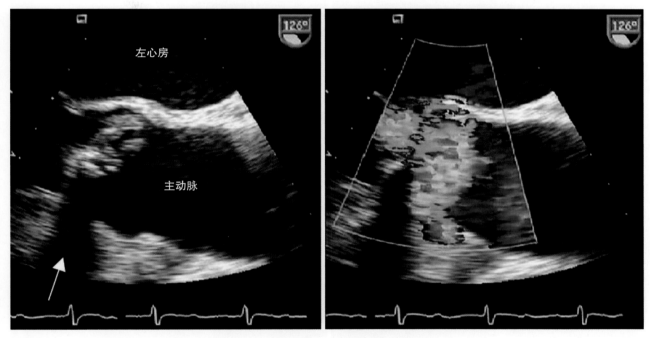

▲ 图 3-61　术中经食管超声心动图，经食管中段长轴切面主动脉瓣收舒张二维（左）和彩色多普勒（右）。显示增厚和钙化的主动脉瓣瓣显著声影（箭）。可以看到一束宽的主动脉反流束，填充流出道直径约 60%，缩流颈宽度＞12mm。这一帧图可以最好的显示主动脉瓣反流最大缩流颈，可以在主动脉瓣侧看到血流加速进入反流口引起的血流混叠（绿色）。主动脉瓣反流的血流动力学在视频图像上有更好的显示

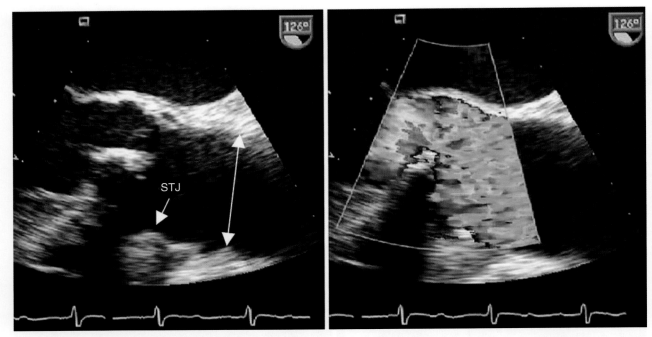

▲ 图 3-62　主动脉瓣收缩期长轴切面，二维图像显示瓣膜开放受限（左），前向射流偏心（右）。二叶瓣呈收缩期"穹隆"状，在瓣膜顶端的瓣膜开口小。升主动脉扩张（箭），但窦管交界（STJ）的轮廓正常

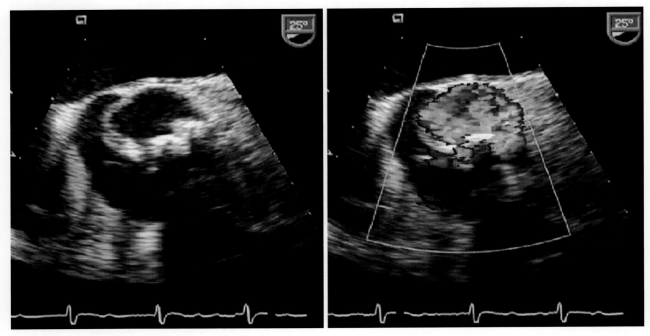

▲ 图 3-63　收缩中期的主动脉瓣短轴切面显示瓣膜开放偏心，二维图像上只有一处瓣交界（左）。彩色多普勒证实前向血流被限制在这个偏心口（右）。由于这种先天二叶式主动脉瓣呈穹隆状开放，短轴视图中瓣膜面积的平面测量是有问题的，因为断层图像可能是通过穹隆瓣叶的基部，而不是在瓣叶顶端。因此，在这张图上看到的明显的大的开口并不代表最小的瓣口面积，所以不应该在此处测量。在这种情况下，连续方程法测量瓣口面积更准确

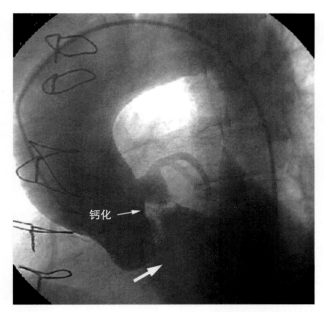

▲ 图 3-64　升主动脉内注射造影剂的主动脉造影显示有严重的瓣膜钙化和升主动脉扩张。明显中度主动脉瓣反流，反流进入左心室，数次搏动后左心室（箭）和主动脉的造影剂密度相等

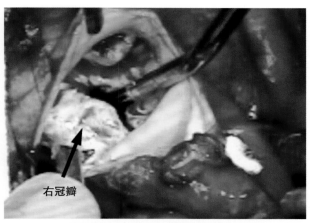

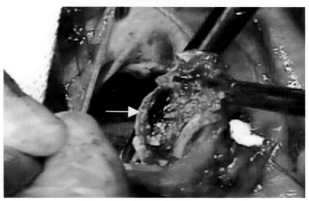

▲ 图 3-65　术中瓣膜检查显示，一个二叶瓣伴有两个瓣叶严重融合，形成一个功能性的单叶瓣（上）。瓣膜严重钙化，右冠瓣（下，箭）下有慢性炎症，可能是与她以前的流出道肿瘤切除损伤所致。主动脉瓣切除后用 27mm Carpentier-Edwards 心包生物瓣替换，扩张后的升主动脉用聚酯编织主动脉管道替换

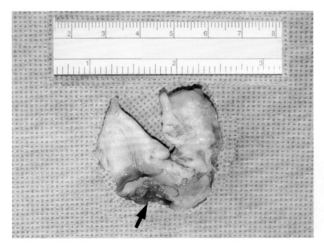

◀ 图 3-66　切除瓣膜呈单叶瓣伴严重钙化。瓣膜的方向同图 3-63 中的短轴视图。观察瓣膜开口的形状和大小以及病理标本上钙化的出现与超声心动图图像的对应关系。箭所指为右冠瓣下的慢性炎症

点评

　　部分先天性二叶型主动脉瓣患者发生严重的主动脉瓣反流伴左心室扩张，需要在青年时期进行瓣膜手术。然而，大多数患者的瓣膜功能正常，直到五六十岁瓣膜进行性钙化导致流出道梗阻，常伴有某种程度的主动脉瓣反流。当严重狭窄导致症状时，需要进行主动脉瓣置换术。在这一病例，瓣膜畸形的程度可能与患者流出道瘤相关的瓣膜下血流动力学异常有关

　　二叶瓣比三叶瓣更易于在青年时出现主动脉瓣狭窄，这可能与二叶瓣的剪切应力和拉伸应力异常引起的早期钙化有关。然而，一旦轻度狭窄出现，血流动力学进展的速度是相似的，无论瓣膜解剖状况如何。在过去的 6 年中，这位女性的进展是典型的，射流速度每年增加 0.3m/s，瓣膜面积每年减少 $0.1cm^2$。

推荐阅读

[1] Otto CM, Prendergast B: Aortic–valve stenosis—from patients at risk to severe valve obstruction, N Engl J Med 371(8):744–756, 2014.

[2] Tzemos N, Therrien J, Yip J, et al: Outcomes in adults with bicuspid aortic valves, JAMA 300(11):1317–1325, 2008.

[3] Michelena HI, Desjardins VA, Avierinos JF, et al: Natural history of asymptomatic patients with normally functioning or minimally dysfunctional bicuspid aortic valve in the community, Circulation 117(21):2776–2784, 2008.

CASE 3-11
二叶式主动脉瓣伴主动脉瘤

一名无症状的 47 岁男子入院拟行升主动脉瘤修复术。胸部 CT 显示升主动脉扩张，延伸至近端主动脉弓，最大直径 58mm。经胸超声心动图显示二叶式主动脉瓣伴轻度至中度主动脉瓣反流，左心室大小和收缩功能正常。心导管检查显示冠状动脉正常，轻 – 中度主动脉瓣反流，升主动脉扩张。

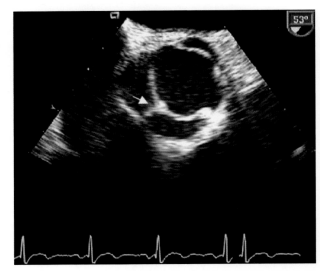

▲ 图 3-67　术中经食管超声心动图主动脉瓣短轴切面显示收缩期有两个瓣叶开放，在较大的前瓣（箭）处有一个嵴

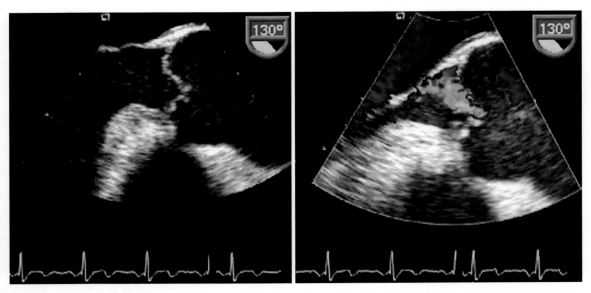

▲ 图 3-68　经食管中段主动脉瓣长轴二维切面显示舒张期关闭的瓣叶轻度增厚（左），彩色多普勒（右）显示轻度主动脉瓣反流，缩流颈直径为 3mm。主动脉根部扩张，牵拉瓣叶导致对合不良，出现中央型主动脉瓣反流

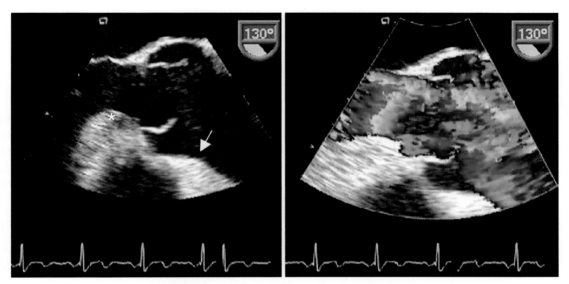

▲ 图 3-69　收缩期长轴二维切面图像显示主动脉瓣开口（左图），彩色多普勒显示无流出道梗阻（右）。右冠瓣前部的"穹隆"（*）改变。注意尽管有升主动脉瘤，但窦管交界处（箭）轮廓看起来是正常的

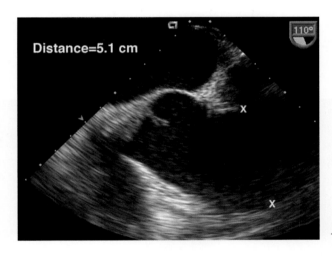

◀图 3-70　升主动脉长轴切面提示瘤样扩张

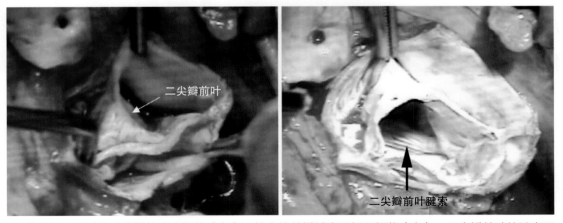

▲ 图 3-71　二叶主动脉瓣的术中图像（左）。较大的前瓣过度冗长和纤薄（右）。二尖瓣前叶的腱索可通过主动脉瓣口看到

点评

这位患者主要就诊原因为升主动脉瘤，但在二叶瓣主动脉瓣患者中，常伴有一定程度的主动脉扩张。即使扩张不及本例患者严重，二叶式主动脉瓣也会增加主动脉夹层的风险，即使在瓣膜置换后也是如此。因此，评估升主动脉并考虑手术入路对于二叶瓣主动脉瓣患者是至关重要的。

该患者临床表现与马凡综合征相似，但可根据缺乏相关的临床表现（如眼、肌肉骨骼）和超声心动图所见的存在窦管交界而加以鉴别。

推荐阅读

[1] Verma S, Siu SC: Aortic dilatation in patients with bicuspid aortic valve, N Engl J Med 370(20):1920–1929, 2014.

[2] Detaint D, Michelena HI, Nkomo VT, et al: Aortic dilatation patterns and rates in adults with bicuspid aortic valves: A comparative study with Marfan syndrome and degenerative aortopathy, Heart 100(2):126–134, 2014.

CASE 3-12
慢性主动脉瓣反流

患者，男性，60岁。患者在1年前出现活动后气促，他认为这是缺乏锻炼所致，开始健身训练，但1年后发现，他的症状加重了，现在已发展劳力性胸闷。超声心动图结果显示主动脉瓣呈二叶式，并有严重的主动脉瓣反流。心导管检查显示冠状动脉正常。收入院做手术。

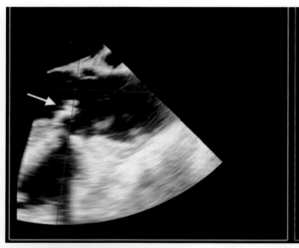
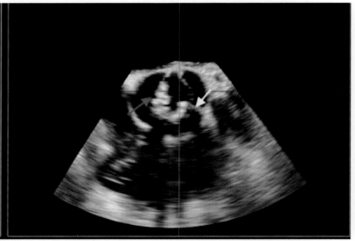
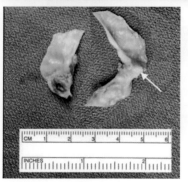

▲ 图 3-72　在左上图，经食管中段长轴切面显示前瓣严重钙化。右上图是经食管中段短轴切面，显示瓣膜为二叶式，左右冠瓣融合（白箭）；红箭显示严重钙化的无冠状瓣。右图显示切除的瓣叶，按照与经食管中段短轴切面相同的方向排列，白箭表示嵴

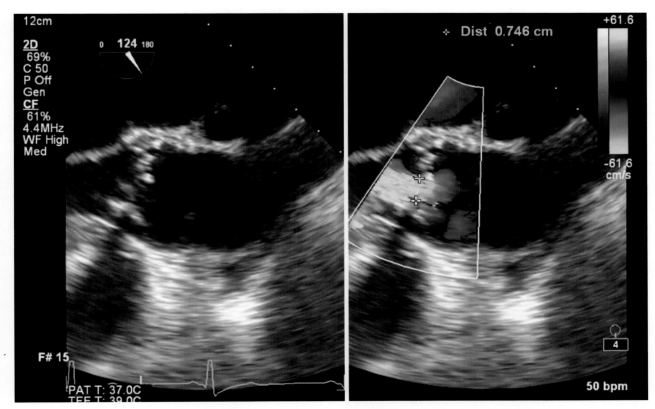

▲ 图 3-73　经食管中段长轴切面彩色多普勒显示缩流颈宽度为 0.75cm

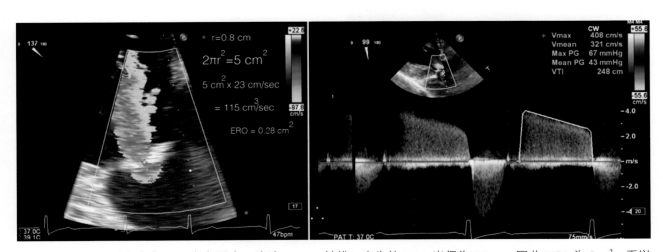

▲ 图 3-74　经胃底长轴切面。在左图中，移动 Nyquist 基线，产生的 PISA 半径为 0.8cm，因此 PISA 为 5cm²。乘以 23cm/s 的混叠速度可得到 115cm³/s 的流量。右图显示主动脉瓣反流的峰值速度为 408cm/s，应用连续性方程得到的 ERO 为 0.28cm²。PISA 为近端等速表面积法，ERO 为有效反流口

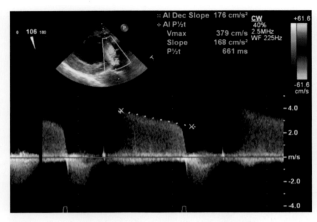

▲ 图 3-75　从图 3-74 同样的切面，主动脉瓣反流的压力半降时间为 661m/s

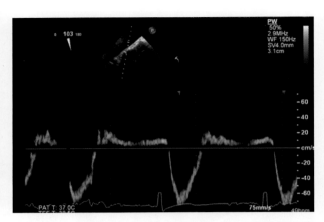

▲ 图 3-76　从经食管中段长轴切面，脉冲多普勒显示全舒张期逆流

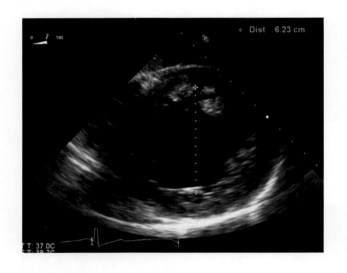

◀ 图 3-77　从经胃底短轴切面，左心室舒张末直径为 6.2cm

点评

　　该病例演示了定量主动脉瓣反流性严重程度的几种方法。通常，临床评估是基于缩流颈测量和连续波多普勒信号密度。腹主动脉近端全舒张期逆流提示是严重的反流，而胸部降主动脉逆流，如图所示，可见于中度或重度主动脉瓣反流。降主动脉逆流也可发生在没有主动脉瓣反流的情况（"假阳性"），例如主动脉与不同的低压腔交通（先天性动脉导管未闭或主 - 肺动脉窗）。近端等速表面积（PISA）方法很少用于反流的定量，原因有两个：① PISA 的可视化可能性很小；②临床决策通常不需要精确的定量。无论如何，当 PISA 被看到时，像在这个病例，有效的反流口（ERO）面积可以被计算出来，然后用它乘以主动脉反流束速度时间积分来确定反流容量（本例中为 69ml）。

推荐阅读

[1] Otto CM. Valvular Regurgitation. In Otto CM, Textbook of clinical echocardiography, ed 5, Philadelphia, 2013, Elsevier.

[2] Evangelista A, Gallian L: Aortic valve regurgitation: Quantitation of disease severity and timing of surgical intervention. In Otto CM, editor: The practice of clinical echocardiography, ed 5，Philadelphia, 2016, Elsevier.

第 4 章　心内膜炎
Endocarditis

自体瓣膜心内膜炎
Native Valve Endocarditis

CASE 4-1
主动脉瓣心内膜炎

患者，女性，39 岁。有静脉注射毒品史、未控制的糖尿病、慢性胰腺炎，最近因手部软组织感染行 21d 疗程的抗生素治疗。在入院前 2 天，她已严重乏力和活动后气促。听诊杂音，进一步行经胸超声心动图显示主动脉瓣上有赘生物，严重的偏心主动脉瓣反流（AR）和双心室功能障碍。她因继发于心内膜炎引起的严重主动脉瓣反流导致急性心力衰竭被安排行主动脉瓣手术治疗。术后的主动脉瓣叶病理检查显示革兰阳性菌心内膜炎感染，与心内膜炎治疗相一致。

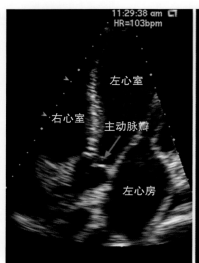
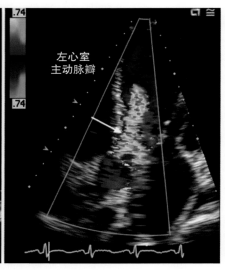

◀ 图 4-1　围术期经食管超声（TEE）心尖五腔心切面显示宽主动脉瓣反流束（白箭）

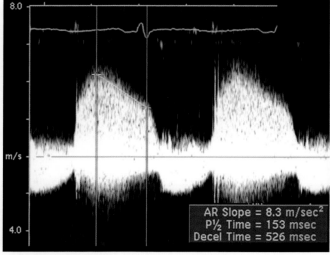
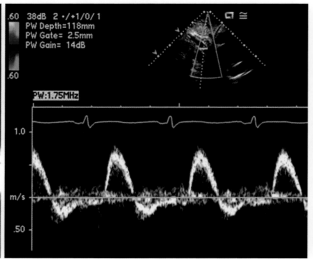

▲ 图 4-2　围术期经食管超声（TEE）显示主动脉反流的压力半降时间是 153ms（左），腹主动脉舒张期逆向血流。两个参数都提示严重的主动脉瓣反流

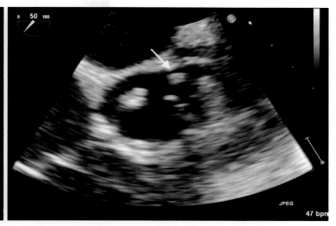

▲ 图 4-3 舒张期经食管中段短轴切面（左），有多个高回声的肿块附着在瓣叶上，但有独立的运动，与主动脉瓣赘生物（箭）相一致。没有瓣周脓肿的证据。收缩期图像（右）显示累及左冠状动脉主干开口（箭）的一处赘生物，说明源于主动脉瓣赘生物的栓子可以导致心肌梗死和冠状动脉真性动脉瘤

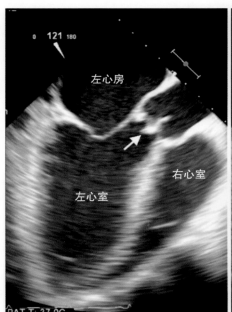
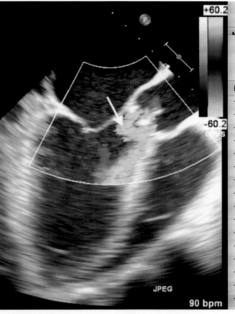

◀ 图 4-4　在这个舒张期经食管超声长轴切面中，再次看到与主动脉瓣相一致的独立运动的多个高密度回声（左图，箭）。彩色多普勒血流显像（右图）显示主动脉瓣偏心性反流。很难在这张图像上测量出缩流颈的大小，因为反流在流出道拐弯，所以血流束的最小直径不能被识别

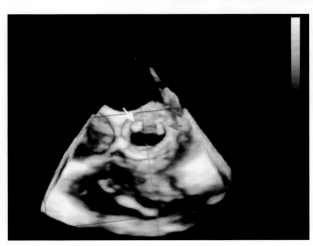

◀ 图 4-5　在这个从升主动脉视角的主动脉瓣三维切面，可以看到在左冠瓣（红箭）和无冠瓣（白箭）的赘生物

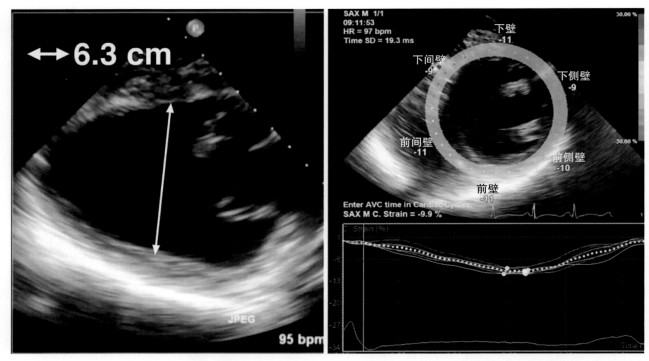

▲ 图 4-6　经胃底两腔心切面（左）显示左心室明显扩张，舒张末期直径为 6.3 cm。经胃底乳头肌短轴切面中斑点追踪显示的圆周应变降低，测值为 -9.9% 与中度降低的整体收缩功能相一致。双平面测量射血分数为 34%。这些发现对于急性严重主动脉瓣反流是少见的，提示之前存在慢性主动脉瓣反流或并存原发性心肌功能障碍

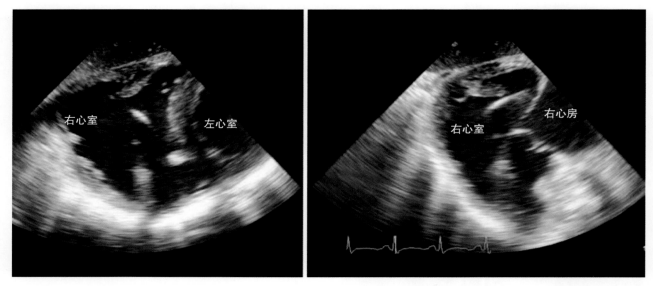

▲ 图 4-7　这些经胃底短轴（左）和长轴（右）切面显示右心室扩张。在实时超声心动图中，可见轻度的右心室功能减弱

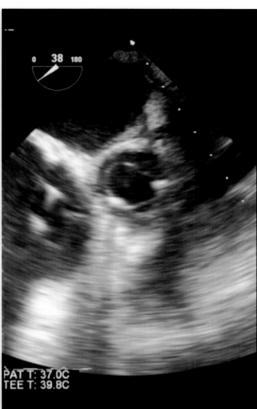

◀图 4-8 经食管短轴切面，主动脉瓣人工生物瓣在舒张期（左）和收缩期（右）有正常的运动，瓣叶纤细。彩色多普勒未发现主动脉瓣反流

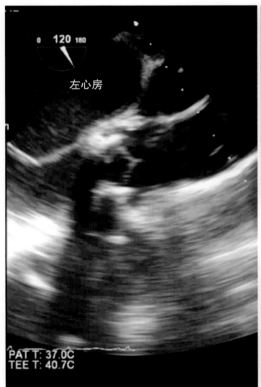
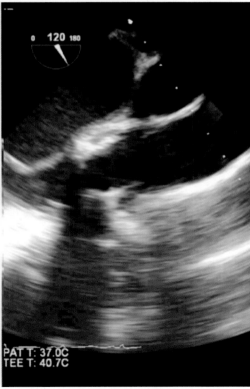

◀图 4-9 经食管中段长轴切面，主动脉瓣人工生物瓣在舒张期（左）和收缩期（右）显示正常纤细瓣叶的正常关闭，彩色多普勒显示没有反流。收缩期开放正常

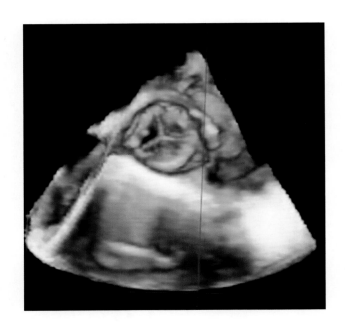

◀图4-10　从升主动脉视角看人工生物瓣膜的三维视图。在实时超声心动图中，可见一些人工瓣叶的立体形态

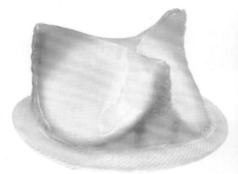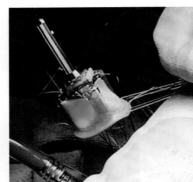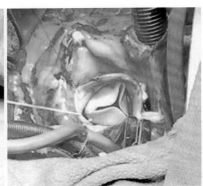

▲ 图 4-11　三叶生物瓣（St. Jude Medical, St. Paul, Minnesota）。左图，植入前的人工瓣。中图显示瓣膜即将下降到缝合的位置。右图，瓣膜已向下缝合到瓣环

点评

心内膜炎的临床诊断基于临床、细菌学和超声心动图结果的联合，被称为 Duke 原则。简而言之，当有证据表明持续的菌血症和超声心动图检查结果与心内膜感染症状相一致时，就可明确诊断为心内膜炎。当只有一个而不是两个标准时，其他次要的临床标准被用来支持心内膜炎的诊断。超声心动图将赘生物定义为附着在瓣叶上的不规则肿块，但其运动与正常瓣膜运动无关。赘生物通常位于瓣膜的上游侧，如主动脉瓣的心室侧和

二尖瓣的心房侧。此病例是非典型的，在瓣膜主动脉侧可见赘生物，这是非细菌性心内膜炎的典型表现。

瓣膜反流在 90% 以上的病例中存在，可能是由于赘生物干扰正常的瓣膜关闭，更常见的原因是组织破坏、有瓣叶组织丢失或穿孔。由大的赘生物引起的狭窄很罕见。经食管超声心动图（TEE）检测瓣膜赘生物具有很高的敏感性和特异性（近 100%）。其他可能被误诊为瓣膜赘生物的超声心动图表现包括波束伪影、正常瓣膜组织（如

黏液性瓣膜疾病、Lambl 赘生物）、人工瓣膜血栓、乳头状弹力纤维瘤和非细菌性血栓性心内膜炎。

推荐阅读

[1] Wang A, Samad Z: Endocarditis: the role of echocardiography in diagnosis and decision–making. In Otto CM, editor: The practice of clinical echocardiography, ed 5, Philadelphia, 2016, Elsevier.

[2] Thuny F, Grisoli D, Cautela J, et al: Infective endocarditis: prevention, diagnosis, and management, Can J Cardiol 30 (9)：1046–1057, 2014.

[3] Thanavaro KL, Nixon JV: Endocarditis 2014: An update, Heart Lung 43 (4) :334–337, 2014.

[4] Kaku K, Takeuchi M, Tsang W, et al: Age–related normal range of left ventricular strain and torsion using three–dimensional speckle–tracking echocardiography, J Am Soc Echocardiogr 27:55–64, 2014.

CASE 4-2
主动脉瓣和二尖瓣赘生物

患者，男性，35 岁。患者有 6 周的胸前区不适病史和 2 周的发热、寒战和右上腹部疼痛病史。腹部超声检查后，他开始应用抗生素治疗上行性胆管炎。然而，其病情继续恶化，发展为败血症，多次血液培养均为流感嗜血杆菌阳性。经进一步呼吸和血流动力学支持治疗后，行超声心动图检查，符合主动脉瓣和二尖瓣心内膜炎，严重主动脉瓣反流，中度二尖瓣反流。他发展为心源性休克，精神状态下降。头颅 CT 显示局灶性右额叶低密度影，提示栓塞性卒中。由于他的血液动力学不稳定，送至手术室行急诊主动脉瓣置换术。

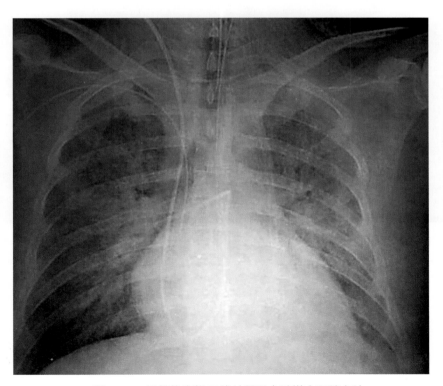

▲ 图 4-12　后前位胸部 X 线片显示心脏增大和肺水肿

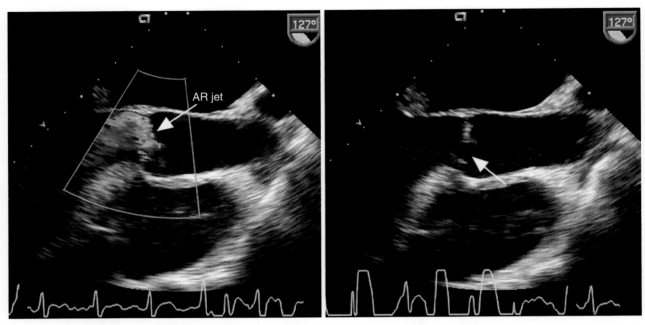

▲ 图 4-13 经食管超声主动脉瓣和升主动脉的长轴切面显示了正常的主动脉根部大小和解剖结构。然而，主动脉瓣（箭）的前瓣不连续，彩色多普勒显示该区域有宽大的主动脉反流射流束（AR jet）

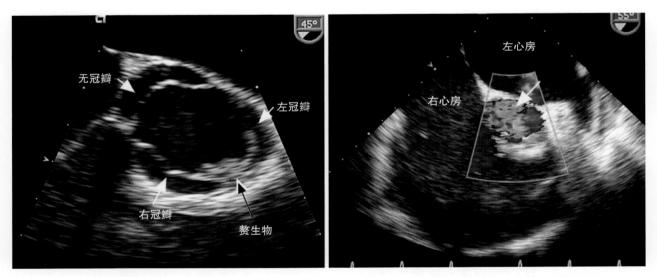

▲ 图 4-14 左图经食管中段主动脉瓣短轴切面显示右冠瓣和无冠瓣交界处瓣膜赘生物。位于后方的无冠瓣在这个视图中显示正常。彩色多普勒在左心室流出道的短轴切面显示主动脉瓣反流（绿马赛克图，箭），血流填充约 2/3 的横断面（右）

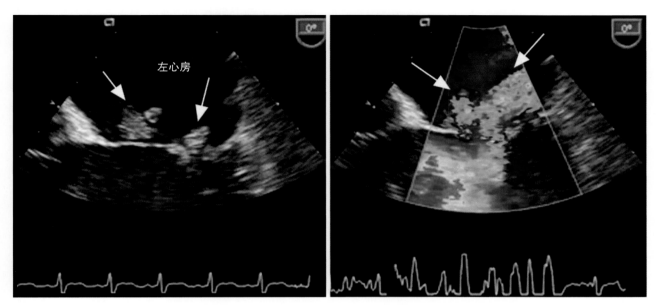

▲ 图 4-15 二尖瓣 0° 的图像显示两个瓣叶上均有较大的活动性团块。实时超声心动图中可见,这些团块独立于瓣叶运动,为赘生物。彩色多普勒显示宽的二尖瓣反流束前侧和后侧均有反流(箭)

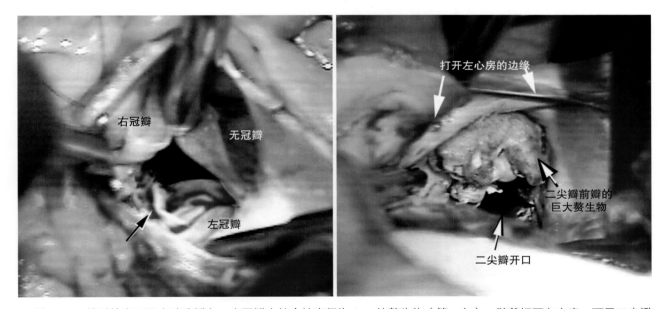

▲ 图 4-16 外科检查可见主动脉瓣左、右冠瓣尖结合处直径为 1cm 的赘生物(箭,左)。随着打开左心房,可见二尖瓣前瓣上的巨大赘生物(右)。前、后瓣叶在感染过程中均被广泛破坏。该男子接受了机械性主动脉瓣和二尖瓣置换术。虽然他的术后过程很复杂,术后 2 年后他因左心室射血分数为 36%、中度主动脉瓣反流,接受了很好的临床医学治疗

点评

超声心动图可根据位置、大小、活动度和回声密度来描述赘生物。瓣膜上的确切位置可能有助于确定是否可行瓣膜修复，而不是更换。赘生物大小和活动性是心内膜炎并发症风险的标志。赘生物的密度可为疾病的长期性提供线索，密度较高的钙化赘生物提示慢性或治愈的心内膜炎。

在有潜在瓣膜疾病的患者中，菌血症可能导致多个部位直接感染。甚至可能一个瓣膜先被感染，随着感染直接延伸，其他瓣膜上也发生赘生物。例如是主动脉瓣环脓肿侵蚀二尖瓣前叶基底部。一个瓣膜感染也可能损害邻近瓣膜，导致随后的感染。例如，主动脉瓣反流撞击二尖瓣前叶导致内皮破裂，在该部位细菌黏附的可能性更高。因此，心内膜炎瓣膜手术患者术中 TEE 的主要目的之一是排除其他"未涉及"瓣膜的感染。

推荐阅读

[1] Bruun NE, Habib G, Thuny F, et al: Cardiac imaging in infectious endocarditis, Eur Heart J 35 (10) :624–632, 2014.

[2] Bedeir K, Reardon M, Ramlawi B: Infective endocarditis: Perioperative management and surgical principles, J Thorac Cardiovasc Surg 147 (4) :1133–1141, 2014.

CASE 4-3
二尖瓣心内膜炎伴前瓣穿孔

患者，男性，29 岁。患者主诉有数月的畏寒、疲劳和意外减重 25 磅。查体发现有明显的新的收缩期杂音。超声心动图检查，发现有 1.7cm×1.4cm 的二尖瓣赘生物，伴明显的二尖瓣反流。

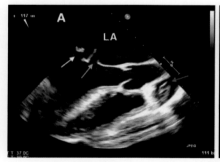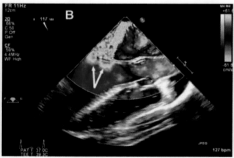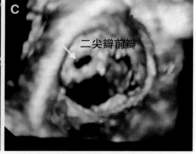

▲ 图 4-17　左图中，食管中段长轴切面显示二尖瓣前叶穿孔（绿箭）。白箭指示二尖瓣口。红箭表示心包横窦内有"团块"，实为正常的左心耳。外科医师证实心包间隙内没有异常肿块。中图可见二尖瓣反流的 2 个喷口，位于瓣膜的左心室侧可见近端血流汇聚，如白箭。PISAs 的位置有助于确定瓣叶穿孔的确切位置。右图三维图像从左心房角度显示了二尖瓣前叶（箭）穿孔

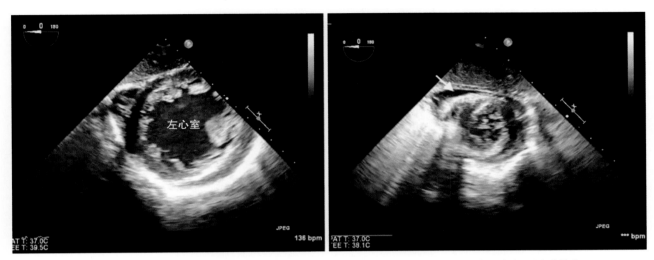

▲ 图 4-18　左图是一个经胃底左心室短轴切面。通过背伸和前进探头，可见左心室心尖少量心包积液（箭）

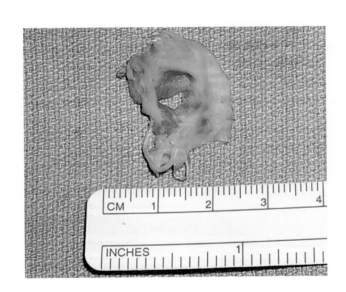

◀ 图 4-19　在另一个有二尖瓣心内膜炎的患者外科标本中，可见二尖瓣前叶有一个清晰的穿孔

点评

　　心内膜炎的临床后遗症是由两个主要过程引起的，即组织破坏和栓塞。组织破坏导致瓣膜反流和瓣旁脓肿的形成，而栓塞则导致脑血管事件。10% ～ 30% 的心内膜炎患者发生脑栓塞，约 10% 的患者发生冠状动脉栓塞。栓塞的危险因素有金黄色葡萄球菌感染、真菌性心内膜炎和二尖瓣受累。一些研究还表明，更大的（直径＞ 1cm）和活动性更高的赘生物具有更高的栓塞风险。然而，基于赘生物的出现，早期外科干预仍有争议。

推荐阅读

[1] Chu VH, Park LP, Athan E, et al: Association between surgical indications, operative risk, and clinical outcome in infective endocarditis: A prospective study from the International Collaboration on Endocarditis, Circulation 131 (2) :131–140, 2015.

[2] Berdejo J, Shibayama K, Harada K, et al: Evaluation of vegetation size and its relationship with embolism in infective endocarditis: A real–time 3–dimensional transes-ophageal echocardiography study, Circ Cardiovasc Imaging 7 (1) :149–154, 2014.

CASE 4-4
二尖瓣心内膜炎伴后瓣穿孔

患者，男性，67 岁。患者患有糖尿病引起依赖透析的终末期肾病，已知患有冠状动脉疾病，既往曾因充血性心力衰竭入院治疗。入院前 1 个月，患者出现透析导管感染。导管被移除，经培养发现金黄色葡萄球菌阳性。他接受了相应的抗生素治疗，在超声心动图排除瓣膜赘生物后，入院 2 周后出院。

在手术前 1 天，患者被送往在急诊室，有发热、意识模糊、收缩压为 60mmHg，白细胞计数为 21×10^9/L。血培养标本为革兰阳性球菌群阳性。紧急行经胸超声（TTE）显示严重二尖瓣反流，二尖瓣团块。患者转到我们所在的医疗中心，伴恶化的充血性心力衰竭，金黄色葡萄球菌感染，凝固酶阴性，二尖瓣心内膜炎。

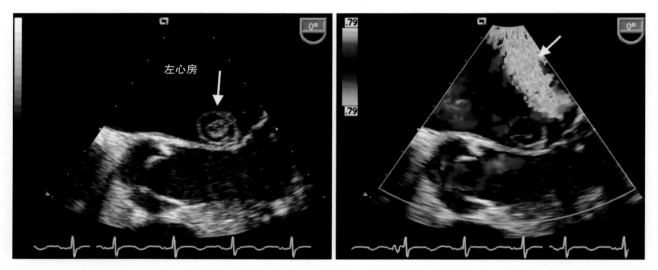

▲ 图 4-20 食管中段切面可见一个复杂的团块（箭，左）附着在二尖瓣组织的某些部位上。右图中箭所指为一个大的反流束，可能是二尖瓣反流，但在此视图中看不到射流的起始部

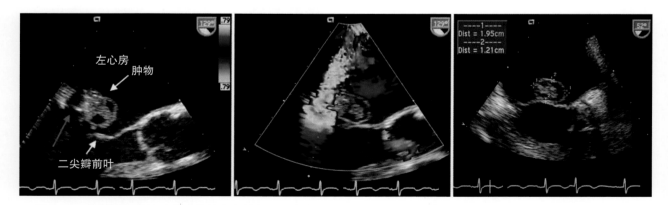

▲ 图 4-21 相同的探头深度角度旋转为长轴切面。在这里，团块附着在二尖瓣后瓣的心房侧，在这个切面，二尖瓣前叶似乎没有问题。团块具有脓肿外观，可能从瓣环向后瓣延伸。此外，后瓣有一个穿孔（左，红箭），中图显示二尖瓣反流通过缺损。右图显示团块大小的测量

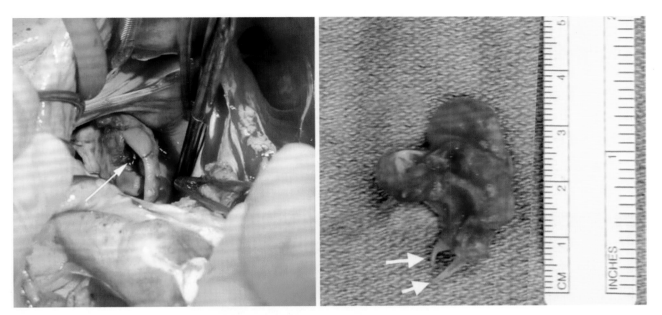

▲ 图 4-22　左心房被打开，可见通过穿孔二尖瓣后瓣的赘生物（左，箭）。右图可见切除的团块，箭所指为腱索

点评

　　心内膜炎的治疗是以抗生素治疗和手术干预为基础的。尽管有这些治疗方法，心内膜炎的总死亡率仍然很高，约占所有患者的 30%。虽然个体患者的决策取决于多种因素，但对心内膜炎患者的外科干预有三种公认的适应证，即瓣膜反流引起的心力衰竭、持续感染（脓肿或持续血培养阳性）和反复栓塞事件。越来越多的临床证据支持对多数患者进行早期手术干预，以防进一步的组织破坏和栓塞事件。这一病例说明，确定受累瓣叶，以及反流束的来源和方向，需要通过多个角度、深度和屈伸角度对瓣叶进行观察。

推荐阅读

[1] Kang DH, Kim YJ, Kim SH, et al: Early surgery versus conventional treatment for infective endocarditis, N Engl J Med 366 (26) :2466–2473, 2012.

CASE 4-5
肺动脉瓣赘生物

患者，男性，39 岁。患者有静脉吸毒史，转入我们医疗中心诊疗，三尖瓣和肺瓣膜心内膜炎（金黄色葡萄球菌），两个瓣膜均严重反流，并有心力衰竭的临床表现。患者接受三尖瓣人工生物瓣置换和肺动脉根部带管道人工同种瓣置换。在术中，三尖瓣和肺动脉瓣均有较大的赘生物，瓣膜破坏严重。

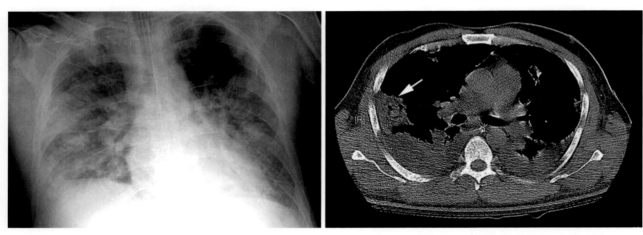

▲ 图 4-23　胸部 X 线片（左）显示双侧零散肺实变。CT 扫描（右）显示双侧散在气体聚集密度影（箭），提示感染性栓子

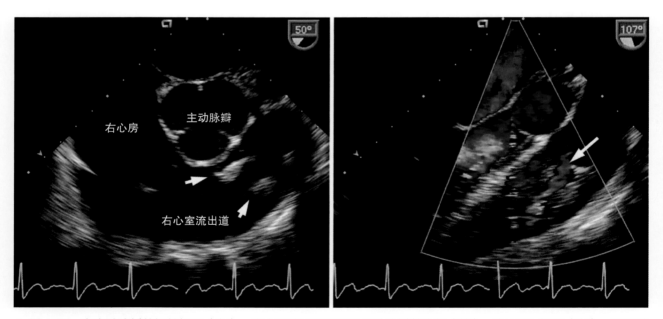

▲ 图 4-24　在主动脉瓣的短轴切面（左），右心室流出道内可见肺动脉瓣赘生物（箭）。在 107° 切面（右），可见肺动脉瓣赘生物，彩色多普勒显示肺动脉瓣反流（箭）

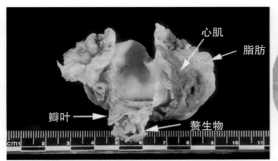 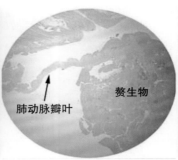 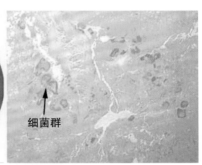

心肌　脂肪

瓣叶　赘生物

肺动脉瓣叶　赘生物

细菌群

▲ 图 4-25　切除的肺动脉瓣伴有心肌和心外膜脂肪。有一个赘生物附着在一个肺动脉瓣叶上，它已经破裂（左）。病理检查显示赘生物附着在肺动脉瓣叶（中）上。在瓣叶组织（右）可见细菌群

点评

静脉注射毒品引起的心内膜炎有 75% 的患者累及三尖瓣，而累及肺动脉瓣的患者要少得多。50% 以上的右心心内膜炎是由金黄色葡萄球菌引起的。与左心心内膜炎相比，右心心内膜炎，仅需要较短的静脉抗生素疗程。然而，约 25% 的患者也有左心瓣膜受累，因此 TEE 应谨慎评估左心瓣膜受累。三尖瓣心内膜炎的并发症包括肺动脉脓毒性栓塞和瓣膜破坏导致三尖瓣反流。初步临床治疗预后良好，住院死亡率仅为 3% ~ 9%。

然而，因相关的其他医疗和社会问题导致长期预后很差，10 年生存率仅有 10%。三尖瓣反流在短期内可能有很好的耐受性，但大多数患者最终会出现右心衰竭和低心排症状，并伴有未纠正的严重三尖瓣反流。

推荐阅读

[1] Ortiz–Bautista C,López J,García–Granja PE,et al: Current–profile of infective endocarditis in intravenous drug users: The prognostic relevance of the valves involved, Int J Cardiol 187:472–474, 2015.

CASE 4-6
三尖瓣心内膜炎

患者，女性，29 岁。患者有静脉注射毒品病史，出现了持续 30min ~ 1h 的严重身体僵硬，伴随严重的头痛和全身无力。在急诊科，查体闻及心脏收缩期杂音，经食管超声（TEE）显示三尖瓣上有团块。

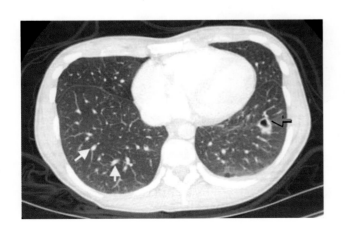

◀图 4-26　胸部 CT 显示下肺叶多处病变，提示感染性栓子（白箭）。在左下叶可见一个空洞样病灶（绿箭）

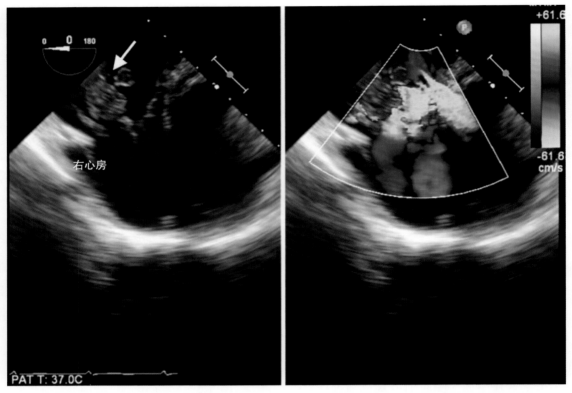

▲ 图 4-27　从四腔的位置，探头旋转到患者的右侧。一个大的团块（箭）附着在三尖瓣的心房侧，但有独立运动，在收缩期脱入右心房，诊断为赘生物。在视频图像上可见赘生物附着在三尖瓣的前叶上。彩色多普勒（右）显示严重的三尖瓣反流

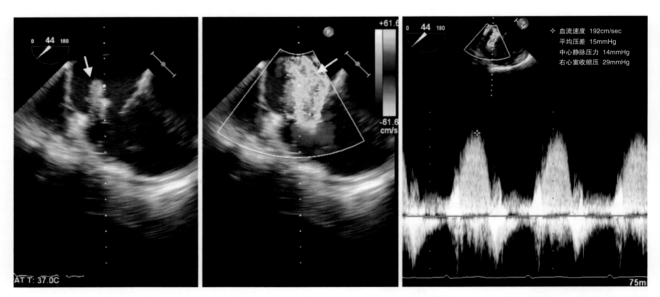

▲ 图 4-28　将图像平面旋转至 44° 以获得右心室流入道切面，显示赘生物很可能附着在三尖瓣的前瓣上。中图可见宽的三尖瓣反流束（箭），缩流颈宽度为 18mm，诊断为严重反流。右图的彩色多普勒显示，高密度频谱（相对于前向血流）证实反流严重。三角形状提示右心房压力升高，并在收缩早期出现右心房"v 波"波峰，两者均提示严重的三尖瓣反流。反流的低峰值流速（Vel）反映正常的肺动脉和右心室收缩压。右心室收缩压（RVSP）为 29mmHg，通过将右心室和右心房之间的峰值压差（PG）（使用简化的 Bernoulli 方程）与直接测量的中心静脉压（CVP）相加来估算该患者的右心室收缩压

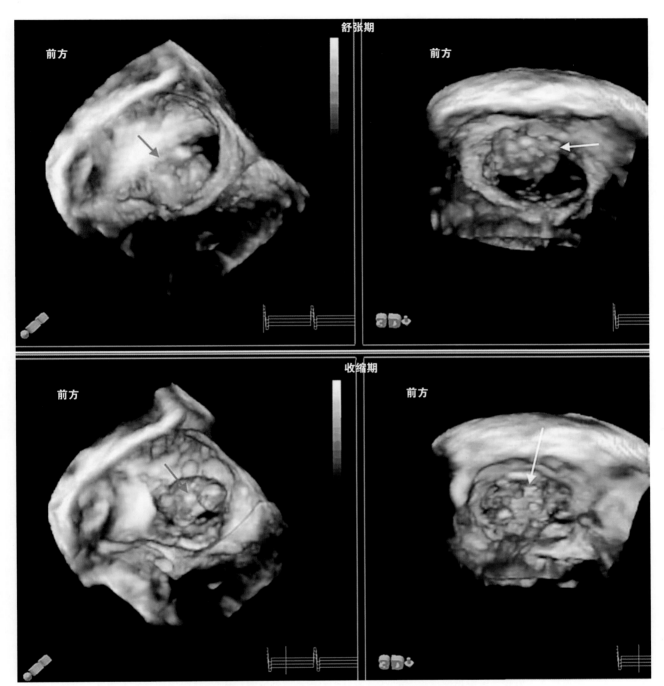

▲ 图 4-29 三尖瓣的经食管超声（TEE）三维视图。从右心房（左上）和右心室（右上）视角观察舒张期瓣膜。箭所指为团块。相似的，收缩期从右心房（左下）和右心室（右下）视角可见瓣膜和团块，团块附着在前瓣，脱入右心房

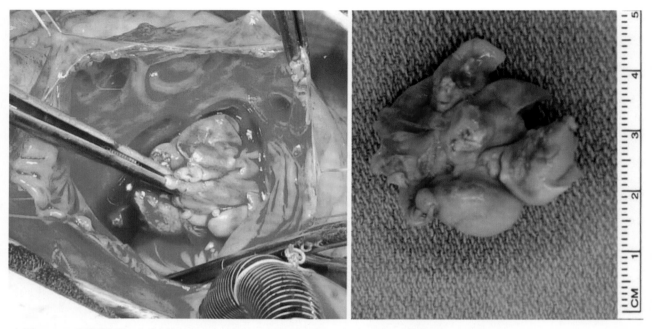

▲ 图 4-30 左图显示右心房被切开，可见团块牢固的附着在三尖瓣前瓣。右图显示切除的团块

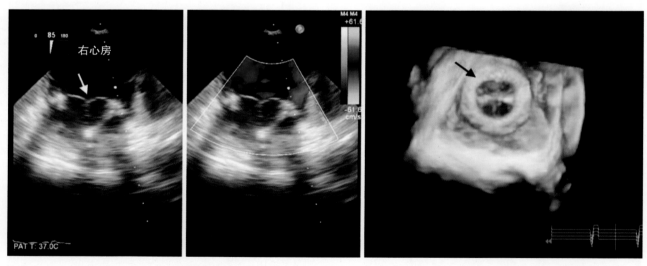

▲ 图 4-31 患者行人工生物三尖瓣置换术。二维成像（左）和彩色多普勒成像（中）显示收缩期支架生物人工瓣膜的关闭，无瓣膜反流的迹象。经食管超声（TEE）三维视图从右心房角度（右）观察人工瓣膜，显示缝合环（箭）、纤细的瓣叶在舒张期正常开放。切除的瓣膜革兰染色显示多形核细胞（++）、革兰阳性球菌（++++），随后培养金黄色葡萄球菌呈阳性

点评

注射毒品者（IDU）右侧心内膜炎的治疗应包括不再复吸毒品的承诺，以减少未来人工瓣膜感染的可能性。一些研究中心提倡简单切除瓣膜和感染组织，而不进行瓣膜置换，因为对于反复发生感染性心内膜炎但长期严重瓣膜反流的 IDU 患者不能很好耐受。在一些患者中，瓣膜修复是可能的，但三尖瓣组织破坏通常非常广泛，需要人工瓣膜置换。IDU 患者术后心内膜炎的长期生存率低于无 IDU 病史的患者。IDU 患者生物瓣膜的长期转归表明这种瓣膜类型是一种合理的选择。

推荐阅读

[1] Rabkin DG, Mokadam NA, Miller DW, et al: Long-term outcome for the surgical treatment of infective endocarditis with a focus on intravenous drug users, Ann Thorac Surg 93:51–57, 2012.

自体瓣膜心内膜炎并发症
Complications of Native Valve Endocarditis

CASE 4-7
主动脉瓣环脓肿

患者，男性，30 岁。既往无心脏病病史，因有链球菌性主动脉瓣内膜炎和瓣周脓肿的可能而转到我们医院。

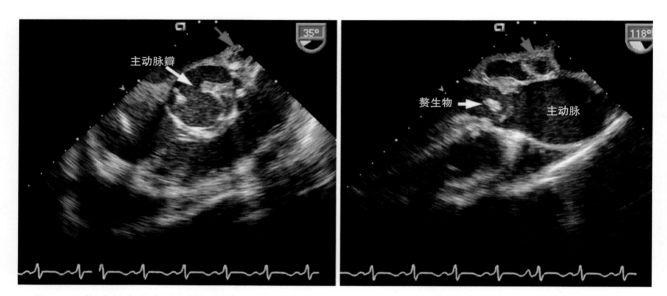

▲ 图 4-32　经食管中段主动脉瓣短轴（左图）和长轴（右图）切面显示增厚的瓣叶和提示脓肿的复杂的无回声间隙（红箭）

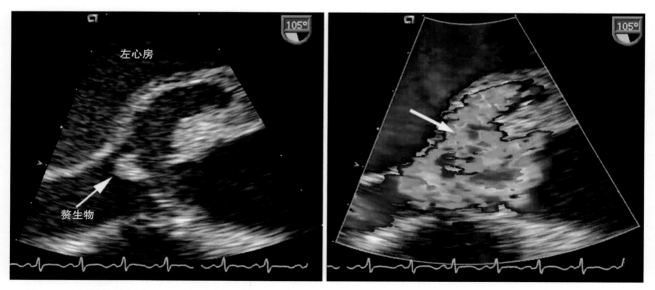

▲ 图 4-33　轻微旋转探头面显示主动脉根部与主动脉后无回声的间隙连接，紧邻主动脉瓣末端。彩色多普勒（右）显示进出此空腔的血流（箭）

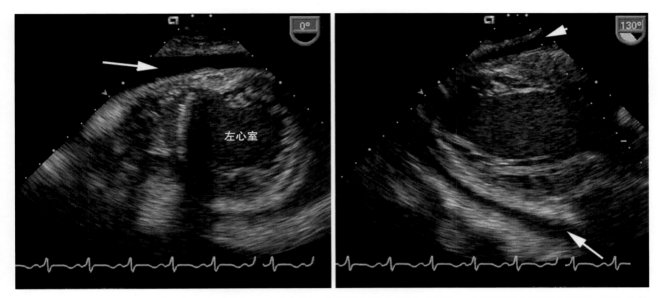

▲ 图 4-34 经胃短轴切面（左）和两腔心切面（右）显示少到中量心包积液（箭）。实时超声心动图中观察，双心室收缩功能降低

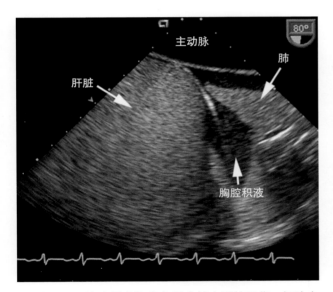

▲ 图 4-35 这张图由探头在胃食管交界处采集，探头向后转向降主动脉，显示肺部受压，周围有胸腔积液和肝脏

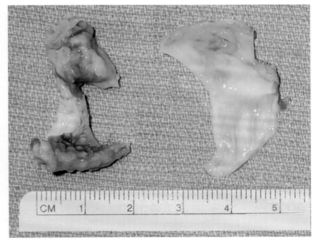

▲ 图 4-36 在术中，有大的瓣膜赘生物和一个瓣周旁脓肿。应用一片心包重建瓣环并植入 24 mm 深低温保存的同种异体主动脉。冠状动脉纽扣装缝合在移植物的一侧。切除的主动脉瓣显示右侧瓣叶弥漫性增厚。左边的瓣叶显示由心内膜炎引起的严重瓣膜破坏

点评

主动脉瓣瓣周脓肿的发生率为 20%~25%，二尖瓣心内膜炎的发生率约为 15%。超声心动图显示，心内脓肿可以是高回声的，也可以是无回声的，这取决于脓肿腔是否与血流相通。例如，当主动脉瓣感染蔓延至 Valsalva 窦，窦部扩张可能是不规则的轮廓。脓肿也可能表现为瓣膜旁区域增厚，很难与正常组织鉴别。经食管超声心动图诊断脓肿的灵敏度约为 90%，而经胸超声心动图＜ 50%。临床上，瓣周脓肿患者有持续感染的证据，包括发热和持续血培养阳性。位于室间隔底部的主动脉瓣周脓肿可导致心电图 P–R 间期延长，或因感染或传导系统水肿而导致更严重的心脏阻滞。二尖瓣瓣周脓肿可破裂进入心包，导致化脓性心包炎。

推荐阅读

[1] Hoen B, Duval X: Infective endocarditis, N Engl J Med 369:785, 2013.

[2] Murdoch DR, Corey GR, Hoen B,et al:Clinical presentation, etiology, and outcome of infective endocarditis in the 21st century: The International Collaboration on Endocarditis–Prospective Cohort Study, Arch Intern Med （169）:463–473, 2009.

人工瓣膜心内膜炎
Prosthetic Valve Endocarditis

CASE 4-8
三尖瓣人工生物瓣心内膜炎

患者，女性，47 岁。患者有因 Ebstein 畸形引起的严重反流而进行三尖瓣置换术的病史，并在 10 年前因完全性传导阻滞放置了永久性起搏器，表现为发热和寒战。血培养金黄色葡萄球菌阳性。患者病情逐渐恶化，伴有呼吸衰竭、肾衰竭和胰腺炎。超声心动图显示三尖瓣和起搏器导线上有赘生物。她被转到我们所在的医疗中心做外科手术。

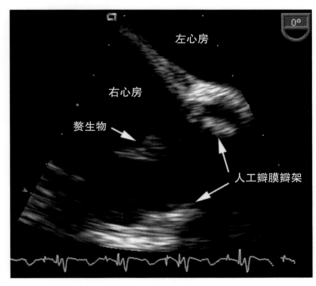

▲ 图 4-37　在一帖来自经食管超声（TEE）高位四腔心的切面中，在生物人工三尖瓣的心房一侧可以看到一个活动性赘生物

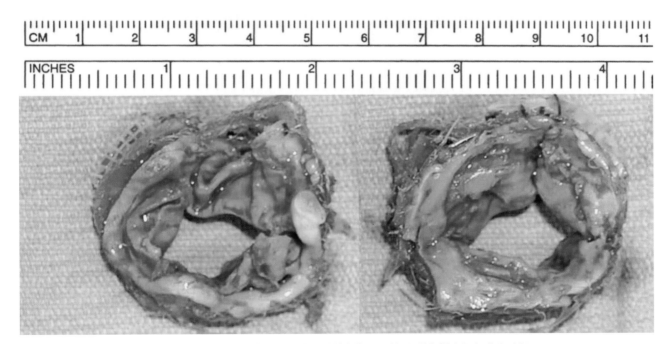

▲ 图 4-38　从瓣膜的心室（左）和心房（右）侧拍照切除的瓣膜。可以看到瓣膜被心内膜炎破坏

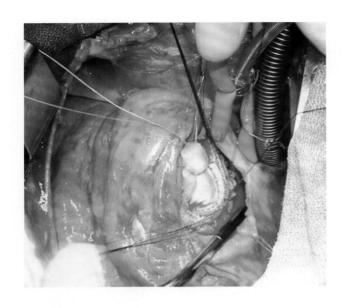

◀ 图 4-39　在三尖瓣环上缝合了一种新的正常外观的人工三尖瓣。起搏器和起搏器导线也被切除和更换

点评

　　人工瓣膜心内膜炎的诊断基于与自体瓣膜心内膜炎相同的标准，但需要注意的是，瓣膜赘生物的显示更为困难。对于生物瓣膜，感染可能导致典型的瓣膜赘生物，就像该病例，但通常需要经食管超声成像来识别。然而，使用机械瓣膜时，超声心动图可能无法识别感染，原因有二：一是因为感染通常局限于缝合环和瓣环，因此在成像上不明显；二是金属缝合环和瓣膜封堵器的声影和混响会限制瓣膜或任何附着赘生物的成像。人工瓣膜心内膜炎常伴瓣周脓肿形成，发病比例中人工生物主动脉瓣占 60% ～ 70%，人工生物二尖瓣感染占 20% ～ 25%。

推荐阅读

[1] Hill EE, Herijgers P, Claus P, et al: Abscess in infective endocarditis. The value of transesophageal echocardiography and outcome: A 5–year study, Am Heart J 154:923–928, 2007.

[2] Bruun NE, Habib G, Thuny F, et al: Cardiac imaging in infectious endocarditis, Eur Heart J 35 (10) :624–632, 2014.

CASE 4-9
二尖瓣机械瓣心内膜炎

　　患者，女性，67 岁。患者在 5 年前接受了二尖瓣置换术。在过去的 5 年中，她病史复杂，经历了持续性心力衰竭，慢性心房颤动，严重的肺动脉高压。患者入院前约 2 周，出现疲劳、视物模糊等症状，胸骨后出现严重胸压并伴有急性前壁心肌梗死的心电图改变。急诊冠状动脉造影显示左前降支近端闭塞。随后，患者开始发热，经食管超声（TEE）显示巨大的二尖瓣赘生物。患者被转到我们所在的医疗中心做外科手术。

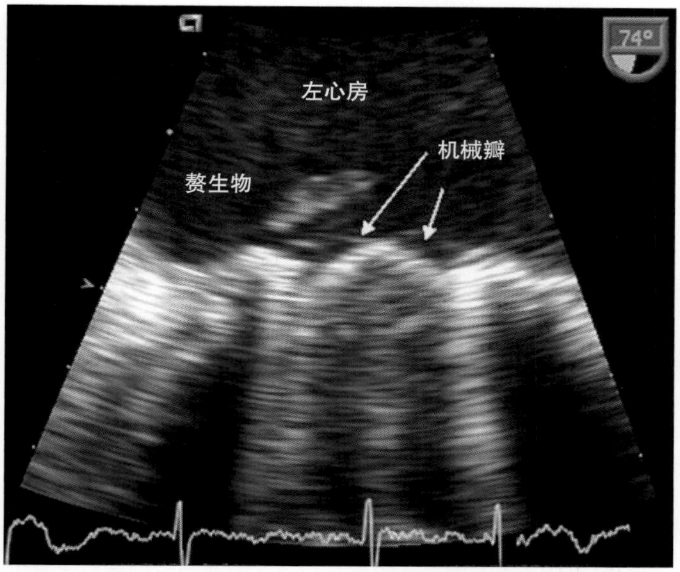

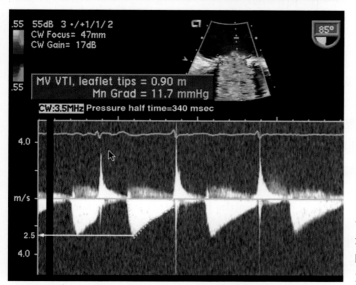

◀ 图 4-40　在二尖瓣四腔心切面的放大图像中，可以看到关闭的双叶机械瓣，有声影和混响遮蔽左心室。此外，在瓣膜的左心房一侧可以看到一个大的可移动的团块回声，其运动与瓣叶的运动无关，符合赘生物表现。实时超声心动图中可见，舒张期有赘生物阻塞二尖瓣血流

◀ 图 4-41　通过二尖瓣前向血流的连续多普勒检测显示峰值速度为 2.5m/s，平均压差为 12mmHg，压力半降时间为 340ms。使用 220 的经验常数，估计二尖瓣面积为 0.65cm²

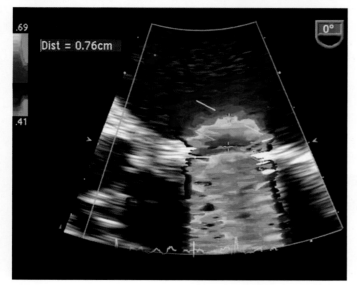

◀ 图 4-42　彩色血流显像显示二尖瓣口血流速度加速。计算瞬时跨二尖瓣血流速度为混叠半球（2πr²）的表面积乘以二尖瓣流入方向的混叠速度。计算结果为 [2π×（0.76cm）²]×41cm/s，得到跨二尖瓣血流速度为 149ml/s。除以前向峰值二尖瓣血流速度（图 4-41 中的 2.5m/s），估计二尖瓣口面积为 0.6cm²

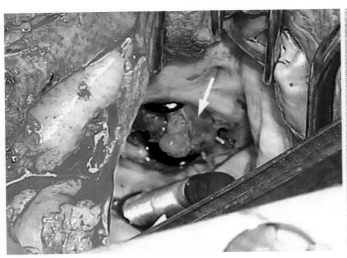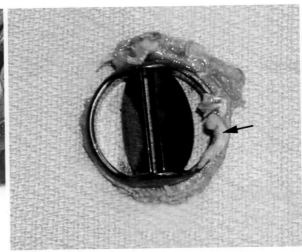

▲ 图 4-43　在手术中，瓣膜的心房侧有一个巨大的赘生物，部分阻塞了二尖瓣口（箭，左）。切除的瓣膜显示机械瓣膜本身是正常的（右）。连接在瓣环的赘生物的位置如箭所指。血培养和切除的赘生物生长葡萄球菌凝固酶阴性。患者术后 10d 因多器官功能衰竭而死亡

点评

心内膜炎通常由瓣膜破坏引起瓣膜反流。然而，大的赘生物，就像本例患者，或感染侵及机械瓣膜的铰链点，可导致功能性瓣膜狭窄。评价瓣膜阻塞的血流动力学严重程度遵循与瓣膜狭窄相同的原则。

除了脑缺血事件或全身性栓塞外，瓣膜赘生物的碎片可能栓塞冠状动脉，导致急性心肌梗死，就像本例患者。当冠状动脉造影提示有人工瓣的患者发生栓塞时，需要评估瓣膜上的感染或血栓形成情况。

推荐阅读

[1] Habib G, Badano L, Tribouilloy C, et al: Recommendations for the practice of echocardiography in infective endocarditis, Eur J Echocardiogr 11:202–219, 2010.

[2] Prendergast BD, Tornos P: Surgery for infective endocarditis: Who and when? Circulation 121 (9) :1141–1152, 2010.

CASE 4-10
主动脉瓣机械瓣心内膜炎

患者，男性，35 岁。患者有复杂主动脉瓣细菌性心内膜炎的病史，伴有主动脉根部脓肿，该脓肿通过手术切除瓣膜和双叶机械瓣膜置换术治疗。1 个月后，患者以心力衰竭入院，发现有一个巨大的瓣周漏。患者被送到手术室，机械瓣膜被切除并用同种异体瓣代替。

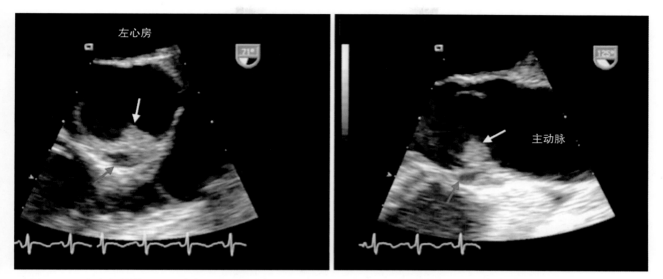

▲ 图 4-44　在患者的第一次手术中，发现其自体主动脉瓣前方有脓肿。左图的食管中段短轴切面显示有赘生物（白箭）伴脓肿形成（红箭）。右图的食管中段长轴切面也显示有赘生物（白箭）伴脓肿形成（红箭）

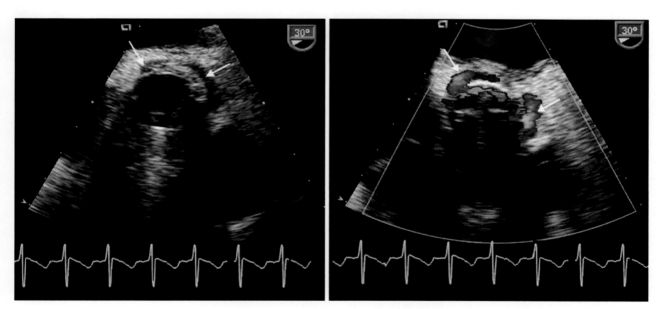

▲ 图 4-45　再次手术时，食管中段切面显示人工主动脉瓣瓣膜缝合环外的无回声区域，符合脓肿或瓣膜裂开区域（左，箭）。彩色多普勒显示这些区域（右，箭）有反流

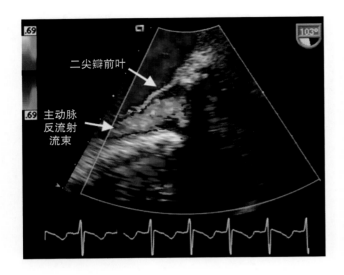

◀图 4-46　经食管超声长轴切面显示主动脉瓣宽反流束，接近充满左心室流出道

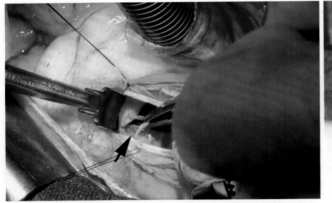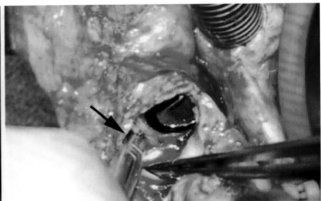

▲ 图 4-47　左图示在第一次手术自体瓣膜被切除，黑箭表示瓣环下脓肿。右图示在第二次手术开始前，外科医师显示裂开区域与之前脓肿的位置相同（黑箭）

点评

即使在没有心内膜炎的情况下，也有 10% 的患者在机械瓣膜置换术后出现少量的瓣周漏。然而，新的或加重的瓣周漏提示缝合环感染。

评价人工瓣膜心内膜炎患者瓣膜反流的严重程度采用与自体瓣相同的方法。然而，通常只需要对严重程度进行半定量的测量，因为手术干预时机的决定通常取决于临床事件和瓣膜功能障碍的存在，而不是对反流性严重程度的具体测量。

对于主动脉瓣反流，评估反流严重程度最有效的快速方法有：①连续波多普勒曲线的密度和舒张期斜率；②腹主动脉近端是否存在全舒张期逆流。在这种情况下，彩色多普勒超声更有助于确定反流的部位和机制，而不是血流动力学的定量。

推荐阅读

[1] Davila–Roman VG, Waggoner AD, Kennard ED, et al: Prevalence and severity of paravalvular regurgitation in the Artificial Valve Endocarditis Reduction Trial (AVERT) echocardiography study, J Am Coll Cardiol 44 (7)：1467–1472, 2004.

第 5 章 外科人工瓣膜
Surgical Prosthetic Valves

人工瓣膜
Prosthetic Valves

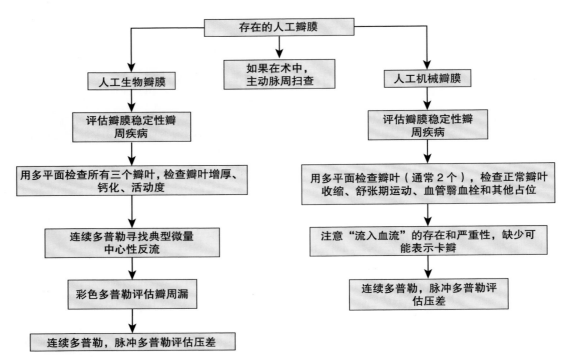

▲ 图 5-1 围术期人工瓣膜评估流程图
（引自 Oxorn D, Intraoperative Echocardiography, Elsevier, 2012; p. 97, fig. 5-1.）

正常瓣膜
Normal Valves

CASE 5-1
人工生物主动脉瓣

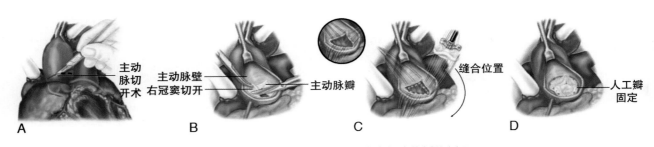

▲ 图 5-2 在主动脉位置放置正常支架生物瓣的例子
（引自 Sellke, Rule. Atlas of Cardiac Surgical Techniques, Saunders Elsevier, 2010.）

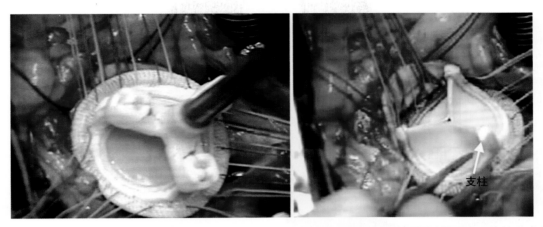

▲ 图 5-3　缝合线在缝合环和主动脉瓣环（左）以等间距放置。在缝合线系好之前，瓣膜被放到合适的位置（牛心包膜瓣，由 Edwards Lifesciences, Irvine, California 提供）。拆下瓣膜固定装置后，可以很容易地看到瓣膜连合处的三个支柱（也称为标杆或支架）（右）。注意支柱的高度与固有主动脉瓣的正常解剖结构平行，瓣膜的连合部比缝合环更向头侧，导致瓣叶的典型弯曲度。正常情况下，瓣叶在关闭位置的最大重叠是邻近连合部，最少的在瓣膜的中心

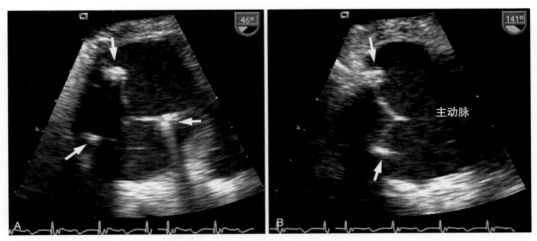

▲ 图 5-4　经食管超声（TEE）人工主动脉瓣短轴（A）和长轴（B）显示在短轴的 3 个支柱和长轴（箭）的 2 个支柱，舒张期关闭的纤细的瓣叶

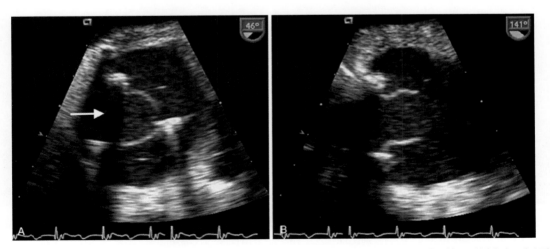

▲ 图 5-5　在收缩期，经食管超声（TEE）的短轴（A）和长轴（B）切面显示在左心室射血时打开的瓣叶。在短轴（箭）的支柱声影遮挡了无冠瓣

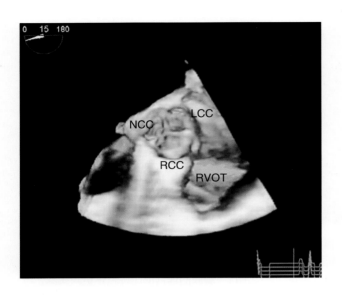

◀ 图 5-6　在另外一个患者用了类似的人工瓣膜，从升主动脉经食管超声（TEE）的 3D 视角显示的主动脉瓣是根据自体瓣膜的位置而命名的

RCC. 右冠瓣；LCC. 左冠瓣；NCC. 无冠瓣；RVOT. 右心室流出道

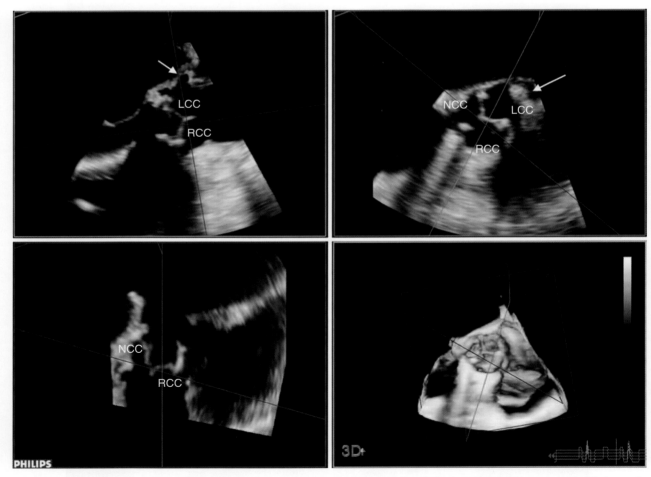

▲ 图 5-7　在图 5-6 中瓣膜的多平面重建 3D 视图，右上图显示绿色和蓝色平面相交于左冠瓣（LCC）/右冠瓣（RCC）和无冠瓣（NCC）/右冠瓣（RCC）。它们分别出现在左上角和左下角视图的长轴切面上。箭所指为左冠状动脉主干（LMCA）的位置

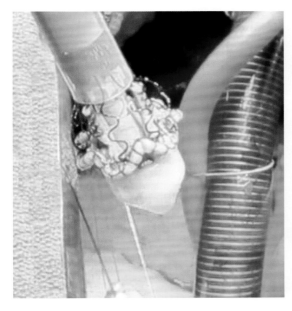

◀ 图 5-8 与经导管主动脉瓣置换术（TAVR）不同，自膨式 Perceval© 瓣膜（由 Sorin Group, Milan, Italy 提供）是通过主动脉切开术放置的。与其他人工瓣膜相比，缝合环的有效瓣口面积与直径的比值较大。图像是在植入前塌陷的瓣膜

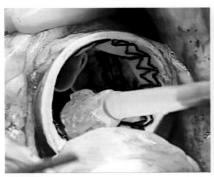 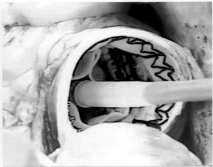 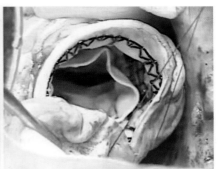

▲ 图 5-9 左图显示最初的瓣膜放置完成，膨胀的球囊促使成形环扩张。右图显示瓣膜完全展开

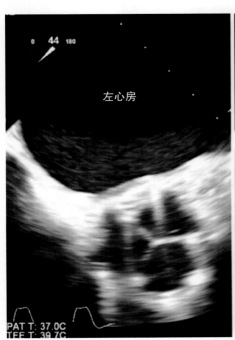 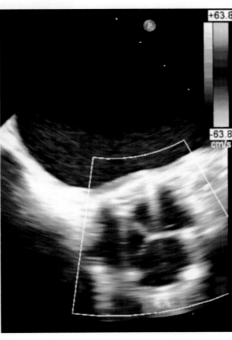

◀ 图 5-10 收缩期经食管中段主动脉瓣短轴切面。没有看到主动脉瓣反流

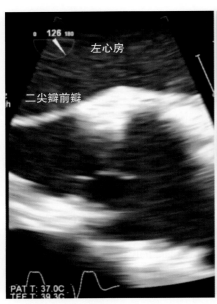
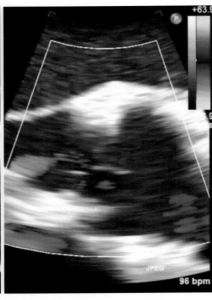

◀图 5-11　经食管中段长轴相关切面

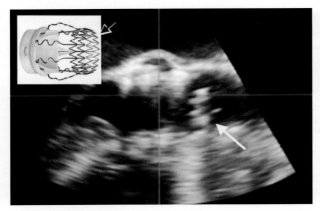

▲图 5-12　从食管中段主动脉瓣短轴切面，探头轻微旋转，可见释放的装置的上端（白箭，黑箭插入点）

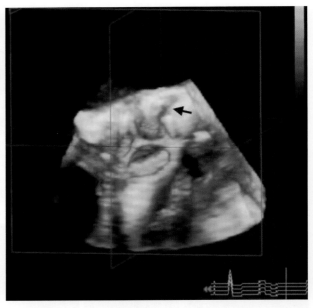

▲图 5-13　瓣膜在经食管超声（TEE）3D 主动脉视角。黑箭示左冠状动脉主干（LMCA）

点评

　　人工瓣膜主要有两大类，即组织瓣和机械瓣。生物瓣（或组织瓣）瓣叶是由牛心包或猪主动脉瓣制成的。瓣叶由环周围的刚性瓣环支撑，环上有金属或聚合物支架支撑瓣叶的连合部，或由自膨式瓣膜的圆柱形支架支撑。植入这些"支架"生物假体涉及缝制一个适当大小的瓣膜进入瓣环，瓣膜的高度和对称性由成形环和支柱保证。与之相反，无支架组织瓣膜仅由一个柔软纤维性或组织性组成的圆柱体支撑。无支架瓣膜的放置和缝合需要在瓣环和连合部顶部两个方面都要保持适当的高度。

　　生物瓣瓣膜以中心圆孔开启，开启和关闭运动类似于固有的三叶式主动脉瓣。然而，前向速度（和压差）比自体瓣膜预期要高，因为缝合环减少了有效的瓣口面积。瓣膜大小较小者，功能性狭窄的程度可能显著，比类似大小的机械瓣膜有效瓣口面积小。因此，每个患者的最佳瓣膜选择取决于可植入瓣膜的大小，此外还要考虑瓣膜的耐用性和长期抗凝。如果植入的瓣膜太小，患者与假体不匹配（定义为指数化的有效瓣膜面积，$0.85cm^2/m^2$）会增加短期死亡率和长期预后不良率。超声心动图对人工瓣膜植入后的评价应遵循图 5-1 所示的标准格式。

推荐阅读

[1] Yoganathan AP, Raghav V.Fluid dynamics of prosthetic valves. In Otto CM, editor: The practice of clinical echocardiography, ed 5, Philadelphia, 2016, Elsevier.

[2] Maslow AD, Bert AA: Echocardiographic evaluation of prosthetic valves. In Oxorn D, editor: Intraoperative echocardiography.Practical echocardiography series, Philadelphia,2012, Elsevier, pp 95–130.

CASE 5-2
人工生物二尖瓣

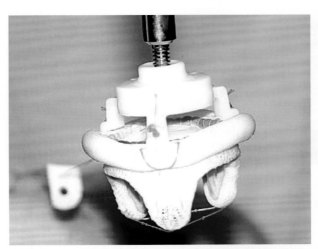

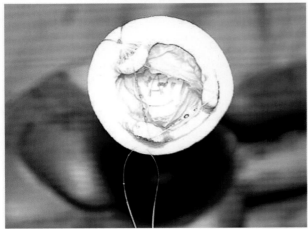

▲ 图 5-14　支架二尖瓣生物假体（美敦力镶嵌二尖瓣假体，由 Minneapolis, Minnesota 提供）附着在支架上，从侧方视图（上）和瓣膜的心室角度（下）看到，瓣叶处于打开位置。蓝色缝线保持生物瓣的形状并提供方向，但在植入时被移除

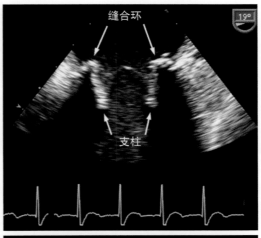

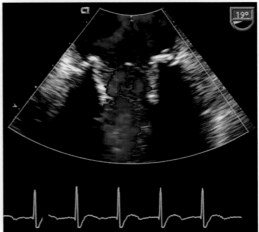

▲ 图 5-15　随着瓣膜的植入，经食管超声（TEE）四腔心切面显示收缩期缝合环、支柱和瓣叶。在二维图像上有明显的缝合环高亮声影（上）。彩色多普勒（下）显示无二尖瓣反流

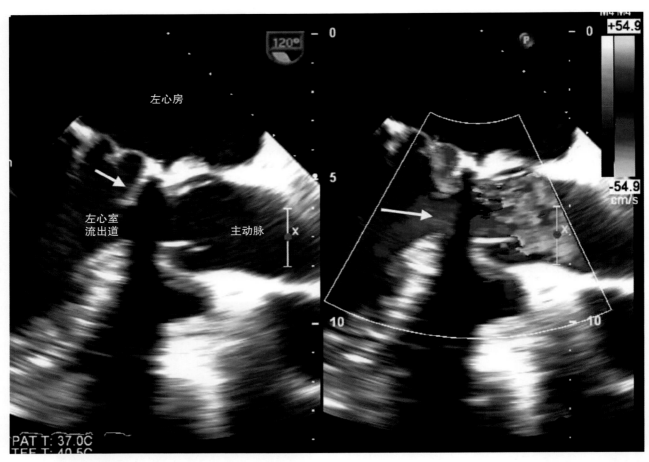

▲ 图 5-16　经食管超声（TEE）食管中段长轴切面显示一个二尖瓣支柱突出于左心室流出道（箭）。右图的彩色多普勒显示没有收缩信号混叠的迹象，意味着层流、通畅的血流（箭）。虽然二维图像显示左心室流出道阻塞，但在大多数情况下，支柱周围有足够的空间确保血流无阻塞

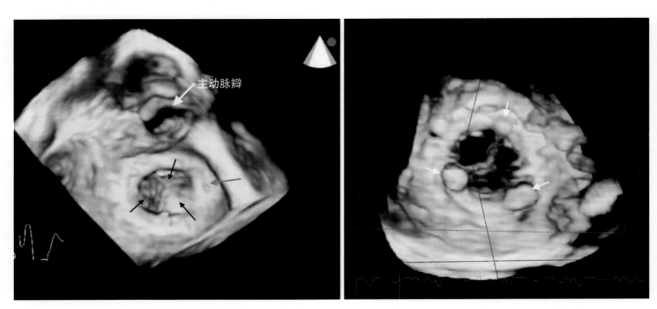

▲ 图 5-17　这张来自不同患者的图像是来自左心房（LA）视角的三维（3D）图像。黑箭示 3 个瓣叶，红箭表示缝合环（左）。右图显示从左心室（LV）的视角来观察瓣膜，可以看到 3 个支柱（白箭）。每个支柱支持 3 个瓣叶中的 2 个

点评

在二尖瓣位置，通常使用机械瓣膜，因为这些患者中有许多是因房颤而进行慢性抗凝治疗的。当使用人工生物瓣膜时，由于二尖瓣环和左心室的解剖原因需要有支架的瓣膜，而不是无支架的瓣膜。二尖瓣位置的瓣膜外观与固有主动脉瓣相似，支架突出于左心室流出道内。在没有小而肥厚的左心室情况下，支架很少会产生流出道梗阻（图 5-16）。二尖瓣人工瓣的血流与正常二尖瓣相似，窦性心律时有舒张早期峰值 (E 峰)、正常减速时间和心房流速峰值（A 峰）。由于瓣膜有效面积较大、左心房至左心室舒张期压差较低，其速度仅略高于自体瓣膜。

推荐阅读

[1] O'Gara PT: Prosthetic heart valves.In Otto CM, Bonow RO, editors: Valvular heart disease, ed 4, Philadelphia, 2014, Elsevier, pp 420–438.

CASE 5-3
人工生物三尖瓣和肺动脉瓣

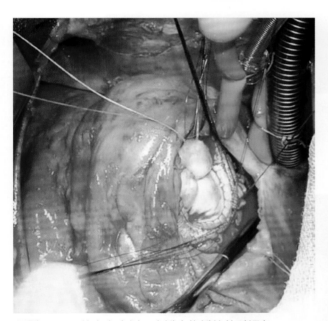

▲ 图 5-18　从右心房侧三尖瓣生物瓣的外科视角

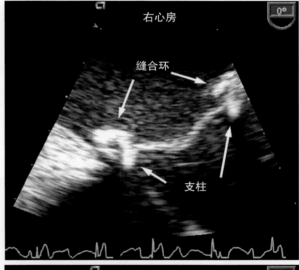

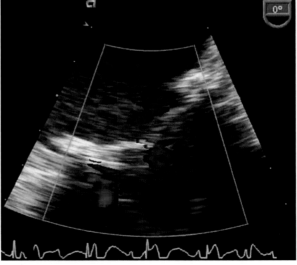

▶ 图 5-19　从 0° 四腔心旋转，可以看到三尖瓣生物瓣的缝合环和支柱。瓣叶在收缩期以轻微角度闭合（上），彩色多普勒没有监测到反流（下）

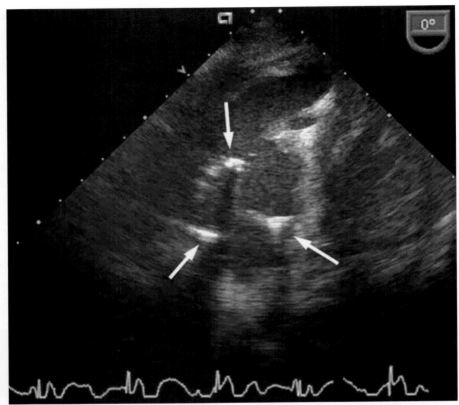

▲ 图 5-20　经胃底生物三尖瓣短轴切面显示 3 个支柱（箭），收缩期瓣膜闭合

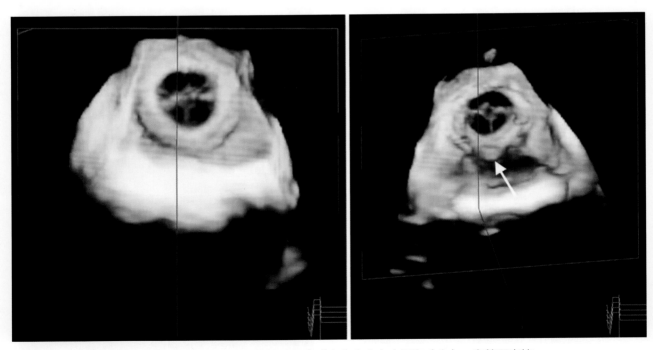

▲ 图 5-21　三尖瓣的经食管超声（TEE）三维右心房视角（左）和右心室视角（右）。白箭示支柱

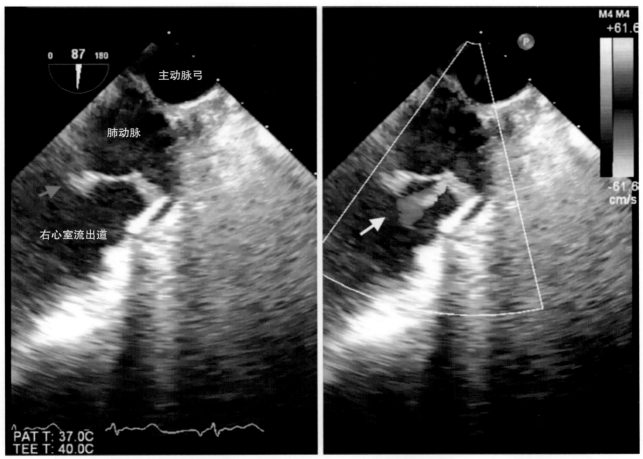

▲ 图 5-22　在一个不同的患者，从高位的食管切面可以看到人工肺动脉瓣；红色血流表示其中 1 个瓣膜支柱。白箭示小的肺动脉瓣反流束

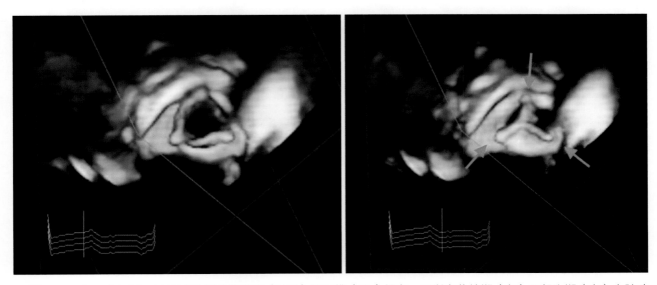

▲ 图 5-23　在一个与图 5-22 对应的经食管超声（TEE）的三维（3D）视角，可以在收缩期（左）和舒张期（右）主肺动脉视角看到人工肺动脉瓣。3 个支柱（红箭）更清晰可见

点评

在成年人中，右心瓣膜的更换比左心瓣膜的更换要少得多。三尖瓣位的机械瓣膜血栓发生率较高，而生物瓣瓣膜破坏速度快。因此，只要有可能，首选三尖瓣修复。人工生物三尖瓣的外观和血流动力学与二尖瓣人工生物瓣膜相似。一个在生物瓣任何位置小程度的中心性反流是正常的，虽然在这个病例没有看到。

推荐阅读

[1] Lin G, Bruce CJ, Connolly HM: Diseases of the tricuspid and pulmonic valves. In Otto CM, Bonow RO, editors: Valvular heart disease, ed 4, Philadelphia, 2014, Elsevier, pp 375–395.

CASE 5-4
二尖瓣双叶机械瓣

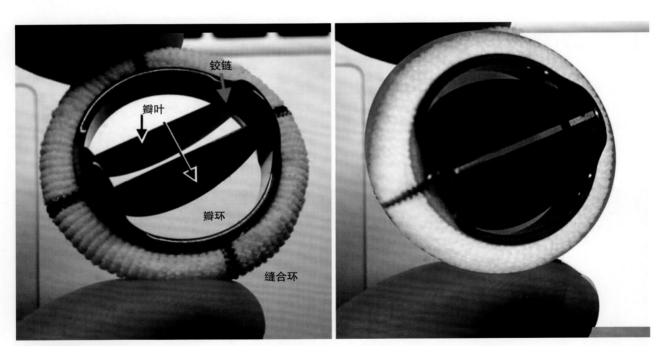

▲ 图 5-24　双叶机械二尖瓣，因为它会出现在左心房一侧的瓣膜。左图显示瓣膜处于舒张期，瓣叶开放。两个半圆形封堵器（或瓣叶）在边缘是自由的，仅附着在靠近瓣环中心的小"铰链"上。缝纫环用布覆盖，以便于缝合线的附着。右图显示瓣膜几乎完全关闭，在收缩期会发生完全关闭

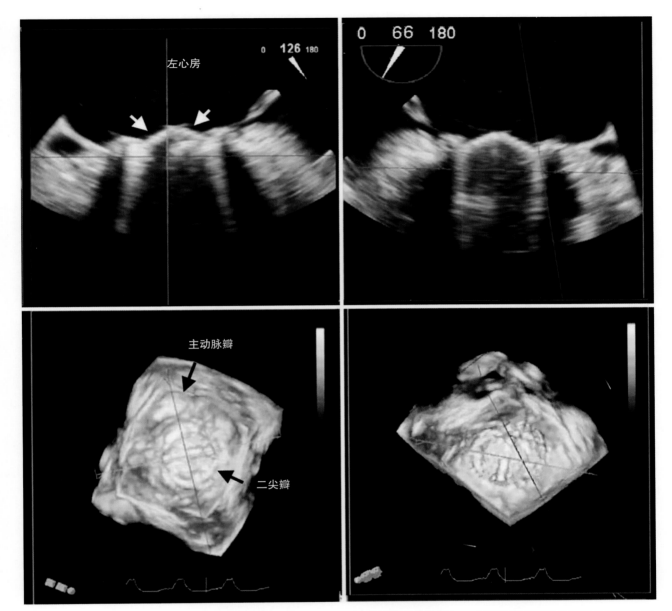

▲ 图 5-25　左图显示患者二尖瓣被植入"解剖"位置，2 个人工瓣膜封堵器的位置与二尖瓣前瓣和后瓣的正常位置相匹配。左下图显示"外科医师视角"，即外科医师从手术台右侧打开的左心房视角，带有红线的交叉瓣膜，从而在左上图中看到重建的二维经食管中段长轴切面。白箭示瓣叶对称关闭。右图显示患者瓣膜已被植入"反解剖位置"，人工瓣膜封堵器与自体瓣膜瓣叶的位置呈 90° 左右的方向。在三维图像（右下）中，绿线现在与瓣膜对称相交，从而生成类似的二维重建图像（右上）。在视频中可显示瓣膜在不同传感器角度下的外观

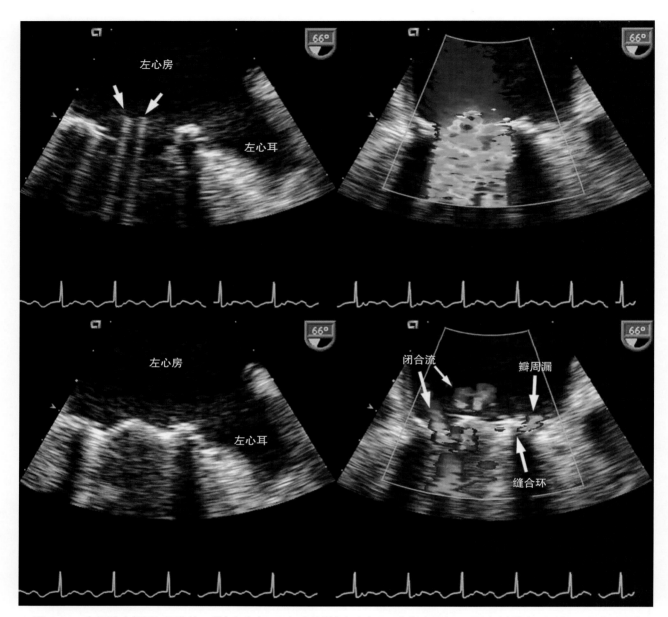

▲ 图 5-26　在两腔心切面，标准的二维（左上）和彩色多普勒（右上）显示在舒张期打开的瓣叶（箭）平行排列。在收缩期（下排图），闭合的瓣叶彼此成轻微的角度。注意缝合环投射的声影和由于圆盘封堵器在此视图中遮盖左心室而产生的混响。彩色多普勒显示正常的瓣膜血流通过狭窄的中央孔和舒张期（右上）较大的外侧孔与典型的收缩期（右下）瓣叶关闭小偏心射流导致瓣叶关闭（"冲洗"射流）。在缝合环外也可以看到小的瓣周射流，这将在体外循环撤离后不久自发关闭

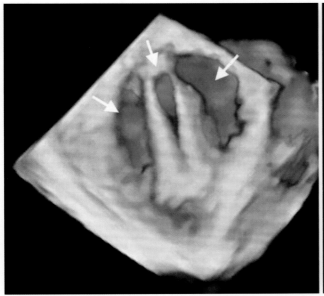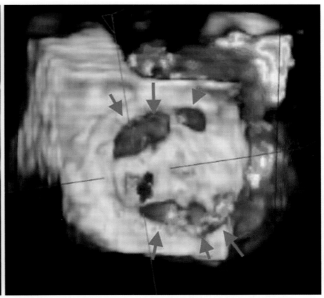

▲ 图 5-27 左心房视角的二尖瓣三维彩色多普勒显示 3 束舒张期流入血流（左，白箭）和收缩期的多束冲洗射流（右，红箭）

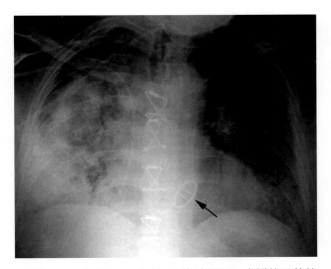

▲ 图 5-28 便携式 AP 胸部 X 线片显示二尖瓣位开放的双叶机械瓣膜

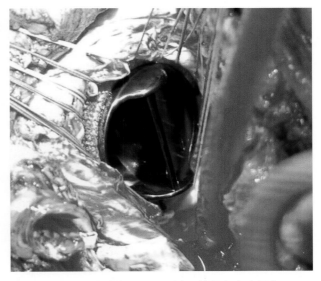

▲ 图 5-29 双叶瓣植入后，通过开放的左心房视角

点评

　　最常见的机械瓣类型是带有两个半圆形瓣环封堵器的双叶瓣或带有一个以铰链或中央支柱为枢轴的单个圆形封堵器的倾斜盘瓣。较旧的机械阀类型，如球笼瓣，现在很少见到。双叶机械人工瓣膜的正常血流动力学特征是由于封堵器关闭而导致的少量反流。对于二叶瓣，通常有两个从枢轴点汇合的射流、一个小中心射流和多束的外围射流，信号混叠很少。此外，这些正常的起源于缝合环内反流射流束体积很小。

　　相反，病理性反流发生在意想不到的位置，通常是瓣周漏，通常与更大、更偏心的射流束有关。人工瓣膜反流的评估方法与自体瓣膜相同，包括测量缩流颈的宽度、评价连续波多普勒曲线的密度和形状、计算反流容积和瓣口面积。然而，评价人工瓣膜，特别是在二尖瓣位置，需要经食管成像，因为来自人工瓣膜的声影和混响会妨碍经胸途径的评价。瓣膜心室侧近端等速表面积(PISA) 的测定有助于鉴别反流性射流的起源，但由于 PISA 不对称性和图像质量差，测量往往比较困难。

推荐阅读

[1] Pibarot P: Prosthetic valve dysfunction: echocardiographic recognition and quantitation (including paravalvular regurgitation and closure) In Otto CM, editor: The practice of clinical echocardiography, ed 5, Philadelphia, 2016, Elsevier.

[2] Beigel R, Siegel RJ: Evaluation of prosthetic valve dysfunction with the use of echocardiography, Rev Cardio-vasc Med 15(4): 332–350, 2014.

[3] Hahn RT: Mitral prosthetic valve assessment by echocardiographic guidelines, Cardiol Clin 31(2):287–309, 2013.

CASE 5-5
主动脉瓣双叶机械瓣

一个正常的双叶机械主动脉瓣置换术的病例。与二尖瓣位置的双叶瓣膜相比，主动脉位置的瓣膜在其垂直轴上翻转。

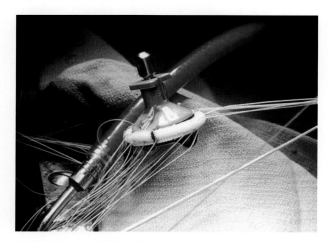

▲ 图 5-30　机械瓣定位在保持架上，只有瓣膜的缝合环可见。缝合线在缝合环周围等距离放置，以便将人工瓣膜附着在主动脉环上

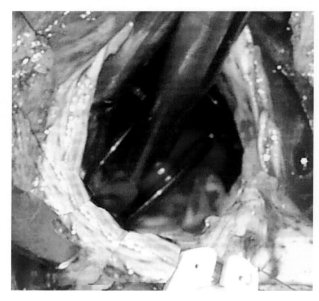

▲ 图 5-31　在主动脉位置双叶瓣，钳子打开 2 个瓣叶。看到狭窄的裂缝样中央孔和两个较大的半圆形孔

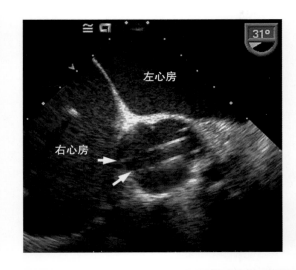

◀ 图 5-32　与手术视角相似的切面，旋转 31° 的超声心动图切面显示，主动脉瓣收缩期有 2 个瓣叶开口（箭），有中央裂缝样孔和前后各有 2 个较大的半圆形开口

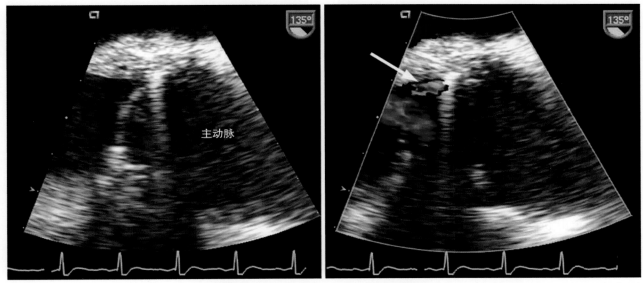

▲ 图 5-33　135° 的长轴切面。在实时图像正常的瓣叶运动，并通过瓣膜近端部分看到一些声影和混响。彩色多普勒（右）显示少量的反流（箭），正如所预期的这种瓣膜类型

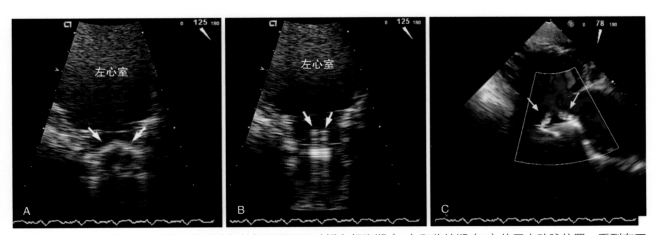

▲ 图 5-34　左心室和升主动脉的经胃底长轴切面显示双叶瓣在舒张期（A）和收缩期（B）位于主动脉位置。看到在正常的闭合位置，瓣叶（箭，A）彼此成小角度而打开的瓣叶（箭，B）则呈平行方位。彩色多普勒（C）显示 2 个正常的"冲洗射流"（箭）

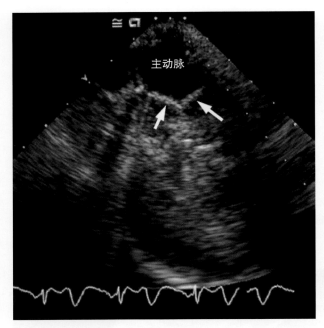

▲ 图 5-35 在升主动脉手术中将无菌探头放置在心外膜上，即可获得主动脉人工瓣膜的图像。关闭的瓣叶（箭）是轻微的角度，如在心尖切面看到的

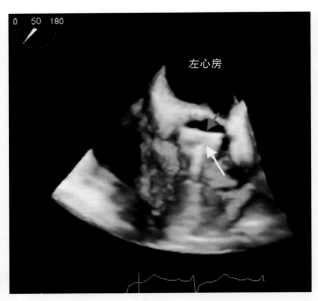

▲ 图 5-36 从左心房的角度看，这个 3D TEE 食管中段显示了从食管中部位置成像机械瓣时的 2 个问题，即大量由机械瓣（红箭）引起的伪影（白箭），以及无法评估瓣运动，这可能更容易从经胃的位置完成（图 5-34）

点评

双叶瓣由连接在 2 个小铰链旁硬环上的热解碳盘组成。这种设计当瓣膜开启时，会产生 1 个小的中央裂缝孔和 2 个较大的横向半圆孔。因为对于生物瓣与正常的自体瓣膜相比，正常运作的机械瓣膜的血流动力学本质上是狭窄的，现有的表格列出了每种瓣膜类型和大小的预期跨瓣速度、压差和预期瓣口面积。由于中心裂缝孔的流体动力特性，功能正常的瓣膜甚至可以记录到更高的速度。有效的瓣口面积可以用连续性方程来计算，就像自体瓣膜一样。由于人工瓣膜的流速和压差依赖于跨瓣流量，以及瓣膜的类型和大小，因此在临床上瓣膜功能正常时进行基本检查，有助于在系列检查中区分瓣膜狭窄和正常血流动力学。

推荐阅读

[1] Blauwet LA, Miller FA Jr: Echocardiographic assessment of prosthetic heart valves, Prog Cardiovasc Dis 57(1):100–110, 2014.

[2] Eleid MF, Thomas JD, Nishimura RA: Increased prosthetic valve gradients: abnormal prosthetic function or pressure recovery? Catheter Cardiovasc Interv 84(6):908–911, 2014.

CASE 5-6
三尖瓣和肺动脉瓣双叶机械瓣

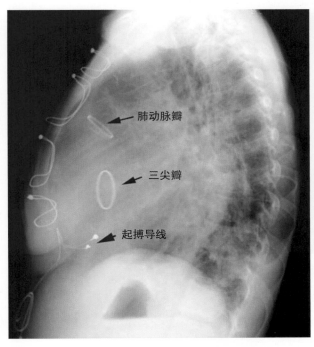

▲ 图 5-37　患者胸部侧位片显示人工肺动脉瓣和人工三尖瓣的缝合环。心外膜起搏导线和胸骨关闭钢丝也可见

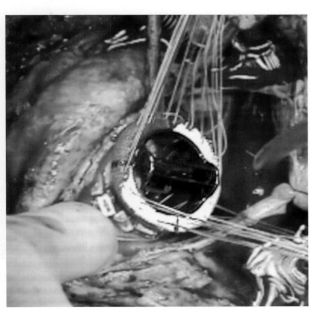

▲ 图 5-38　术中从右心房观察机械瓣缝合进三尖瓣环。看到缝线通过小的矩形垫片（靠近外科医师的指尖）将瓣膜固定到瓣环。这些垫片有时可以在超声心动图上看到

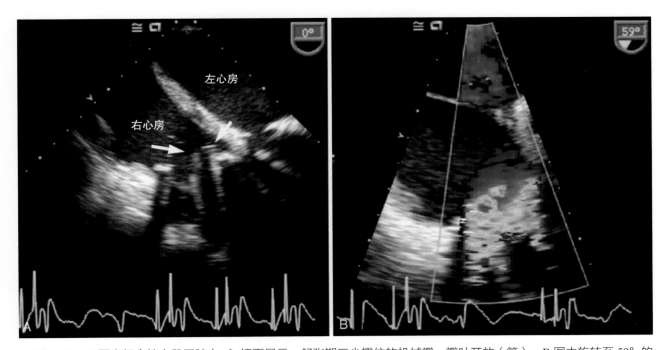

▲ 图 5-39　A 图中经食管中段四腔心 0° 切面显示，舒张期三尖瓣位的机械瓣，瓣叶开放（箭）。B 图中旋转至 59° 的短轴切面彩色多普勒显示，正常的跨瓣前向血流

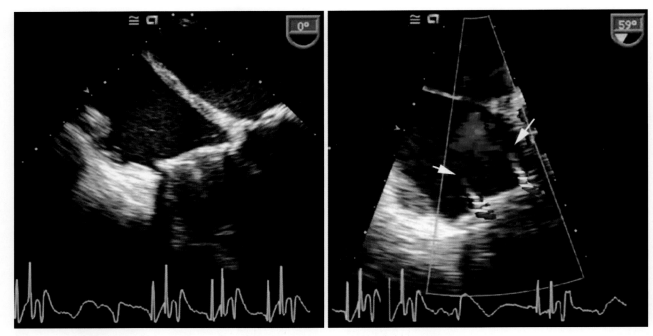

▲ 图 5-40　在像图 5-39 类似的两个切面，可以看到闭合的瓣叶及正常的人工瓣膜反流（箭）

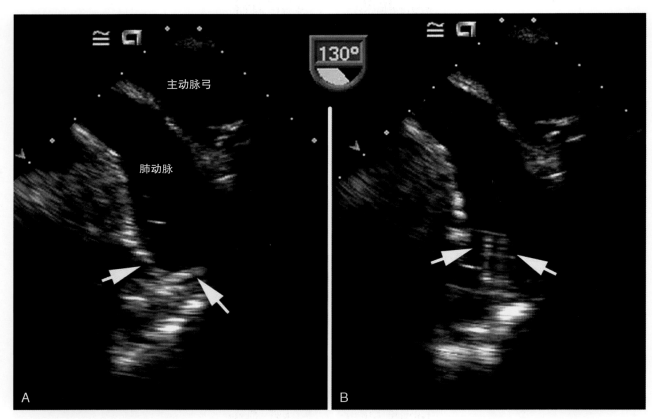

▲ 图 5-41　在 130° 高位食管位置，可见肺动脉瓣位双叶机械瓣在舒张期关闭（A，箭）和收缩期开放（B，箭）

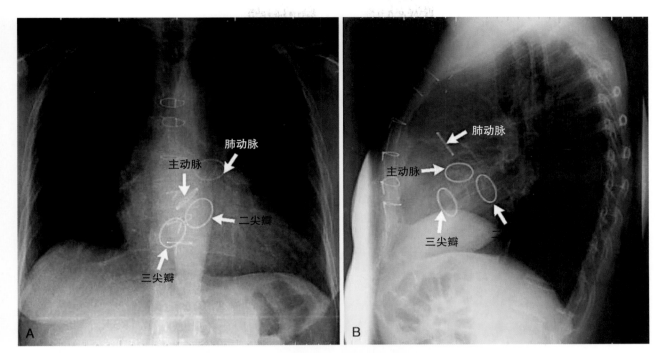

▲ 图 5-42　胸部后外侧和侧位 X 线片上显示人工瓣膜在心脏轮廓中的正常位置
（经许可转载，引自 van den Brink B. Four artificial heart valves. N Engl J Med 2005; 353:712. ©Massachusetts Medical Society.）

点评

虽然确定人工瓣膜类型和位置的最直接方法是检查患者的病历或患者随身携带的瓣膜说明。在一些病例中，瓣膜的位置和类型只能通过体检或胸部 X 线片推断。如本病例所示，标准正侧位胸部 X 线片可以根据瓣膜在心脏轮廓内的正常位置来识别瓣膜位置（图 5-37，图 5-42）。

三尖瓣位的人工瓣膜外观和血流动力学与人工二尖瓣膜相似，但速度和压差可能更低，因为可以将较大的人工瓣膜放置在三尖瓣环中。除平均压差外，机械性房室瓣的评价还包括测量压力半降时间。由自体二尖瓣狭窄研究得出的经验常数 220 也可用于中心孔型人工生物瓣膜和机械瓣膜来估计瓣膜面积。

推荐阅读

[1] Otto CM: Prosthetic valves. In Otto CM, editor: Textbook of clinical echocardiography, ed 5, Philadelphia, 2013, Elsevier, pp 342–371.

人工生物瓣膜功能障碍
Bioprosthetic Valves: Dysfunction

CASE 5-7
人工生物主动脉瓣退变

患者，男性，56 岁。患者因感染性心内膜炎放置 27mm 心包生物瓣 11 年后出现充血性心力衰竭的症状和体征。患者目前否认发热、体重减轻、疲劳或其他心内膜炎症状。体检提示心脏舒张期有杂音，患者被安排进行超声心动图检查，然后行心脏手术。

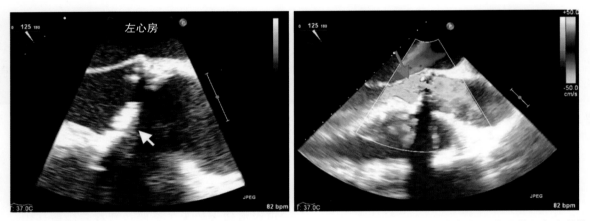

▲ 图 5-43　左图的食管中段长轴切面显示右冠瓣严重钙化（白箭）。还有瓣叶的后部也有钙化。右图的彩色多普勒显示主动脉瓣反流射流束，宽至充满左心室流出道。因为瓣膜钙化声影的影响很难测量缩流颈，但是外观提示严重的主动脉瓣反流

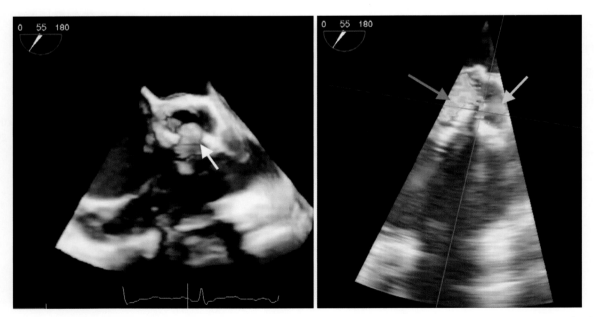

▲ 图 5-44　左图为从升主动脉视角主动脉瓣的经食管超声（TEE）三维图像。在舒张末期，增厚的右冠瓣清晰可见（白箭）。右图为多切面重建，显示主动脉瓣反流主要在无冠瓣附近（红箭），但是左冠瓣也有反流（黄箭）

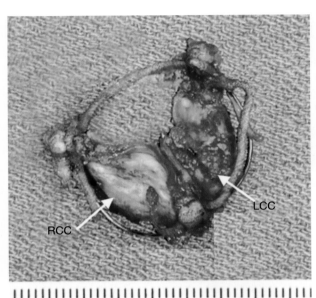

◀ 图 5-45　瓣膜被置换，外科医师看到右冠瓣（RCC）的严重钙化，左冠瓣（LCC）的部分破坏，以及无冠瓣接近完全缺失

点评

生物瓣的主要缺点是最终结构破坏。主动脉瓣生物瓣置换术后 15 年内原发性瓣膜功能障碍的发生率约为 20%，二尖瓣生物瓣置换术后发生率约为 40%。瓣膜功能障碍的机制包括：①组织退化，导致瓣叶不完整导致反流（如本例）；②组织钙化，导致瓣膜狭窄或反流。

在使用生物瓣的患者中，对瓣膜内或附近的活动性占位的鉴别诊断应始终包括瓣叶连枷，以及瓣膜赘生物或血栓形成。通常需要经食管超声成像来全面确定瓣膜功能障碍的机制。

推荐阅读

[1] Johnston DR, Soltesz EG, Vakil N, et al: Long-term durability of bioprosthetic aortic valves: implications from 12,569 implants, Ann Thorac Surg 99(4):1239–1247, 2015.

[2] Chiang YP, Chikwe J, Moskowitz AJ, et al: Survival and long- term outcomes following bioprosthetic vs mechanical aortic valve replacement in patients aged 50 to 69 years, JAMA 312(13):1323–1329, 2014.

CASE 5-8
人工生物主动脉瓣狭窄

患者，男性，68 岁。患者因气短和疲劳加重而被观察到。9 年前，患者因主动脉瓣心内膜炎接受了 27mm 的 Carpentier-Edwards 心包人工瓣膜置换术。

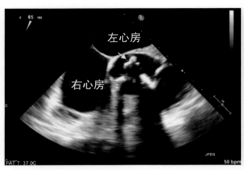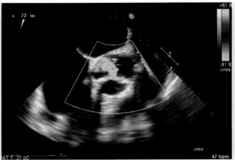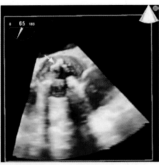

▲ 图 5-46　三张图均来自收缩期。在食管中段主动脉瓣短轴切面（左），有瓣叶活动受限（在视频剪辑中可以更清楚地看到）和钙化（箭）。彩色多普勒显示血流通过收缩期狭窄的开口（中）。来自主动脉视角的三维图像（右）显示连接到其中一个瓣膜支架的瓣叶增厚和钙化（箭）

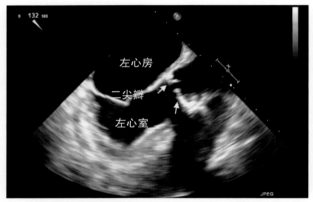

▲ 图 5-47　经食管中段主动脉瓣长轴切面再次显示人工瓣叶钙化（箭），在视频中可见瓣叶活动受限

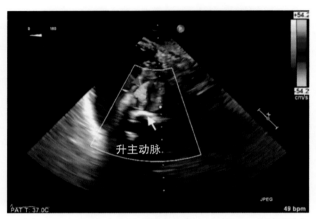

▲ 图 5-48　在这个舒张期经胃底心尖切面，捕捉到主动脉反流的射流束（红箭）。再次看到人工瓣膜的钙化（白箭）

点评

生物瓣膜的耐久性与患者植入时的年龄成反比。在老年人中，人工生物瓣膜功能障碍在最初 10 年并不常见，接下来是渐进性的瓣叶纤维化和钙化，这导致一些患者出现瓣膜狭窄。人工瓣膜狭窄的诊断应考虑术后基础血流动力学。与正常自体瓣膜相比，人工生物瓣膜具有较高的前向速度和平均压差，较低的瓣膜面积伴有个体患者的特定血流动力学与瓣膜大小、流量和其他临床因素有关。建议在瓣膜植入后 3 ～ 6 个月进行基础超声心动图检查，以便与将来的研究进行比较。人工瓣膜狭窄诊断的最安全条件是：随着时间的推移，瓣膜的压差逐渐增加，瓣膜面积减小，瓣膜瓣叶钙化伴收缩运动减少。在没有瓣叶改变或没有进展性疾病证据的情况下，提示狭窄的血流动力学可能是由于患者与人工瓣不匹配，而不是瓣膜狭窄所致。

推荐阅读

[1] Zoghbi WA, Chambers JB, Dumesnil JG, et al: Recommendations for evaluation of prosthetic valves with echocardiography and Doppler ultrasound: a report from the American Society of Echocardiography's Guidelines and Standards Committee and the Task Force on Prosthetic Valves, J Am Soc Echocardiogrphy 22(9):975–1014; quiz 1082–1084, 2009.

CASE 5-9
人工主动脉瓣松动

患者，男性，69岁。患者有2周的气短加重和全身肿胀的病史。他否认有任何发热、发冷或盗汗。患者在入院前2年因升主动脉瘤和扩张的主动脉环并伴有严重的主动脉瓣反流而接受了主

动脉瓣置换术和主动脉移植术。当时没有活动性感染的迹象。

在手术中，发现瓣膜前方开裂。瓣膜切除后，自体瓣环有明显的炎症，病理检查证实为炎症。

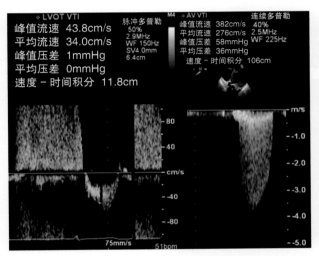

▲ 图 5-49　左心室流出道（左）脉冲多普勒速度仅为0.44m/s，提示心输出量低。经主动脉血流的连续波多普勒（右）显示速度为3.8m/s，平均压差为36mmHg。虽然压差只有中度升高，但功能瓣口面积（流出道直径2.2cm）只有0.5cm²。这些结果与严重的人工瓣膜狭窄、低每搏量相一致

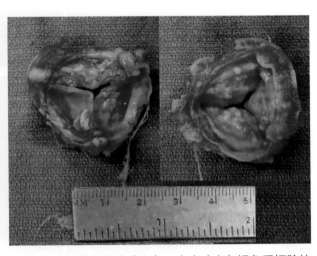

▲ 图 5-50　从主动脉（左）和心室（右）视角看切除的人工瓣膜。在人工瓣膜的所有3个支柱有增厚和结节状

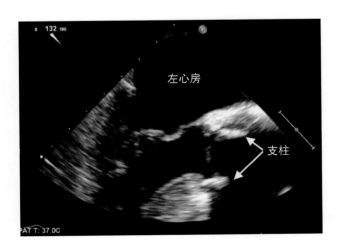

◀图 5-51　这张是原始主动脉生物人工瓣膜置换后获得的经食管中段长轴图像。主动脉瓣位置良好，彩色多普勒显示无主动脉瓣反流迹象

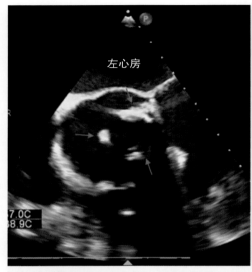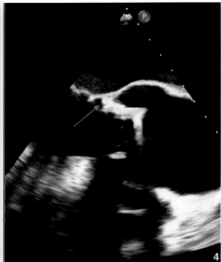

◀ 图 5-52 这张经食管超声（TEE）的双平面图像是在第二次手术麻醉诱导后获得。左图中经食管中段短轴图像显示大面积的瓣膜裂开。红箭示支柱。右图中红箭示实时看到摇摆运动的区域

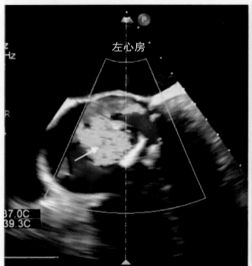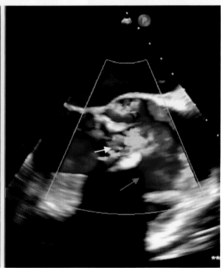

◀ 图 5-53 彩色多普勒用于图 5-52，在收缩期血流通过瓣膜（白箭），同样通过瓣膜前方（红箭），尽管回声失落影响了后面的射流束。瓣叶保持功能正常，只有微量反流通过主动脉瓣膜

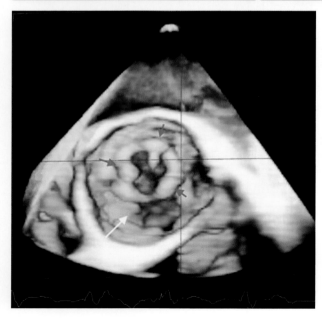

◀ 图 5-54 在这张从升主动脉视角的主动脉瓣的三维超声图像中，再次观察到主动脉瓣的裂开。红箭再次示 3 个支柱，而白箭示宽广的裂开区域。相关视频则以轻微的水平角度成像，这样可以充分观察瓣膜的摇摆运动

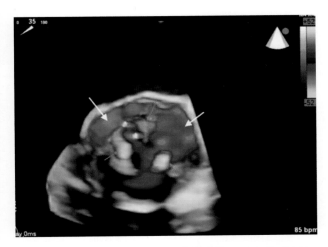

◀ 图 5-55　三维彩色多普勒应用于之前的图像。红箭示瓣膜支柱，白箭示瓣周反流的区域

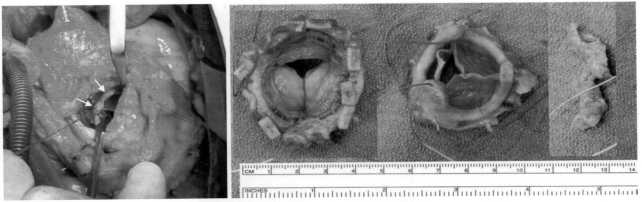

▲ 图 5-56　随着主动脉切开，可以看到裂开瓣膜的游离缘（左）。切除的瓣叶（右）既没有增厚也没有钙化

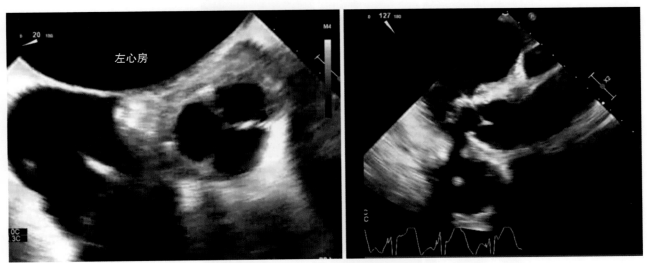

▲ 图 5-57　同种移植物的瓣膜，锚定良好，瓣叶运动正常（左图经食管中段短轴，右图经食管中段长轴）

点评

对于瓣膜裂开和瓣周漏的患者，早期诊断应包括血培养，因为心内膜炎可能是新瓣周漏原因之一。瓣周漏也可能由于环状组织结构完整性不足而发生，如瓣周脓肿所致组织破坏，或人工瓣膜材料与自体瓣环之间机械力过大引起瓣环纤维

化和钙化，导致缝线断裂。这些并发症可能会出现在瓣膜置换术后早期，但也可能发生较晚（如本例患者）。

除了瓣膜反流的标准外科干预外，其他干预瓣膜反流的指征还包括担心瓣膜进一步裂开可能会突然发生。此外，药物治疗困难的溶血性贫血可能需要干预。

虽然外科修复仍是标准，但在一些患者中，瓣周漏可通过经皮放置的装置封堵。

推荐阅读

[1] Mahjoub H, Pibarot P, Dumesnil JG: Echocardiographic evaluation of prosthetic heart valves, Curr Cardiol Rep 17(6):48, 2015.

[2] Sorajja P, Bae R, Lesser JA, Pedersen WA: Percutaneous repair of paravalvular prosthetic regurgitation: patient selection, techniques and outcomes, Heart 101(9):665–673, 2015.

CASE 5-10
人工生物二尖瓣狭窄

患者，女性，34 岁。患者在分娩 10d 后因心源性休克和急性呼吸衰竭从外院转诊。她在几年前因细菌性心内膜炎放置了一个人工生物二尖瓣，现表现出了严重的生物瓣膜狭窄和肺动脉高压的迹象。她的围生期临床过程也因肺栓塞而变得复杂。

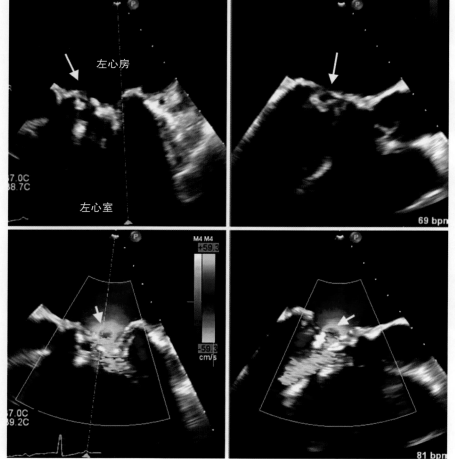

◀图 5-58　在二尖瓣人工瓣（箭）的 2 个食管中段二尖瓣交界切面（上排），可见瓣叶广泛的增厚和钙化，以及瓣膜远端的声影。左上图显示四腔心切面，右下图显示长轴切面。在实时超声心动图中，在心脏舒张期瓣膜的开放程度是很低的。彩色多普勒在同一图像平面（下排）显示瓣膜左心房侧血流加速和流经瓣口的窄束血流

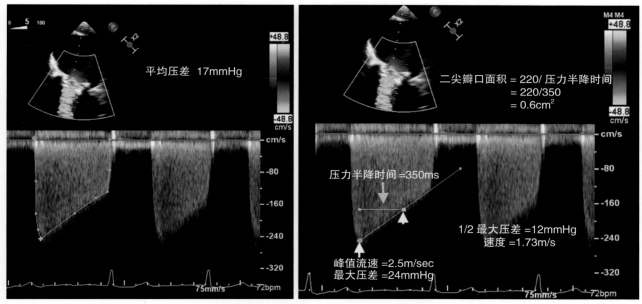

▲ 图 5-59 连续多普勒波形显示跨人工二尖瓣的平均压差是 17mmHg，通过压力半降时间方程计算的二尖瓣面积为 0.6cm²。这两个数值与严重的二尖瓣狭窄是一致的。当患者为房颤时，多普勒数据是数个心动周期的平均值

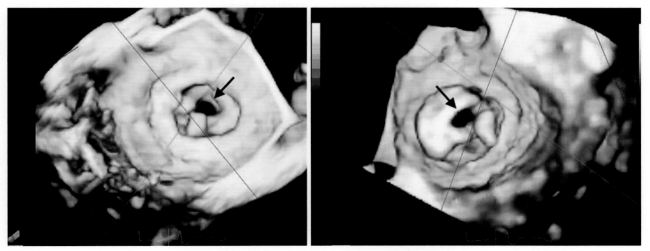

▲ 图 5-60 从左心房（左）和左心室（右）视角的人工生物二尖瓣舒张期的经食管超声（TEE）的三维视图。黑箭表示最大程度的瓣叶开放。瓣叶增厚明显

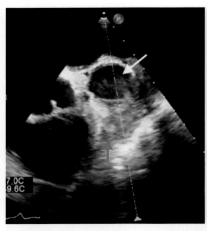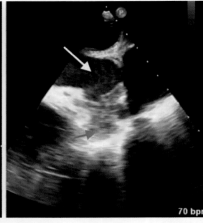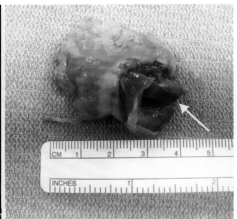

▲ 图 5-61　左心耳（左、中）的双平面影像显示左心耳血栓（红箭）可能性和超声下自发显影，俗称"烟雾"（白箭），在实时图像中更容易完全显示。在手术中，切除的左心耳（右）充满了血栓（白箭）

点评

人工生物二尖瓣狭窄通常表现为渐进性劳累，或由于体检时出现新的杂音而被诊断。在无症状的严重狭窄患者中，在血流动力学负荷加重叠加的情况下，如妊娠、发热或贫血，表现可能是急性的，就像本例患者。年轻女性经常选择生物人工瓣膜，以避免妊娠期间华法林抗凝的风险，尽管已知在年轻患者中生物瓣膜的寿命较短。

推荐阅读

[1] Silversides C, Siu S: Heart disease in pregnancy. In Otto CM, editor: The practice of clinical echocardiography, ed 5, Philadelphia, 2016, Elsevier.

[2] Chikwe J, Chiang YP, Egorova NN, Itagaki S, Adams DH: Survival and outcomes following bioprosthetic vs mechanical mitral valve replacement in patients aged 50 to 69 years, JAMA 313(14):1435– 1442, 2015.

CASE 5-11
人工生物二尖瓣血栓

患者，男性，28 岁。患者曾在 3d 前因风湿性心脏病接受过手术。患者行三尖瓣修复，他在 10 岁时行人工生物主动脉瓣（23mm）置换，反流和狭窄的二尖瓣被人工生物瓣膜取代。由于体外循环时间长并伴有呼吸和心脏衰竭，他被放置 ECMO(体外膜氧合) 进行心肺支持。

由于肺动脉压力升高，进行经胸超声（TTE）检查。

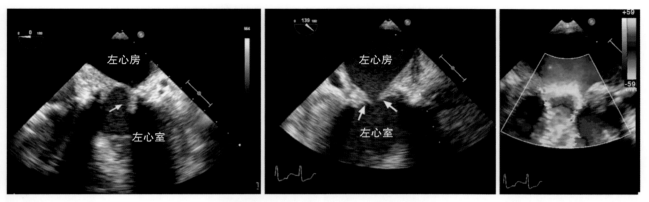

▲ 图 5-62　左图和中图的舒张期食管中段切面显示，二尖瓣人工生物瓣膜明显增厚，舒张期动作减少。右图中，尽管速度标尺设置在较高的 Nyquist 极限，但彩色多普勒显示了较大的近端血流聚集区域（从蓝色到红色过渡）

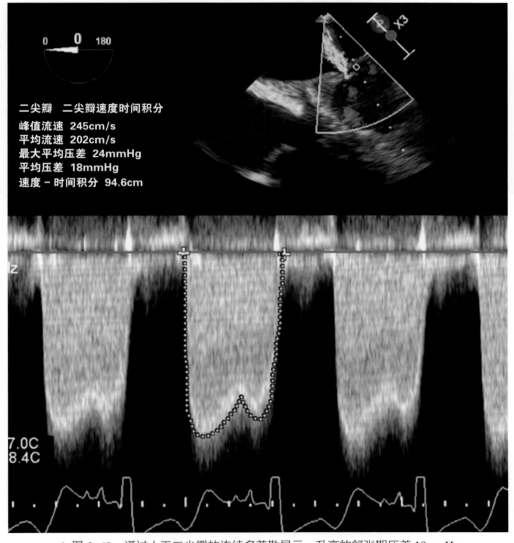

▲ 图 5-63　通过人工二尖瓣的连续多普勒显示，升高的舒张期压差 18mmHg

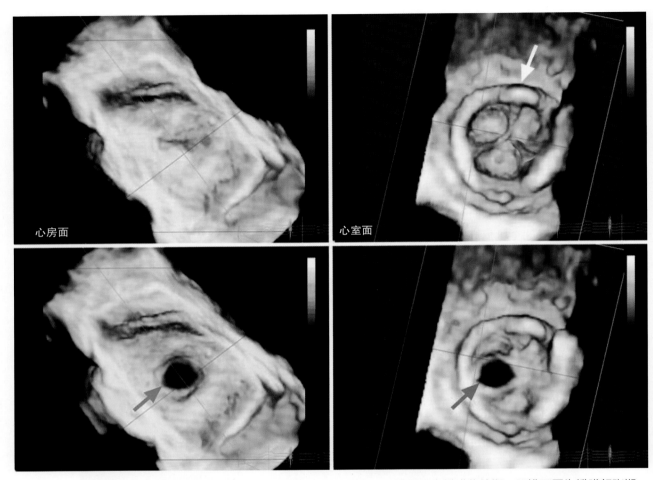

▲ 图 5-64　图像为人工生物二尖瓣的经食管超声（TEE）三维图像。上排两图为瓣膜收缩期，下排两图为瓣膜舒张期。白箭示其中 1 个瓣膜支柱。从心房侧，瓣叶在收缩时显得模糊不清，尽管从心室侧看起来相对正常。在下排两图中，有瓣叶开放极度的限制，实时图像中显示 3 个瓣膜中的 2 个不能移动。红箭示瓣口

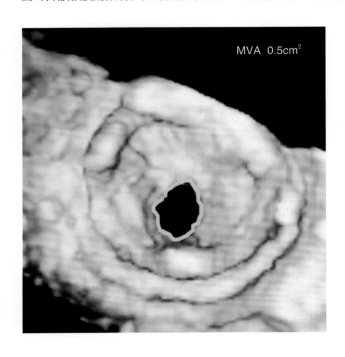

◀ 图 5-65　采用多平面重建方法，对瓣口进行识别，并用平面法测量二尖瓣面积（MVA）为 0.5cm²

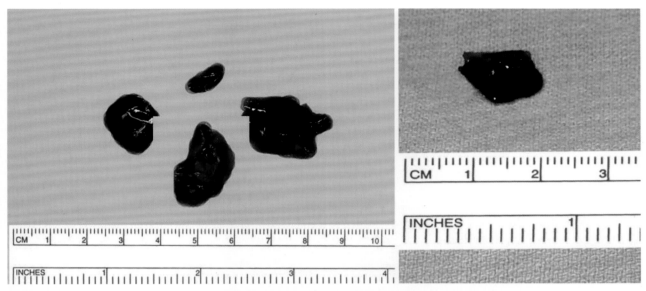

▲ 图 5-66　图示为从瓣膜取出的多处血栓。人工瓣膜留在原位，脱离体外循环后瓣膜功能良好

点评

　　生物瓣植入后早期的急性血栓形成是罕见的，但确实会发生，可能与人工生物瓣瓣叶和缝合环缺乏内皮化有关。在目前的病例中，辅助使用体外膜氧合（ECMO）的左侧腔室内的血液淤积会促进血栓形成。由于全身栓塞的风险，左心瓣膜血栓不能进行溶栓治疗。出现全身栓塞，通过及时诊断和手术干预可以取得一个良好的临床结局。现行指南表明，人工生物二尖瓣置换术后前 3 个月（Ⅱa 级）应用华法林抗凝是合理的，人工生物主动脉瓣膜置换术后前 3 个月可考虑使用华法林抗凝（Ⅱb 级）。

推荐阅读

[1] Nishimura RA, Otto CM, Bonow RO, et al: American College of Cardiology/American Heart Association Task Force on Practice Guidelines: 2014 AHA/ACC guideline for the management of patients with valvular heart disease: executive summary: a report of the American College of Cardiology/American Heart Association Task Force on Practice Guidelines, J Am Coll Cardiol 63(22):2438–2488, 2014.

[2] Griffin BP, Rodriguez R, Tan C, et al: Early bioprosthetic valve failure: mechanistic insights via correlation between echocardiographic and operative findings, J Am Soc Echocardiogr 28(10): 1131–1148, 2015.

CASE 5-12
人工生物二尖瓣反流

　　患者，女性，40 岁。患者因风湿性二尖瓣疾病在 23 岁时第一次行二尖瓣置换术，在 30 岁时用支架人工生物瓣膜再次进行了二尖瓣置换。在 36 岁时，她在儿子出生后出现了心力衰竭症状，随后又出现了新的房颤。她的诊疗过程因糖尿病、甲状腺功能减退、贫血和睡眠呼吸暂停而变得复杂。超声心动图显示连枷性人工生物瓣膜，伴有严重的二尖瓣反流。患者被推荐再次行瓣膜置换手术。

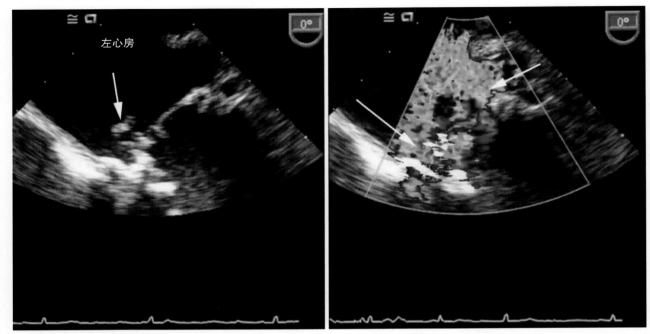

▲ 图 5-67　在 0° 的经食管超声（TEE）四腔心切面，在收缩期（左）附在二尖瓣瓣叶上的物体脱入左心房，彩色多普勒（右）显示至少有两束反流的射流束，一束在瓣周内侧，另一束通过瓣叶的中心区域

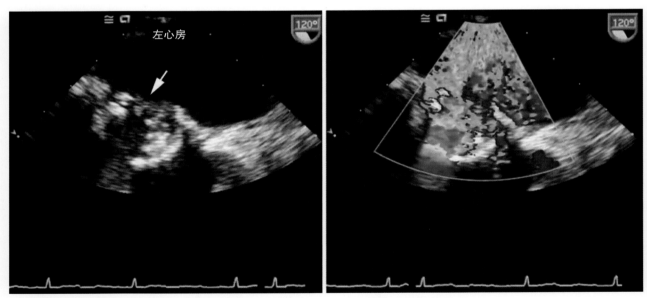

▲ 图 5-68　在 120° 长轴切面，支架瓣膜的不规则瓣叶（箭）和再次看到严重的反流

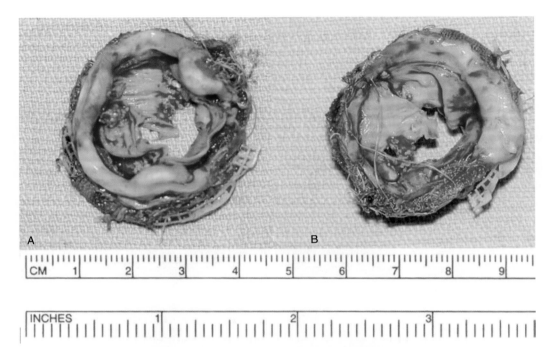

▲ 图 5-69　从瓣膜的左心室（A）或左心房（B）侧视角，切除的瓣膜显示严重的瓣叶破坏

点评

　　这位女性仅在瓣膜置换后 10 年出现人工生物二尖瓣的结构性衰坏，症状与瓣膜植入术后 6 年的人工瓣膜功能障碍有关。较老类型人工生物瓣膜的寿命与手术时患者的年龄成反比。例如，70 岁以上的患者 10 年内免于结构破坏的比率约为 90%，而 16 至 39 岁的患者只有 10%，40 至 49 岁的患者则为 35%。怀孕是否会加速生物瓣膜的恶化仍存在争议，但鉴于这一年龄段妇女的结构恶化迅速，因此在怀孕期间对生物瓣膜功能进行仔细监测是非常有必要的。然而，考虑到经导管瓣膜内瓣膜植入用于结构毁损的生物瓣膜，在年轻患者中，瓣膜的最佳选择正处于过渡阶段。

推荐阅读

[1] Yun KL, Miller DC, Moore KA, et al: Durability of the Hancock MO bioprosthesis compared with standard aortic valve bioprostheses, Ann Thorac Surg 60(2 Suppl):S221–S228, 1995.

[2] Johnston DR, Soltesz EG, Vakil N, et al: Long-term durability of bioprosthetic aortic valves: implications from 12,569 implants, Ann Thorac Surg 99(4):1239–1247, 2015.

[3] Lawley CM, Lain SJ, Algert CS, et al: Prosthetic heart valves in pregnancy, outcomes for women and their babies: a systematic review and meta-analysis, BJOG 122(11): 1446–1455, 2015.

CASE 5-13
二尖瓣位生物瓣心内膜炎伴瓣周漏

　　患者，男性，52 岁。患者 15 年前因心内膜炎行二尖瓣置换术，2 个月前因人工瓣膜组织退行性变而再次行二尖瓣置换术。术后并发胸骨切口感染、成人呼吸窘迫综合征 (ARDS)、金黄色葡萄球菌败血症、急性肾衰竭。当时，经胸超声心动图和经食管超声心动图均显示瓣膜功能正常，无影响。他接受了静脉抗生素和胸骨伤口清创治疗，但临床病情仍逐渐恶化。患者现被转到我们所在的医疗中心，急性心源性休克伴严重的二尖瓣反流，推测是由于人工瓣膜心内膜炎所致。

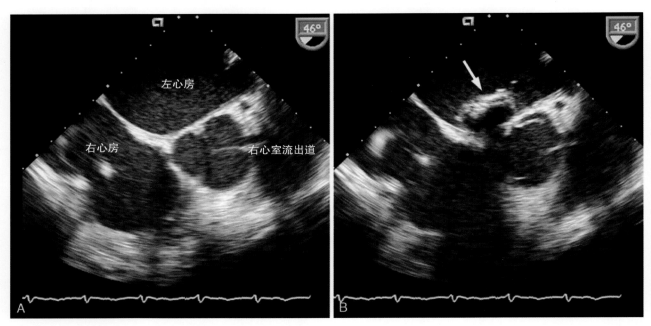

▲ 图 5-70　舒张期（A）主动脉瓣短轴切面水平（46°旋转）显示关闭的主动脉瓣和正常的左心房。导管出现在右心房。在收缩期（B），大量回声密集的肿块脱入到左心房（箭），推测是来自人工二尖瓣

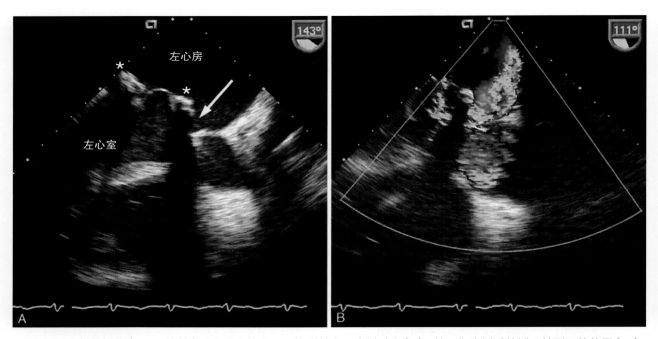

▲ 图 5-71　长轴切面（143°旋转）证实脱垂的实质团块附着在二尖瓣叶上（＊）。箭所指为瓣叶从瓣环处裂开的位置（A）。彩色血流（B）显示明显的二尖瓣反流。在术中，人工二尖瓣被赘生物包裹并从瓣环裂开，只有 2 个剩余的垫片在瓣环的后侧方保持原位。病理检查显示有革兰阳性球菌形态。瓣膜组织培养未见生长。纵隔组织培养出白色念珠菌，但瓣膜组织中未见真菌

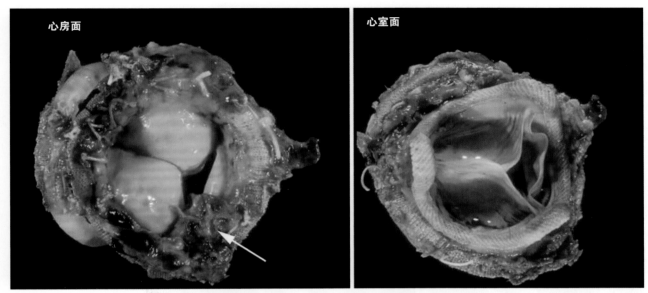

心房面　心室面

▲ 图 5-72　病理检查显示瓣膜金属边缘周围有炎性组织，病变突出于其中一个窦部（箭）。病理检查与细菌赘生物一致。3 个窦部都完好无损

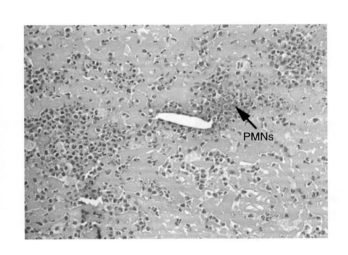

PMNs

◀ 图 5-73　镜下观察瓣环周围组织，提示多形核白细胞（PMNs）片的活动性炎症

点评

这位患者早期有人工瓣膜心内膜炎，瓣叶上有较大的赘生物和缝合环感染，导致瓣膜裂开。大多数人工瓣膜心内膜炎患者需要切除人工瓣膜，同时还要进行长时间的抗生素治疗。此例患者合并纵隔真菌感染，人工瓣膜上有较大的赘生物，怀疑为真菌性心内膜炎。然而，病理检查最符合金黄色葡萄球菌心内膜炎，可见伴有细菌大的赘生物，以及心内膜炎的真菌。金黄色葡萄球菌是一种毒性很强的细菌，在金黄色葡萄球菌心内膜炎患者中存在较高瓣周脓肿发病率和较差的预后。

推荐阅读

[1] Cahill TJ, Prendergast BD: Infective endocarditis, Lancet 387(10021):882–893, 2016.
[2] Kang DH: Timing of surgery in infective endocarditis, Heart 101(22):1786–1791, 2015.

CASE 5-14
二尖瓣位生物瓣狭窄伴瓣叶穿孔

患者，男性，49岁。患者在过去几个月中出现运动耐力明显恶化，伴有轻微活动后呼吸急促。10年前，患者因心内膜炎接受了主动脉瓣和二尖瓣置换术，然后，在他手术后的最初几年，又进行了生物人工主动脉瓣置换术。最近的经胸超声（TTE）证实为严重的生物人工二尖瓣狭窄。

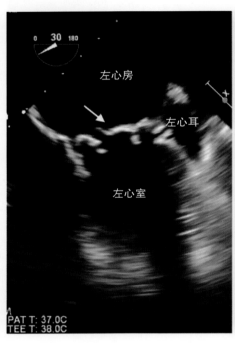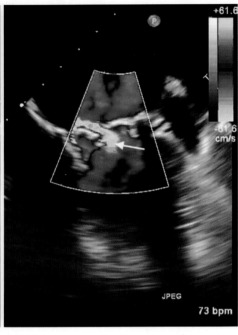

◀ 图 5-74　在食管中段 30°切面可见，瓣叶或者瓣叶后部脱垂（左，白箭）。右图中白箭所指为二尖瓣偏心反流的射流束

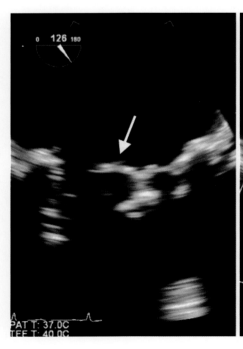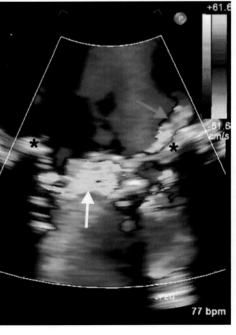

◀ 图 5-75　随着探头旋转到 126°的角度，左图再次显示收缩期接合中断（白箭）。彩色多普勒显示与前图相同的中心性跨瓣射流，但现在有证据显示小的偏心性射流似乎起源于缝合环（红箭）。偏心射流增加了瓣叶穿孔的怀疑。* 标记为瓣膜的缝合环

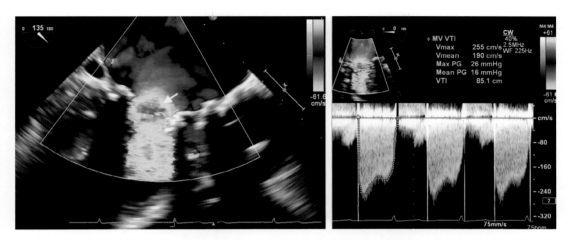

▲ 图 5-76 左图显示二尖瓣口血流加速（箭）。右图的连续多普勒显示平均压差 16mmHg，表明人工瓣膜严重狭窄

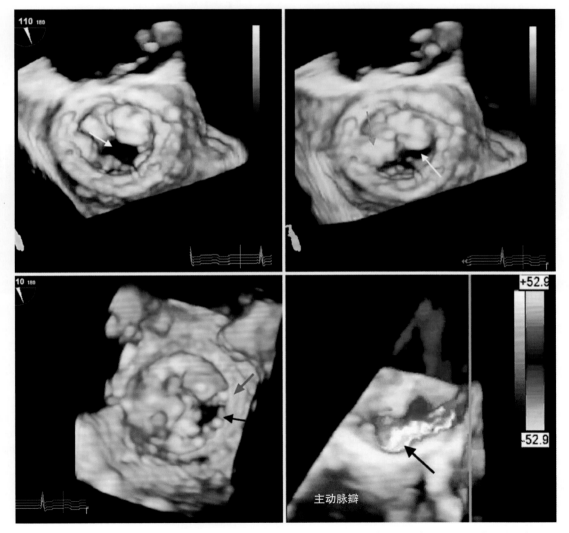

▲ 图 5-77 图像为从食管中段经食管超声（TEE）三维图像。左上图（舒张期）和右上图（收缩期）均来自左心房视角，左下图来自左心室视角。舒张期瓣口小（白箭），在收缩期，有不完全的接合（白箭）。实时三维可见一个瓣叶的钙化部分脱垂（红箭）；非常清晰地在瓣膜缝合环内。右下图的彩色多普勒三维影像显示偏心射流束指向前外侧

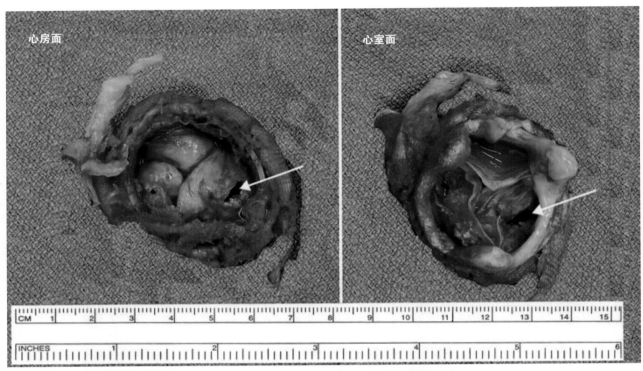

▲ 图 5-78　从心房和心室视角看切除的瓣膜。有广泛的瓣叶增厚，可以看到瓣叶穿孔

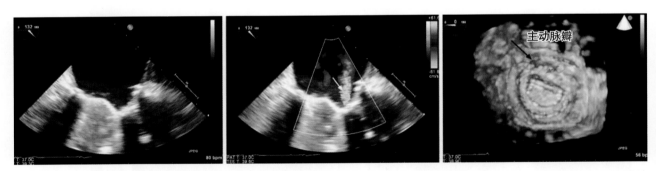

▲ 图 5-79　放置二叶式机械人工瓣膜（左），但是脱离体外循环后，发现前外侧的瓣周反流束（白箭，中）。经食管超声（TEE）三维图像显示缝合环脱离自体瓣环的位置，造成缺损（黑箭）。患者重新行体外循环关闭缺损

点评

　　这个病例描述了使用三维图像演示退化的生物人工二尖瓣的一个瓣叶穿孔。尽管多普勒数据提示瓣叶功能异常，但是二维图像区分跨瓣反流还是瓣周反流非常重要，因为瓣周漏的治疗选择包括外科修补（如本例患者）或通过导管途径使用装置封堵（见第 14 章）。

推荐阅读

[1] Lang R, Tsang W: 3D echocardiography: principles of image acquisition, display and analysis. In Otto CM, editor: The practice of clinical echocardiography, ed 5, Philadelphia, 2016, Elsevier.

CASE 5-15
三尖瓣位生物瓣反流

此例患者在这次入院之前约 20 年曾因摩托车创伤导致严重的三尖瓣反流，行人工生物瓣膜置换。目前因劳累加重，严重的三尖瓣反流伴右心房严重扩大入院。CT 扫描，发现患者严重扩张的右心室与胸骨多处粘连。由于这个原因，选小开口的右胸廓切开和创伤最小的腹股沟插管途径。

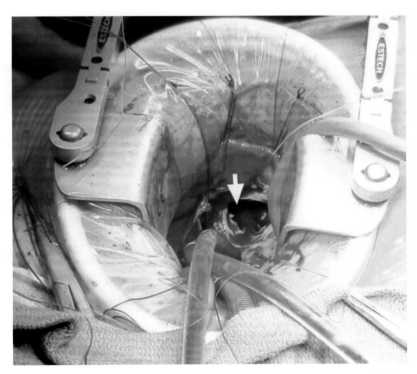

▲ 图 5-80　通过右侧胸腔切开，右心房切开，三尖瓣被暴露出来（箭）

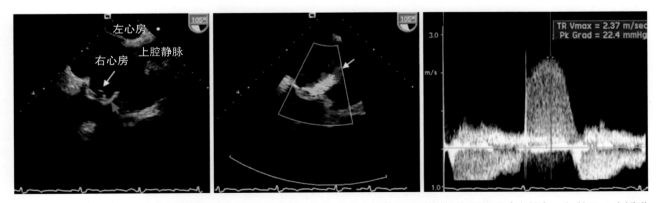

▲ 图 5-81　食管中段双房切面稍微旋转，包含三尖瓣，左图显示人工生物三尖瓣的连枷部分（白箭）。红箭示 3 个瓣膜支柱中的 2 个。中图显示偏心的三尖瓣反流束（白箭）。反流束的宽度提示至少是中度反流。右图的连续多普勒显示前向血流速度为 2.37m/s

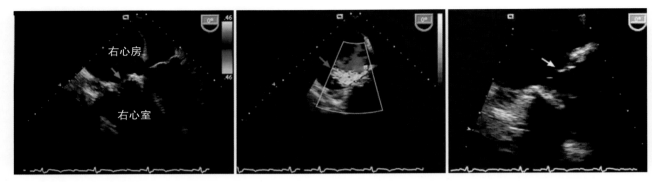

▲ 图 5-82 左图的经食管中段四腔心再次显示生物人工三尖瓣的瓣叶组织增厚（红箭，左）。中图的蓝色血流表示三尖瓣反流束。右图是人工生物三尖瓣的放大图像，可以看到钙化

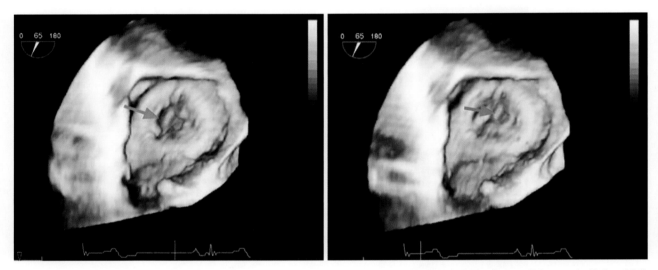

▲ 图 5-83 从舒张期（左）和收缩期（右）右心房视角看人工三尖瓣的经食管超声（TEE）的三维切面。红箭表示瓣膜开口在舒张期比缝合环小，与轻度狭窄相一致。此外，收缩期瓣膜关闭不全，且有较大的反流口

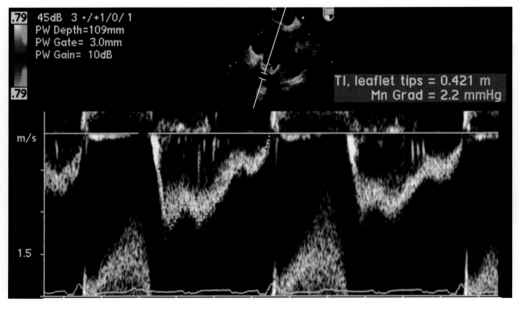

◀ 图 5-84 从食管中段四腔心切面测得的平均三尖瓣流入压差仅为 2.2mmHg，与此患者以反流为主要血流动力学障碍相一致

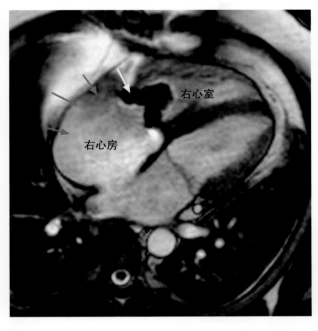

◀ 图 5-85　心脏 MRI 显示右心及人工生物三尖瓣（白箭），实时图像三尖瓣反流的射流

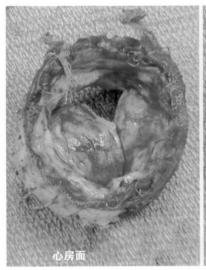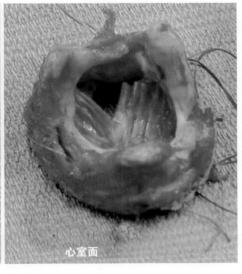

心房面　　　　心室面

◀ 图 5-86　从心房和心室两个视角观察切除的瓣膜。有瓣叶增厚，3 个瓣叶中的 1 个挛缩，可以用来解释反流口面积较大的原因

点评

　　评估一个人工生物三尖瓣可能非常具有挑战性，因为压差低，如果血流速度低，即使存在严重狭窄压差也低，严重的三尖瓣反流可能也无法识别，因为右心室和右心房之间的低压差会导致通过大反流口区域的来回流动的层流，而不像高速二尖瓣反流射流束那样，出现明显的彩色多普勒射流。在这例患者，通过三尖瓣的脉冲多普勒血流记录（图 5-84）也显示了收缩期的逆行层流，

这种层流异于通常所见，它出现在速度标尺的底部。

推荐阅读

[1] Lee SH, Kim SA, Jo SH, et al: Combined traumatic tricuspid regurgitation and acute myocardial infarction after fist blows to the chest, Circulation 129(20):e496–e498, 2014.

[2] Avegliano G, Corneli M, Conde D, Ronderos R: Traumatic rupture of the tricuspid valve and multi-modality imaging, Cardiovasc Diagn Ther 4(5):401–405, 2014.

机械人工瓣功能障碍
Mechanical Prosthetic Valves: Dysfunction

CASE 5-16
主动脉瓣周漏

患者，男性，55 岁。患者在 6 个月前接受了双叶机械瓣膜的主动脉瓣置换术。他现在出现了一个新的舒张期杂音和超声心动图显示严重主动脉瓣反流。他被安排接受外科治疗。

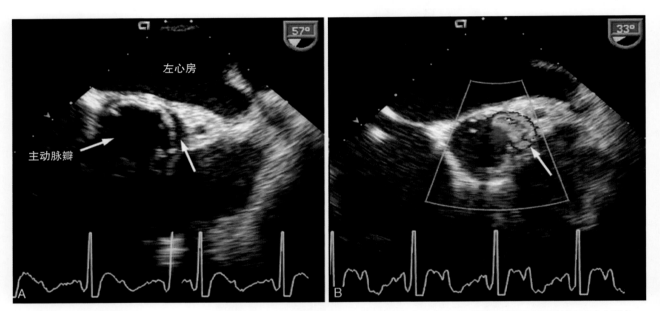

▲ 图 5-87　经食管超声（TEE）57° 短轴切面（A）显示在缝合环的左冠状动脉窦部周围显示新月形无回声区域（箭）。彩色多普勒（B）显示该区域的舒张期血流与主动脉瓣反流（箭）相一致。这表示瓣膜水平短轴的血流收缩

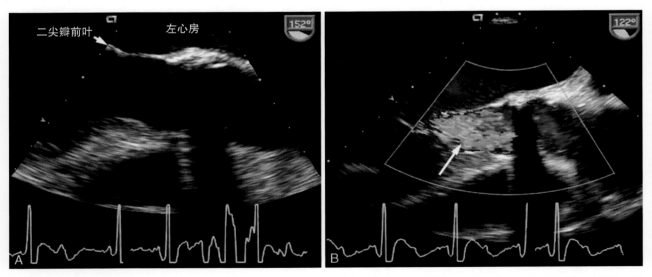

▲ 图 5-88　在经食管超声 152° 长轴切面（A），有来自机械瓣膜的声影，但是彩色多普勒（B）显示填充左心室流出道的主动脉瓣反流（箭）

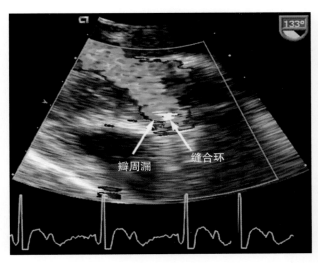

▲ 图 5-89 从 0° 经胃底短轴切面开始，旋转切面至 133°，向内旋转探头，获得经胃长轴切面。彩色多普勒显示宽大的主动脉反流射流束。这一切面对人工主动脉瓣有帮助，因为从这个视角看，瓣膜不会遮挡流出道

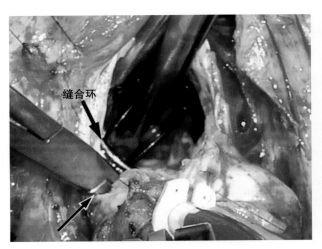

▲ 图 5-90 术中瓣膜完整。然而，在非常仔细的观察下，有一个裂开的区域（箭，器械在裂开的区域），从左冠状动脉主干的正下方向左、右固有连合的交界处侧方延伸。由于没有感染的证据，这被认为是机械故障，可以修理

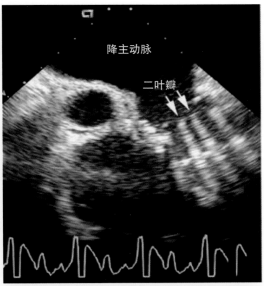

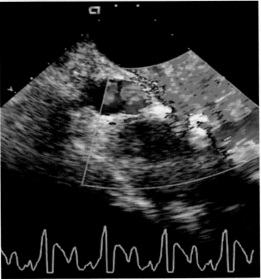

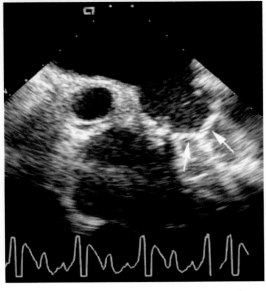

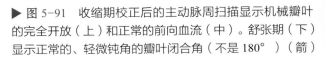

▶ 图 5-91 收缩期校正后的主动脉周扫描显示机械瓣叶的完全开放（上）和正常的前向血流（中）。舒张期（下）显示正常的、轻微钝角的瓣叶闭合角（不是 180°）（箭）

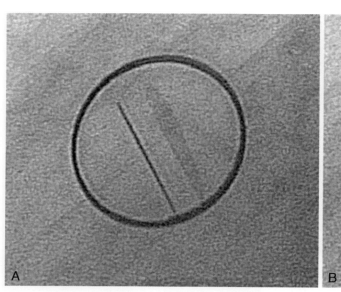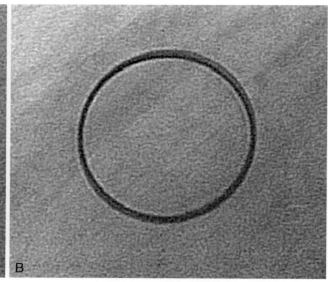

▲ 图 5-92　术后放射影像显示瓣叶在收缩期（A）完全开放，而在舒张期（B）由于瓣叶与 X 线源的相对角度而不可见

点评

机械瓣膜的原始结构破坏率很低，瓣膜缝合环与自体瓣环组织之间的交界是功能障碍最容易发生的位置。在这例患者中，连接瓣膜和主动脉瓣环的缝线被破坏。术后早期，如果缝合环有任何运动，或者瓣环纤维化或钙化，则可能由于摩擦而发生缝合断裂，这是此例患者最有可能的解释。手术后，由于缝合环上的组织生长，缝合的机械性断裂可能性较小。晚期瓣周漏最常见的原因是感染，同时伴有瓣周脓肿的形成。

机械人工主动脉瓣的反流通常从经胸途径评估最好，因为从这个位置可以很好地看到瓣膜，并且流出道不会被瓣膜遮挡。经食管超声评估人工主动脉瓣，需要注意主动脉瓣反流。像此例患者，经胃底切面可能有助于彩色多普勒显示反流。连续波多普勒检查也可诊断。

主动脉瓣周扫描和放射影像显示双叶瓣膜的正常开放和关闭。

推荐阅读

[1] Konoske R, Whitener G, Nicoara A: Intraoperative evaluation of paravalvular regurgitation by transesophageal echocardiography, Anesth Analg 121(2):329–336, 2015.

CASE 5-17
二尖瓣瓣周漏

患者，男性，55 岁。患者有复杂的心脏病史，之前曾做过 3 次二尖瓣手术。他因溶血性贫血入院，症状为头晕和一次晕厥。经胸超声心动图显示二尖瓣瓣周漏，患者被转到外科，考虑进行手术。

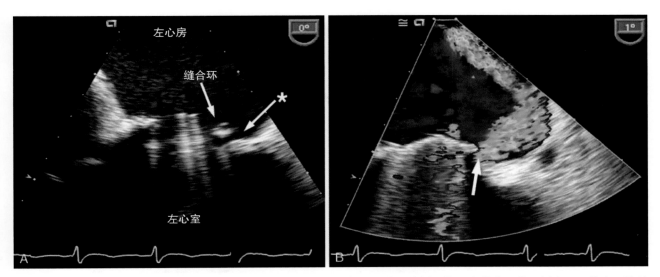

▲ 图 5-93 0° 经食管超声（TEE）四腔心切面显示舒张期（A）二叶式二尖瓣开放，在缝合环的后侧有明显缝合不连续（箭）。舒张期（B，箭）彩色多普勒显示源于此处的大束瓣周漏，反流是偏心方向，可延伸至左心房侧壁。缩流颈是 5mm，与至少中度反流一致

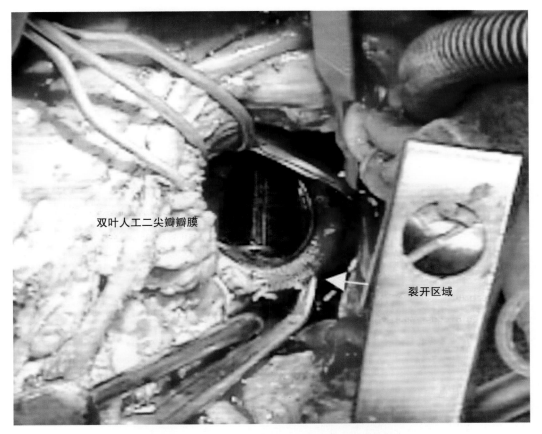

▲ 图 5-94 在术中，从瓣膜左心房视角显示瓣周裂开

点评

由于钙化和纤维性环，患者反复出现瓣周漏，导致缝线断裂，没有感染的迹象。经食管超声成像是评价二尖瓣位机械瓣关闭不全的最佳方法。在这例患者很明显反流是病理性的，因为它起源于缝合环之外，缩流颈很宽，射流是偏心的和湍流的。可将病理性反流射流束与 CASE 5-4 所见的正常反流束进行比较。

溶血性贫血最常见的情况是二尖瓣位机械瓣瓣周漏（如本例患者）。反流的严重程度通常只是轻至中度，如本例患者，有贫血而不是反流的症状。有些溶血性贫血可用叶酸、铁替代保守治疗和偶尔输血，但更严重的贫血，不能用药物治疗，需要外科手术治疗。

推荐阅读

[1] Mahjoub H,Pibarot P,Dumesnil JG:Echocardiographic evaluation of prosthetic heart valves, Curr Cardiol Rep 17(6):48, 2015.

CASE 5-18
二尖瓣位机械瓣瓣叶运动受限

患者，男性，69 岁。患者 10 年前接受了二尖瓣黏液瘤性病变的二尖瓣修复术，包括 P~2~ 切除和成形环瓣膜成形术。在入院前的 3 ～ 4 个月内，患者出现进行性气短和运动耐量的急剧下降。经

胸超声（TTE）表现为严重的主动脉瓣反流，发现在前一次二尖瓣修补术中出现前向偏心性反流。患者计划做主动脉瓣和二尖瓣置换术。

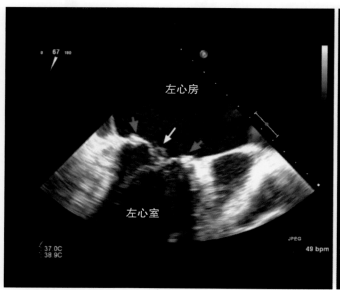
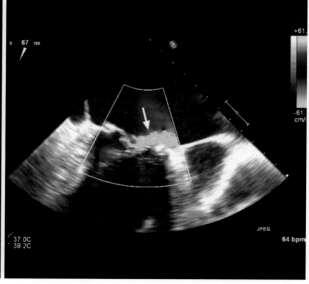

▲ 图 5-95 在这张食管中段切面，左图显示了在二尖瓣位先前放置的成形环（红箭）。白箭示瓣膜脱垂。右图中白箭示二尖瓣偏心反流束

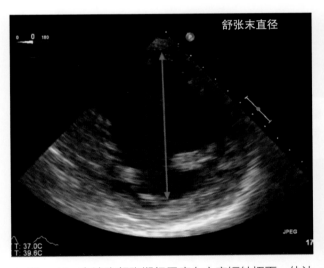

▲ 图 5-96 左图是来自左心房视角的二尖瓣经食管超声（TEE）三维切面。可以看到成形环（黑箭），因为瓣叶组织（红箭）脱垂。右图显示从内侧切割瓣膜。脱垂部分来自后瓣

▲ 图 5-97 在这张舒张期经胃底左心室短轴切面，估计舒张末径为 8cm。在实时超声心动图中，收缩功能总体减弱

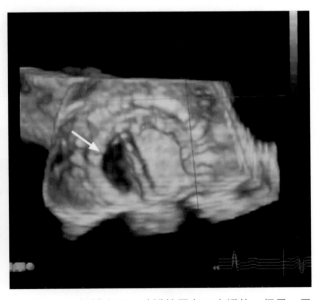

▲ 图 5-98 机械人工二叶瓣放置在二尖瓣位；但是，只有一个瓣叶在舒张期正常开放，显示出黑色的半圆形舒张期开口（白箭）。另一个瓣叶在舒张期保持关闭

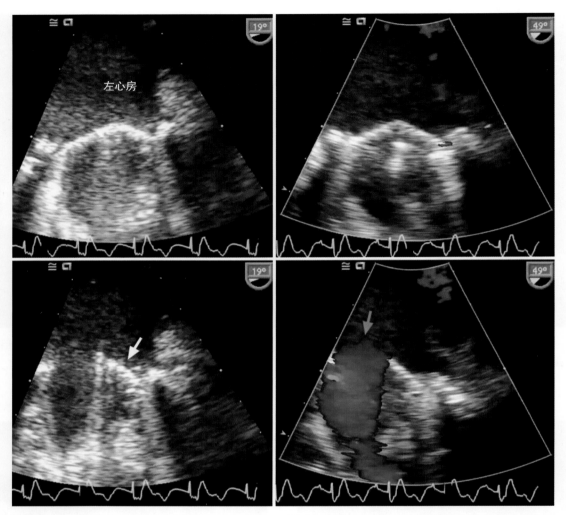

▲ 图 5-99　在临床表现相似的患者中，二叶瓣人工瓣膜经食管中段切面在收缩期（上排）显示出良好的闭合，无反流，但是在舒张期（下排，白箭）瓣叶卡住，彩色多普勒证实二尖瓣单侧流入血流（红箭）

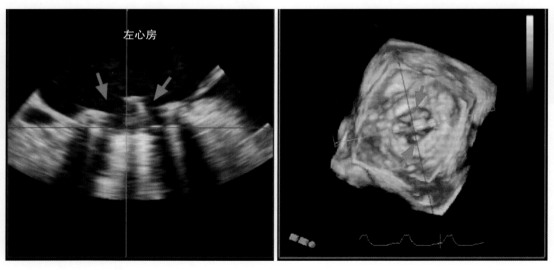

▲ 图 5-100　患者重新行体外循环，瓣膜旋转至解剖位置；接下来，两个瓣叶自由活动，使得流入孔更完整（红箭）

点评

机械瓣膜功能障碍最常见的原因为感染和血栓形成。瓣膜血栓形成可能是急性的，如双叶瓣膜铰链上的血栓限制了圆盘的偏移，也可能是慢性的，缓慢扩大的血栓会导致圆盘活动障碍。此外，像此例患者，瓣膜上游一侧瓣膜周围的组织（或血管翳）内生长可以阻止正常的圆盘开放和（或）关闭。血管内生长的危险因素尚不明确。在某些情况下，血管膜内生长似乎与未达标的长期抗凝有关，提示反复血栓形成和组织内生长的模式。然而，其他病例似乎与充分抗凝无关。组织病理检查是非特异性的，显示为纤维组织。

推荐阅读

[1] Bouzas–Mosquera A, Álvarez–García N: Orientation of bileaflet mechanical aortic valve prostheses for optimal evaluation by transthoracic echocardiography, J Thorac Cardiovasc Surg 150(2):428–430, 2015.

CASE 5-19
三尖瓣位机械瓣瓣叶运动受限

患者，女性，28 岁。患者有复杂的先天性心脏病，其在孩童时曾行三尖瓣置换和经典的 Glenn 分流术治疗 Ebstein 畸形。患者有几个右肺动静脉血管畸形伴发绀，完全性心脏传导阻滞伴经静脉心房导线和心外膜心室导线，以及明显的左心室收缩功能障碍。患者接受了充血性心力衰竭的治疗，射血分数从 15% 提高到 45%。然而，她仍有右心衰竭的持续症状和体征，由于活动耐力的限制，她需要使用轮椅。经胸超声心动图显示，通过机械人工性三尖瓣的平均压差约为 12mmHg 和严重的三尖瓣反流。患者被推荐进行双向 Glenn 分流术，置入新的心房和心室起搏器导线，并考虑再行三尖瓣置换术。

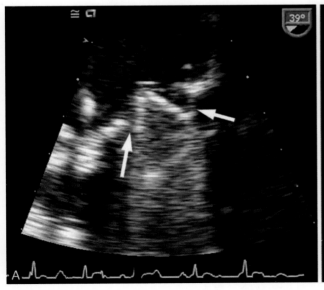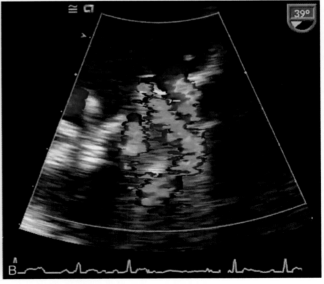

▲ 图 5-101 39° 切面显示人工三尖瓣舒张期瓣叶最大开放减少（A）。瓣叶只能在锐角角度打开，而不是平行排列。彩色多普勒（B）前向血流显示 3 个狭窄的射流，而不是正常通过双叶瓣的血流特点

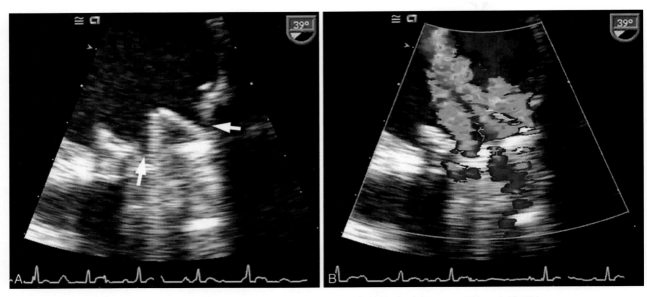

▲ 图 5-102　在同样的视角，收缩期瓣叶无法关闭（A，箭）彩色多普勒（B）显示严重的三尖瓣反流

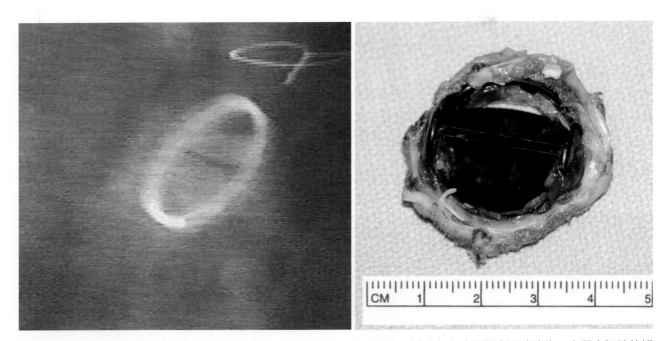

▲ 图 5-103　心脏瓣膜放射影像显示瓣叶的位置；在实时超声心动图中，瓣叶在心动周期中活动消失。右图中切除的瓣膜显示血管翳，特别是在瓣叶"铰链"区域，从而限制了瓣叶的运动。瓣膜置换采用 27mm 大小的心包人工生物瓣。手术后患者的临床情况有了显著改善，运动耐量有了很大提高

点评

在这个复杂发绀型先天性心脏病患者中，很难区分症状是由于三尖瓣功能障碍还是肺血流不足所致。在术中，她再次行三尖瓣手术，并恢复了与左右肺动脉之间的连接，这样从 Glenn 分流的血流现在可以供应双肺。切除的三尖瓣存在明显的功能障碍，因此患者的临床改善可能至少在一定程度上是由于三尖瓣功能的改善。由于三尖瓣位瓣膜组织退化的危险，患者需要定期超声心动图评估三尖瓣功能。

推荐阅读

[1] Quevedo HC, Samson R, Li Z, et al: Role of fourdime–nsional transesophageal echocardiography in diagnosis of mechanical tricuspid valve obstruction due to thrombus, Echocardiography 32(8):1307–1310, 2015.

CASE 5-20
二尖瓣机械瓣置换后二尖瓣瓣叶前向运动（SAM）

患者，男性，29 岁。患者在 12 年前接受了保留二尖瓣前叶的双叶式人工机械瓣置换术，现表现为进行性劳力性呼吸困难和劳累。经胸超声心动图显示射血分数降低至 40%，左心室流出道峰值压差 82mmHg。

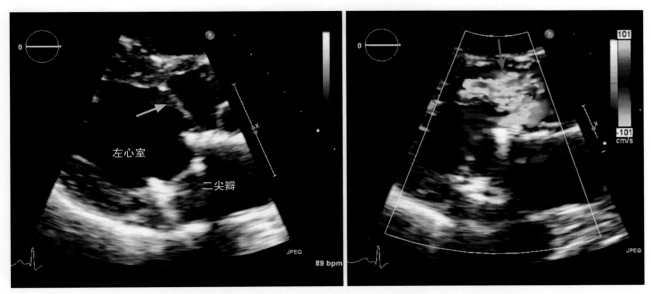

▲ 图 5-104　左图经胸骨旁长轴切面显示二尖瓣人工瓣，残留固有二尖瓣前瓣（箭）阻塞左心室流出道。右图显示在左心室流出道（红箭）有血流加速，甚至量程速度达到 101cm/s

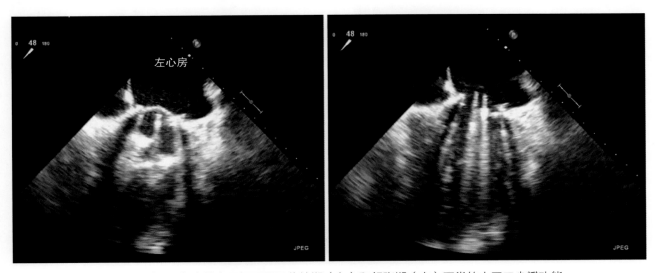

▲ 图 5-105　经食管超声（TEE）食管中段切面显示收缩期（左）和舒张期（右）正常的人工二尖瓣功能

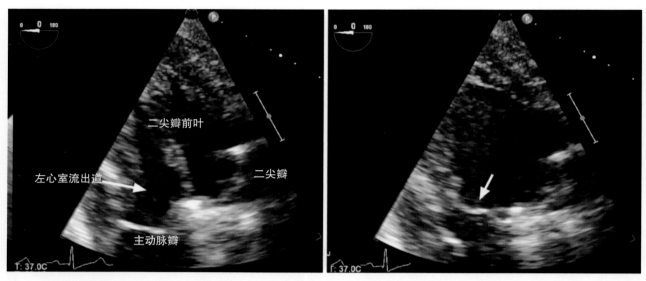

▲ 图 5-106 在这个深胃底切面，舒张期（左）看到残留的自体二尖瓣前瓣，在收缩期前移（右），造成左心室流出道梗阻。实时超声心动图像可见主动脉瓣"飘动"与左心室流出道梗阻相一致

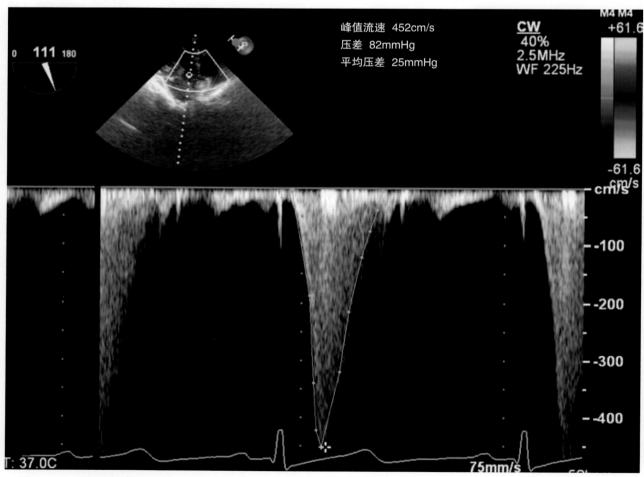

▲ 图 5-107 经深胃底切面连续多普勒显示典型的动力性左心室流出道梗阻的"冰点型"，峰值升高，平均压差升高

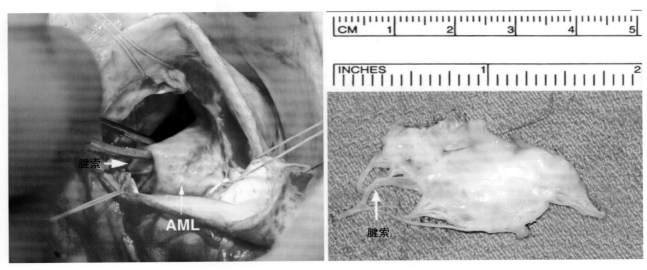

▲ 图 5-108 图像显示了不同患者主动脉瓣置换术中的二尖瓣解剖和手术入路。在这种外科视角下，自体瓣膜已经被切除，显露了二尖瓣前叶（AML）（左）。本组患者行升主动脉切开术，主动脉瓣展开，残存的二尖瓣前叶切除（右）。这通过左心房的更复杂的途径

点评

保留二尖瓣环与乳头肌之间的连续性有助于二尖瓣手术后保持正常的左心室收缩功能。当不可能进行瓣膜修复时，最好在瓣膜置换时保留自体瓣叶。后瓣易于保留，二尖瓣功能受到干扰的可能性较低。前瓣通常是分开的，两个节段的位置使它们不会干扰机械瓣膜的功能。在这种情况下，保留的自体瓣膜前瓣最初可能没有阻塞左心室流出道，但随着时间的推移，瓣叶变得越来越多余，导致收缩期前向运动和主动脉瓣下梗阻。

更典型的是，这种并发症在初次手术时表现为术后低血压和难以从体外循环撤机。像这里所示，通过在超声心动图主动脉瓣下区域存在血流速度的增加来识别这一并发症。

推荐阅读

[1] Matsuno Y, Mori Y, Umeda Y, Takiya H: Bioprosthetic mitral valve dysfunction due to native valve preserving procedure, Asian Cardiovasc Thorac Ann 24(3):276–279, 2016.

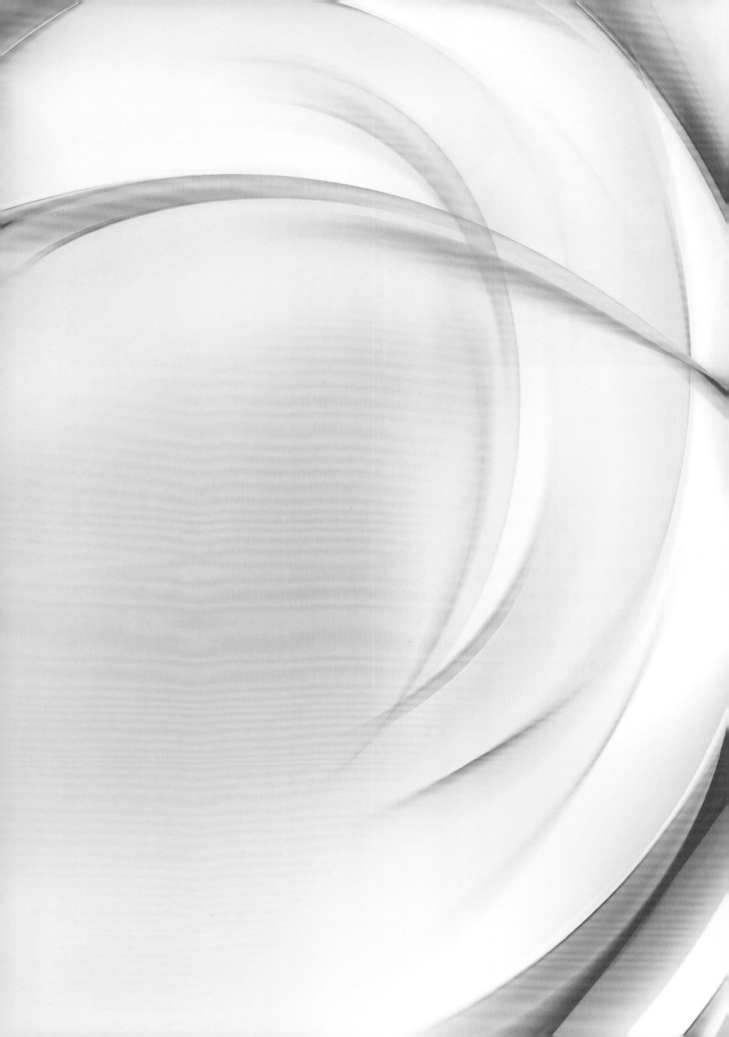

第 6 章　右心瓣膜疾病
Right-Sided Valve Disease

表 6-1 评估三尖瓣最佳切面

食管中段四腔心切面	探头前屈，可以看到隔瓣连接在室间隔上，前瓣附着在右心室游离壁上。反屈探头可以看到后瓣连接到游离壁上
食管中段右心室流入流出道	探头角度转到 50°～80°，可以看到前瓣和后瓣
胃底切面	经胃底三尖瓣短轴切面，将探头角度置于接近 0°～30°，可看到三尖瓣的所有个瓣叶 经胃底 90°～120°长轴切面，探头旋转至患者右侧可显示前瓣和后瓣。向前或者屈曲探头可在看到三尖瓣的基础上显示肺动脉瓣
3D 超声心动图	从 0°～30°食管中段切面获得三尖瓣切面，四腔心倾斜可以使瓣膜在屏幕中央，或者胃底切面探头前屈 获得图像使用小角度单心动周期模式 指南显示 TTE 比 TEE 更适合三尖瓣的 3D 影像

表 6-2 评估肺动脉瓣最佳切面

食管中段流入流出道切面	食管中段四腔心切面角度旋转至 50°～80°，可以在主动脉瓣的前方看到肺动脉瓣的两叶
食管上段切面	食管中段升主动脉长轴切面影像（70°～110°） 回退探头至主动脉弓切面 顺时针旋转探头至肺动脉瓣和右心室流出道切面。旋转探头回至接近 0°，再调整探头的深度和曲度直至显示肺动脉瓣、主肺动脉和其分叉
胃底切面	胃底长轴切面 90°～120°，探头旋转至患者右侧显示三尖瓣的前叶和后叶。前进或者屈曲探头可以在显示三尖瓣的基础是显示肺动脉瓣
3D 超声心动图	从食管上段切面 90°或者食管中段 120°三腔心旋转至肺动脉瓣中心获得肺动脉瓣切面 获得图像使用小角度单心动周期模式 指南显示 TTE 比 TEE 更适合三尖瓣的 3D 影像

正常三尖瓣和肺动脉瓣
Normal Tricuspid and Pulmonic Valves

CASE 6-1
正常三尖瓣和肺动脉瓣

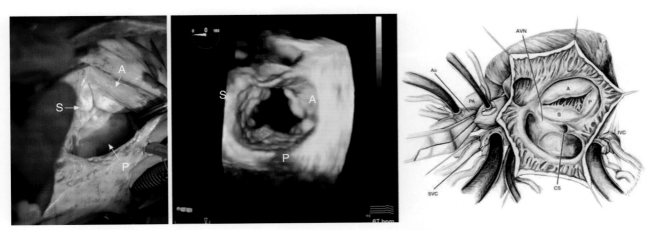

▲ 图 6-1 左图展现手术过程中三尖瓣的三个瓣叶，显示纤细、平滑和收缩期完全对合的正常瓣叶。中图的右心房视角显示了相关 3D 切面。相关视频中从右心房和左心室视角显示了瓣膜。右图显示了右心房切开术后暴露三尖瓣的视图，大致显露了房室结的位置，房室结在三尖瓣手术中易于受损（经许可转载，引自 Elsevier Limited, Kidlington, Oxford, UK.）（右图经许可转载，引自 Elsevier）

Ao. 主动脉；CS. 冠状动脉窦；IVC. 下腔静脉；PA. 肺动脉；AVN. 房室结；S、A、P. 分别为三尖瓣隔瓣、前瓣和后瓣；SVC. 上腔静脉

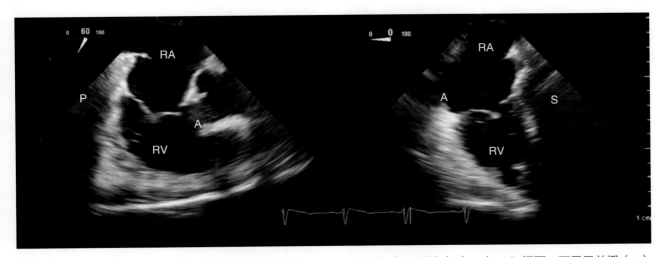

▲ 图 6-2 探头置于食管中段并前屈，四腔心切面（右）显示前瓣（A）和隔瓣（S）。在 60° 切面，可显示前瓣（A）和后瓣（P）

RA. 右心房；RV. 右心室；S、A、P. 分别为三尖瓣隔瓣、前瓣和后瓣

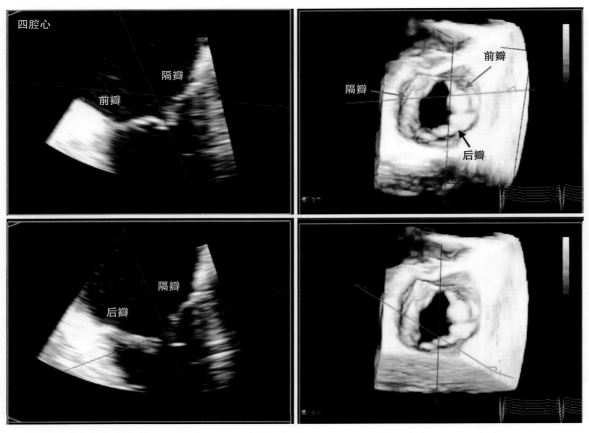

▲ 图 6-3 使用 3D 超声心动图可以确定三尖瓣的瓣叶。在上排两图中，探头前屈，绿色平面横切三尖瓣的前瓣和隔瓣；在下排两图中，探头后屈，绿色平面横切三尖瓣的后瓣和隔瓣

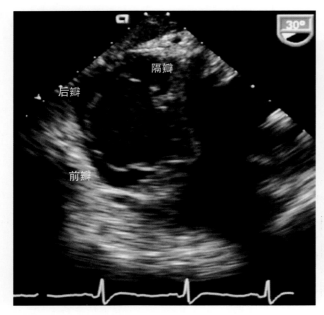

▲ 图 6-4 经胃底切面，三尖瓣在 30° 短轴上成像，显示所有三个瓣叶

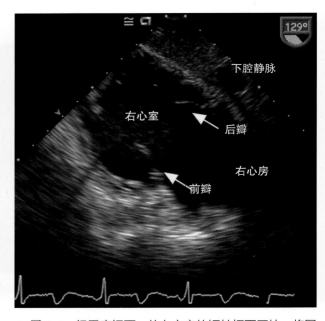

▲ 图 6-5 经胃底切面，从左心室的短轴切面开始，将图像平面旋转至 120° 左右，再将探头稍向右旋转，可获得右心室流入道。可见三尖瓣前后瓣叶。近端流出道常也被显示，探头轻微前移可获得肺动脉瓣图像和肺动脉瓣多普勒频谱

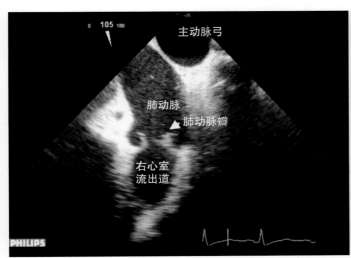

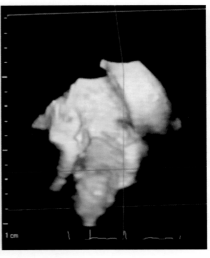

▶ 图 6-6 从食管上段位置获得肺动脉瓣和右心室流出道切面（左）。右图显示对应的 3D 图像

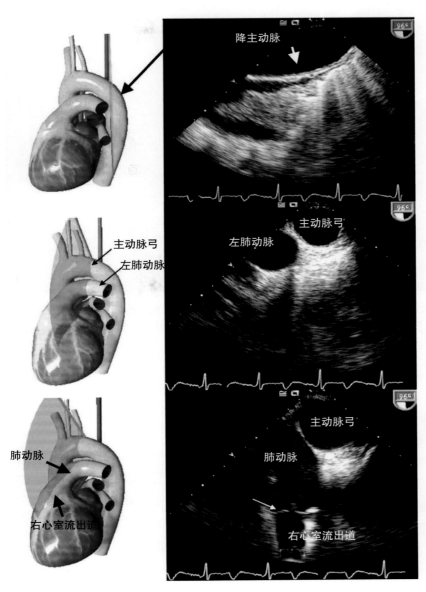

▶ 图 6-7 食管上段肺动脉瓣及右心室流出道显像步骤。①在降主动脉长轴切面，缓慢回撤探头进行小的旋转调整，以保持主动脉在中心。②当接近主动脉弓时变成短轴切面，开始把探头转到患者的右边，左肺动脉会出现在切面中。③连续旋转探头，直到主肺动脉、肺动脉瓣（箭）和右心室流出道进入切面中（3D 动画经许可转载，引自 TEE 网站 http://pie.med.utoronto.ca/TEE. ）

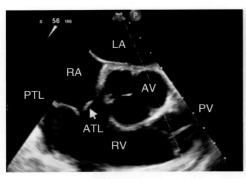
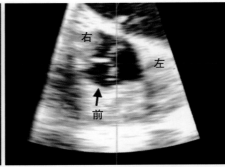
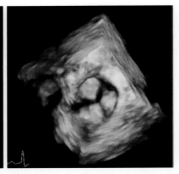

▲ 图 6-8　左图的食管中段切面位置，图像平面从四腔视图旋转到 50°～80°，以获得右心室流入流出道平面。中图的肺动脉瓣的正交平面显示肺动脉瓣的三个叶。右图显示对应的三维图像

LA. 左心房；RA. 右心房；PTL. 后瓣；ATL. 前瓣；AV. 主动脉瓣；RV. 右心室

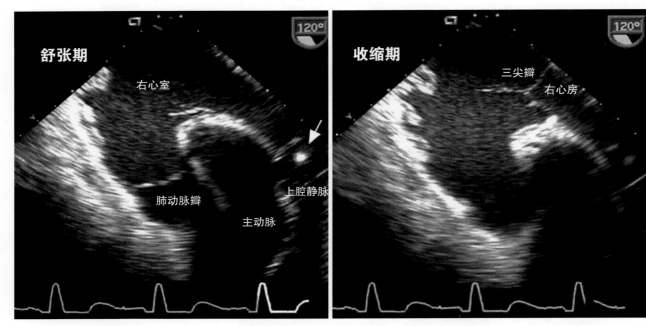

▲ 图 6-9　通过将探头移至胃食管交界处的胃侧，可获得三尖瓣和肺动脉瓣的切面（左侧为舒张期，右侧为收缩期）。请注意，此图像平面与图 6-8 所示逆时针旋转 90° 相同，因为探头在胃内的位置与食管中段的位置不同。箭所指为位于上腔静脉的中心静脉导管

点评

三尖瓣在 TEE 的常规评估至少要有两个切面。最常用的是四腔切面和短轴（右心室流入流出道）切面，用二维成像评估瓣叶的厚度、活动度和瓣环大小，彩色多普勒评估反流。当出现反流时，根据缩流颈的宽度来评估严重程度。此外，用连续波多普勒记录速度，但是速度可能被低估，因为在 TEE 检查时，并不总是能够获得超声束与三尖瓣反流射流方向之间的平行成角。三尖瓣的

其他切面通常只有在初始图像异常或临床上关注三尖瓣受累的情况下，如怀疑有心内膜炎的患者。无论是 TEE 或 TTE 的三维（3D）成像，都可能有助于确保正确识别三个瓣叶（图 6-3）。

肺动脉瓣通常从食管中段流入流出道长轴切面进行评估（图 6-8）。在食管上段位置（图 6-7）或经胃底位置（图 6-9）清晰显示时，也可获得肺动脉瓣和右心室流出道成像。

风湿性心脏病
Rheumatic Heart Disease

CASE 6-2
风湿性二尖瓣狭窄合并三尖瓣病变

患者，女性，36 岁。患者有很长的风湿性心脏瓣膜病病史。在入院前 15 年患者曾发生过卒中（事实上考虑为栓塞），并开始使用华法林。她现在表现为日益加重的劳累和气短，以及有临床症状的充血性心力衰竭。

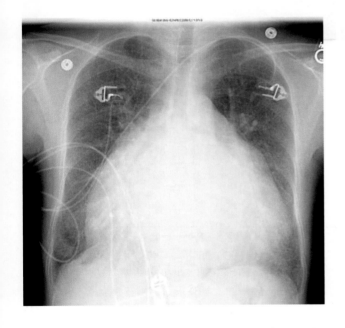

◀图 6-10　胸部 X 线片显示全心肿大和中心肺充血

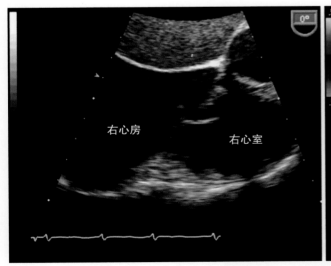

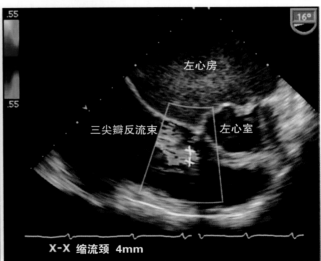

▲ 图 6-11　在经食管超声（TEE）0° 四腔心切面，放大的图像显示收缩期三尖瓣明显的瓣叶增厚。彩色多普勒显像显示中度三尖瓣反流，缩流颈宽度 4mm。合并二尖瓣狭窄，左心房扩大并可见自发显影

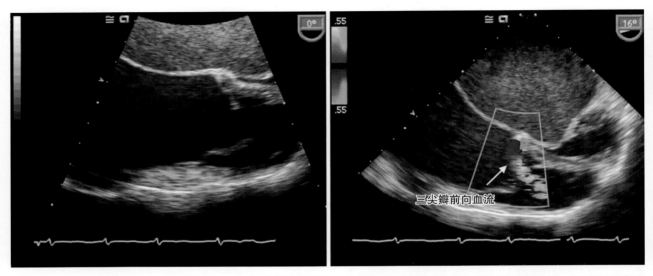

▲ 图 6-12　在与图 6-11 相同的图像平面上，舒张期图像显示三尖瓣瓣叶呈穹隆状，与风湿性疾病相一致，狭窄的前向血流提示三尖瓣狭窄

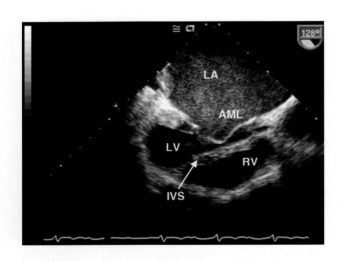

◀ 图 6-13　随着探头旋转到 120°，二尖瓣前叶舒张期呈穹隆状（有时被称为"曲棍球棒形状"）是风湿性瓣膜病的典型特征。室间隔在收缩期和舒张期向左心室弯曲，使左心室在短轴切面上呈 D 形，这是右心室压力超负荷的特征

AML. 二尖瓣前叶；LV. 左心室；RV. 右心室；IVS. 室间隔

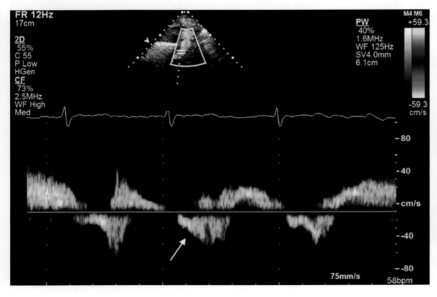

◀ 图 6-14　当探头前进至胃底位置并旋转至 70° 时，肝静脉脉冲多普勒显示收缩期血流反向（箭），是重度三尖瓣反流的典型表现。然而，这一现象只适用于正常窦性心律的严重三尖瓣反流。此例患者是房颤，心电图上无 P 波，多普勒上无 a 波。因此，这一发现与其他提示中度三尖瓣反流的发现是一致的

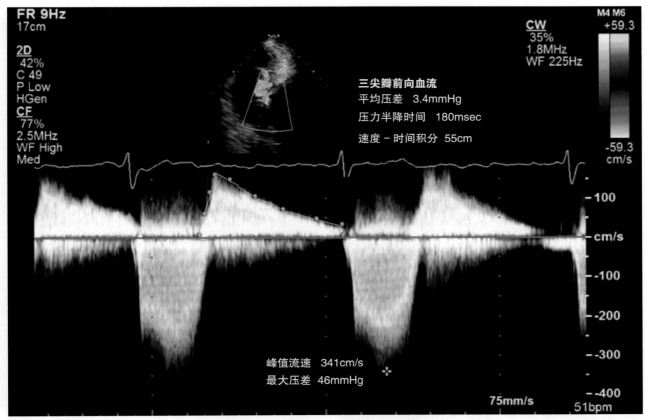

▲ 图 6-15　探头在经胃底心尖位置，三尖瓣流入道的连续波多普勒显示平均压差为 3.4mmHg，压力半降时间为 180ms，与轻度三尖瓣狭窄一致。三尖瓣反流收缩期信号密度稍高于前向血流，与中度三尖瓣反流一致。三尖瓣反流速度为 3.4m/s，右心室 - 右心房收缩期峰值压差 46mmHg 一致。加上中心静脉压 15mmHg，估计右心室收缩压为 61mmHg

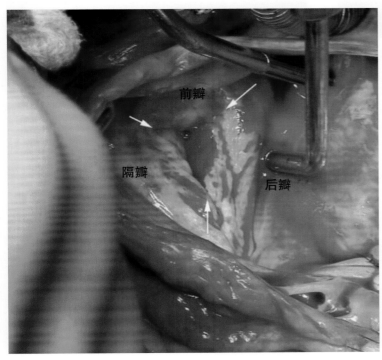

◀ 图 6-16　外科术中，可以看到三尖瓣的 3 个瓣叶，它们都严重增厚，所有 3 个瓣叶交界（箭）都融合在一起，这是风湿性瓣膜疾病的特征

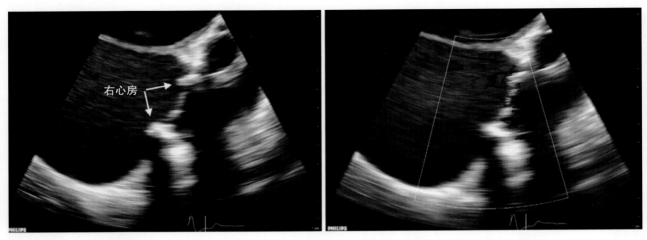

▲ 图 6-17　术后四腔心切面可见人工三尖瓣的两端（箭）。在右图，彩色多普勒仅显示轻度三尖瓣反流

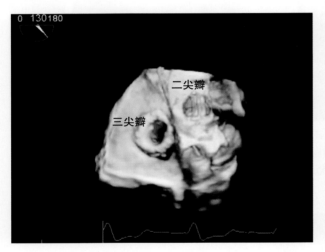

▲ 图 6-18　从心房视角看，经食管超声的三维影像可显示人工生物瓣鸟瞰图及二尖瓣位人工双叶机械瓣

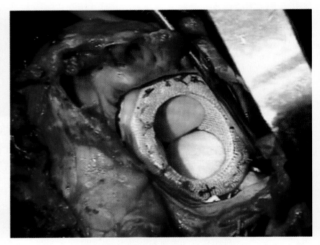

▲ 图 6-19　右心房外科视角显示三尖瓣生物瓣的三个瓣叶

点评

　　风湿性二尖瓣病变患者中，有 5%~10% 的患者三尖瓣受到风湿性病变的影响。风湿性三尖瓣受累导致瓣叶增厚、交界处融合、腱索的融合和缩短，尽管与二尖瓣相比，其表现往往是轻微的。风湿性病变的三尖瓣可导致狭窄，由于连接处融合或反流，腱索缩短和融合，但严重的狭窄并不常见。最常见的是狭窄和反流并存，这可能引起症状，但单独的病变可能不会很严重。伴有左心风湿性二尖瓣病变时，任何程度的三尖瓣受累或严重瓣环扩张均建议干预治疗，因为进展性三尖瓣病变通常发生在风湿性二尖瓣病变手术后晚期。

推荐阅读

[1] Lin G, Bruce CJ, Connolly HM: Diseases of the tricuspid and pulmonic valves. In Otto CM, Bonow RO, editors: Valvular heart disease, ed 4, Philadelphia, 2014, Elsevier, pp 375–395.

CASE 6-3
主动脉瓣生物瓣置换术后风湿性三尖瓣反流

患者，男性，28 岁。患者有 2 个月的劳力性呼吸困难和下肢水肿病史。既往病史显示，患者 10 年前因主动脉瓣反流症状严重实施了生物人工主动脉瓣置换。超声心动图显示生物人工主动脉瓣狭窄和反流，同时二尖瓣和三尖瓣病变与风湿性解剖改变一致，并伴有两个房室瓣混合的狭窄 / 反流。患者左心室扩张严重，收缩功能正常。

右心导管显示右心房平均压力 8mmHg，右心室压力 46/6mmHg，肺动脉压 46/23mmHg，平均压 30mmHg，肺动脉楔压 17mmHg，跨肺压差 13mmHg，肺血管阻力 (Fick)4.5Wood 单位，体循环血管阻力 (Fick)1384dyn • s/cm⁵。

对于有症状的人工瓣膜功能障碍和并发的风湿性二尖瓣病变，建议手术治疗。二尖瓣和主动脉瓣置换术后，注意力转向三尖瓣。瓣膜成形尝试失败，所以三尖瓣被替换为人工生物瓣膜。

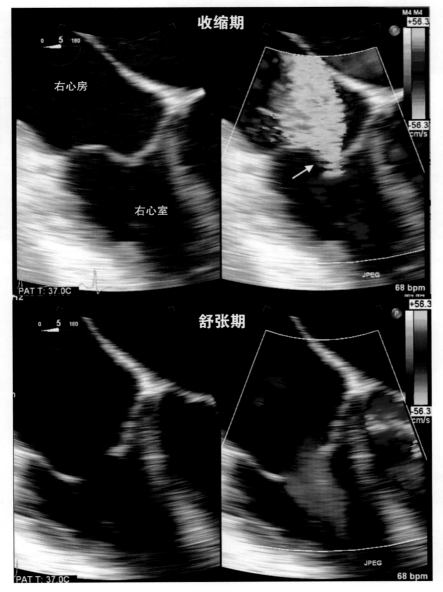

◀图 6-20 在食管中段四腔心切面，因为探头是前屈的，最有可能显示的两个瓣叶是隔瓣和前瓣。可以看到收缩期三尖瓣反流束（箭）缩流颈为 8mm。在舒张期，可以看到限制性的瓣叶运动伴有舒张期穹隆样改变和相对不动的隔瓣

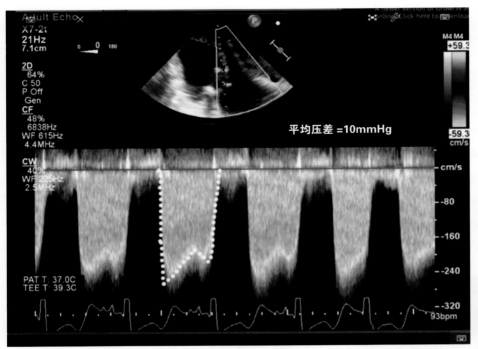

◀ 图 6-21 连续波多普勒显示舒张期平均压差为 10mmHg，与跨瓣的高速血流，由于三尖瓣反流所致。此类患者测量压力半降时间是一项具有挑战性的工作，因为舒张期充盈期短（快速心率）和心房速度叠加掩盖舒张早期下降斜率。然而，斜率仅与轻度至中度三尖瓣狭窄相一致

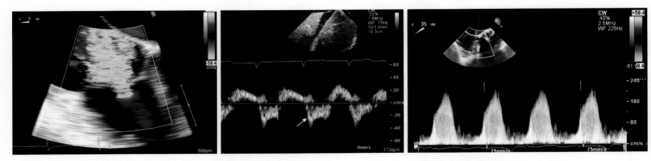

▲ 图 6-22 用放大模式测量三尖瓣反流缩流颈 8mm，以显示位于右心室瓣膜血流加速区与右心房湍流束之间的窄颈。全收缩期血流逆转存在于肝静脉（箭）。缩流颈＞7mm 和收缩期肝静脉血流逆转（窦性心律患者）对重度 TR 均有特异性。三尖瓣反流束的连续波多普勒（右）显示密集、早期的峰值射流，也与重度三尖瓣反流相一致

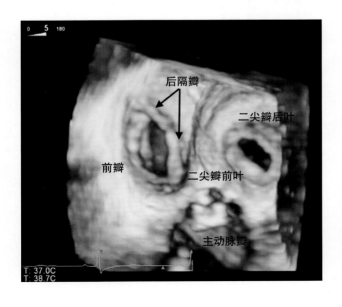

◀ 图 6-23 三维经食管超声心动图从心房的角度显示典型的风湿性二尖瓣两个瓣叶增厚。三尖瓣瓣叶也增厚，由于隔瓣和后瓣融合，瓣膜看上去呈双叶。在实时超声心动图中显示，三尖瓣瓣叶不完全闭合

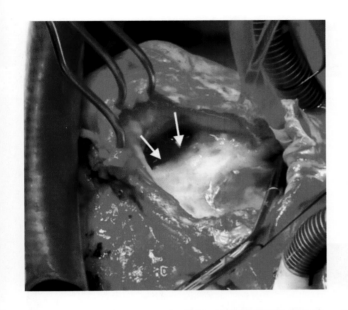

◀ 图 6-24　右心房切开时，三尖瓣整体严重增厚。箭示融合的后瓣和隔瓣

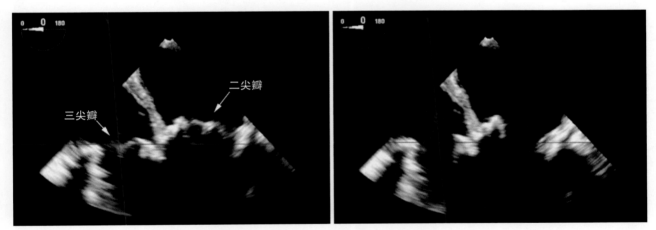

▲ 图 6-25　术后，瓣膜被放置在三尖瓣和二尖瓣处。在这张四腔心切面中，收缩期（左）和舒张期（右）可看到瓣膜组织

点评

　　大多数风湿性二尖瓣狭窄患者都有明显的三尖瓣反流。三尖瓣反流的原因可能是风湿性病变累及三尖瓣叶和腱索，但三尖瓣叶经常不受风湿性疾病的影响。风湿性二尖瓣狭窄患者中约 80% 存在功能性三尖瓣反流，重度风湿性二尖瓣反流患者中约有 40%。

　　在这些患者中，继发于二尖瓣狭窄的慢性肺动脉高压导致右心室和三尖瓣环扩张。严重的环扩张时，正常三尖瓣瓣叶在收缩期不能完全闭合，导致三尖瓣反流。推测三尖瓣反流引起的右心室容量超负荷增加，可导致右心室进一步扩大和加重三尖瓣反流。此外，三维超声心动图能更好地评价三尖瓣瓣叶细微的风湿性改变。

推荐阅读

[1] Bruce CJ,Connolly HM:Right-sided valve disease in adults. In Otto CM, editor: The practice of clinical echocardiography, ed 5, Philadelphia, 2016, Elsevier.

三尖瓣成形
Tricuspid Annuloplasty

CASE 6-4
继发性三尖瓣反流成形

患者，男性，49 岁。既往因风湿性二尖瓣病变行二尖瓣交界部切开术，表现为右心衰竭、心房颤动、复发性二尖瓣狭窄和严重的三尖瓣反流。

患者被安排进行二尖瓣置换术、三尖瓣成形术和房颤的射频消融治疗。

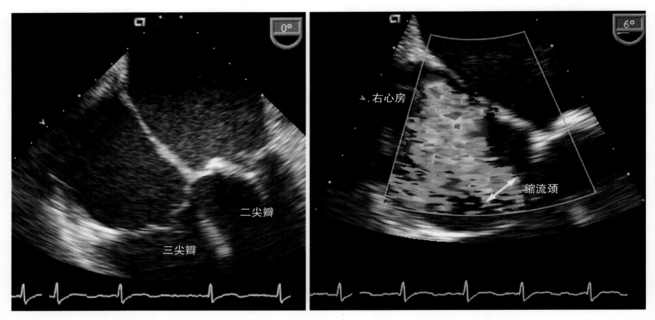

▲ 图 6-26　在四腔心切面可见风湿性二尖瓣病变，但三尖瓣瓣叶纤细，活动度正常。三尖瓣瓣环严重扩张。彩色多普勒显示中心性三尖瓣反流

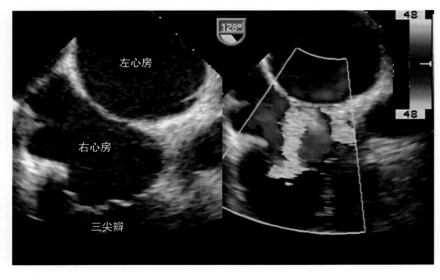

◀ 图 6-27　从双房切面向患者左侧旋转，彩色多普勒显示中度三尖瓣反流束。右心室收缩压估计为 51mmHg

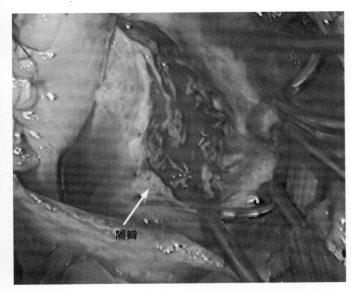

◀ 图 6-28　术中直接探查，三尖瓣叶厚度正常，无交界部融合迹象。但是瓣环扩张至 40mm

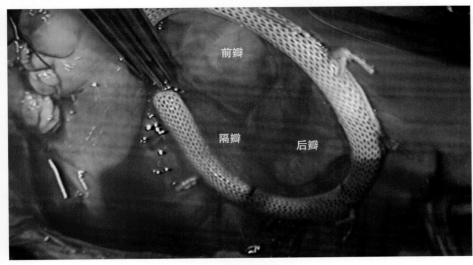

◀ 图 6-29　二尖瓣置换后，放置 32mm 三尖瓣成形环。C 形环以这种方式放置，以避免缝合到房室结

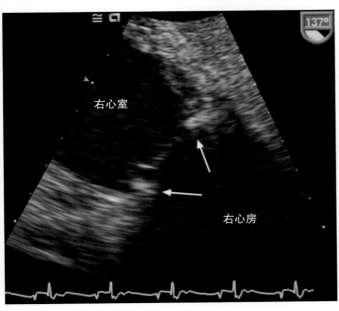

◀ 图 6-30　经胃底的三尖瓣长轴切面，可以看到瓣叶和成形环（箭）

点评

对于因瓣膜病变而出现严重症状的三尖瓣反流患者，建议进行三尖瓣修复或置换术。接受左心瓣膜手术患者，对于有症状和无症状的严重功能性三尖瓣反流患者都是推荐三尖瓣手术。即使只有轻至中度风湿性三尖瓣反流，如果存在明显的三尖瓣瓣环扩张（经食管超声时＞40mm或术中直接探查时＞70mm）或有明显的肺动脉高压，则建议在左心瓣膜手术时进行三尖瓣修补。

当三尖瓣手术干预是必要时，尽可能行三尖瓣修补而非瓣膜置换。三尖瓣修补通常包括放置成形环以缩小瓣环的大小，这对于存在肺动脉高压和瓣环扩张的功能性三尖瓣反流特别有效。当需要进行瓣膜置换时，由于右心机械瓣膜置换术后血栓形成的风险较高，所以常选择生物人工瓣膜。

推荐阅读

[1] Nishimura RA, Otto CM, Bonow RO, et al: ACC/AHA Task Force Members: 2014 AHA/ACC guideline for the management of patients with valvular heart disease: A report of the American College of Cardiology/American Heart Association Task Force on Practice Guidelines, Circulation 129(23):e521–e643, 2014.

[2] Dreyfus GD, Martin RP, Chan KM, Dulguerov F, Alexandrescu C: Functional tricuspid regurgitation: A need to revise our understanding, JACC 65(21):2331–2336, 2015.

Ebstein 畸形
Ebstein's Anomaly

CASE 6-5
Ebstein 畸形

患者，女性，40 岁。本例为三尖瓣 Ebstein 畸形患者，因随着三尖瓣反流增加而气短加重接受外科手术治疗。

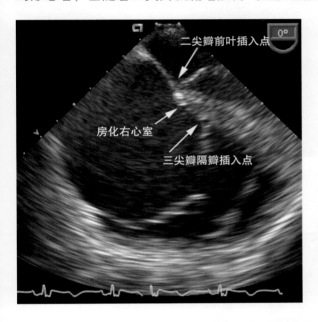

二尖瓣前叶插入点

房化右心室

三尖瓣隔瓣插入点

◀ 图 6-31　四腔心切面显示三尖瓣隔瓣（STL）与二尖瓣前瓣（AML）的插入点对比，向心尖移位。二尖瓣和三尖瓣插入点之间的正常距离小于 1cm。增大的距离，就像在这个患者中，提示 Ebstein 畸形。这个切面也可以看到右心房和右心室增大。位于移位的三尖瓣房侧的右心室心肌段被认为是"房化"，因为它表现出心室电活动，但暴露在心房压力下

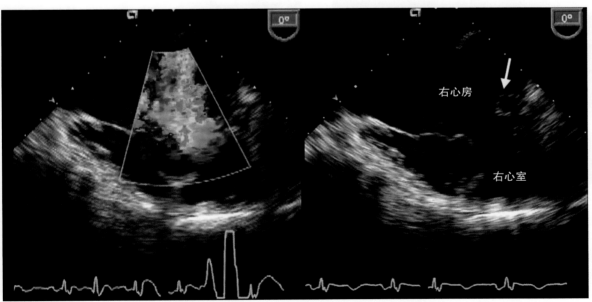

右心房

右心室

▲ 图 6-32　随着探头在食管前进和右旋，彩色多普勒超声显示严重的三尖瓣反流伴有宽的缩流颈，大小为 18mm。箭所指为隔瓣

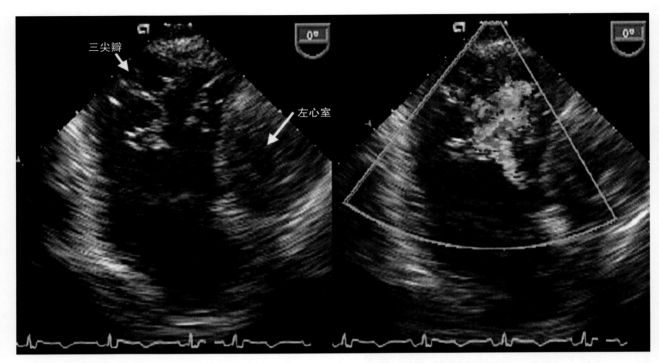

▲ 图 6-33　经胃底三尖瓣短轴切面与正常左心室相比，右心室明显增大。彩色血流显示严重的三尖瓣中心反流

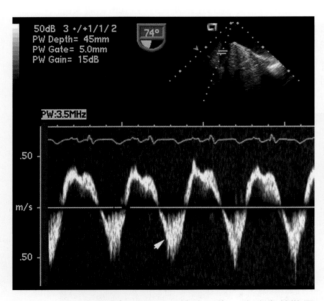

▲ 图 6-34　从胃底切面显示肝静脉图像。脉冲多普勒显示右心房舒张期血流正常（大于基线），收缩期反向血流（箭头）。此图与严重的三尖瓣反流是一致的。然而，由于在静脉压严重升高或房颤患者但无严重三尖瓣反流时也可见收缩期反向血流，因此需要与其他测量反流程度指标相关联

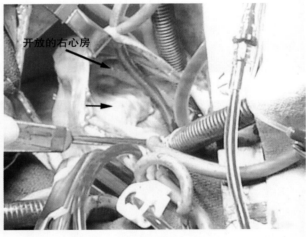

▲ 图 6-35　术中探查显示瓣膜顶部移位，三尖瓣瓣叶（箭）延长。此例患者瓣膜修复失败，因此她接受了三尖瓣置换手术

点评

一些有 Ebstein 畸形的患者，未经手术长至成年仍无症状；尽管三尖瓣反流为中至重度，但没有右心衰竭的临床证据。有些患者反流程度增加或慢性右心容量负荷过重导致右心衰竭症状，促使进行外科干预。

约 1/3 的患者，Ebstein 畸形可能与房间隔缺损有关，无房间隔缺损的患者常见卵圆孔未闭。三尖瓣反流引起的右心房压力升高可导致心房水平右向左分流，并伴有全身动脉氧饱和度降低和发绀。Ebstein 畸形也与心室预激（如预激综合征）有关。

患有 Ebstein 畸形的患者不太可能有肺动脉高压。然而，由于扩张、异位三尖瓣的影响，明显的三尖瓣反流信号往往难以解释，并且多普勒对肺动脉压可能有错误的高估。当怀疑 Ebstein 畸形合并肺动脉高压时，应放置右心导管直接测量肺动脉压力。

推荐阅读

[1] Booker OJ, Nanda NC: Echocardiographic assessment of Ebstein's anomaly, Echocardiography 32(Suppl 2):S177–S188, 2015.

[2] Bruce CJ,Connolly HM:Right–sided valve disease in adults. In Otto CM, editor: The practice of clinical echocardiography, ed 5, Philadelphia, 2016, Elsevier.

CASE 6-6
Ebstein 畸形和卵圆孔未闭

患者，男性，55 岁。患有三尖瓣 Ebstein 畸形，未接受过心脏手术，症状为进行性右心衰竭，房颤，缺氧加重（血氧饱和度 85%），以及严重的外周水肿。超声心动图显示卵圆孔未闭右向左分流，Ebstein 畸形伴重度 RA 和 RV 增大，右心室收缩功能中度降低。右心导管测得的肺动脉压为 22/9（平均 15)mmHg。经过认真讨论，患者被推荐行外科手术。

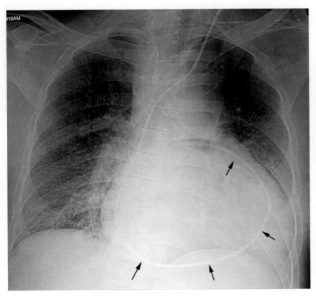

▲ 图 6-36　术前胸部 X 线片显示严重扩大右心内的肺动脉导管（箭）

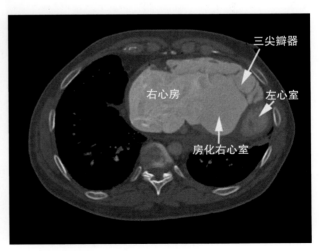

▲ 图 6-37　胸部 CT 显示右心房扩大，三尖瓣组织顶部移位，部分右心室房化。作为比较，注意左心室的大小

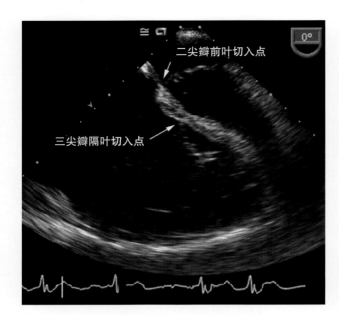

▲ 图6-38　经食管中段四腔心切面显示严重的右心扩大，对比二尖瓣前叶（AML），三尖瓣隔叶心尖移位

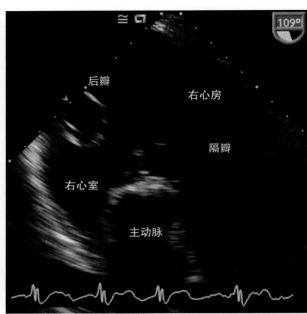

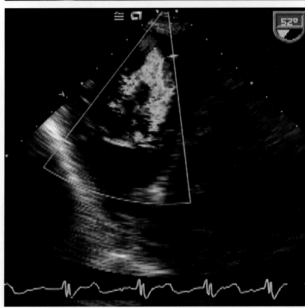

▲ 图 6-39　从经胃底右心室长轴切面显示三尖瓣瓣叶顶部移位，彩色血流显示三尖瓣反流至少为中度

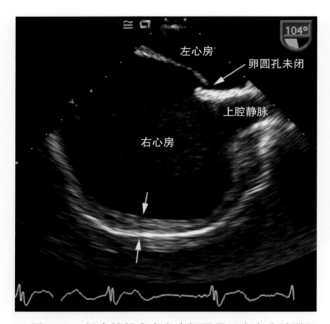

▲ 图 6-40　经食管超声右心房切面显示右心房壁增厚（箭）和房间隔卵圆孔未闭

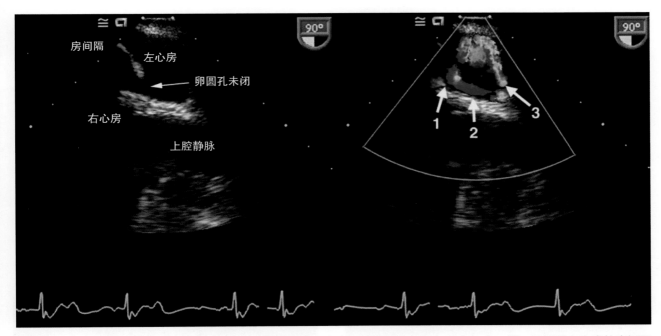

▲ 图 6-41 显示通过卵圆孔的彩色血流。箭 1 示血流从右心房通过缺损进入左心房（LA）；箭 2 示紧贴左心房的房间隔（IAS）血流；箭 3 示朝向左心房房顶的血流

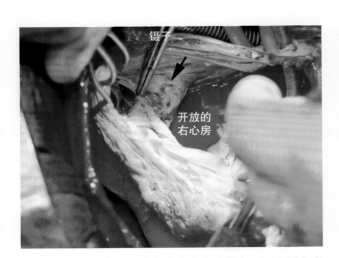

▲ 图 6-42 术中可见右心室房化段（箭），三尖瓣心房侧有心室肌小梁形成。可见镊子抓住三尖瓣瓣叶

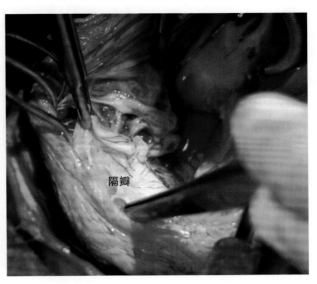

▲ 图 6-43 细长的、朝心尖下移的三尖瓣隔瓣。镊子提起的瓣叶边缘增厚

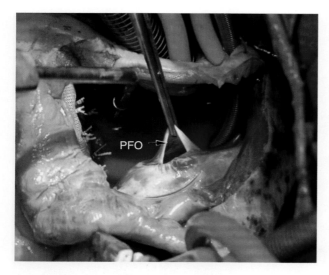

◀ 图 6-44 如图所示，未闭卵圆孔（PFO）可以轻松拉起

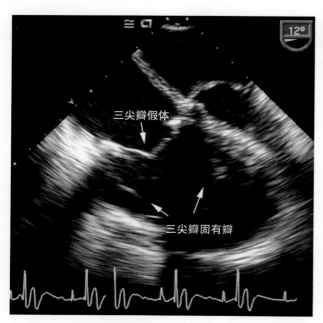
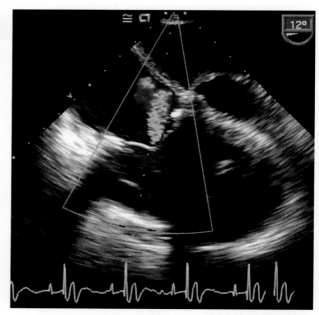

▲ 图 6-45 三尖瓣置换和卵圆孔关闭后，可以看到假体位于瓣环水平心尖部有残留的自体瓣叶（左）。彩色多普勒显示少量中心性反流（右）。房间隔无血流通过

点评

这位患者多年来耐受了因 Ebstein 畸形导致的严重三尖瓣反流，没有出现心力衰竭的症状。最终，卵圆孔被牵拉容积超负荷导致右心房增大，右心房压力超过左心房压力（由于三尖瓣反流），随后出现穿过卵圆孔未闭的右向左分流和动脉血氧饱和度降低。

尽管小儿三尖瓣的修复常常是可行的，但成年患者由于瓣膜结构纤维化和心尖部移位的瓣叶附着在心室壁上，三尖瓣修复不太可能成功。

推荐阅读

[1] Davies RR, Pasquali SK, Jacobs ML, et al: Current spectrum of surgical procedures performed for Ebstein's malformation: an analysis of the Society of Thoracic Surgeons Congenital Heart Surgery Database, Ann Thorac Surg 96(5):1703–1709, 2013.

三尖瓣脱垂 / 连枷
Tricuspid Valve Prolapse/Flail

CASE 6-7
创伤性三尖瓣反流

　　患者，男性，25 岁。患者既往体健，此次入院前约 1 个月曾在一起高速机动车事故中受伤，当时他乘坐的汽车撞上一根电线杆，并触发安全气囊释放。他被送到我们所在的 I 级创伤中心，发现右侧第 3、第 4 肋骨和左侧第 6 ～ 10 肋骨骨折，还有胸骨骨折，脾撕裂，双侧气胸和胸腔积液用胸腔引流治疗。超声心动图发现其伴有宽缩流颈的严重三尖瓣反流和肝静脉收缩期血流逆转。右心室扩张，收缩功能正常。

　　目前，患者抱怨胸骨和肋骨疼痛。他否认有气短、用力呼吸困难、反常呼吸或下肢水肿。

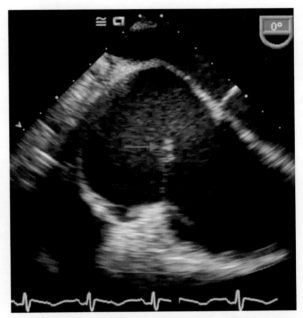

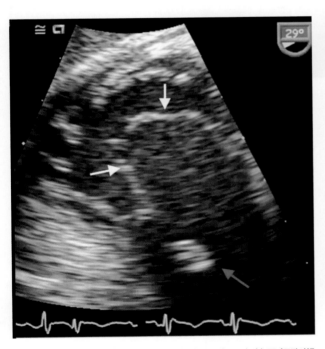

▲ 图 6-47　在这张经胃底三尖瓣切面中，白箭示舒张期间瓣叶的边缘，红箭示附着在前瓣上可能损伤的乳头肌

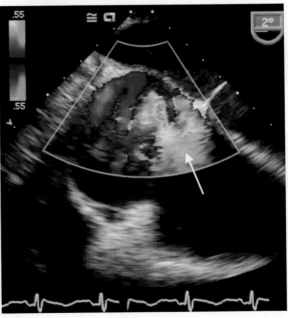

▲ 图 6-46　在四腔心切面，收缩期图像显示三尖瓣瓣叶连枷，最有可能是前瓣（红箭）。瓣尖的肿块，很可能是乳头肌破裂的一部分。右心房（RA）和右心室（RV）均扩张。下图的白箭示宽阔的三尖瓣反流束，流经瓣膜来回低速流动

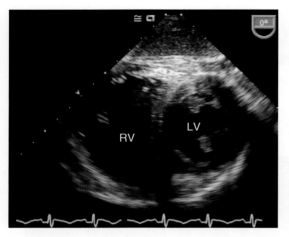

▲ 图 6-48　经胃底右心室（RV）、左心室（LV）短轴切面，右心室明显扩张并伴有室间隔矛盾运动，与右心室容量负荷过重相一致

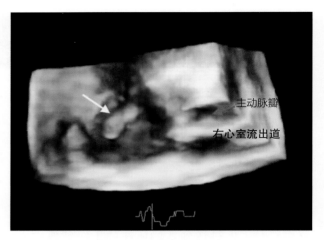

▲ 图 6-49　3D 图像显示前瓣连枷（箭）

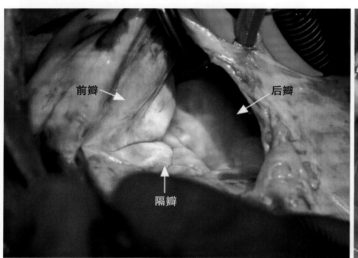

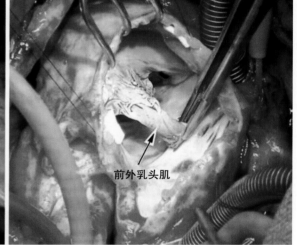

▲ 图 6-50　术右心房打开，可显示前瓣上破裂的乳头肌。外科医师正用镊子抓住末端。左图显示正常的三尖瓣，作为对比

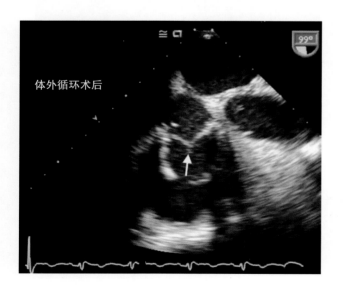

◀图 6-51　生物人工三尖瓣置换术后体外循环（CPB）撤机后，切面转至 99°，探头向右旋转，在收缩期显示两个生物人工瓣膜瓣叶对合正常（白箭）。未发现三尖瓣反流

点评

　　胸壁钝性损伤由于腱索或者乳头肌断裂可导致严重的三尖瓣反流，如本例患者。一些患者能耐受三尖瓣反流，可在数年后出现进行性右心室扩张和收缩功能障碍。另一些患者则表现为右心衰竭和前向心输出量减少。三尖瓣反流也可能在基于导管

心脏手术时导致医源性瓣叶或腱索损伤。永久起搏导联也与三尖瓣反流有关，这是由于导联妨碍正常瓣叶运动或随时间发展而引起的纤维粘连。

推荐阅读

[1] Lee SH, Kim SA, Jo SH, et al: Combined traumatic tricuspid regurgitation and acute myocardial infarction after fist blows to the chest, Circulation 129(20):e496–e498, 2014.

[2] Looi JL, Lee AP, Wong RH, Yu CM: 3D echocardiography for traumatic tricuspid regurgitation, JACC Cardiovasc Imaging 5(12):1285–1287, 2012.

[3] Frizzell JD, West MB, Snider RL: Severe tricuspid regurgitation with giant C–v waves after pacer implantation, Circulation 130(4):e23–e25, 2014.

CASE 6-8
三尖瓣脱垂

患者，男性，33 岁。患者有黏液瘤性二尖瓣病变，伴有严重二尖瓣反流的部分连枷后叶，被推荐作二尖瓣修补术。由于担心三尖瓣黏液瘤样受累，术中对三尖瓣进行了评估。

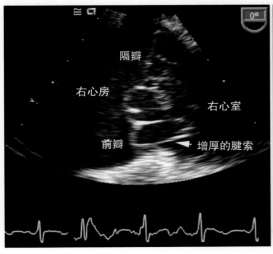
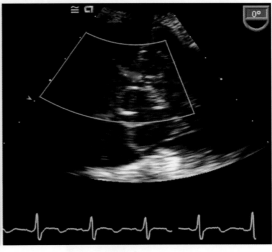

◀ 图 6-52 经食管超声低位四腔心三尖瓣切面显示，瓣叶轻度增厚，脱垂前瓣和隔瓣的冗长瓣叶，明显增厚的腱索。彩色多普勒（右）仅显示小的反流束

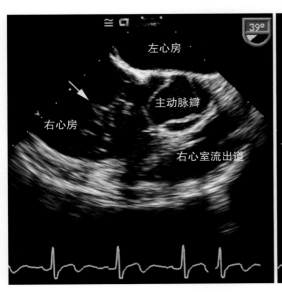
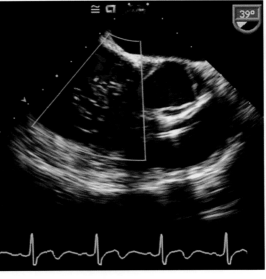

◀ 图 6-53 图像平面旋转至 39°，在方位类似于经胸主动脉瓣短轴切面可看到冗长三尖瓣瓣叶（箭）。而且，只显示有轻微的反流

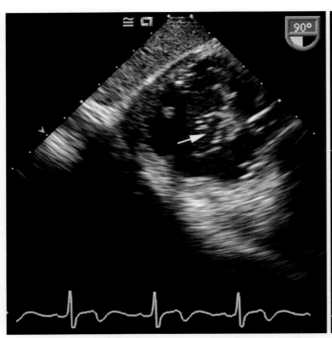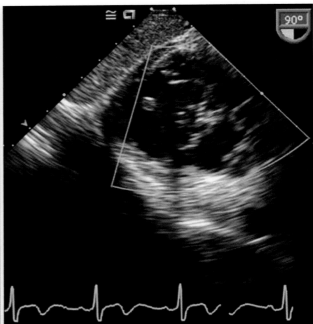

▲ 图 6-54　经胃底三尖瓣短轴切面再次看到冗长瓣叶（箭）

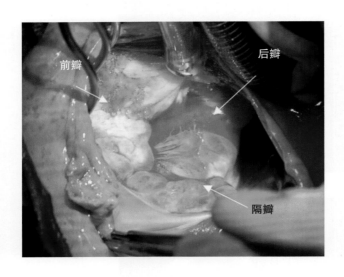

◀ 图 6-55　术中对瓣膜检查显示瓣叶黏液瘤样外观和 3 个瓣叶的脱垂

点评

　　黏液瘤性瓣膜病最常影响二尖瓣，但其他瓣膜也可受影响。在二尖瓣脱垂的患者中，约 1/3 的患者合并三尖瓣脱垂，尽管瓣膜功能障碍通常只是轻微的。在二尖瓣脱垂的患者中，肺动脉瓣偶尔也会受到影响。

推荐阅读

[1] Elsayed M, Thind M, Nanda NC: Two- and three-dimensional transthoracic echocardiographic assessment of tricuspid valve prolapse with mid-to-late systolic tricuspid regurgitation, Echocardiography 32(6):1022–1025, 2015.

[2] Haake RM, Maqsood MA, et al: Tricuspid regurgitation of varying severity: leaflet prolapse or pacemaker lead–induced obstruction? J Cardiothorac Vasc Anesth 25(4):753–754, 2011.

类癌瓣膜疾病
Carcinoid Valve Disease

CASE 6-9
类癌瓣膜疾病

患者，男性，71 岁。该患者在过去 5 个月中出现了右心衰竭的渐进性症状和体征。在此次住院 10 年前，这位患者因类癌接受了结肠切除术。后来发现他有慢性面色潮红和腹泻，当时进行了两次腹部探查以切除肝转移瘤，此后他没有出现其他症状，直到出现目前的症状。

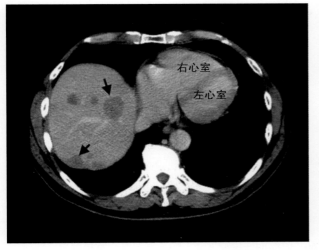

▲ 图 6-56 腹部 CT 扫描显示了以前肠类肿瘤的大量肝转移（箭）；当类癌综合征出现时，几乎总是可以看到这一点

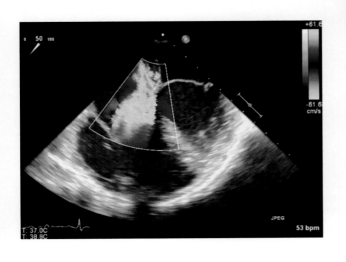

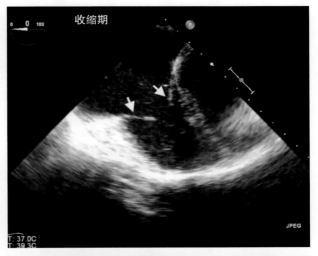

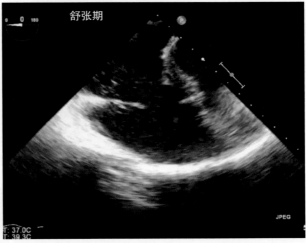

▲ 图 6-57 在这个四腔心切面中，三尖瓣瓣叶在心动周期的 2 个时相都是僵硬和固定的（箭），这在类癌心脏病中是典型的。这常常导致三尖瓣反流和狭窄，右心房和右心室扩张。实时看到室间隔的矛盾运动，与右心室容量超负荷相一致

◀ 图 6-58 彩色多普勒显示严重的三尖瓣反流，低流速反映正常的右心室和肺动脉收缩压

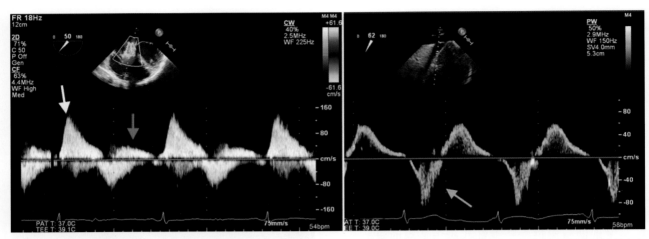

▲ 图 6-59　三尖瓣和肝静脉的连续和脉冲多普勒分别表示三尖瓣反流的严重程度。三尖瓣反流束在收缩早期达到峰值（白箭），呈密集三角形。红箭示舒张期反流的存在。在肝静脉，有收缩反转（绿箭）

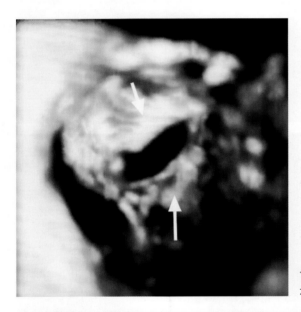

◀ 图 6-60　收缩期三尖瓣（箭）的三维图像心室角度显示对合不良完全

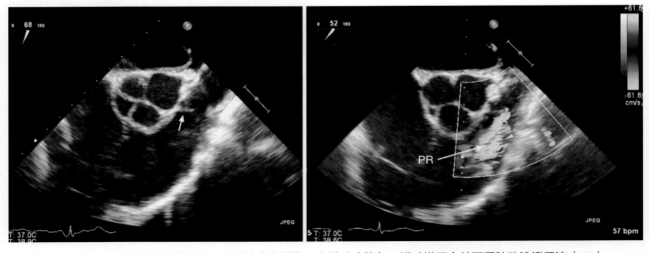

▲ 图 6-61　此右心室流入流出道切面，可见肺动脉瓣的一个瓣叶（箭）。瓣叶增厚合并严重肺动脉瓣反流（PR）

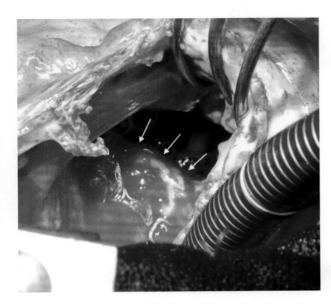

◀ 图 6-62　手术切除右心房壁后，可见三尖瓣增厚。箭示一个瓣叶极不正常的边缘

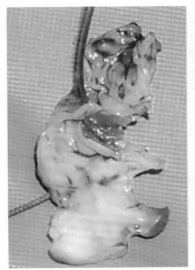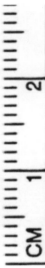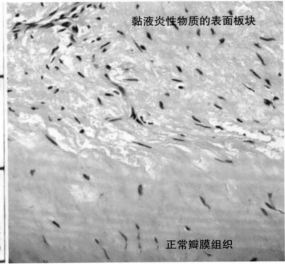

黏液炎性物质的表面板块

正常瓣膜组织

◀ 图 6-63　另一例病例有类似表现，离体三尖瓣呈弥漫性增厚，瓣叶缩短。右图组织切片显示黏液炎性物质的表面斑块附着正常三尖瓣组织，与类癌心脏病相一致

点评

　　类癌瓣膜病很罕见，但在超声心动图上有特征性表现：三尖瓣瓣叶增厚、缩短和回缩。类癌瓣膜病可见于类癌肿瘤肝转移的患者，被认为是由于血管活性物质如血清素（5-羟色胺）、5-羟色氨酸、组胺、缓激肽、速激肽和前列腺素水平升高所致。典型的临床表现包括血管舒缩功能改变（面色潮红或血压不稳定），尽管右心衰竭可能与终末期疾病有关。在心脏受累时，90% 以上的患者有严重的三尖瓣反流，且多数同时伴有肺动脉瓣狭窄和反流。左心受累不常见，通常与卵圆孔未闭或肺转移有关，否则血管活性物质将在肺中失活。

推荐阅读

[1] Miles LF, Leong T, McCall P, Weinberg L: Carcinoid heart disease: correlation of echocardiographic and histopathological findings, BMJ Case Rep November 24, 2014.

[2] Patel C, Mathur M, Escarcega RO, Bove AA: Carcinoid heart disease: current understanding and future directions, Am Heart J 167(6):789–795, 2014.

肺动脉瓣
Pulmonic Valve

CASE 6-10
严重肺动脉瓣反流

患者，男性，26 岁。该患者从小就接受了法洛四联症的外科手术，室间隔缺损修补和肺动脉瓣切开术。他现在表现为气短加重和心房扑动。超声心动图表现为重度肺反流伴重度右心室增大，但右心室收缩功能仅轻度降低。超声心动图估测肺动脉收缩压正常，经肺导管证实，无肺动脉分支狭窄的迹象。拟肺动脉瓣置换术。

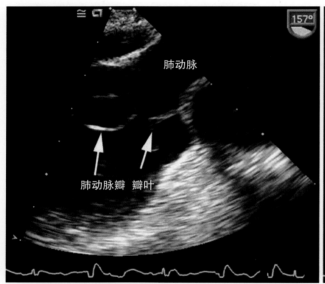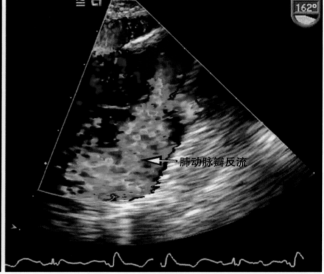

▲ 图 6-64　在经食管超声肺动脉瓣长轴切面，平面旋转至 157°，显示肺动脉瓣（PV）瓣叶严重变薄并有一个瓣叶脱垂（左）。彩色血流显示严重的肺动脉瓣反流，反流束几乎充满右心室流出道

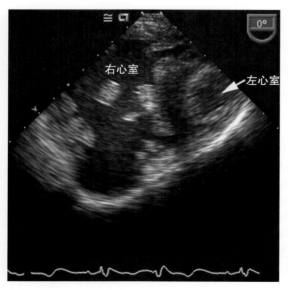

◀图 6-65　经胃底切面显示严重右心室扩张。虽然肺动脉压正常，但右心室壁增厚。观察到相对较小的左心室。实时观察到室间隔矛盾运动和室间隔舒张变扁平与右心室负荷相一致

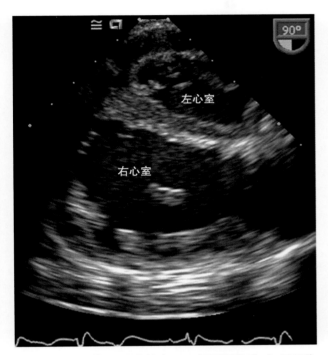

▲ 图 6-66 这幅经胃底基底 90° 切面更像是 0° 是因为心脏方位异常；这种现象与左右心室大小不匹配有关。再次发现右心室肥厚。实时观察到室间隔矛盾运动和舒张压期室间隔变扁平与右心室负荷相一致

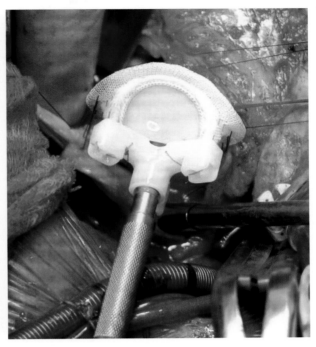

▲ 图 6-67 人工瓣膜是为植入而准备的

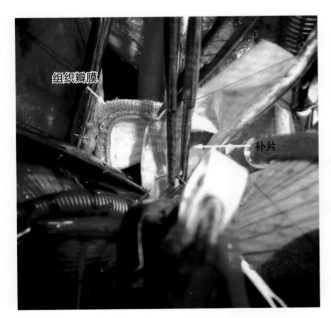

▲ 图 6-68 在瓣膜放置到位后，用补片来扩大肺动脉瓣环

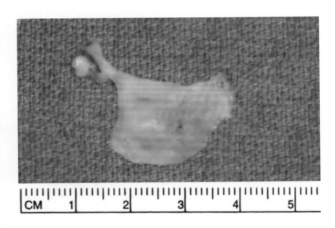

▲ 图 6-69 切除的瓣叶变形且纤细。只有一个瓣叶可以确认。在其他两个瓣叶中，只看到枯萎的残余组织

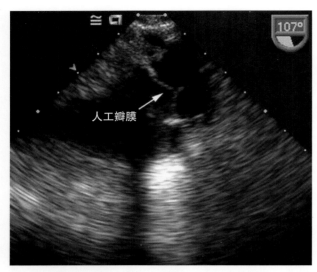

▲ 图 6-70　术后人工瓣膜组织在食管超声图像上显示正常运动的纤细瓣叶。没有出现反流

推荐阅读

[1] Cuypers JA, Menting ME, Konings EE, et al: Unnatural history of tetralogy of Fallot: prospective follow-up of 40 years after surgical correction, Circulation 130(22):1944–

点评

　　法洛四联症纠治术后肺动脉瓣反流是常见的，中重度反流占患者总数的 50%。随之而来的右心室容量负荷过重导致右心室进行性增大，最终导致收缩功能异常。然而，肺动脉瓣反流严重程度的评价存在不确定性。彩色多普勒显示舒张期血流宽度有一定帮助，结合细窄射流束与轻度反流一致，射流束充盈右心室流出道与重度反流相一致。由于肺动脉瓣反流是低速血流，当肺动脉压力正常时，彩色多普勒检查可能会漏诊除非检查者意识到这一可能性。其他有用的参数是相对于前向性血流的连续波多普勒反流信号的强度，以及舒张血流的斜率（或压力半衰期）。因严重的肺动脉反流引起的主肺动脉的全舒张期反向血流应该与动脉导管未闭所致的舒张期血流相区别。

1953, 2014.

[2] Swamy P, Bharadwaj A, Varadarajan P, Pai RG: Echocardiographic evaluation of tetralogy of Fallot, Echocardiography 32(Suppl 2): S148–S156, 2015.

CASE 6-11
Ross 术后同种异体移植肺动脉瓣反流 / 狭窄

　　患者，女性，29 岁。患者 8 年前因风湿性瓣膜病行 Ross 手术和二尖瓣置换。其最近的病史提示有气短、心源性恶病质及右心充血性心力衰竭伴腹水，发现有严重的三尖瓣反流及严重的肺动脉瓣关闭不全。她的自体主动脉移植和人工二尖瓣功能良好。

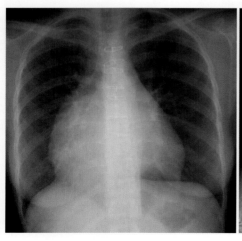 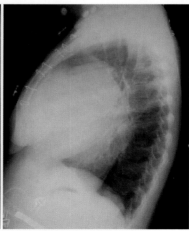

◀ 图 6-71　正侧位胸部 X 线片显示右心腔显著扩大

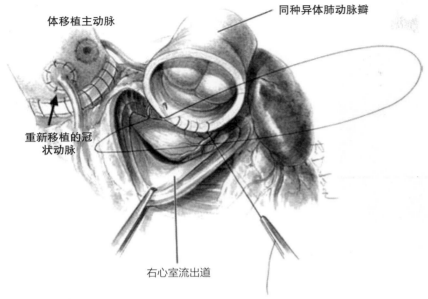

体移植主动脉

同种异体肺动脉瓣

重新移植的冠状动脉

右心室流出道

◀ 图 6-72　如图所示，自体的主动脉瓣被切除，自体的肺动脉根部在邻近左右肺动脉分叉的位置被切断并移植到主动脉。冠状动脉被重新移植到自体主动脉。同种异体的肺动脉被缝合在这里（经许可转载，引自 Elsevier Limited, Kidlington, Oxford, UK.）

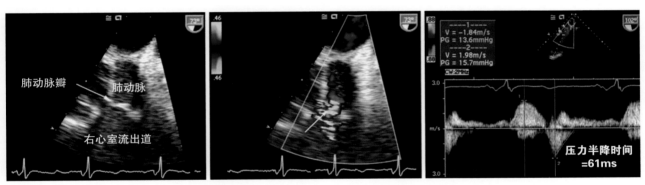

肺动脉瓣

肺动脉

右心室流出道

▲ 图 6-73　在食管上段位置，可以看到肺动脉瓣反流（箭，中）。右图为连续彩色多普勒，前向血流约 2m/s，然而反流束的压力半降时间是 61ms，与严重的肺动脉瓣反流一致

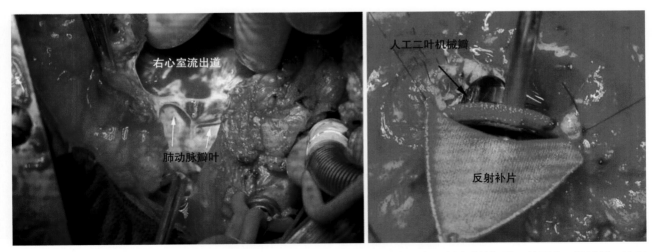

右心室流出道

肺动脉瓣叶

人工二叶机械瓣

反射补片

▲ 图 6-74　切开右心室流出道后，可以看到同种异体肺动脉瓣增厚的瓣叶。右图中瓣叶被切除，放置人工机械瓣，流出道用心包补片覆盖

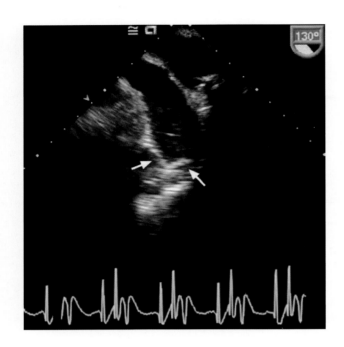

◀ 图 6-75　术后食管上段切面显示舒张期的机械瓣膜，瓣叶闭合（箭）

推荐阅读

[1] Oury J, Maxwell M: An appraisal of the Ross procedure: goals and technical guidelines, Oper Tech Thorac Cardio-vasc Surg 2(4):289–301, 1997.

第 7 章　成人先天性心脏病
Adult Congenital Heart Disease

房间隔缺损
Atrial Septal Defects

CASE 7-1
房间隔解剖和图像

由于房间隔的方向与超声声束垂直，且邻近 TEE 探头，因此可以获得清晰的图像。TEE 探头位置较浅时，从四腔心切面开始，逐渐增加角度至 90° ～ 120° 的双房心切面，可以扫查完整的房间隔。尤其是三维图像（3D）可以帮助显示完整的房间隔以及封堵器定位。

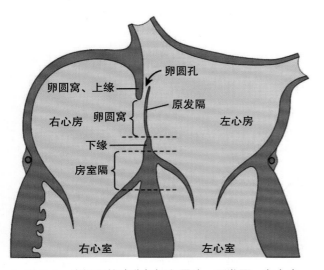

▲ 图 7-1 房间隔的成分包括卵圆孔、原发隔、左心房、左心室、卵圆窝、上缘、下缘、房室隔、右心房、右心室 [改编自 Keane JF, Lock JE, Fyler DC（eds.）：Nadas Pediatric Cardiology, 2e, Philadelphia, 2006, Elsevier/Saunders.]

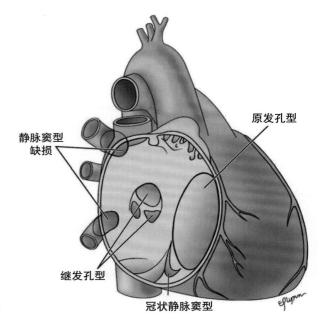

▲ 图 7-2 房间隔缺损分型 [改编自 Keane JF, Lock JE, Fyler DC（eds.）：Nadas Pediatric Cardiology, 2e, Philadelphia, 2006, Elsevier/Saunders.]

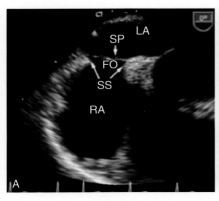
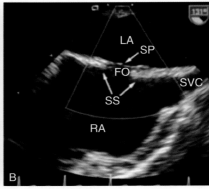
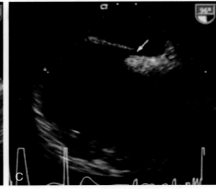

▲ 图 7-3 TEE 位置较浅时，在四腔心（A）和双房心（B）切面均可显示卵圆窝（FO）。在 60°～ 90°之间旋转角度，可看到原发隔与继发隔之间的开口（箭）或卵圆孔

LA. 左心房；RA. 右心房；SP. 原发隔；SS. 继发隔；FO. 卵圆窝

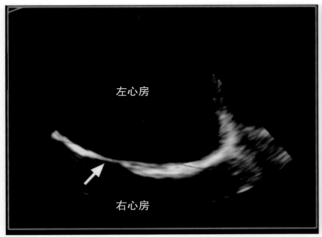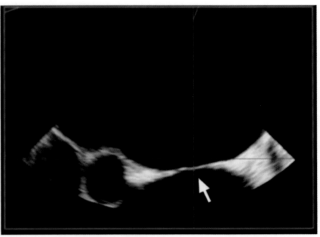

▲ 图 7-4 在食管中段水平，应用两个正交的 110°（左）和 20°（右）切面来构建 3D 图像。无顶的金字塔形容积（3D Zoom, QLAB; Philips, Medical Systems）囊括整个房间隔（图 7-5）

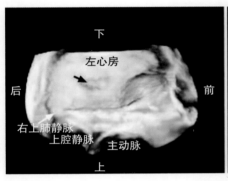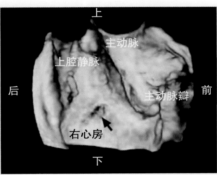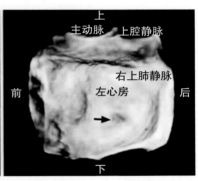

▲ 图 7-5 使用多平面重建模式（QLAB; Philips, Medical Systems），初始 3D 图像（左）显示左心房面观的房间隔；沿水平轴线旋转图像（中）显示右心房面观的房间隔；与升主动脉的毗邻关系是围术期房间隔穿刺的关键。沿垂直轴线旋转图像可更好地从左心房观察房间隔。黑箭所指为卵圆窝

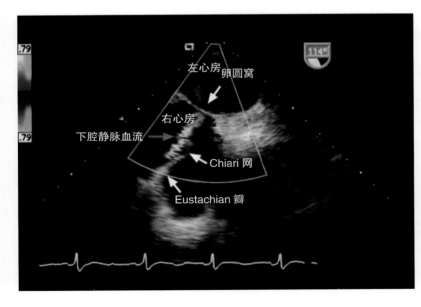

◀ 图 7-6 在食管中段 114° 切面，可见胚胎发育残留的 Eustachian 瓣和 Chiari 网。红箭示下腔静脉汇入右心房的血流。如图，彩色多普勒血流信号（红箭）指向卵圆窝。在胎儿期，这使胎盘来源的氧合血液通过未闭的卵圆孔到达左心房

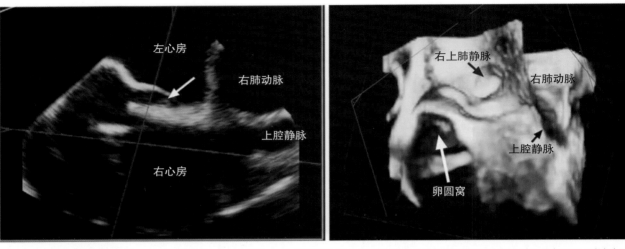

▲ 图 7-7　左图食管中段 110° 切面显示 PFO（箭）。右图是相应的 3D 图像，动图可观察到从右心房通过 PFO 到达左心房的气泡

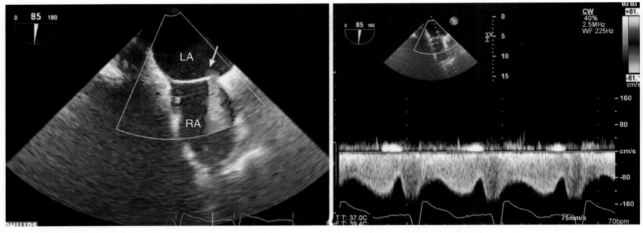

▲ 图 7-8　左图彩色多普勒显示 PFO 分流。箭示血流在左心房面汇聚；彩色多普勒和频谱多普勒（右）都显示左心房（LA）至右心房（RA）的分流

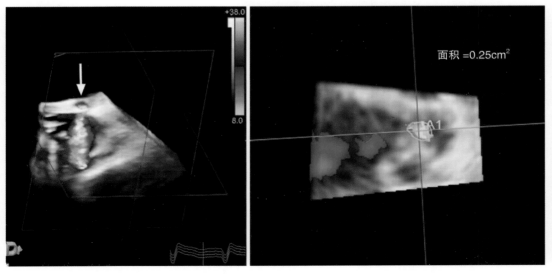

◀ 图 7-9　三维彩色多普勒显示半球形的血流加速区（箭）。右图中，使用多平面重建模式测量 PFO 的面积

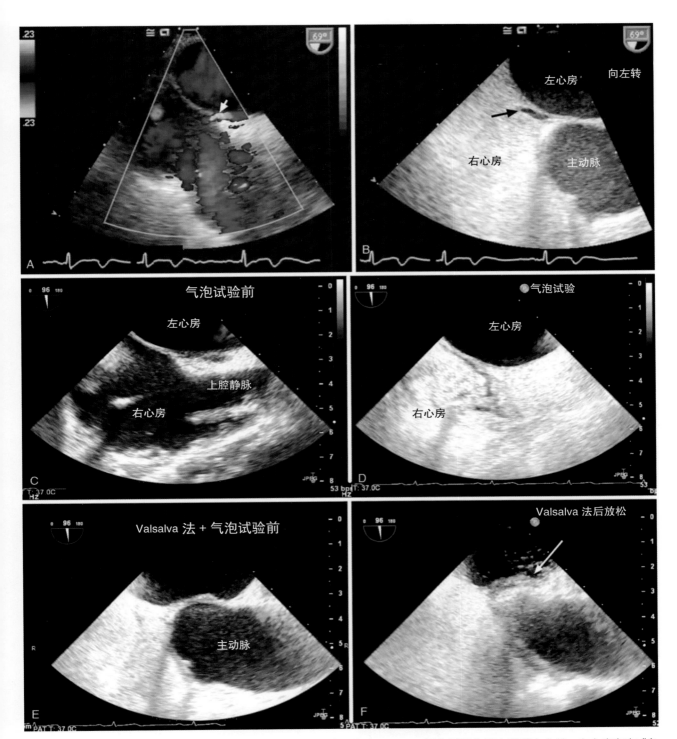

▲ 图 7-10　对于可疑 PFO、气泡试验阴性的患者，有几种诊断方法。A ～ B. 探头置于食管中段稍向左转；右心房存在"负向显影"（黑箭），可作为左向右分流的彩色多普勒证据。C ～ F. 首先气泡试验为明确的阴性；然而，Valsalva 法后立刻放松，同时注射造影剂，随着右心房压力的增加，在左心房出现微泡；视频可见红箭示下腔静脉负向显影

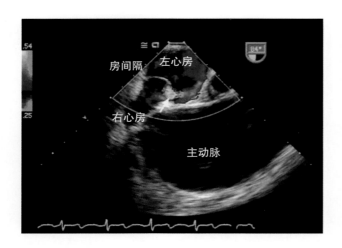

◀ 图 7-11　另一患者，肺动脉高压导致右心房压升高，彩色多普勒显示右向左分流

CASE 7-2
卵圆孔未闭

术中经食管超声心动图（TEE）显示 1 例冠状动脉旁路移植术患者存在卵圆孔未闭（PFO）。

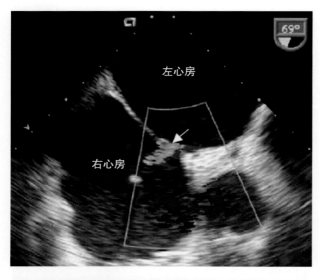

◀ 图 7-12　在高位食管 69° 切面，可见左心房和右心房，旋转探头可见卵圆窝边缘的 PFO，彩色多普勒显示左向右的细束分流（箭）

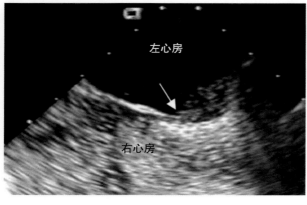

◀ 图 7-13　从外周静脉注射震荡生理盐水，由于微泡的作用而使右心模糊不清。手动震荡生理盐水中的微泡不会穿过肺毛细血管，因而左心在没有心内分流的情况下不显影。在约 70° 平面旋转探头，放大图像显示造影剂通过卵圆孔未闭（箭）从右心房到左心房

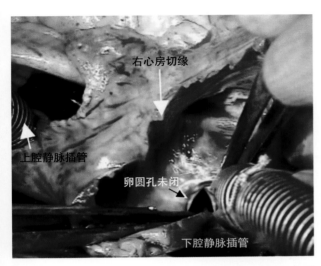

▲ 图 7-14　术中，右心房（RA）打开后可见房间隔卵圆孔未闭

点评

通过 TEE 可发现 20% ～ 25% 的成年人存在 PFO。在高位食管的房间隔切面，换能器旋转 60°～ 90°，是观察 PFO 的最佳切面。PFO 位于继发隔（覆盖卵圆窝）和原发隔的交界处。在大多数患者中，PFO 很小，起到"单向阀门"的作用，这是由于心房压力较低，左心房压略高于右心房压时房间隔没有分流。若右心房压一过性升高，如 Valsalva 法，阀门打开，可出现右向左分流。若心房压力慢性升高，PFO 可能被拉伸而使左右心房之间存在一个缺损，即使在静息状态下也存在分流。较小的 PFO 是典型的良性偶发病变，没有相关的临床症状或体征。然而，PFO 的存在与隐匿性卒中之间存在关联，关闭 PFO 是否降低复发性卒中风险的研究正在进行中。

推荐阅读

[1] Asrress KN, Marciniak M, Marciniak A, Rajani R, Clapp B: Patent foramen ovale: the current state of play, Heart 101（23）: 1916–1925, 2015.

[2] Gupta SK, Shetkar SS, Ramakrishnan S, Kothari SS: Saline contrast echocardiography in the era of multimodality imaging—importance of "bubbling it right". Echocardio-graphy 32（11）: 1707–1719, 2015.

CASE 7-3
房间隔膨出瘤

患者，女性，48 岁。该患者的心腔内超声心动图上应用振荡的生理盐水作为右心造影剂证实有右向左分流的房间隔膨出瘤。

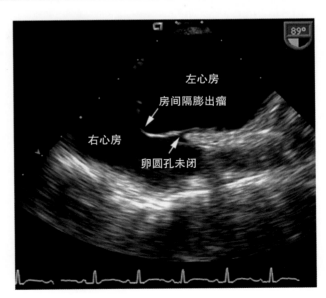

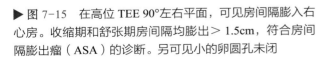

▶ 图 7-15　在高位 TEE 90°左右平面，可见房间隔膨入右心房。收缩期和舒张期房间隔均膨出 > 1.5cm，符合房间隔膨出瘤（ASA）的诊断。另可见小的卵圆孔未闭

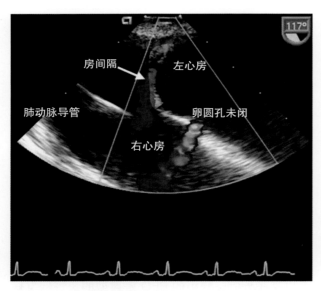

▲ 图 7-16　彩色多普勒显示经 PFO 的左向右分流

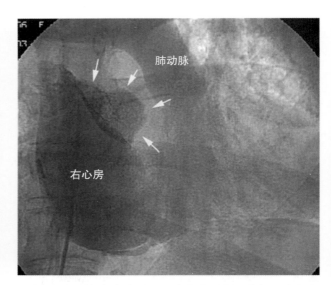

▲ 图 7-17　右心房造影显示右心房显影，房间隔膨入左心房。造影时右心房压力升高，房间隔弯曲反转（箭）（图 7-15）

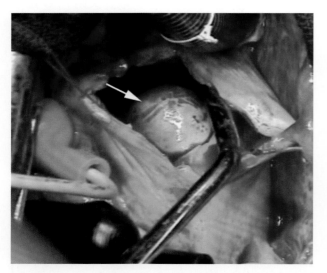

▲ 图 7-18　术中打开右心房可见房间隔（箭）突向右心房

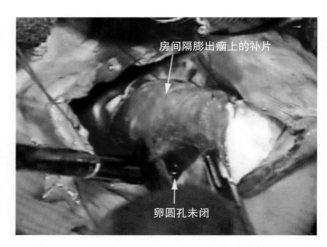

▲ 图 7-19　术中打开右心房，用心包补片修补巨大的房间隔膨出瘤和小的房间隔缺损

点评

除 PFO 外，这位患者还合并有房间隔膨出瘤。房间隔膨出瘤的定义是在没有长期升高的左心房压或右心房压的情况下，卵圆窝区域的暂时性隆起，＞ 1.5cm。与单纯 PFO 相比，房间隔膨出瘤的存在与栓塞卒中的相关性更高，有很大可能与房间隔膨出瘤患者的隔膜开窗率高（＞ 90%）有关。对于反复发生神经系统事件的患者，尽管有足够的药物治疗，但仍可考虑关闭 PFO，可进行外科手术治疗或经皮封堵。

推荐阅读

[1] McGrath ER, Paikin JS, Motlagh B, et al: Transesophageal echocardiography in patients with cryptogenic ischemic stroke: a systematic review, Am Heart J 168（5）:706–712, 2014.

CASE 7-4
继发孔型房间隔缺损

患者，男性，50 岁。患者活动后气促。肺部检查无阳性发现，超声心动图提示继发孔型房间隔缺损（ASD）。

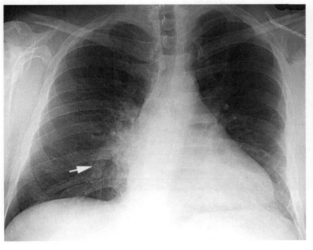

▲ 图 7-20　胸部 X 线片显示心脏增大，右心房边缘明显，右肺动脉（箭）增粗

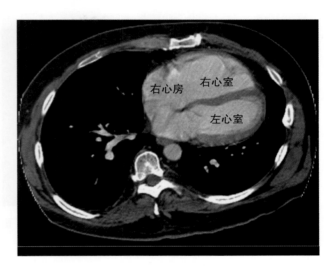

▲ 图 7-22　胸部 CT 显示右心明显长大

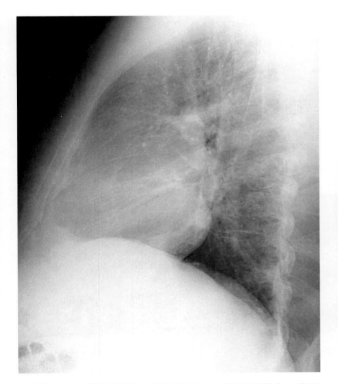

▲ 图 7-21　侧位胸部 X 线片显示右心室明显增大，胸骨后间隙显影

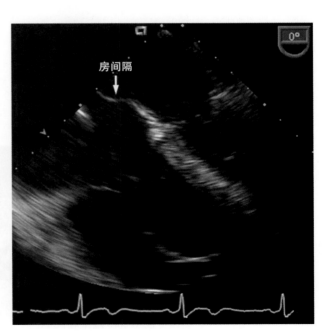

▲ 图 7-23　TEE 四腔心切面显示右心增大，房间隔在此切面连续

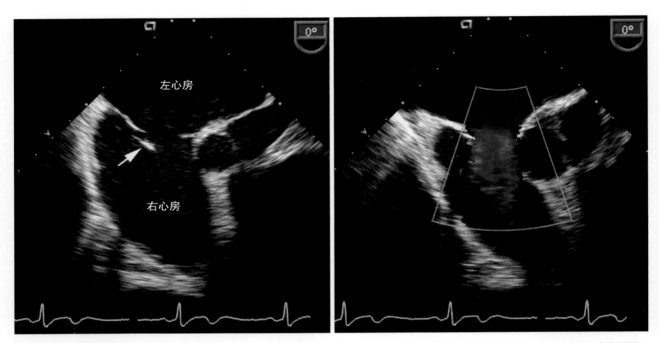

▲ 图 7-24　稍前屈探头，显示主动脉瓣，可见房间隔缺损，直径 18mm，心房水平左向右分流。箭示右心房内的肺动脉导管

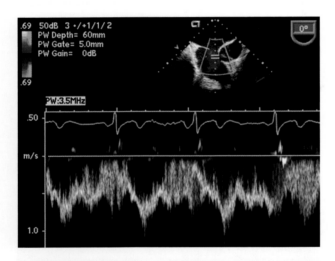

◀ 图 7-25　脉冲多普勒确认收缩期和舒张期的左向右分流

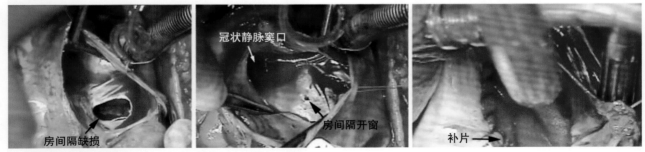

▲ 图 7-26　胸骨切开后，右心耳比平时更红，这与左心房氧合血的分流相一致。通过切开的右心房可见一个 2cm×1cm 的房间隔缺损（左）。另外，在 Todaro 腱（冠状窦的起始处）（中）附近发现一较小但独立的缺损。用一个心包补片将两个缺损封闭，术后图像显示补片覆盖缺损（右）。1 例患者术后 5d 发生心房扑动，经过电复律后恢复窦性心律，但随后心房扑动反复发作，遂行经导管射频消融三尖瓣峡部

点评

房间隔缺损（ASD）的最常见类型是继发孔型房间隔缺损，缺损位于房间隔中央，直径通常≥1cm。虽然大多数房间隔缺损是在儿童时期被诊断和治疗的，但仍有相当数量的 ASD 直到成年后才被发现，少数直到晚年才被诊断出来，就像此病例一样。

房间隔缺损的TEE图像特点是右心容量超负荷所致。血流通过房间隔缺损形成左向右分流，使右心的每搏量多于左心。分流的严重程度以肺循环血流量（Qp）与体循环血流量（Qs）之比来衡量，正常值为1。Qp：Qs＞1.5：1与右心房和右心室进行性增大有关。另外，室间隔出现"反常"运动。肺动脉高压在继发性房间隔缺损的患者较为罕见。

TTE可显示房间隔缺损，彩色多普勒显示左向右分流。当患者存在右心增大但房间隔图像不理想时，可进行右心声学造影检查。

在经皮房间隔封堵术中，TEE 可提供更好的图像，测量缺损大小，评估锚定封堵器的组织边缘。

推荐阅读

[1] Brickner ME, Hillis LD, Lange RA: Congenital heart disease in adults. First of two parts, N Engl J Med 342:256–263, 2000.

[2] Brickner ME, Hillis LD, Lange RA: Congenital heart disease in adults. Second of two parts, N Engl J Med 342:334–342, 2000.

[3] Faletra FF, Pedrazzini G, Pasotti E, et al: 3D TEE during catheter–based interventions, JACC Cardiovasc Imaging 7(3):292–308, 2014.

CASE 7-5
原发孔型房间隔缺损

患者，女性，34岁。患者偶然发现心脏杂音，无临床症状，遂进行超声心动图检查。检查发现一较大的原发孔型ASD，房水平左向右分流，Qp：Qs为2.5：1；二尖瓣前叶裂，中度二尖瓣反流。

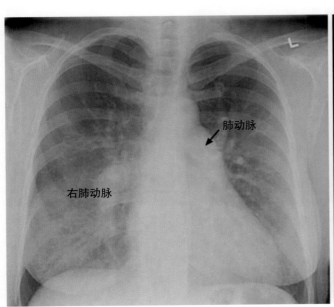
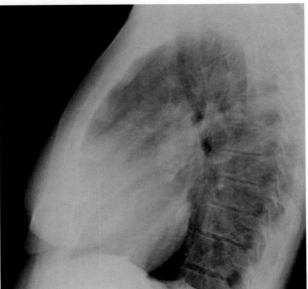

肺动脉

右肺动脉

▲ 图 7-27　胸片显示双心房、右心室长大，肺动脉增粗，肺淤血

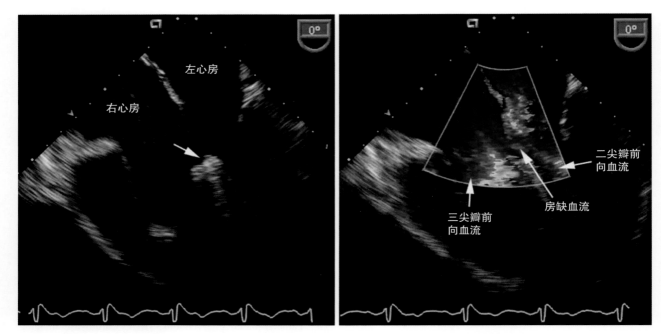

▲ 图 7-28　2D（左）和彩色（右）四腔心切面，显示舒张期室间隔嵴部，开放的三尖瓣和二尖瓣，房间隔大缺损，四个心腔压力相等

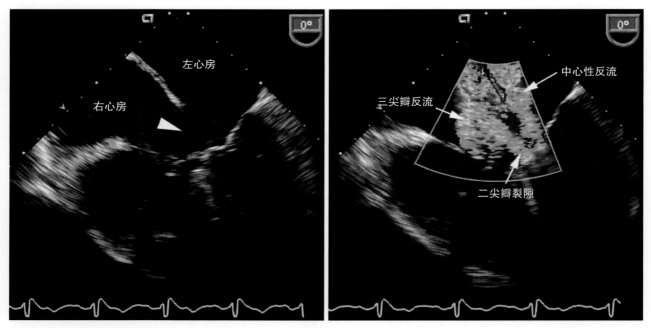

▲ 图 7-29　同一切面，收缩期三尖瓣和二尖瓣关闭，箭示房间隔缺损。二尖瓣中至重度反流，部分由二尖瓣前叶裂导致

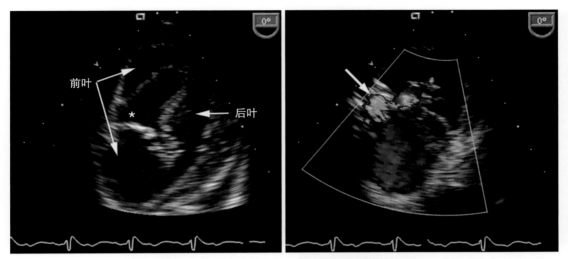

▲ 图 7-30　将探头置于胃食管连接处远端，后屈探头获得二尖瓣短轴切面，可见二尖瓣前叶裂（＊），右图示裂隙处的反流束（箭）

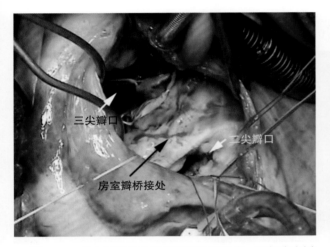

▲ 图 7-31　术中打开右心房后见原发隔缺失，两组房室瓣

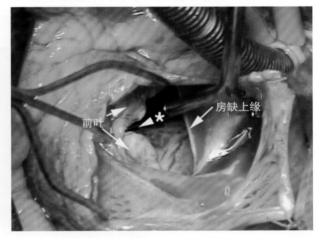

▲ 图 7-32　二尖瓣前叶裂（＊）

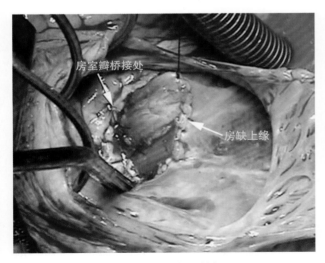

▲ 图 7-33　术中采用心包补片封闭缺损

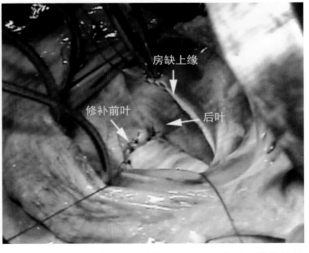

▲ 图 7-34　使用缝合裂隙并放置 30mm 成形环的方法修复二尖瓣前叶

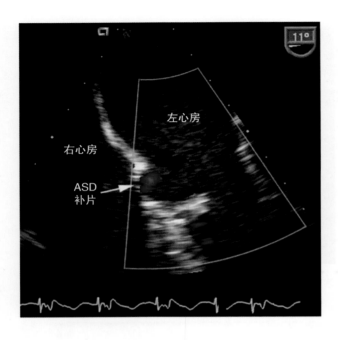

◀ 图 7-35　术后四腔心切面显示 ASD 补片，无残余分流

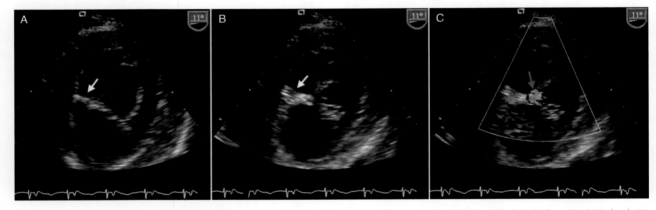

▲ 图 7-36　术后舒张期二尖瓣短轴切面（A），与术前（图 7-30）对比，显示对裂隙的修补（白箭）。收缩期（B）同样可以看到裂隙的修补（白箭），彩色多普勒示残余中心性反流（C，红箭）

点评

　　原发隔型房间隔缺损位于房间隔基底段，邻近房室瓣。事实上，此病例为部分心内膜垫缺损。观察缺损的 2D 和彩色多普勒图像的最佳切面是四腔心切面。这类缺损通常很大，需要通过外科手术缝合补片。许多患者都有相关的房室瓣异常，最常见的是二尖瓣前叶裂。部分裂隙可通过拉近两部分的距离来修复，但如果瓣膜变形或两部分缝合后张力过大，则需要进行二尖瓣置换。存在

原发隔型 ASD 的患者还应仔细评估室间隔缺损（VSD）的情况。

推荐阅读

[1] Mahmood F: Perioperative transesophageal echocardiography: Current status and future direction, Heart 102:1159–1167, 2016.

[2] Randolph GR, Hagler DJ, Connolly HM, et al: Intraoperative transesophageal echocardiography during surgery for congenital heart defects, J Torac Cardiovasc Surg 124:1176–1182, 2002.

CASE 7-6
心内膜垫缺损修补术后原发隔型房间隔缺损

患者，女性，29 岁。患者幼年时行心内膜垫缺损修补术，呼吸日益短促。TTE 检查发现心房水平残余左向右分流，可能存在残余房间隔缺损，二尖瓣反流和永存左上腔静脉。

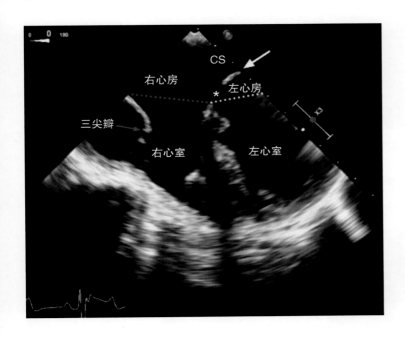

◀ 图 7-37　食管中段四腔心切面显示舒张期复杂的解剖结构。红色虚线示三尖瓣环，白色虚线示二尖瓣环。白箭示房间隔，* 表示原发隔 ASD。三尖瓣上方可见增粗的冠状静脉窦（CS）汇入右心房

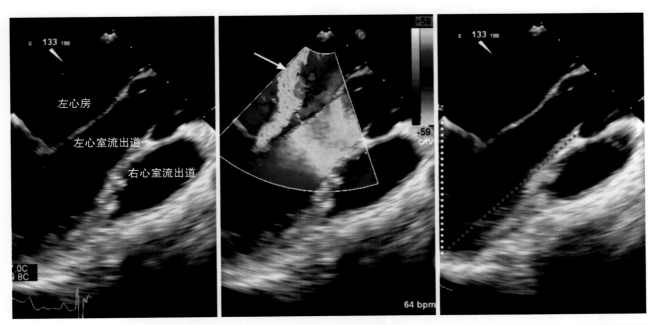

▲ 图 7-38　食管中段长轴切面，左图和中图显示收缩期二尖瓣中心性反流（箭），左心室流出道血流。右图显示所谓的"goose-neck"畸形，左心室心尖至二尖瓣后环的距离（白虚线）比左心室心尖至主动脉瓣环的距离（红虚线）缩短 20% ～ 25%

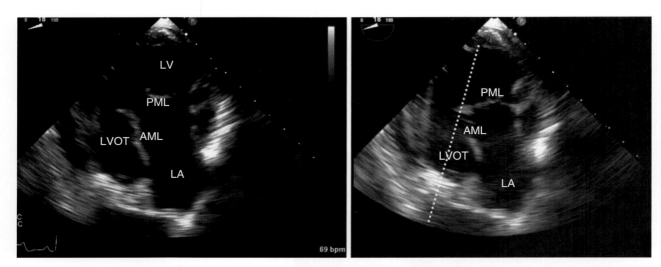

▲ 图 7-39　左图为舒张期深胃底切面。右图显示收缩期，虚线处连续波多普勒与血流方向平行，可测量左心室流出道的压差

LA. 左心房；RA. 右心房；PML. 二尖瓣后叶；AML. 二尖瓣前叶；LVOT. 左心室流出道

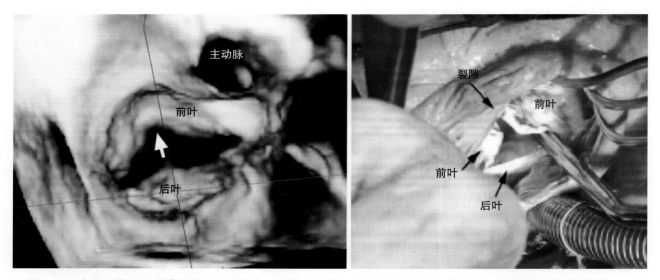

▲ 图 7-40　左图三维 TEE 图像从左心房面观察二尖瓣，可见二尖瓣前叶部分裂隙（箭）。右图为瓣膜的外科视野

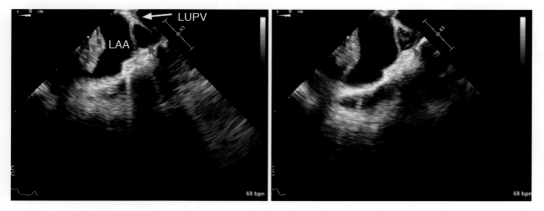

▲ 图 7-41　在食管中段切面，左转探头，可见左心耳（LAA）、左上肺静脉（LUPV）和永存左上腔静脉（红箭）。右图，经左肘前静脉注射生理盐水后，永存左上腔静脉出现混杂声影

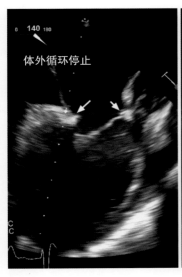

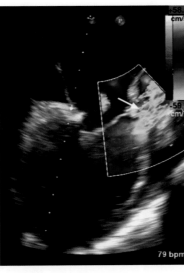

体外循环停止
79 bpm

◀ 图 7-42 术中使用心包补片修补房间隔缺损，修补二尖瓣前叶裂，放置二尖瓣成形环。然而，在食管中段长轴切面，可见成形环（白箭）位置靠前，造成左心室流出道狭窄和湍流形成

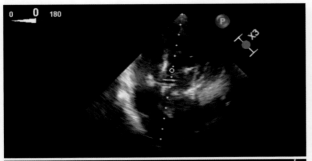

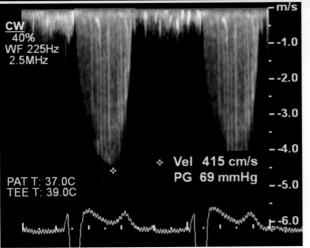

CW
40%
WF 225Hz
2.5MHz
Vel 415 cm/s
PG 69 mmHg
PAT T: 37.0C
TEE T: 39.0C
m/s

▲ 图 7-43 深胃底切面，测得左心室流出道收缩末期峰速度为 4.2m/s，压力梯度峰值为 69mmHg

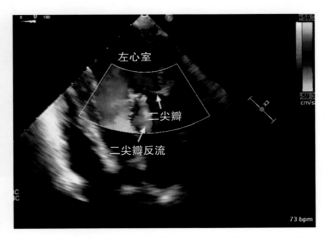

左心室
二尖瓣
二尖瓣反流
73 bpm

▲ 图 7-44 患者再次进行体外循环，移除成形环。第二次停机后，没有证据显示流出道梗阻，在经胃深部切面上可见正常的蓝色血流。仅残留轻中度二尖瓣反流

点评

本病例说明术中 TEE 引导在复杂先天性心脏病手术中的应用。此患者有心内膜垫缺损的病史，成形环冲击狭窄的左心室流出道造成主动脉瓣下梗阻，TEE 及时发现，因此对梗阻进行了纠正。

推荐阅读

[1] De Mey N, Couture P, Denault AY, et al: Subaortic stenosis afer atrioventricular septal defect repair, Anesth Analg 113:236–238, 2011.

[2] Kutty S, Smallhorn JF: Evaluation of atrioventricular septal defects by three-dimensional echocardiography: benefts of navigating the third dimension, J Am Soc Echocardiogr 25（9）: 932–944, 2012.

CASE 7-7
静脉窦型房间隔缺损

患者，男性，34岁。患者日益疲劳、呼吸急促、心悸。房颤发作后，他进行了超声心动图检查，结果显示为可疑房间隔缺损，右心室和右心房中度增大。TEE显示静脉窦型房间隔缺损，最大直径2.4cm。右心导管检查显示右心压力正常，Qp：Qs=2.5：1。

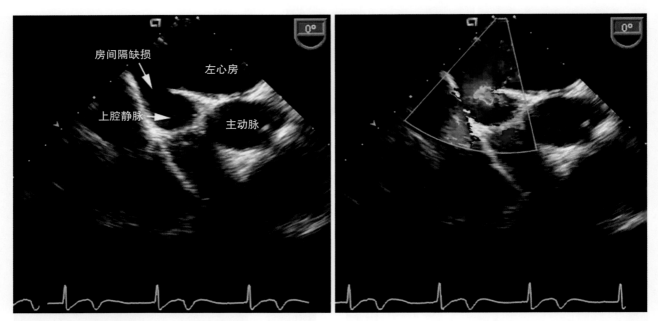

▲ 图 7-45　高位食管 0° 切面，可见上腔静脉（SVC）和左心房（LA）之间的交通（箭，房间隔缺损）。彩色血流显示通过该区域的低速血流（B）

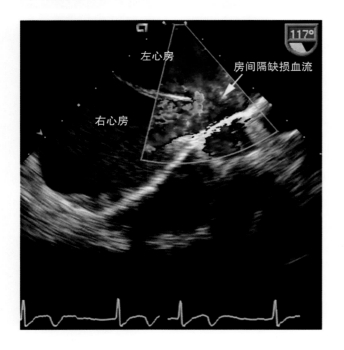

◀ 图 7-46　彩色多普勒显示房间隔上份双房间交通的血流

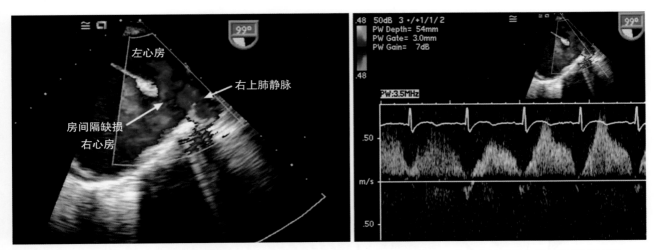

▲ 图 7-47 随着探头进一步向右旋转，可见右上肺静脉血流和房间隔缺损的血流。脉冲多普勒显示肺静脉频谱特征

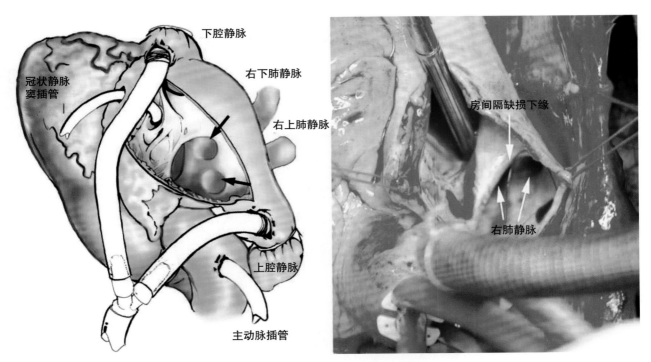

▲ 图 7-48 骑跨右上、下肺静脉（箭）的 ASD 外科手术图解。将导管置于上腔静脉、下腔静脉和升主动脉，用于体外循环。右图是相应的术中照片（由 Starr Kaplan 提供）

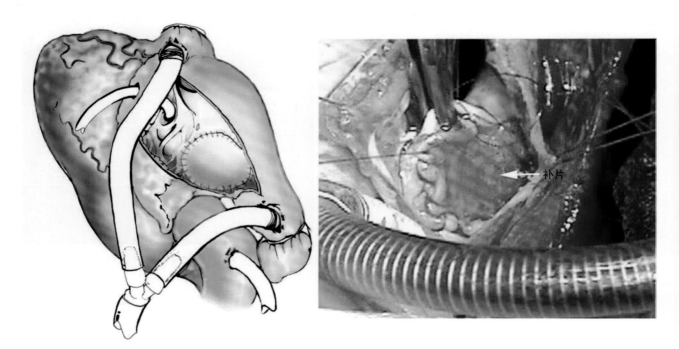

▲ 图 7-49　如图所示，采用双补片修补技术缝合缺损，包括将肺静脉开口引流至房间隔左侧。右图是相应的术中照片（由 Starr Kaplan 提供）

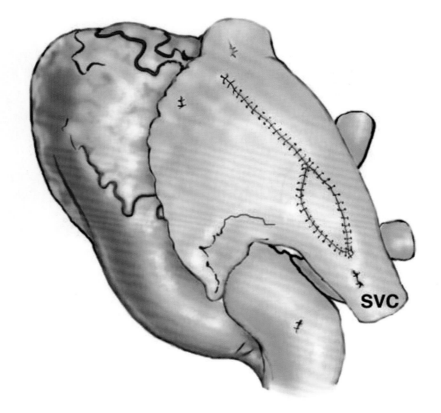

▲ 图 7-50　拔除心脏插管。右心房的缝合延伸至上腔静脉（SVC）远端（由 Starr Kaplan 提供）

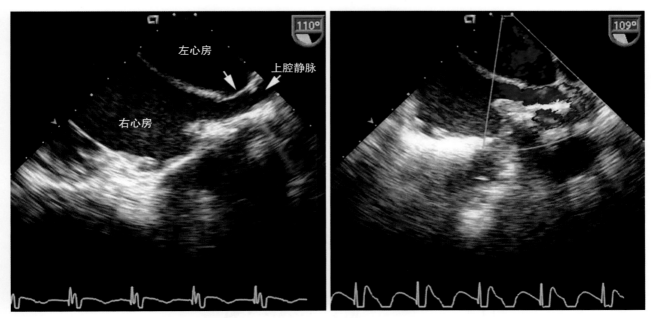

▲ 图 7-51　术后 110° TEE 图像显示补片（箭），彩色多普勒未见残余分流

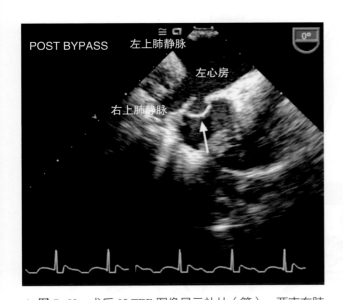

▲ 图 7-52　术后 0° TEE 图像显示补片（箭），两支右肺静脉均汇入左心房

点评

　　静脉窦型缺损多位于房间隔上份与上腔静脉交界处，但也有部分位于下腔静脉与右心房交界处。经胸超声心动图（TEE）诊断此型房间隔缺损较为困难，这是因为房间隔在大多数平面看起来都是完整的。大多数情况下的诊断过程是，TEE 发现右心增大，怀疑存在 ASD，或者右心的声学造影阳性缺损只在 TEE 上可见。即使用 TEE 检查，除非仔细检查整个房间隔，包括上腔静脉和下腔静脉入口处的节段，否则这些缺陷仍可能被漏诊。静脉窦型缺损可能合并一条或多条肺静脉异常引流入右心房，如本病例所示。在进行 TEE 检查时，医师应花时间识别所有 4 条肺静脉及其汇入的心房。

推荐阅读

[1] Martin SS, Shapiro EP, Mukherjee M: Atrial septal defects–clinical manifestations, echo assessment, and intervention, Clin Med Insights Cardiol 8（Suppl 1）:93–98, 2015.

CASE 7-8
冠状静脉窦型房间隔缺损

患者，男性，35 岁。患者表现为呼吸急促加重和阵发性心房颤动发作。经胸超声心动图气泡造影试验阳性，无明显 PFO 和继发孔型房间隔缺损。

进一步检查发现冠状静脉窦明显增粗，无顶冠状窦型房间隔缺损，无永存左上腔静脉。肺血流与全身血流之比估计为 1.9：1。右心房和右心室增大。

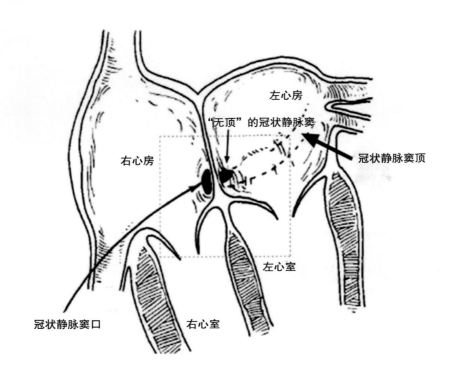

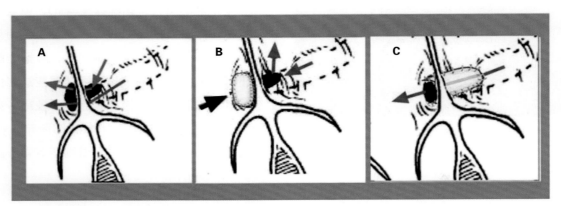

▲ 图 7-53　上图显示开窗术或"无顶"的部分冠状静脉窦。左图，左心房和右心房可通过冠状静脉窦的无顶部分和冠状静脉窦口（红箭）相通。蓝箭示冠状静脉窦的血流通过窦口汇入右心房。中图，补片覆盖冠状静脉窦口，使冠状静脉窦血液通过无顶部分分流入左心房；如果合并永存左上腔静脉，由于分流量过大，此法被禁止使用。右图，心包补片覆盖冠状静脉窦的无顶部分，通过将补片缝合到冠状窦口，引导冠状静脉窦血液进入右心房，避免心房间分流。此方法适用于合并永存左上腔静脉的患者（经许可转载，引自 Quaegebeur J, Kirklin JW, Pacifico AD, Bargeron Jr LM: Surgical experience with unroofed coronary sinus. Ann Thor Surg 27:418–425, 1979. ）

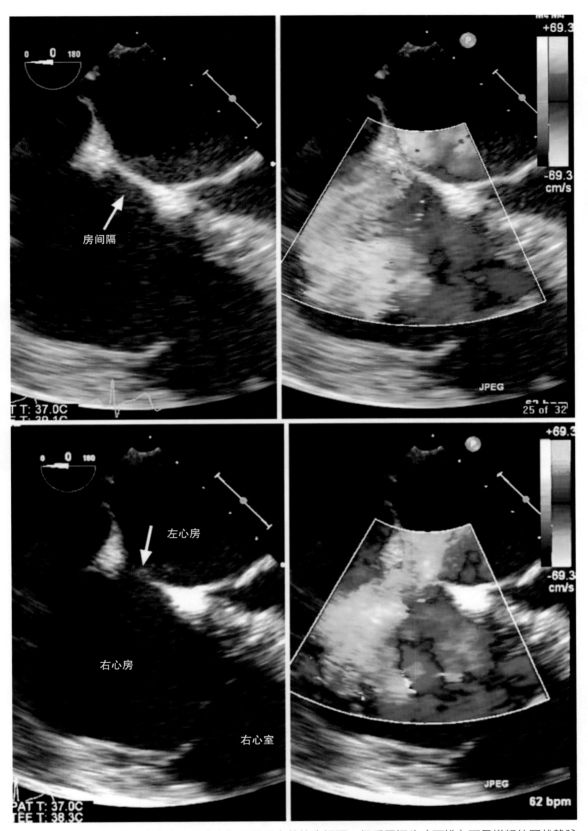

▲ 图 7-54　上排两图中食管中段四腔心切面显示完整的房间隔，但后屈探头（下排）可见增粗的冠状静脉窦（箭），提示永存左上腔静脉或无顶冠状窦存在，或两者兼有

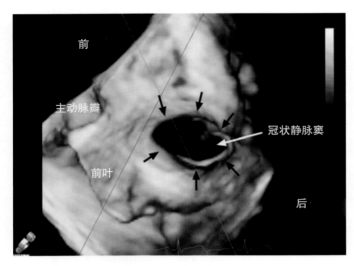

◀ 图 7-55　从左心房角度看的三维 TEE 中，左心房被切割到无屋顶的部分（黑箭），直接与冠状窦沟通

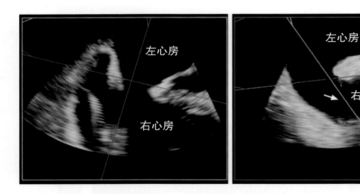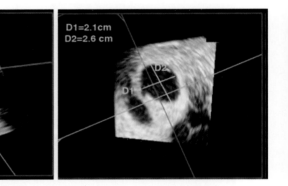

▲ 图 7-56　采用多平面重建，左图和中图的蓝线平面为冠状静脉窦无顶部分的直径。右图显示该区域的横截面

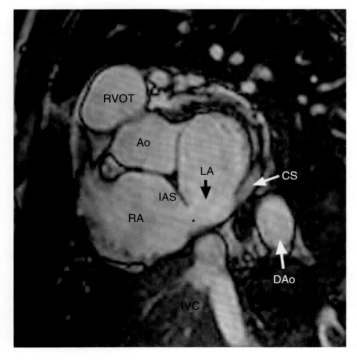

◀ 图 7-57　MRI 显示无顶冠状静脉窦（箭）和窦口（﹡）
RVOT. 右心室流出道；Ao. 主动脉；LA. 左心房；RA. 右心房；IVC. 下腔静脉；IAS. 房间隔；CS. 冠状静脉窦；DAo. 降主动脉

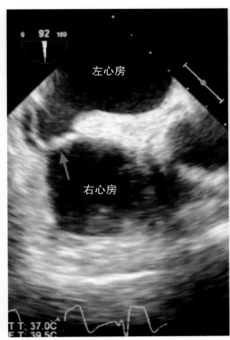
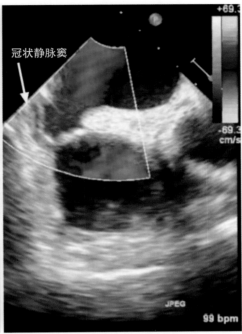

◀ 图 7-58　补片（红箭）关闭心房间的交通，将冠状静脉窦的血流引入右心房

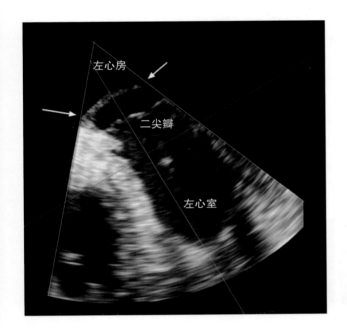

◀ 图 7-59　食管中段四腔心切面，后屈探头可见左心房内的补片（箭）

点评

　　无顶冠状静脉窦型房间隔缺损非常少见。在本病例中，通过 2D 和彩色多普勒显示此型房间隔缺损。

推荐阅读

[1] Joffe DC, Oxorn DC, Rivo J: Coronary sinus atrial septal defect, Anesth Analg 107:1163–1165, 2008.

室间隔缺损
Ventricular Septal Defects

CASE 7-9
室间隔的解剖和图像

在规划涉及室间隔的手术中，有一些重要的视图，包括二维和三维。室间隔分段是根据 AHA 指南命名的。(心脏断层成像的标准化心肌分段及命名，见 A statement for healthcare professionals from the Cardiac Imaging Committee of the Council on Clinical Cardiology of the American Heart Association. Circulation 2002; 105: 539 – 542.)

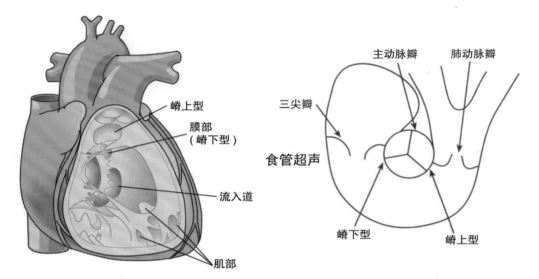

▲ 图 7-60　左图，从右心室面观察各种类型的室间隔缺损 [改编自 Fyler DC（ed.）: Nadas Pediatric Cardiology, 2e, Philadelphia: 1992, Hanley & Belfus.]。右图，TEE 显示不同室间隔缺损的位置（经许可转载，引自 Linker D: Practical Echocardiography of Congenital Heart Disease, Philadelphia: 2000, Churchill Livingstone. Elsevier Inc.）

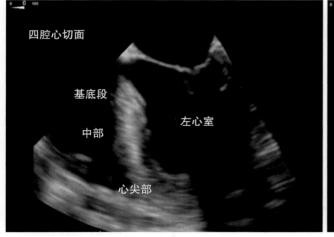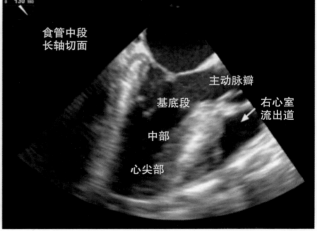

▲ 图 7-61　室间隔在食管中段四腔心和左心室长轴切面上显示。在四腔心切面，如果影像平面与主动脉瓣成一定角度，可看到后间隔与前间隔的一部分。左心室长轴切面可见前间隔

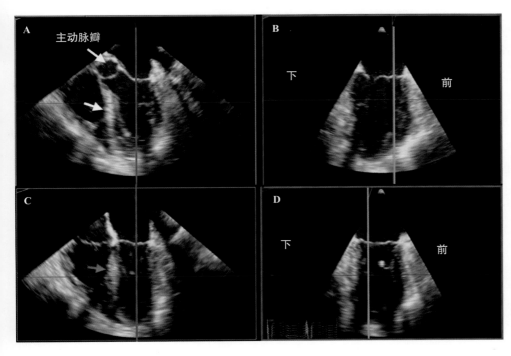

▶ 图 7-62 采用多平面重建，左上图为食管中段四腔心切面，右上图为食管中段两腔心切面。绿线平面朝向前壁（B）的移动使人可以断定 A 中所见（白箭）的间隔确实是前间隔。随后绿色平面向下壁（D）移动，就可以得出结论，C 中所见（红箭）的间隔确实是后间隔

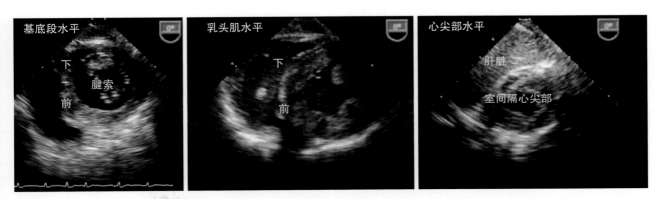

▲ 图 7-63 经胃左心室短轴切面显示室间隔的所有成分。显示基底段室间隔后，前进探头并后屈以获得乳头肌水平和心尖部室间隔

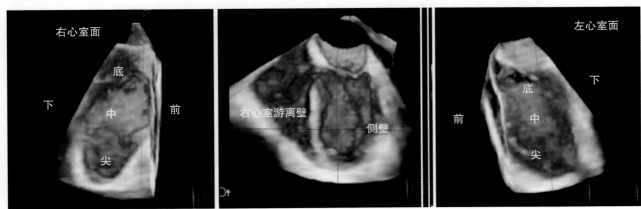

▲ 图 7-64 3D 技术可用于室间隔成像。我们选择使用全容积模式。中图，冠状位切割去除心脏前半部分后，显示两个心室。沿垂直轴逆时针方向旋转此图像，去除右心室游离壁，恢复最初去除的心脏前部，可充分显示室间隔的右心室面（左）。同样，顺时针方向旋转中图，去除左心室侧壁，恢复心脏前部，可以充分显示室间隔的左心室面

点评

Narrow-section 实时三维成像可用于室间隔缺损的初步评估，但如本例所示，将全容积模式的三维图像进行切割可获得更好的图像。经导管封堵室间隔缺损的方法取决于缺损的位置和大小，因此影像学检查是该手术成功的关键。同样重要的是，确保不存在其他的室间隔缺损。

推荐阅读

[1] Cossor W, Cui VW, Roberson DA: Tree-dimensional echocardiographic en face views of ventricular septal defects: Feasibility, accuracy, imaging protocols and reference image collection, J Am Soc Echocardiogr 28:1020–1029, 2015.

CASE 7-10
膜部室间隔缺损

患者，男性，41 岁。患者有糖尿病、高血压、儿时已发现的较小的室间隔缺损。该患者足踝擦伤感染后，继发金黄色葡萄球菌性心内膜炎，室缺右心室面赘生物形成，并发脓毒性休克、脓毒性肺栓塞、成人呼吸窘迫综合征、急性 ST 段抬高性心肌梗死，冠状动脉造影正常。患者转归良好，并行室间隔缺损修补术。

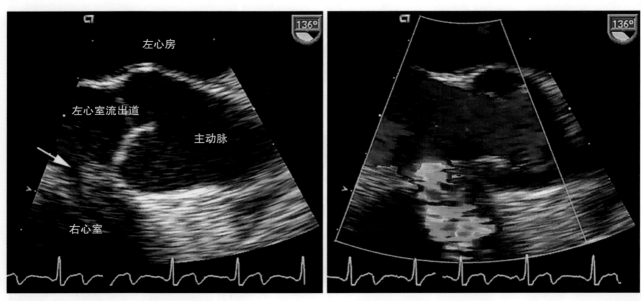

▲ 图 7-65　左心室流出道长轴切面（135°），在室间隔膜部（箭）可见明显的回声中断，右心室面可见移动的袜状膜部瘤

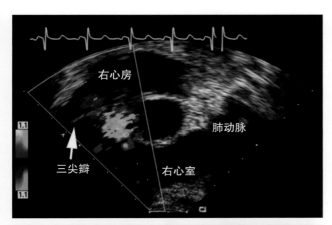

◀ 图 7-66 为了模拟 TEE 的方向，调转经胸超声的方向，VSD 血流从三尖瓣附近进入右心室

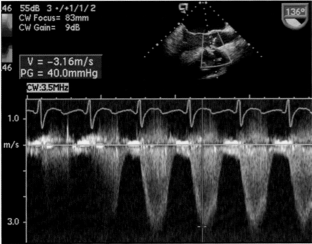

◀ 图 7-67 连续波多普勒显示分流处收缩期速度至少为 3.2m/s，这与左、右心室的压力差是一致的（多普勒估测的压力差为 40mmHg）。但由于超声束与血流方向的不平行，可能会低估压力差

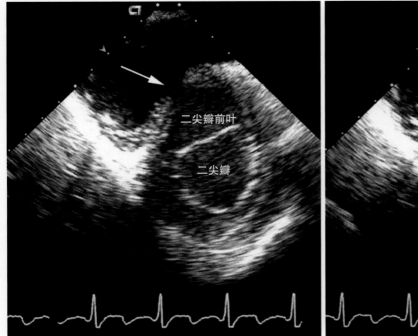
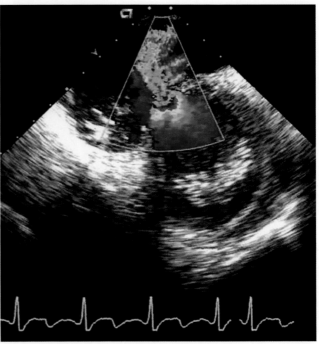

▲ 图 7-68 将超声探头装入无菌套筒，由外科医师采集心外膜超声图像，用于进一步评估缺损的解剖结构。缺损（箭）正好位于主动脉瓣下方［注意图中的二尖瓣前叶］，彩色血流显示通过缺损的左向右分流

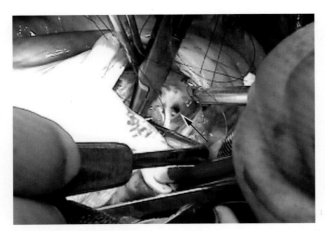

▲ 图 7-69 切开肺动脉即发现室间隔缺损（箭），直径 8mm，无活动性感染的迹象

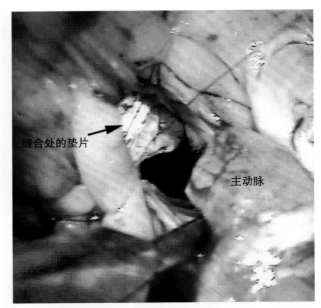

▲ 图 7-70 然后切开主动脉，从室间隔左侧显示缺损，同样没有证据表明有活动性感染。由于缺损较小，直接缝合修补缺损

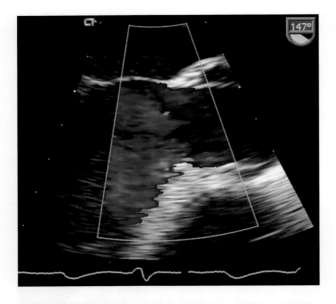

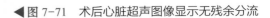

◀ 图 7-71 术后心脏超声图像显示无残余分流

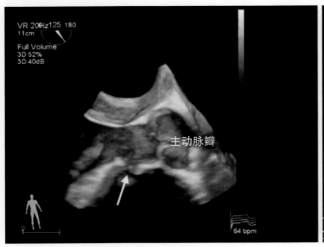

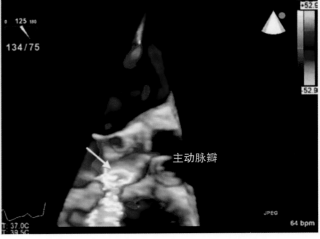

▲ 图 7-72 另一位临床表现相似的患者，3D TEE（左）清楚地显示膜部室间隔缺损（箭）。右图在等容收缩期，左心室压力的增加使血流通过室间隔；箭示血流汇聚的区域

点评

对于成人，较小的膜部室间隔缺损通常无症状。诊断的基础是存在响亮的收缩期杂音，并与超声心动图的诊断相一致。许多膜部室缺被较薄的组织部分封闭，这可能与三尖瓣的结构有关。尽管这些组织是正常的，但在超声心动图上显示为室间隔"膜部瘤"。由于较小的膜部室缺在血流动力学上能被很好地耐受，且没有数据表明存在不良的心血管后果，因此大多数较小的膜部 VSD 并未处理。然而，室间隔缺损患者患心内膜炎的风险增加，应给予抗生素预防。当发生心内膜炎时，赘生物通常位于射流湍流区，即缺损的右心室面和三尖瓣上。一旦发生心内膜炎，通常建议关闭缺损以防止感染反复发作。

推荐阅读

[1] Walpot J, Peerenboom P, van Wylick A, et al: Aneurysm of the membranous septum with ventricular septal defect and infective endocarditis, Eur J Echocardiogr 5:391–393, 2004.

[2] Charakida M, Pushparajah K, Anderson D, Simpson JM: Insights gained from three–dimensional imaging modalities for closure of ventricular septal defects, Circ Cardiovasc Imaging 7（6）: 954–961, 2014.

CASE 7-11
肌部室间隔缺损

患者，32 周龄早产儿，听诊闻及收缩期杂音。

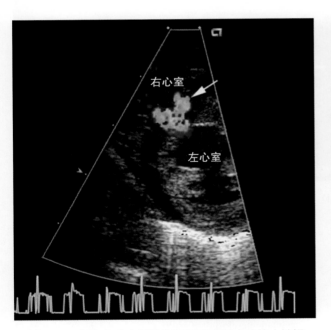

▲ 图 7-73　经胸左心室短轴切面见室间隔中段的小缺损，收缩期左向右分流（箭）

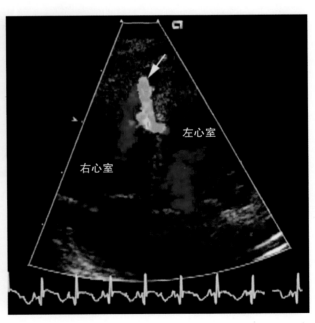

▲ 图 7-74　经胸四腔心切面见室间隔缺损处的左向右分流（箭）

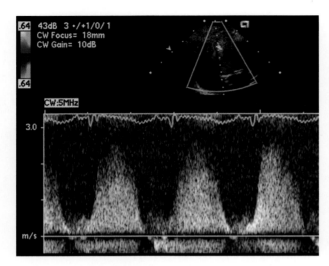

▲ 图 7-75　连续多普勒显示高速信号，由于采样线与血流方向成角，最大速度可能被低估

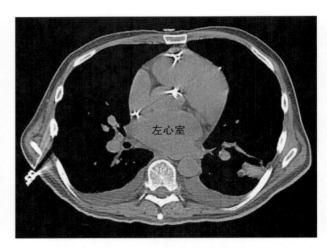

▲ 图 7-76　另一患者，主动脉瓣狭窄拟行手术治疗，术前 CT 显示左心房增大

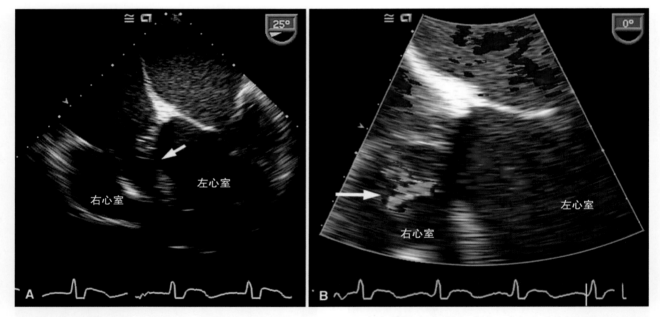

▲ 图 7-77　该患者的 2D 图像（A，箭）发现较小的肌部 VSD，彩色多普勒（B，箭）确认，在行主动脉瓣置换术时通过主动脉根部缝合

点评

　　大多数肌部 VSD 都很小，很多都可在童年时期自发闭合。该患儿的杂音在 18 个月大的时候消失。成人偶尔可见较小的先天性肌部室间隔缺损。成人肌部室缺大多是心内膜炎或心肌梗死后室间隔穿孔所致（见第 1 章）。

推荐阅读

[1] Zhang J, Ko JM, Guileyardo JM, Roberts WC: A review of spontaneous closure of ventricular septal defect, Proc（Bayl Univ Med Cent）28（4）:516–520, 2015.

[2] Anderson RH, Brown NA, Mohun TJ: Insights regarding the normal and abnormal formation of the atrial and ventricular septal structures, Clin Anat 29（3）:290–304, 2016.

CASE 7-12
嵴上型室间隔缺损

患者，男性，51 岁。患者存在室间隔缺损，主动脉窦部扩张，拟行室缺修补术和主动脉根部置换术。

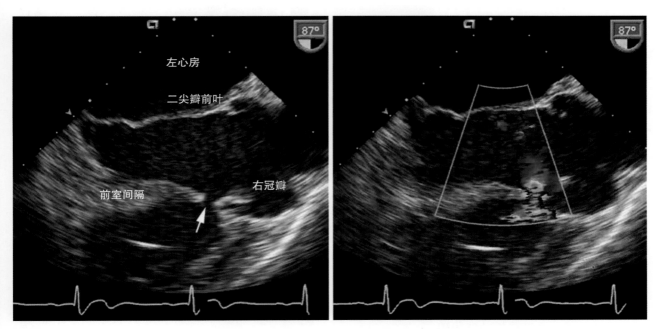

▲ 图 7-78　主动脉瓣长轴切面可见前室间隔的小缺损紧邻主动脉瓣右冠瓣，彩色多普勒（右）显示此处左向右分流。与图 7-65 对比可发现缺损的位置更靠近主动脉瓣。Valsalva 窦直径为 53mm

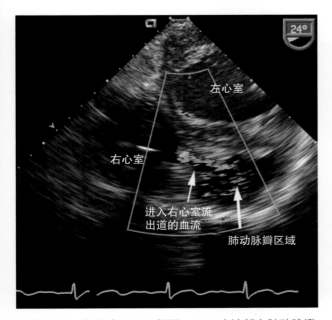

▲ 图 7-79　经胃底 RVOT 切面，VSD 血流朝向肺动脉瓣

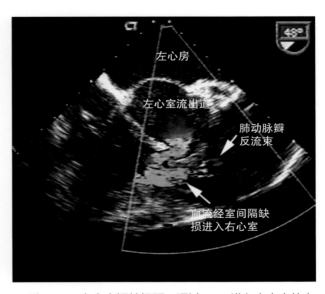

▲ 图 7-80　左心室短轴切面，通过 VSD 进入右心室的血流刚好在肺动脉瓣下

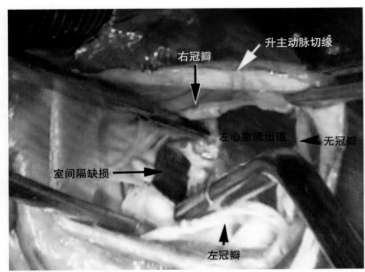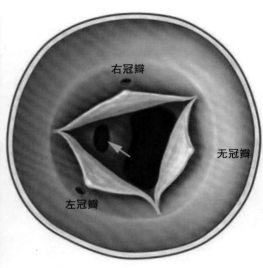

▲ 图 7-81　术野图和示意图（箭），切开主动脉后可见室间隔缺损紧邻主动脉瓣下

点评

　　相较于膜部 VSD，成人嵴上型 VSD 较少见。嵴上型 VSD 位于肺动脉瓣下方，如本病例所示，由于缺乏主动脉瓣环的支撑，常合并主动脉窦解剖异常和（或）主动脉瓣功能障碍。

　　主动脉瓣的短轴切面对鉴别 VSD 的类型很有帮助。在短轴切面，膜部室间隔缺损紧邻右冠瓣（靠近三尖瓣）。相反的，嵴上型室间隔缺损更接近左冠瓣，邻近肺动脉瓣（图 7-60）。

推荐阅读

[1] Hartlage GR, Consolini MA, Pernetz MA, et al: Intraoperative transesophageal echocardiography for paediatric cardiac surgery— an audit of 200 cases, Anaesth Intensive Care 27:591–595, 1999.

[2] Hartlage GR, Consolini MA, Pernetz MA, et al: Bad company: Supracristal VSD presenting with ruptured sinus of Valsalva aneurysm. A case presentation with echocardiographic depiction and an analysis of contemporary literature, Echocardiography 32(3):575–583, 2015.

大血管畸形
Abnormalities of the Great Vessels

CASE 7-13
主动脉缩窄

患者，男性，29 岁。患者 5 岁时行主动脉缩 窄矫治术，伴有高血压、缩窄复发。

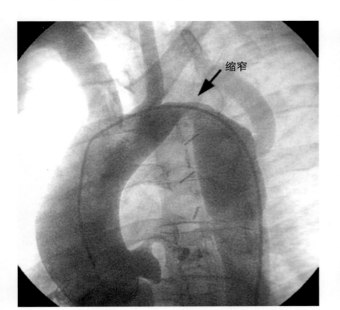

▲ 图 7-82　主动脉造影显示主动脉弓远端严重缩窄

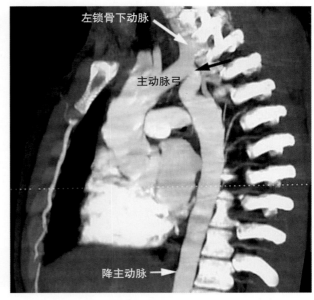

▲ 图 7-83　CT 矢状面图像显示缩窄（箭）刚好位于左锁骨下动脉远端

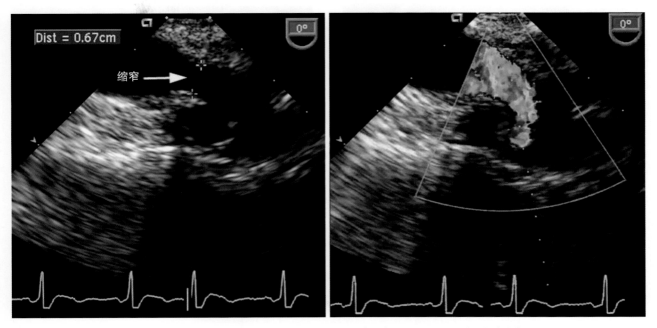

▲ 图 7-84　术中 TEE 检查，食管上段主动脉弓远端切面显示缩窄（左），缩窄处血流加速（右）

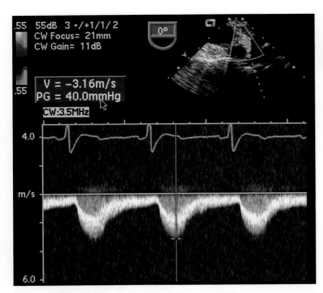

▲ 图 7-85　该区域的连续波多普勒表现为高速信号，舒张期流速持续递减，符合严重缩窄的表现。前向速度峰值可能被低估

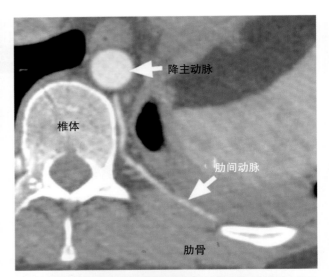

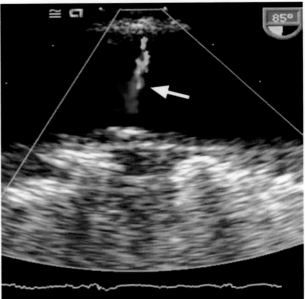

▲ 图 7-86　CT 扫描可见肋间动脉进入主动脉。在食管中段胸主动脉降段的长轴切面上，可看到肋间动脉的血流进入主动脉（箭）

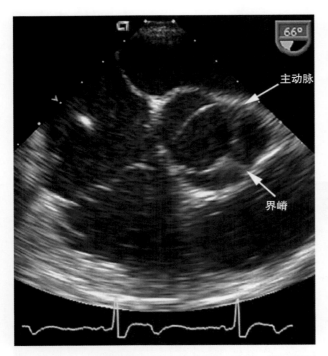

▲ 图 7-87　主动脉瓣的短轴切面显示二叶瓣，瓣叶前后排列，较大瓣叶上可见短嵴（左、右冠瓣融合）

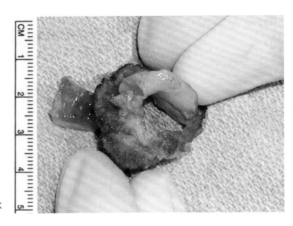

▶ 图 7-88　术中切除狭窄的主动脉段，用涤纶管重建主动脉

点评

在主动脉缩窄患者中，有 50% 合并二叶式主动脉瓣畸形。相反，约 10% 的二叶式主动脉瓣畸形患者合并主动脉缩窄。在 Turner 综合征患者中，二叶式主动脉瓣畸形和主动脉缩窄的发病率都很高。这两种畸形都是遗传的，这一表型可能是一种潜在的主动脉瓣和主动脉发育障碍，但其中的确切机制尚不清楚。与其他二叶式主动脉瓣患者类似，合并主动脉缩窄的患者也存在主动脉进行性扩张的风险。这种联系的临床意义在于，主动脉缩窄患者应对主动脉瓣解剖进行评估。此外，二叶式主动脉瓣患者的超声心动图检查应测量胸主动脉降段的速度，以及测量上肢和下肢的血压。

推荐阅读

[1] Aboulhosn J, Child JS: Echocardiographic evaluation of congenital left ventricular outflow obstruction, Echocardiography 32（Suppl 2）:S140–S147, 2015.

CASE 7-14
永存左上腔静脉

患者，女性，49 岁。患者因高血压和心脏杂音就诊。上下肢血压差为 40mmHg，经胸超声心动图提示主动脉缩窄。术中发现缩窄位于左颈总动脉和左锁骨下动脉之间，用补片修补缩窄。术中意外发现永存左上腔静脉。

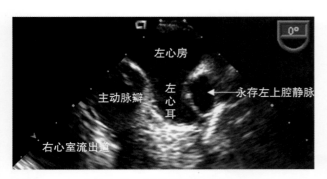

▲ 图 7-89　食管上段 0°切面显示无回声圆形结构，永存左上腔静脉位于左心耳外侧

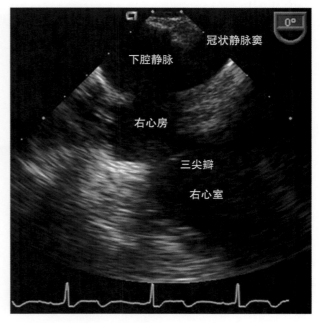

▲ 图 7-90　食管下段切面显示增粗的冠状静脉窦汇入右心房（RA）

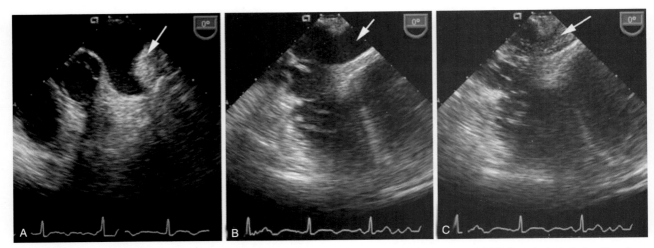

▲ 图 7-91 从左臂注射造影剂，左心耳外侧的结构显影（箭，A），造影剂经冠状静脉窦（箭）汇入右心房（B 和 C）。这些发现与永存左上腔静脉的诊断一致

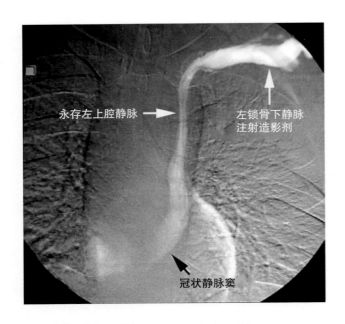

◀ 图 7-92 左锁骨下静脉注射造影剂显示左上腔静脉汇入冠状静脉窦

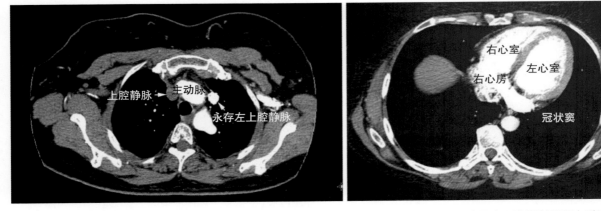

▲ 图 7-93 左图的增强 CT 扫描升主动脉水平，左上腔静脉显影，右上腔静脉无显影，这是由于造影剂是经左臂注入的。右图的 CT 扫描心脏层面显示冠状静脉窦扩张

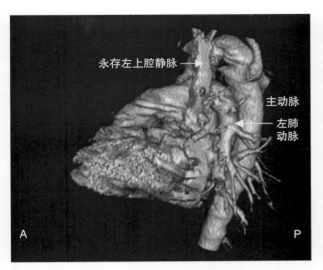

▲ 图 7-94　CT 三维重建，心脏左旋显示永存左上腔静脉

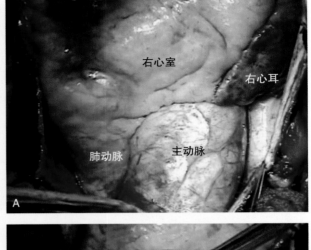

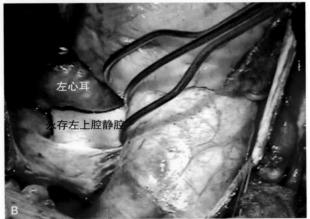

▲ 图 7-95　术中发现主动脉和肺动脉位置正常（A）。轻轻牵拉主动脉，可看到永存左上腔静脉和左心耳（B）

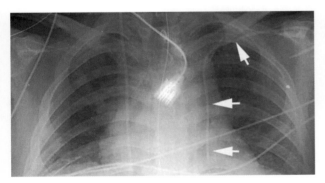

▲ 图 7-96　胸片显示 PLSVC 内的中心静脉导管（箭）

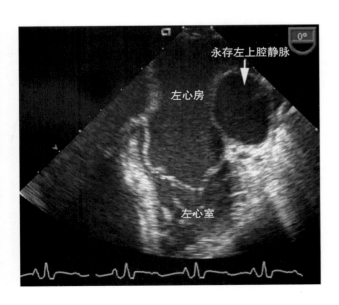

◀ 图 7-97　患者，女性，22 岁，幼时曾行法洛四联症矫治术。现由于三尖瓣和肺动脉瓣反流拟行瓣膜置换术。食管中段四腔心切面显示左心房外侧较大的永存左上腔静脉

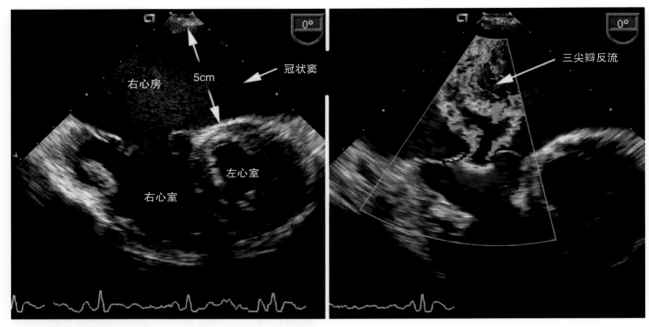

▲ 图 7-98 低位食管中段切面，三尖瓣关闭不全导致严重三尖瓣反流。冠状静脉窦直径 5cm

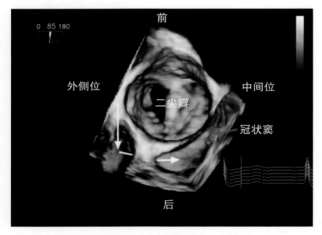

▲ 图 7-99 另一例永存左上腔静脉，白箭显示经左肘前静脉注入振荡生理盐水的路径，从左上腔静脉汇入增粗的冠状静脉窦。实时图像可以更清楚地看到"气泡"的运动

推荐阅读

[1] Goyal SK, Punnam SR, Verma G, Ruberg FL: Persistent left superior vena cava: A case report and review of literature, Cardiovasc Ultrasound 6:50, 2008.

[2] Gonzalez-Juanatey C, Testa A, Vidan J, et al: Persistent left superior vena cava draining into the coronary sinus: report of 10 cases and literature review, Clin Cardiol 27:515–518, 2004.

点评

约 0.5% 的成人有一个正常的上腔静脉从纵隔右侧汇入右心房，以及一个永存左上腔静脉。PLSVC 通常汇入冠状静脉窦回到右心房。由于血流的模式是正常的，患者没有与 PLSVC 相关的任何临床症状与体征。这些患者大多数是在生病时、超声心动图检查或中心静脉导管从纵隔左侧进入右心房时被诊断出来的。

超声心动图根据冠状窦增粗来识别 PLSVC。左心室长轴切面可见冠状静脉窦的短轴。从标准四腔心切面开始，探头前进、后屈可显示冠状静脉窦长轴。此时的图像可显示冠状静脉窦汇入右心房。典型的冠状窦增粗直径为 1 ~ 2cm。第二例冠状静脉窦显著增粗极有可能是右心房压力严重升高导致的。

如果怀疑存在 PLSVC，可经左臂静脉注射造影剂，冠状静脉窦先于右心房显影。胸部 CT 或 MR 可更详细地显示腔静脉解剖结构。

在心内直视手术中，PLSVC 和冠状静脉窦增粗的存在将抵消逆行灌注停跳液的作用。

CASE 7-15
右肺动脉狭窄

患者，男性，59 岁。患者有复杂先天性心脏病既往史，曾多次因"法洛四联症"行手术治疗。最近一次是 10 年前行主动脉瓣二叶式机械瓣置换术。此次入院前约 7 个月因一次心搏骤停行起搏器 – 除颤器置入术。然而，在置入 AICD 后，他仍诉疲劳、气促，轻微劳累。右心导管和肺动脉造影显示右肺动脉压力升高，右肺动脉开口明显狭窄，左肺发育不良，远端血管严重减少。超声心动图显示双心室功能不全，重度肺动脉反流和三尖瓣反流。拟行手术治疗。

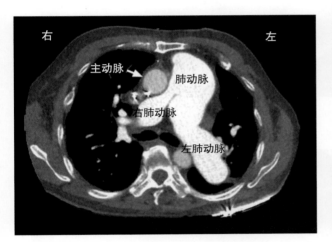

▲ 图 7-100　CT 扫描显示肺动脉主干、左肺动脉扩张，右肺动脉开口狭窄。左肺远小于右肺

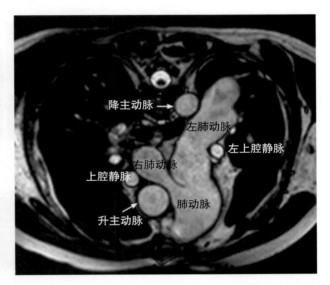

▲ 图 7-101　旋转 MRI 图像以匹配 TEE 图像。除 CT 的发现以外，还发现右侧和左侧上腔静脉

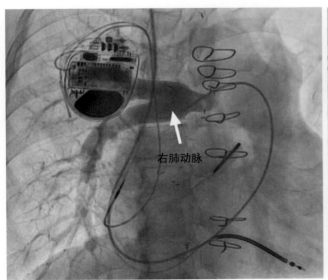

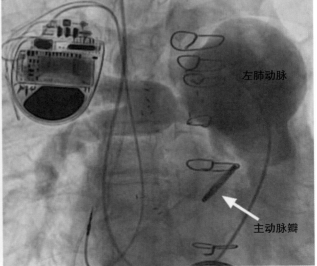

▲ 图 7-102　肺动脉造影显示肺动脉分支大小差异明显。可见主动脉机械瓣

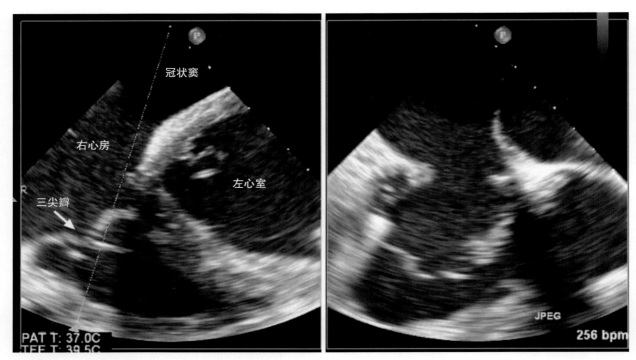

▲ 图 7-103　冠状静脉窦增粗，可见永存左上腔静脉

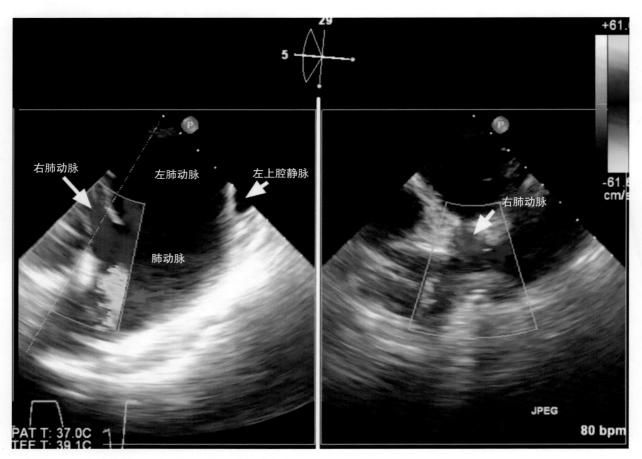

▲ 图 7-104　食管上段 TEE 切面，可见异常肺动脉分叉

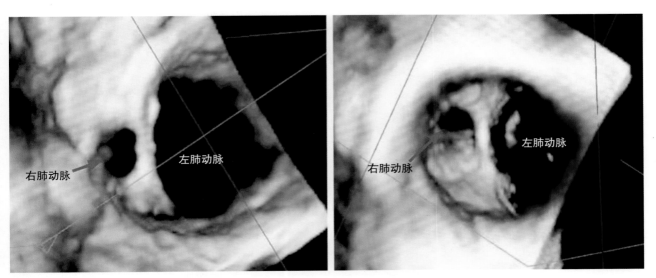

▲ 图 7-105 （左）从上方观察肺动脉分叉；（右）从右心室流出道观察肺动脉分叉

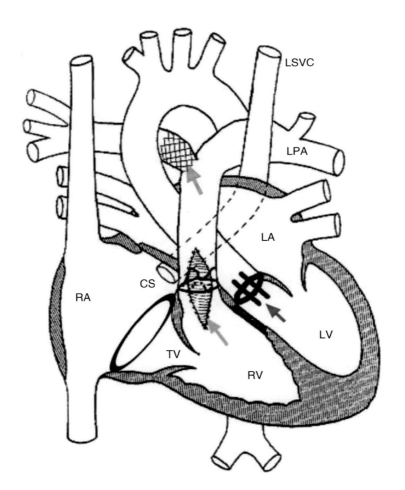

▲ 图 7-106 手术图示，RVOT 切口和肺动脉瓣置换术（绿箭），经 RVOT 切口向右肺动脉置入支架（红箭），三尖瓣环成形术。已存在的主动脉二叶式机械瓣（蓝箭）

LSVC. 左上腔静脉；LPA. 左肺动脉；LA. 左心房；CS. 冠状窦；RA. 右心房；TV. 三尖瓣；LV. 左心室；RV. 右心室

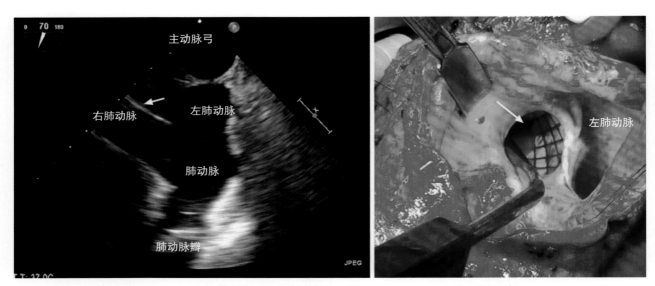

▲ 图 7-107　食管上段 TEE 图像，可见右肺动脉起始处的支架（箭）。右图为右肺动脉支架的实体图像

点评

　　法洛四联症多合并肺动脉分支狭窄，并可有相应的临床症状。由于 TTE 对肺动脉分支显示有限，因此进行诊断具有一定挑战性，但若发现收缩期高速多普勒信号应怀疑。本病例说明 TEE 在显示肺动脉分支和指导支架置入以减轻狭窄方面的应用。

推荐阅读

[1] Maskatia SA, Spinner JA, Morris SA, et al: Effect of branch pulmonary artery stenosis on right ventricular volume overload in patients with tetralogy of Fallot after initial surgical repair, Am J Cardiol 111(9):1355–1360, 2013.

[2] Narayan HK, Glatz AC, Rome JJ: Bifurcating stents in the pulmonary arteries: A novel technique to relieve bilateral branch pulmonary artery obstruction, Catheter Cardiovasc Interv 86(4):714–718, 2015.

[3] Wilder TJ, Van Arsdell GS, Pham–Hung E, et al: Aggressive patch augmentation may reduce growth potential of hypoplastic branch pulmonary arteries afer tetralogy of Fallot repair, Ann Thorac Surg 101(3):996–1004, 2016.

复杂先天性心脏病
Complex Congenital Heart Disease

CASE 7-16
主动脉瓣下隔膜

患者，女性，25 岁。患者妊娠期劳力性呼吸困难。查体发现 4/6 收缩期杂音，向颈动脉传导。

经胸超声心动图显示主动脉瓣下隔膜，前向血流速度为 5.4m/s。

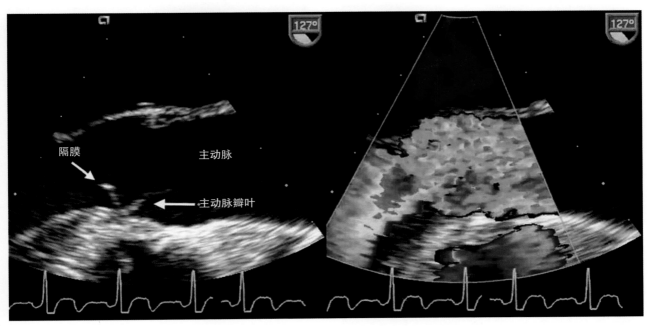

▲ 图 7-108 TEE 127°长轴切面，在主动脉瓣右冠瓣附近可见主动脉瓣下隔膜的线性回声。彩色多普勒（右）显示隔膜水平湍流，提示血流受阻，速度增加。实时超声显示主动脉瓣少量反流

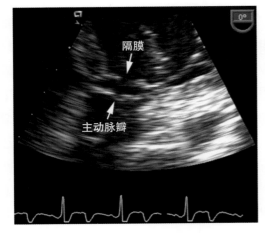

▲ 图 7-109 经胃心尖部切面前屈探头以显示主动脉瓣，距主动脉瓣约 0.5cm 处可见线状隔膜。经胃长轴切面实时图像显示隔膜水平血流汇聚

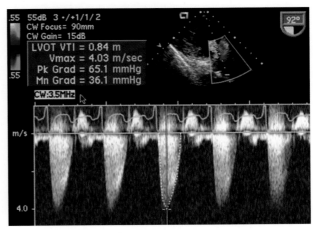

▲ 图 7-110 经胃长轴切面连续波多普勒测量主动脉瓣血流，其最大血流速度至少为 4.0m/s，平均压力梯度为 36mmHg

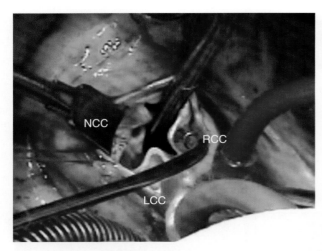

▲ 图 7-111 主动脉瓣的无冠瓣（NCC）、右冠瓣（RCC）和左冠瓣（LCC）的术中照片

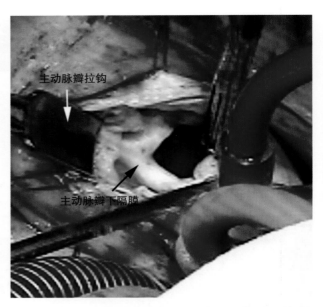

▲ 图 7-112 拨开主动脉瓣，可见瓣下隔膜。顺利切除隔膜

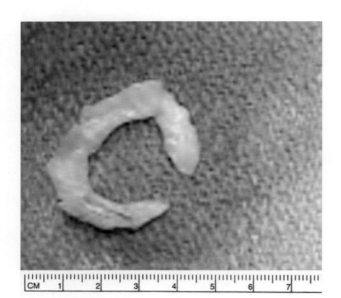

◀ 图 7-113 切除的隔膜为 C 形，几乎包绕整个流出道。术后 1 个月复查超声心动图，主动脉瓣下室间隔侧仅有小面积回声增强，无明显血流梗阻

推荐阅读

[1] Mancuso AJ, Clark J, Mahmood F: Left ventricular outflow tract obstruction: Is it the valve or something else? J Cardiothorac Vasc Anesth 28(3):848–849, 2014.

[2] Anderson MJ, Arruda–Olson A, Gersh B, Geske J: Subaortic membrane mimicking hypertrophic cardiomyopathy, BMJ Case Rep 2015.

[3] Pickard SS, Geva A, Gauvreau K, et al: Long–term outcomes and risk factors for aortic regurgitation afer discrete subvalvular aortic stenosis resection in children, Heart 101(19):1547–1553, 2015.

点评

主动脉瓣下隔膜的症状和体征与主动脉瓣狭窄相似，对于有左心室流出道梗阻症状的年轻患者应考虑这一诊断的可能性。TTE 显示瓣下隔膜较困难，但彩色和脉冲多普勒显示主动脉瓣下血流加速提示这种可能性。如果主动脉瓣下狭窄引起的湍流损害了瓣叶，则可能导致主动脉瓣反流。TEE 成像既有助于诊断，又能显示隔膜的解剖结构。影响手术策略的重要因素包括：主动脉下梗阻的类型（肌性与隔膜性）、隔膜与主动脉瓣之间的距离、主动脉瓣反流的严重程度及隔膜与瓣叶之间是否存在连接。当主动脉瓣功能正常时，通常可保留主动脉瓣，切除瓣下隔膜，如本例所示。

CASE 7-17
矫正型大动脉转位（心室调转）

患者，女性，19 岁。患者有矫正型大动脉转位，因瓣膜严重反流并伴有右心功能不全和进行性心力衰竭拟行房室瓣置换术。查体：血压 103/55mmHg，心率 118 次 /min，体重 106lb，心前区可见心脏搏动，闻及 3/6 全收缩期杂音。

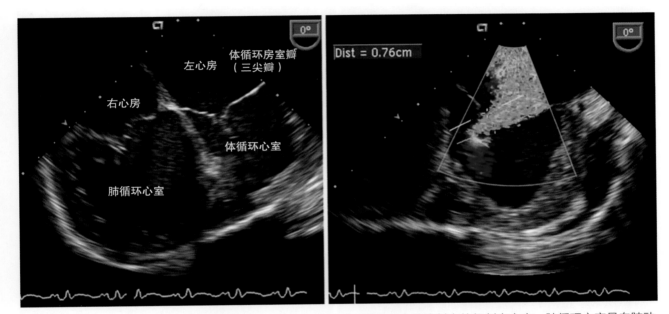

▲ 图 7-114　TEE 四腔心切面（左）显示双心室扩张。体循环心室是向主动脉射血的解剖右心室。肺循环心室是向肺动脉射血的解剖左心室。肺循环心室严重扩张，收缩功能严重下降。体循环心室轻度扩张，中度室壁运动减弱。彩色多普勒（右）显示体循环系统房室瓣（解剖三尖瓣）严重反流，流颈宽 0.8cm

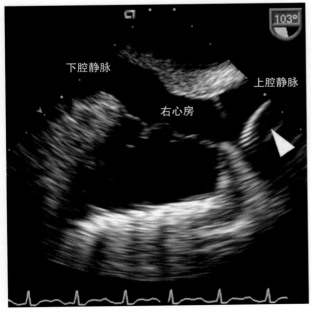

◀ 图 7-115　双房心切面显示上腔静脉和下腔静脉汇入右心房。SVC 可见腔静脉置管（箭头）

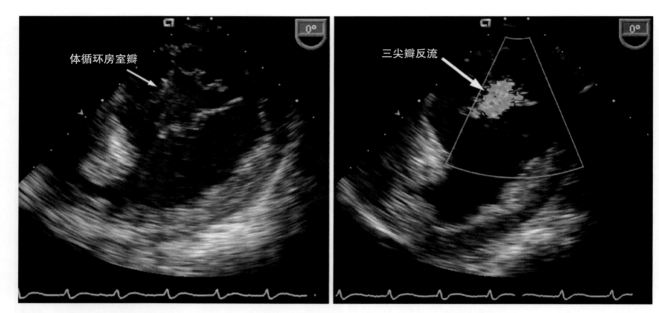

▲ 图 7-116 经胃短轴舒张期（左）显示三尖瓣位于体循环心室。收缩期（右）中心性反流

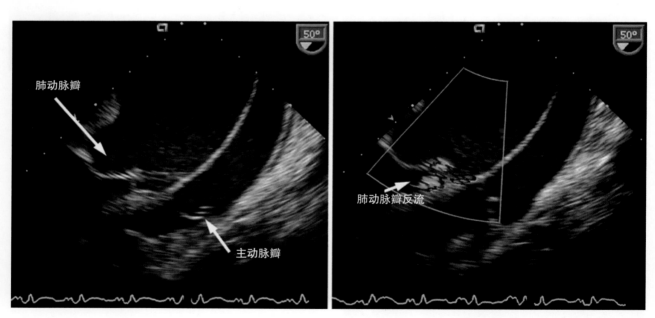

▲ 图 7-117 主动脉长轴切面显示主、肺动脉长轴位于同一图像平面，大血管彼此平行。与较小的主动脉相比，肺动脉明显扩张。彩色多普勒（右）显示轻度肺动脉瓣反流

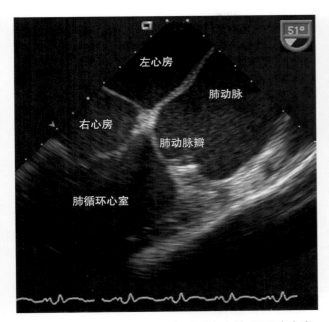

▲ 图 7-118　将角度调至 51°，探头稍向右转，可见右心房、肺循环心室、肺动脉瓣和肺动脉，类似长轴切面

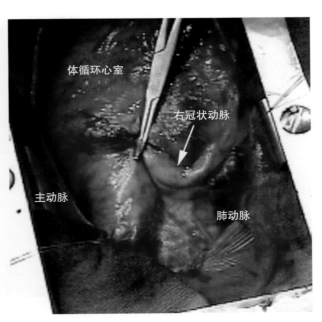

▲ 图 7-120　术中照片显示并排的大血管，主动脉位置靠前（注意右冠状动脉起源于主动脉）

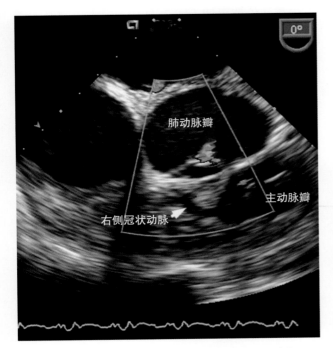

▲ 图 7-119　短轴切面显示主动脉瓣和肺动脉瓣（位于同一平面，可见右侧冠状动脉开口

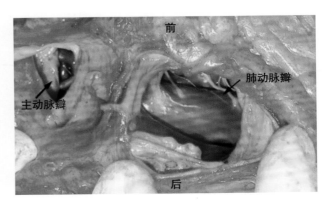

▲ 图 7-121　另一位解剖相似的接受心脏移植的患者，切除受体心脏的大血管后显示并排的肺动脉瓣和主动脉瓣

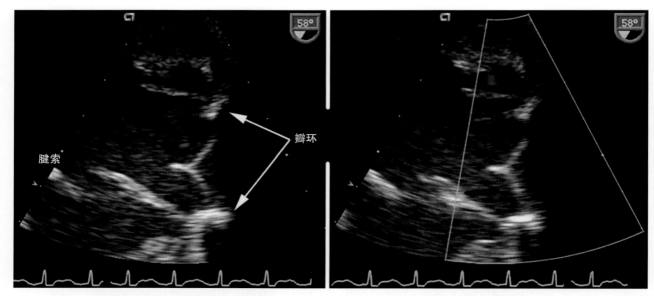

▲ 图 7-122　收缩期经胃两腔的切面显示体循环房室瓣位置的生物瓣。保留部分腱索以帮助维持心室功能。彩色多普勒（右）显示无反流

点评

对于复杂先天性心脏病，超声心动图医生应确定血流的流向，并识别每个心腔和瓣膜。对于矫正型大动脉转位，体循环静脉血返回右心房，通过二尖瓣口进入左心室，然后经过肺动脉瓣进入肺动脉。肺静脉汇入左心房，氧合血经过三尖瓣进入右心室，然后经主动脉瓣进入主动脉。氧合血的流向是正常的，只有心室被调转，因此，这种情况有时被称为"心室转位"。这些患者通常由于三尖瓣（体循环房室瓣）反流、室间隔缺损、肺动脉狭窄和传导阻滞等问题就诊。

根据下腔静脉和上腔静脉汇入的心腔来识别右心房。肺静脉通常汇入左心房。

当存在大动脉转位时，不能以心腔形状和室壁厚度来区分右心室和左心室，这是由于大血管的扩张和增粗改变了心室的几何形状。由于房室瓣始终与相应的心室腔连在一起，因此通过二尖瓣识别解剖左心室，三尖瓣识别解剖右心室，但区分二尖瓣叶裂与三尖瓣是很重要的。其他鉴别解剖右心室的特征包括：① 三尖瓣的瓣环平面较二尖瓣环位置更低（图 7-114）；② 右心室有一调节束，肌小梁更加突出。

大血管的解剖是通过其远端血管来确定的。识别肺动脉的依据是分叉形成供肺血管。主动脉通过弓部和头颈部血管来识别。半月瓣位于相应的大血管中，即主动脉瓣位于主动脉，肺动脉瓣位于肺动脉。不同于正常的主动脉瓣和肺动脉瓣呈垂直方向，大动脉转位时，两组瓣膜位于同一水平。主动脉和肺动脉并行排列（主动脉在前），亦不同于正常的交叉关系（肺动脉在前）。

推荐阅读

[1] Placci A, Lovato L, Bonvicini M: Congenitally corrected transposition of the great arteries in an 83-year-old asymptomatic patient: Description and literature review, BMJ Case Rep 2014.

[2] Mah K, Friedberg MK: Congenitally corrected transposition of the great arteries: Situs solitus or inversus, Circ Cardiovasc Imaging 7（5）:849-851, 2014.

CASE 7-18
三尖瓣闭锁，Fontan 生理学

患者，男性，42 岁。患者被诊断三尖瓣闭锁，既往行姑息性手术治疗，将右心房与肺动脉连接。所有的体循环静脉血不经过心室而直接汇入肺动脉（如 Fontan 生理学）。肺动脉缝合于肺动脉瓣远端，因此整个心室的输出量都到达体循环血管。多年来患者一般情况较好，积极生活，包括骑自行车。他完成大学教育后找到全职工作。

该患者的主要心脏问题在于反复发作的房性心律失常，曾使用药物、起搏器、数次消融手术进行治疗。然而，进行性右心房增大，继而发生恶性心律失常、出现右心衰竭的症状和体征、蛋白丢失肠病。拟行右心房减容术、Fontan 导管修复术。

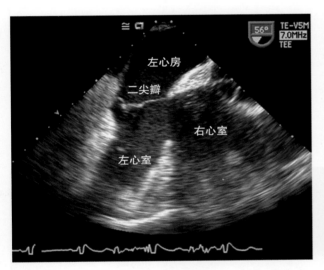

▲ 图 7-123　56° TEE 切面显示左心房、二尖瓣和左心室。巨大的室间隔缺损使左心室和右心室起到共用心室的作用

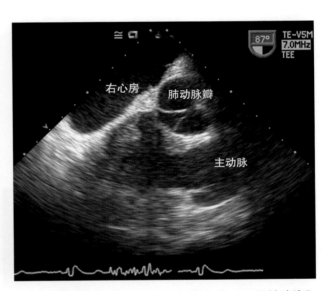

▲ 图 7-124　当图像平面进一步旋转到 87°可见肺动脉和主动脉。此患者的肺动脉缝合于肺动脉瓣的远端。虽然二叶式肺动脉瓣有一定的运动，但无明显前向血流。肺动脉瓣和主动脉瓣均起源于共同心室腔

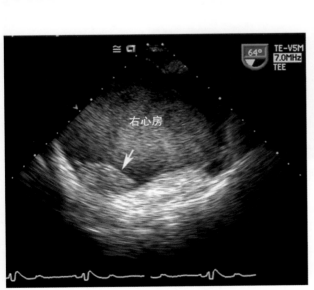

◀ 图 7-125　在 64°切面探头转向患者右侧，可见右心房严重增大，自发显影明显，附壁血栓（箭）

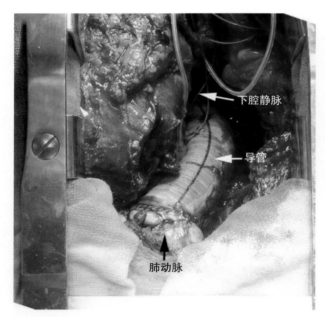

▲ 图 7-126　术中缩小右心房，右心房和左心房形成共同心房。如图所示，涤纶无瓣膜导管连接下腔静脉到主肺动脉。上腔静腔直接连接到右侧肺动脉

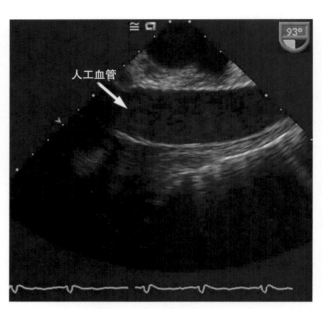

▲ 图 7-127　TEE 93°切面并右转探头显示人工血管

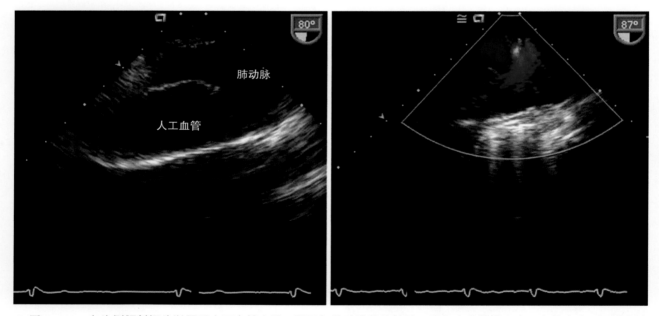

▲ 图 7-128　向头侧倾斜探头以显示人工血管上段，以及与肺动脉的连接处。彩色多普勒显示人工血管吻合口远端血流无梗阻

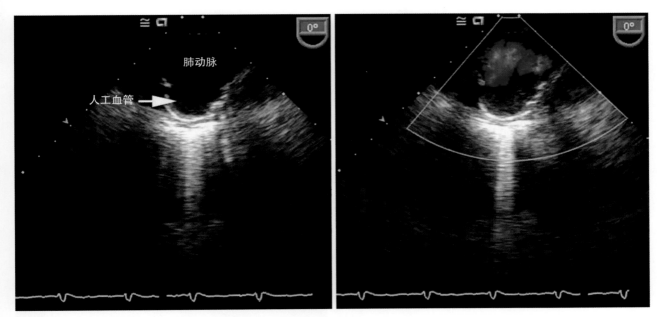

▲ 图 7-129　将角度切换至 0°显示人工血管汇入肺动脉处的短轴切面

点评

对于只有一个功能性心室的复杂先天性心脏病，如该三尖瓣闭锁的患者，一种手术方式是将体循环静脉血直接引流至肺血管而不通过心室。因此，肺血流不是搏动性的，充分的前向血流依赖于体循环系统静脉压高于左心房压，这是肺血流的一种形式，称为 Fontan 生理学。早期，该术式保留腔静脉连接的完整性，将右心房与肺动脉相连。然而，随着这些患者成长右心房逐渐增大，导致顽固性房性心律失常，全身静脉压升高，肺静脉受压。目前的手术方式是将 SVC 和 IVC 直接连接到肺动脉，以避免右心房进行性增大。在早期手术的患者中，如此患者，当心律失常不能治愈或出现进行性右心衰症状时，可考虑重建 Fontan 循环以旷置右心房。

推荐阅读

[1] Kutty S, Rathod RH, Danford DA, Celermajer DS: Role of imaging in the evaluation of single ventricle with the Fontan palliation, Heart 102（3）:174–183, 2016.

[2] Zaragoza-Macias E, Schwaegler RG, Stout KK: Echocard-iographic evaluation of univentricular physiology and cavopulmonary shunts, Echocardiography 32（Suppl 2）: S166–S176, 2015.

CASE 7-19
肺动脉切开术后重度肺动脉反流

患者，女性，53 岁。患者 5 岁时因"进行性气促、晕厥、液体潴留和全身疲劳 6 个月"诊断为先天性肺动脉狭窄，并行肺动脉切开术。6 个月前患者一般情况可，无活动受限。TTE 提示三尖瓣和肺动脉瓣反流增加，右心室增大。

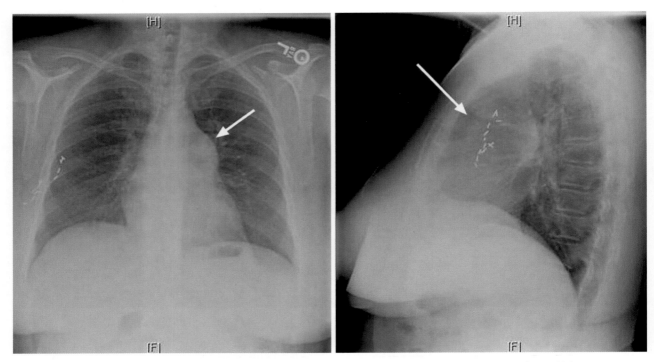

▲ 图 7-130　术前胸部 X 线提示肺动脉主干增粗（左，箭），胸骨后间隙缩小，提示右心室增大（右，箭）

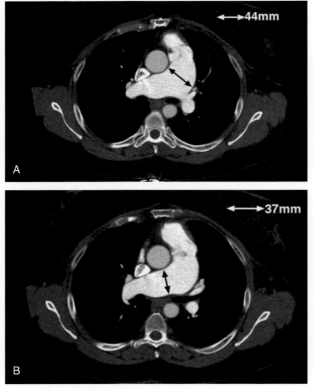

▲ 图 7-131　CT 扫描显示增粗的肺动脉主干（A）和右肺动脉（B）

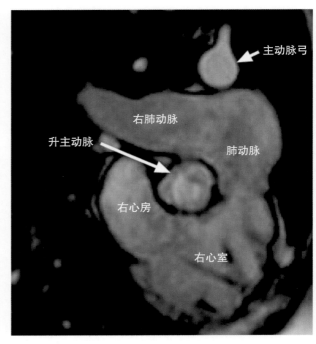

▲ 图 7-132　术前 MRI 显示右心系统增大

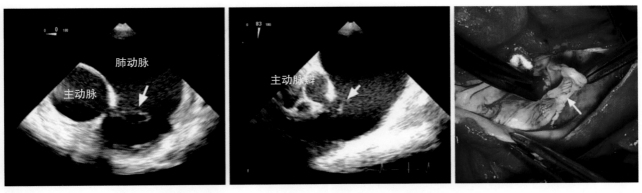

▲ 图 7-133　食管上段肺动脉的正交切面。在两个切面中均未发现功能性瓣膜组织，只有部分肺动脉瓣的残留物。右图术中像显示外科医生在切除肺动脉瓣之前牵拉肺动脉瓣组织

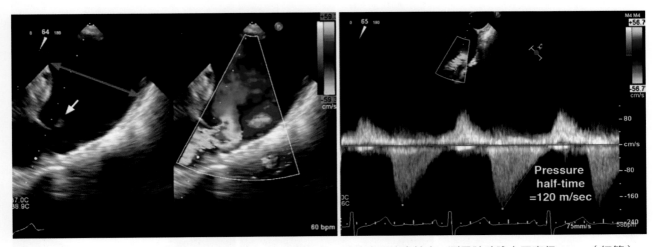

▲ 图 7-134　2D 和彩色多普勒同时显示残余的肺动脉瓣组织，肺动脉反流束较宽。测量肺动脉主干直径 44mm（红箭）。右图的肺动脉反流连续波多普勒频谱显示，减速斜率陡峭，压力减半时间为 120ms，提示重度肺动脉反流

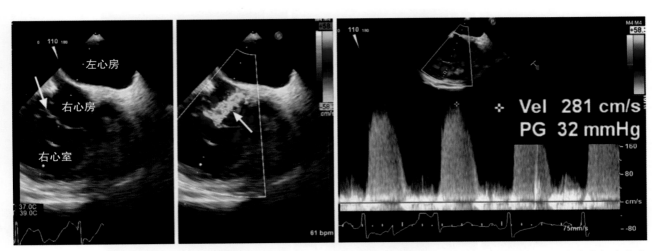

▲ 图 7-135　从食管中段双腔静脉切面左转探头可见 TR。测量三尖瓣环直径为 48mm。连续多普勒显示右心室与右心房收缩压力梯度为 32mmHg，加 15mmHg 的 CVP，RVSP 为 47mmHg

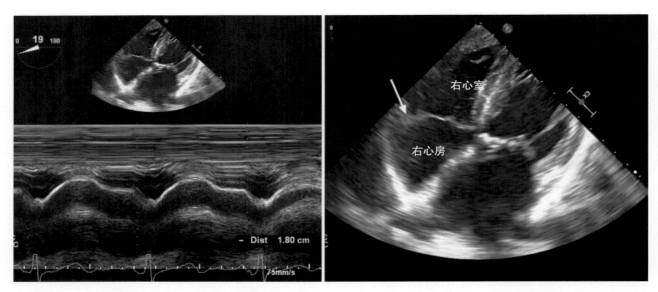

▲ 图 7-136   虽然右心室扩大，但右心室收缩功能正常，TAPSE 为 1.8cm。如右图所示，经深胃底切面右转探头即可进行测量。箭示三尖瓣前瓣环

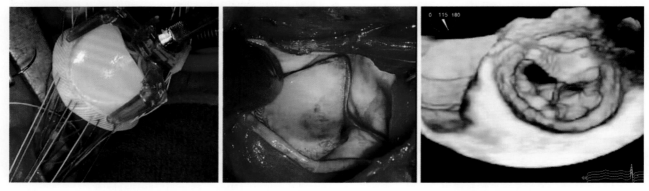

▲ 图 7-137   左图可见瓣架上的三叶生物瓣，中图显示生物瓣的位置，右图显示舒张期生物瓣的三维 TEE 图像

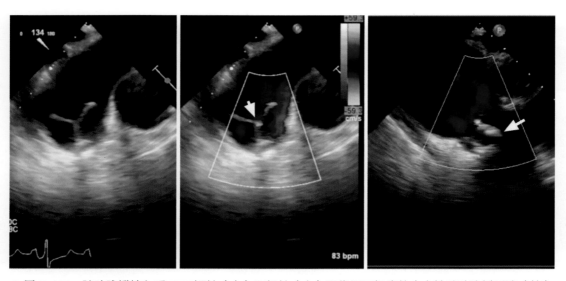

▲ 图 7-138   肺动脉瓣植入后 TEE 短轴（中）和长轴（右）图像显示轻度的中心性肺动脉瓣反流（箭）

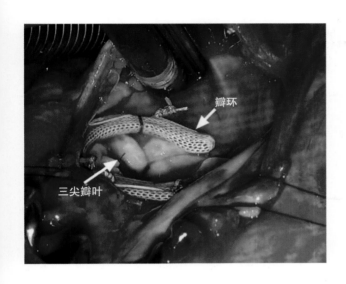

瓣环

三尖瓣叶

◀ 图 7-139　三尖瓣成形术采用 C 形环，2D TEE 仅见轻度残余三尖瓣反流

点评

　　肺动脉瓣反流是单纯肺动脉狭窄或法洛四联症矫治术后最常见的远期并发症。长期随访右心室大小和收缩功能是优化再次干预时机的关键，目的是在不可逆右心室收缩功能开始之前进行肺动脉瓣置换术。三尖瓣成形术在肺动脉瓣置换术中的作用仍存在争议，这是由于肺动脉瓣置换术后右心室前负荷重构，三尖瓣反流程度可能降低。

推荐阅读

[1] Zdradzinski MJ, Qureshi AM, Stewart R, et al: Comparison of long–term postoperative sequelae in patients with tetralogy of Fallot versus isolated pulmonic stenosis, Am J Cardiol 114（2）: 300–304, 2014.

[2] Bashore TM: Adult congenital heart disease: Right ventri–cular outflow tract lesions, Circulation 115:1933–1947, 2007.

[3] Jassal DS, Thakrar A, Schaffer SA, et al: Percutaneous balloon valvuloplasty for pulmonic stenosis: The role of multimodality imaging, Echocardiography 25:231–235, 2008.

[4] Kogon B, Patel M, Leong M, McConnell M: Book mana–gement of moderate functional tricuspid valve regurgitation at the time of pulmonary valve replacement: Is concomitant tricuspid valve repair necessary? Pediatr Cardiol 31:843–848, 2010.

[5] Stephane David J, Tousignant C, Bowry R: Tricuspid ann–ular velocity in patients undergoing cardiac operation using transesophageal echocardiography, J Am Soc Echocardiogr 19:329–334, 2006.

第 8 章　肥厚型心肌病
Hypertrophic Cardiomyopathy

CASE 8-1
肥厚型心肌病心脏移植

患者，女性，26 岁，患肥厚型心肌病和 Q-T 间期延长综合征，尽管给予了最大程度的药物治疗，患者仍有疲劳、活动耐量显著降低、NYHA Ⅲ 级，低心排心力衰竭，因此拟行心脏移植。右

心导管检查测得肺动脉压力为 24/9mmHg，肺动脉楔压为 10mmHg。心输出量为 5.8L/min，心指数为 2.9L/min。

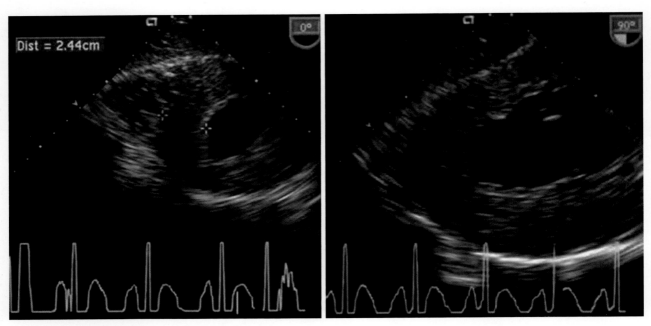

▲ 图 8-1　经胃底短轴切面显示左心室重度肥厚，间隔厚度为 2.4cm（左）。经胃底长轴切面（右）也显示左心室严重肥厚

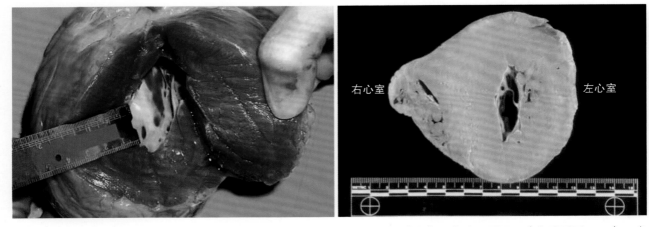

▲ 图 8-2　大体心肌（左）心尖部切面显示心室心肌严重肥厚。病理检查（右），心脏严重肥厚（心脏质量 655g），表现为典型的肥厚型心肌病，左心室腔极小

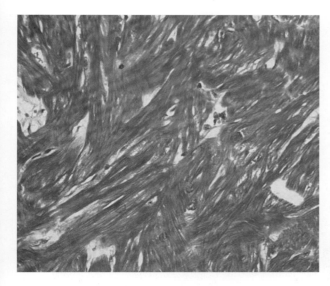

◀ 图 8-3　组织学检查显示严重的心肌细胞紊乱，轻至中度间质纤维化

CASE 8-2
左心室流出道梗阻心肌切除术

　　患者，男性，64 岁。患者因肥厚型心肌病合并严重主动脉瓣下梗阻，拟行外科治疗。劳力性呼吸困难、胸痛和晕厥进行性加重 8 个月。超声心动图显示肥厚型心肌病，伴有重度流出道梗阻和重度二尖瓣反流。冠状动脉造影未发现明显心外膜冠状动脉病变。

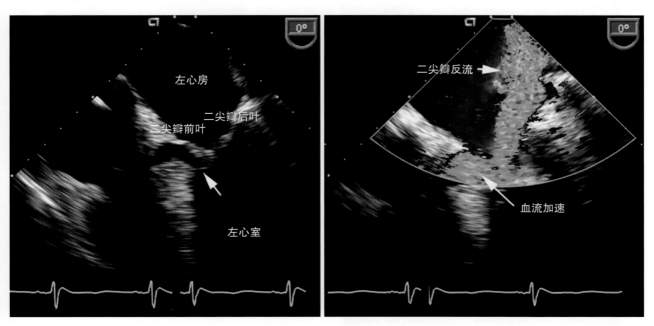

▲ 图 8-4　TEE 四腔心图像（左）显示收缩期二尖瓣前向运动（箭）。彩色多普勒（右）显示流出道速度增加（绿色是由于高速信号混叠引起的）和重度二尖瓣反流

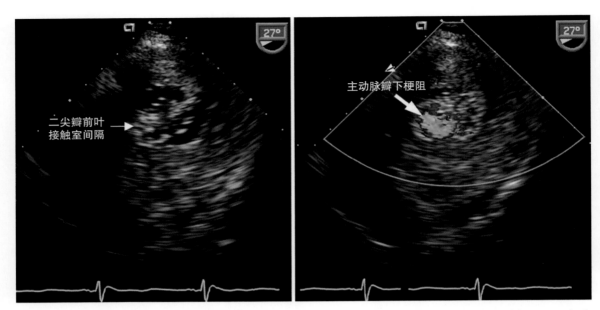

▲ 图 8-5 经胃底二尖瓣水平短轴切面显示左心室严重肥厚，收缩期（左）二尖瓣前叶接触室间隔，彩色多普勒（右）示主动脉瓣下梗阻

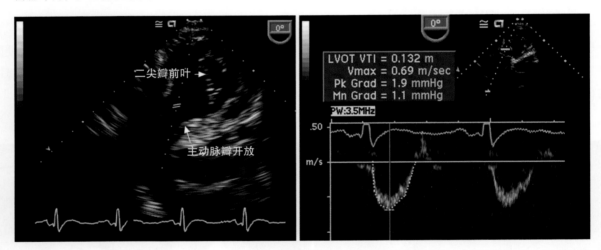

▲ 图 8-6 另一患者无肥厚型心肌病，以经胃底心尖切面评价左心室流出道为例。经胃深部四腔心切面前倾探头显示主动脉瓣（左）。使用脉冲或连续波多普勒采集血流，此例速度正常，为 0.7m/s（右）。此方法可能会低估最大速度，因为它并不总是能够获得与超声波束平行的血流方向。但实际速度至少与记录的速度一样快

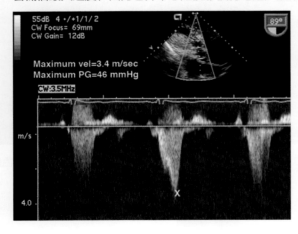

◀ 图 8-7 该肥厚型心肌病患者，在经胃底长轴切面，连续波多普勒显示晚期达峰，最大流速为 3.4m/s，最大压差（PG）为 46mmHg。当患者处于清醒和活动状态时，PG 可能更高

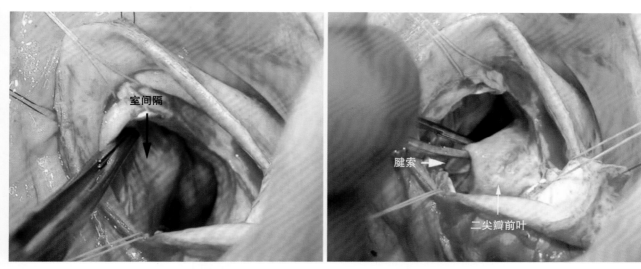

▲ 图 8-8　术中通过升主动脉和开放的主动脉瓣可见左心室流出道。正常病例摘除主动脉瓣后，可见 LVOT 结构包括前方的室间隔（左）和后方的二尖瓣前叶（右）

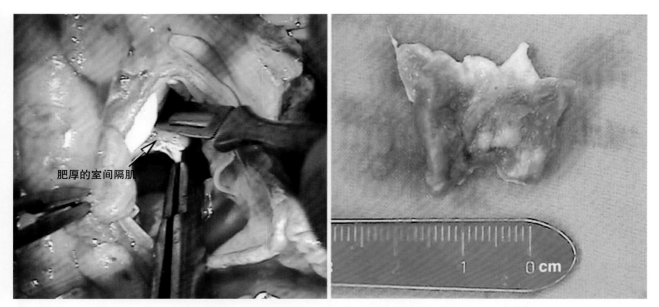

▲ 图 8-9　该肥厚型心肌病患者，间隔心肌被切除的深度和长度约为 1cm，注意避免产生室间隔缺损。由于严重的主动脉瓣下梗阻导致二尖瓣收缩期前向运动，故使用 Low-Profile 机械瓣进行二尖瓣置换。前、后腱索保留，前叶部分切除，将残留的 AML 合并到内侧和外侧缝合线上

点评

　　肥厚型心肌病是一种常染色体显性遗传性疾病，其特点是左心室非对称性肥厚、舒张功能不全，以及部分患者出现主动脉瓣下梗阻。左心室肥厚有几种不同的模式，但共同点是相对不累及左心室后下壁基底段。在某些情况下，症状主要是由舒张功能不全引起，如病例 8-1。典型的情况是，疾病早期舒张功能降低，疾病后期顺应性下降。舒张功能障碍与充盈压力升高和心输出量减少有关，进而导致疲劳和呼吸困难的症状。

　　部分患者发生的动力性流出道梗阻与二尖瓣叶收缩期前向运动和二尖瓣解剖异常有关。由于

收缩期瓣叶前向运动产生对合不良，常合并二尖瓣反流。合并流出道梗阻的患者部分存在心绞痛、呼吸困难和晕厥的症状。流出道梗阻的程度在射血期间是动态变化的，收缩晚期梗阻最为严重。此外，流出道梗阻的程度随负荷状态不同而不同，通常随心室容量的减少（如低容量血）、全身血管阻力的降低（如使用血管扩张药）或收缩力的增加（如运动）而增加。

治疗方法包括药物治疗，择期患者行经皮消融室间隔心肌，以及心肌切除术，有时同时行二尖瓣置换术。

推荐阅读

[1] Woo A: Hypertrophic cardiomyopathy: echocardiography in diagnosis and management of patients (including stress testing). In Otto CM, editor: The Practice of Clinical Echocardiography, ed 5, Philadelphia, 2016, Elsevier.

[2] Gersh BJ, Maron BJ, Bonow RO, et al: 2011 ACCF/AHA guideline for the diagnosis and treatment of hypertrophic cardiomyopathy: executive summary: a report of the American College of Cardiology Foundation/American Heart Association Task Force on Practice Guidelines, Circulation 124(24):2761, 2011.

[3] Caselli S, Maron MS, Urbano–Moral JA, et al: Differentiating left ventricular hypertrophy in athletes from that in patients with hypertrophic cardiomyopathy, Am J Cardiol 114(9): 1383–1389, 2014.

[4] Hensley N, Dietrich J, Nyhan D, et al: Hypertrophic Cardiomyopathy: A Review, Anesthesia Analgesia 120: 554–559, 2015.

CASE 8-3
动态性左心室流出道梗阻心肌切除术的 3D TEE 图像

患者，女性，52 岁。患者确诊肥厚型心肌病 17 年，口服丙吡胺治疗，初始治疗有效，但随时间推移剂量逐步增加。达到最大剂量时患者仍诉活动后气促逐渐加重，仅可步行 50ft。患者转至外科就诊，为缓解症状拟行心肌切开－切除术。术中共切除 3cm³ 间隔心肌组织，通过置换无菌刻度瓶中的生理盐水来测量。此外，二尖瓣前叶有一短而粗的腱索及两根较小的副腱索直接与室间隔相连，切开腱索以解除流出道梗阻。

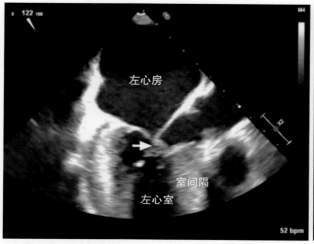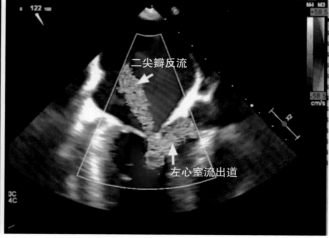

▲ 图 8-10 食管中段长轴切面，收缩期二尖瓣闭合点前向运动（箭），与室间隔接触。右图显示左心室流出道彩色血流加速，二尖瓣反流

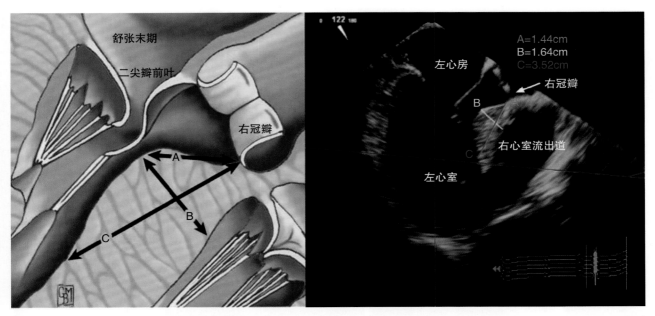

▲ 图 8-11 左图为食管中段长轴切面示意图，展示几种可帮助外科医生确定间隔切除范围的方法：右冠瓣底部到二尖瓣与间隔接触点的距离（A），室间隔最厚径（B），右冠瓣底部到间隔增厚远端的距离（C）。右图显示食管中段长轴切面和测量结果。所有测量均在舒张末期进行（图片由 Annette Vegas, MD. 惠赠）

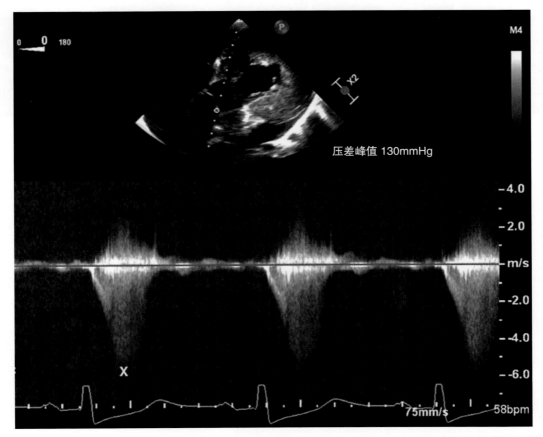

▲ 图 8-12 经胃底切面和连续波多普勒测量左心室流出道的速度，典型流出道梗阻表现为收缩期晚峰、高速的血流信号。最大压差为 130mmHg

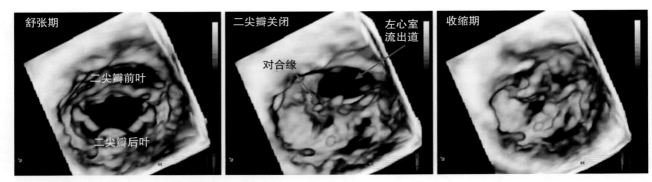

▲ 图 8-13 从左心室面观察二尖瓣的三维 TEE 图像。左图显示舒张期开放的二尖瓣前叶和二尖瓣后叶。中图显示收缩早期二尖瓣关闭，对合正常二尖瓣前方的暗区是左心室流出道。右图显示收缩晚期二尖瓣对合点前移向室间隔，导致前叶接触室间隔，以及左心室向主动脉射血受阻。实时三维动态更明显

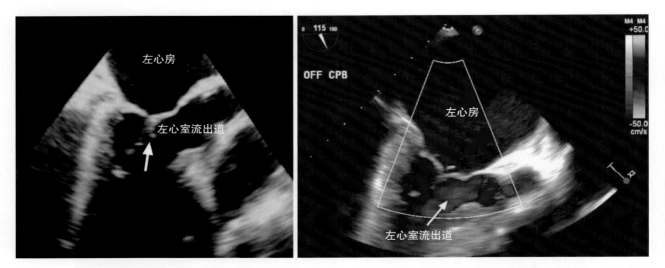

▲ 图 8-14 心肌切除术后撤离体外循环后食管中段长轴切面。左图显示二尖瓣对合点没有向室间隔方向移动；右图未见左心室流出道加速和二尖瓣反流

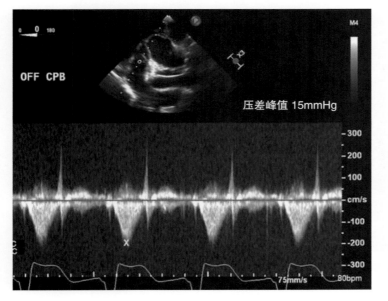

◀ 图 8-15 术后经胃底切面连续波多普勒测量左心室流出道速度，最大压差为 15mmHg，较术前显著降低

CASE 8-4
心肌切除术后室间隔缺损

患者，男性，71 岁。患者劳累后气促和呼吸困难进行性加重，轻微活动后胸痛，发作性晕厥。心导管检查显示冠状动脉无狭窄。负荷超声心动图显示无主动脉瓣狭窄，流出道最大压差为 12mmHg，运动后升至 120mmHg，室间隔基底部明显肥厚。拟行心肌切除术。

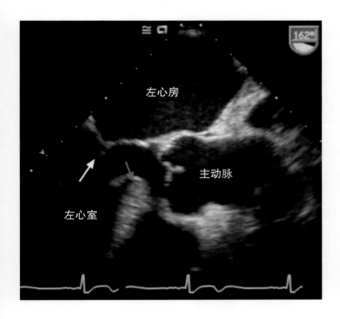

◀ 图 8-16 术前 TEE 食管中段长轴切面显示主动脉瓣功能正常。二尖瓣对合点前移靠近室间隔顶部，但并未接触（白箭）。室间隔基底部显著肥厚（红箭）

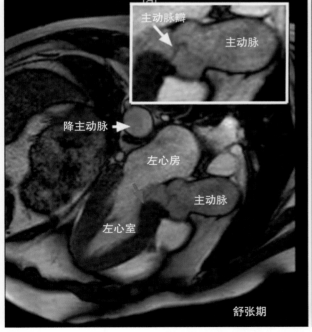

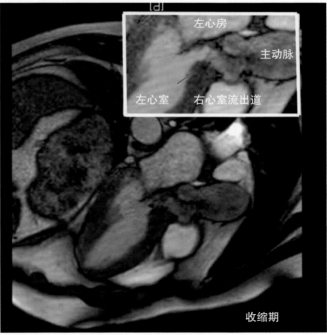

▲ 图 8-17 MRI（重新切割至与 TEE 食管中长轴切面相同的剖面）显示舒张期室间隔基底部显著肥厚（红箭）。小图更清晰地显示主动脉瓣。收缩期左心室流出道变窄（绿箭），实时图像更为清晰

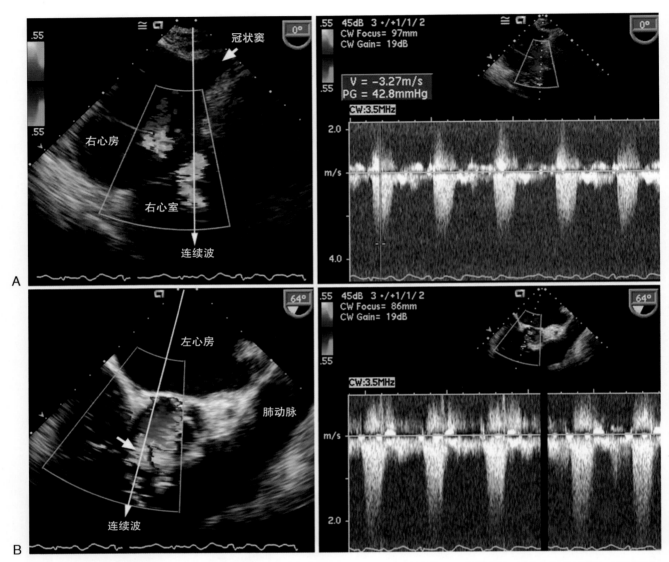

▲ 图8-18　上排图为心肌切除术后，食管中段切面探头后屈（左上），彩色多普勒显示收缩期三尖瓣右心室侧彩色血流信号。连续多普勒（右上）显示远离探头的高速射流。下排图为稍前屈探头，彩色多普勒显示室间隔基底部缺损处湍流，血流分流进入右心室，靠近三尖瓣（白箭）。连续多普勒采集的高速信号，其时相和形态类似于（右上）记录的连续波多普勒信号。此发现提示术后室间隔缺损，由于取样线与血流方向成角，可能会低估两种方法所测的峰速

点评

对于肥厚型心肌病和存在劳力性症状但静止时无梗阻的患者推荐行负荷试验。肥厚型心肌病患者负荷试验的异常表现包括：胸痛或晕厥前症状、主动脉瓣下梗阻、血压降低、心律失常、心电图 ST 段改变和二尖瓣反流严重程度增加。

术中需充分切除间隔组织，以缓解肥厚型心肌病患者动态性主动脉瓣下梗阻。然而，根据间隔厚度和曲度的不同，它可以是解除梗阻和无意中造成室间隔缺损之间的一条 FNE 线。术中操作前 TEE 重要的目标是要明确室间隔肥厚的范围和厚度，以及间隔的曲度，因为间隔通常是通过主动脉瓣向下看到的。手术结束后仔细寻找室间隔缺损、残余流出道梗阻及主动脉瓣功能的变化是非常重要的。

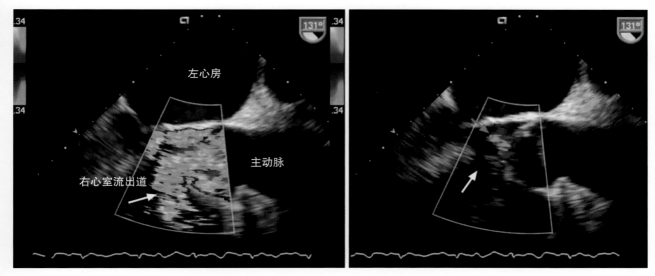

▲ 图 8-19　收缩期食管中段长轴切面显示 VSD（白箭）。右图，舒张期可见缺损（白箭），以及少量主动脉瓣反流（红箭）

推荐阅读

[1] Lafitte S, Reant P, Touche C, et al: Paradoxical response to exercise in asymptomatic hypertrophic cardiomyopathy: a new description of outflow tract obstruction dynamics, J Am Coll Cardiol 62(9):842–850, 2013.

[2] Shah JS, Esteban MT, Thaman R, et al: Prevalence of exerciseinduced left ventricular outflow tract obstruction in symptomatic patients with nonobstructive hypertrophic cardiomyopathy, Heart 94(10):1288–1294, 2008.

[3] Peteiro J, Bouzas-Mosquera A, Fernandez X, et al: Prognostic value of exercise echocardiography in patients with hypertrophic cardiomyopathy, J Am Soc Echocardiogr 25(2):182–189, 2012.

第 9 章　心包疾病
Pericardial Disease

CASE 9-1
心包积液

几例不同患者术中 TEE 发现心包积液。

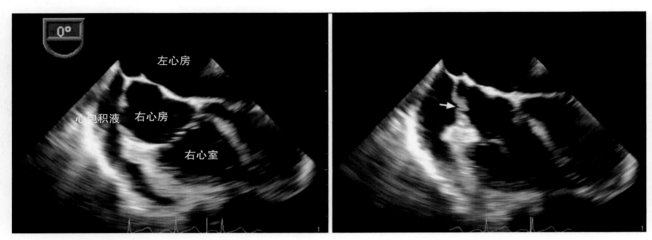

▲ 图 9-1 在食管上段可在四腔心切面看到右心房外的无回声区域。舒张期右心房游离壁（左）呈正常外凸轮廓；心室收缩早期（右），由于心房舒张期心包压力高于 RA 压力，右心房"塌陷"，出现 RA 游离壁凹陷

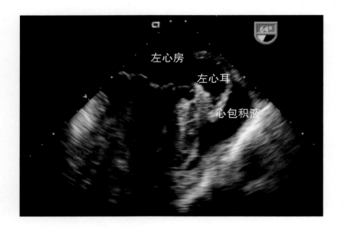

◀ 图 9-2 食管中段联合部切面，左心耳被心包横窦内的积液所包围

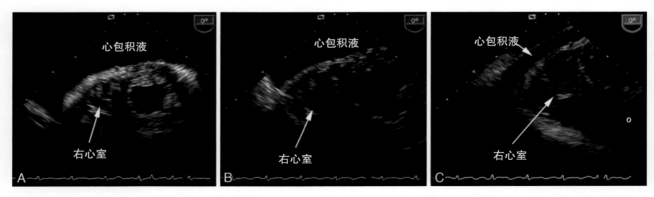

▲ 图 9-3 从左至右的序列图像显示经胃短轴切面，经皮心包穿刺术后心包积液体积逐渐缩小。左心室和右心室的大小随着心包积液的移除逐渐增大，这表明心包内的高压力阻止了舒张期心室正常充盈，如心脏压塞生理

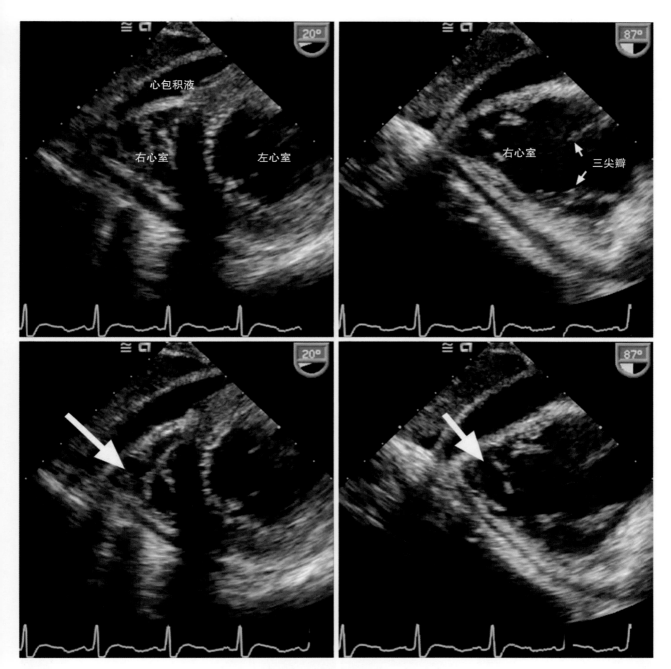

▲ 图 9-4 患者有升主动脉夹层，并有心脏压塞征象。经胃底短轴切面（左上）和长轴切面（右上）可见心包积液。虽然积液只有少到中量，但由于积液快速累积，心包压力可能较高。下排两张图可见心脏压塞生理表现：心包压力高于右心室舒张压导致的右心室舒张期"塌陷"。视频能更好地解释这一现象。右心室受压可导致低心排和低血压

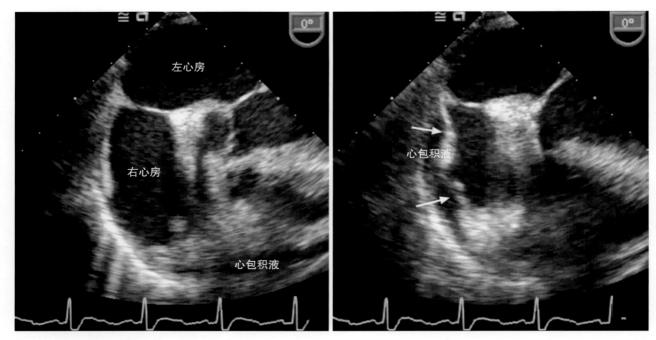

▲ 图 9-5　与图 9-1 同一患者，右图显示右心房塌陷（箭）

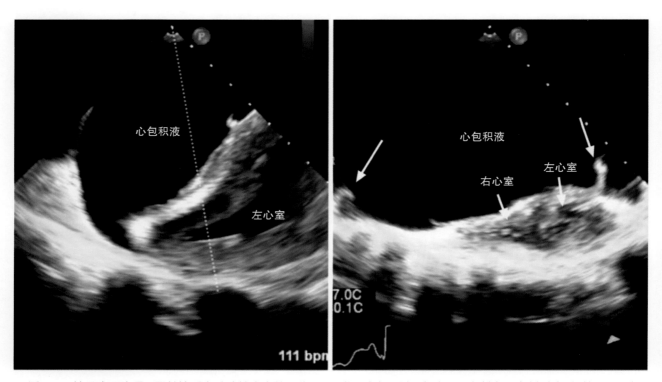

▲ 图 9-6　接下来五张是 3 周前接受心脏移植患者的图像。TTE 发现心包积液。尝试了两次剑突下穿刺引流，但效果不理想。为避免再次切开胸骨，拟行左侧胸腔镜辅助下心包积液引流术。经胃底双平面 TEE 显示大量心包积液，左图长轴切面可见左心室腔极小，右图心尖部可见心室腔极小。在积液中可见纤维束（箭）

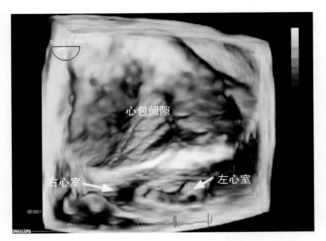

▲ 图 9-7　与图 9-6 同样的切面 3D 图像。后心包大量积液

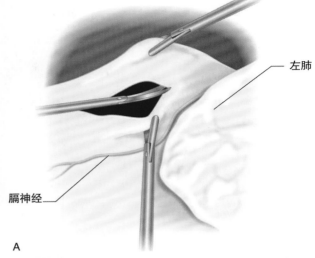

A

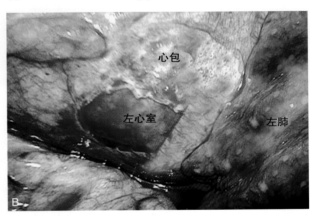

B

▶ 图 9-8　A 图是胸腔镜显示抓取器的典型视图，抓取器通过同一胸腔镜切口放置在 6 点钟位置，另一个抓取器通过第 3 肋间切口放置在 1 点钟位置。这两个抓取器用来提起和分离心包，解剖剪刀从更前方的第 5 肋间切口置入，切开心包。在此分离过程中要注意避免损伤左膈神经。B 图是外科医生的胸腔镜视野（经许可转载，引自 Oper Techniques Thorac Cardiovasc Surg 2001；6：132-139.）

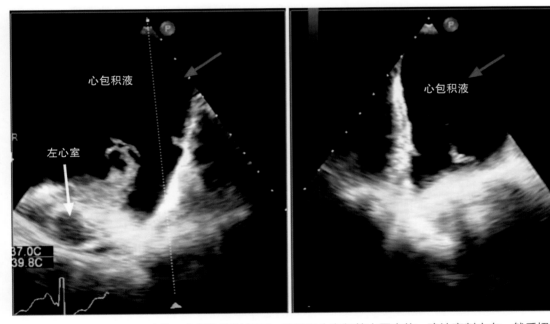

▲ 图 9-9　经胃底双平面成像，左侧为短轴切面。外科医生在红箭水平定位，确认穿刺方向，然后切开心包并排出超过 1L 的心包积液

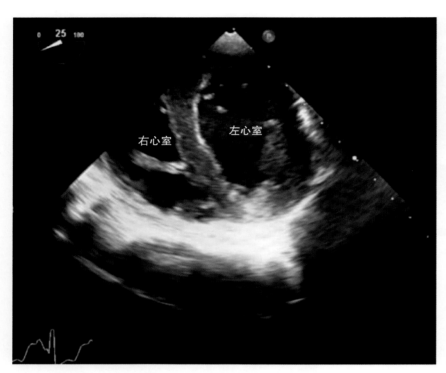

◀图 9-10　积液引流后，右心室和左心室容量恢复，没有右心室受压的迹象。随着心输出量和血压的增加，患者的血流动力学反应良好。这些变化在接受正压通气的患者中是不可靠的

点评

　　超声心动图检查发现心脏周围无回声区可诊断为心包积液。心包积液通常围绕心脏一周，积液包裹整个心包空间内的右心室和左心室，但也可能由于粘连导致包裹性积液，特别是曾行心脏外科手术的患者。

　　心包间隙延伸至大血管起始处，狭窄的心包横窦延伸至主动脉和肺动脉后方，并与左心耳相邻。横窦积液并不常见，有时 TEE 可发现，正如本例所示。心包间隙也包绕右心房，并在上、下腔静脉与右心房的连接处形成反折，因此常可见右心房周围积液。左心房后份也可见少量积液，这里是心包斜窦延伸至 4 条肺静脉之间的区域。

　　心包积液与胸腔积液的部位不同。心包积液位于左心室和左心房后方，胸段降主动脉前方，而胸腔积液位于降主动脉后方。右心房周围积液可能是胸腔或心包积液，后者的诊断依靠其他切面的阳性发现。在超声无回声区域发现受压的肺有助于胸腔积液的诊断。

　　如果心包腔内压力较低，患者可较好地耐受心包积液，如慢性心包积液，液体缓慢累积。即使是非常大量的慢性心包积液，患者的血流动力学仍可能正常。但如果心包腔压力超过心腔内的舒张压，则可观察到血流动力学的改变。当心包压力超过右心房压力时，右心房游离壁反向运动或"塌陷"，右心房充盈容积减少。同样，当心包压力超过相应心腔压力时，左心房和右心室也会受压。即使是包裹性积液，如果存在心腔受压，仍可能出现心脏压塞的症状。诊断包裹性积液引起的心脏压塞极具挑战性。此外，如果存在心壁增厚或纤维化，即使心包压力很高，也可能看不到心腔塌陷。

　　随着心壁塌陷，增高的心包压力限制了心脏的总容量。吸气时由于胸内负压和静脉回流的增加，右心增大，左心受压，心输出量减少。吸气时右心室和左心室舒张期充盈压的相互变化会导致吸气时血压下降，也就是奇脉 (pulsus paradoxus)。这些变化对于接受正压通气的患者是不可靠的。

推荐阅读

[1] Welch T: Pericardial disease. In Otto CM, editor: The practice of clinical echocardiography, ed 5, Philadelphia, 2016, Elsevier.

[2] Klein AL, Abbara S, Agler DA, et al: American Society of Echocardiography clinical recommendations for multimodality cardiovascular imaging of patients with pericardial disease: endorsed by the Society for Cardiovascular Magnetic Resonance and Society of Cardiovascular Computed Tomography, J Am Soc Echocardiogr 26(9):965–1012, e15, 2013.

[3] Silbiger JJ, Garg V, Moss N, et al: Protruding fat from the posterior atrioventricular groove: a novel echocardiographic finding useful in distinguishing pericardial effusions from left pleural effusions, J Am Soc Echocardiogr 28(1):116–117, 2015.

CASE 9-2
心包缩窄

患者，男性，57 岁。患者拟行冠状动脉旁路移植术和心包剥脱术治疗心包缩窄。劳力性呼吸困难和下肢水肿 4 年。超声心动图显示心包增厚，中心静脉压增高，右心室和左心室舒张期充盈随呼吸改变。左、右心室大小和收缩功能正常，估测肺动脉收缩压为 30mmHg。心导管检查示右心室舒张压和左心室舒张压的均等化，心室舒张压曲线呈"平方根"（√）征。患者心包疾病病因不明，既往无心包炎、胸部手术或外伤、放射治疗或风湿病的病史。患者否认结核病史，PPD 阴性。

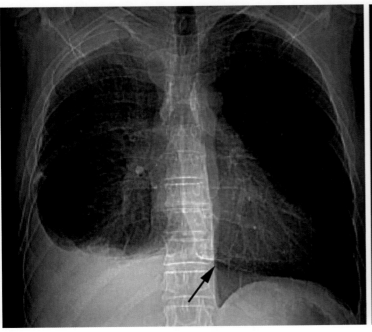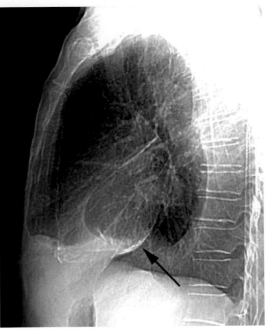

▲ 图 9-11　正位胸部 X 线片（左）提示右侧胸腔积液，左心室下分钙化线（箭）。侧位胸部 X 线片（右）显示左心室后分心包钙化（箭）

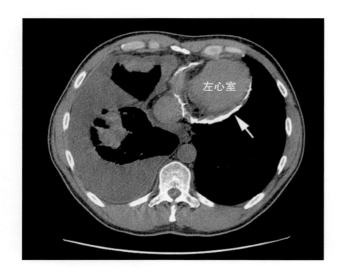

◀ 图 9-12　胸部 CT 扫描显示心包明显增厚，密度增高，符合心包增厚钙化的表现。右侧胸腔中量积液，右肺下叶部分不张。CT 扫描还发现肝硬化、脾大，提示门静脉高压，这可能是由缩窄性心包炎所致

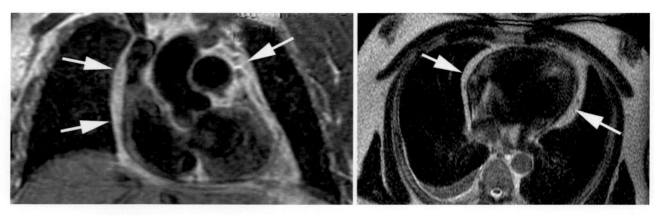

▲ 图 9-13　MRI 冠状面（左）和横截面（右）均发现心包增厚（箭）

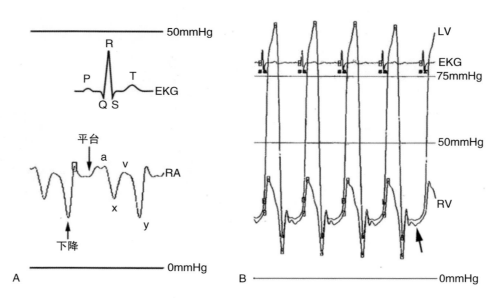

▲ 图 9-14　图 A 为右心房压曲线。舒张早期下降低和舒张晚期平台形成平方根征（$\sqrt{\ }$），为缩窄性心包炎的典型表现。图 B，对比右心室和左心室舒张压（箭），同样符合缩窄性心包炎的典型表现

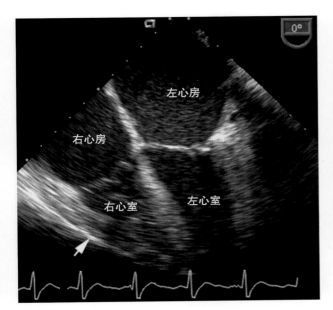

▲ 图 9-15 四腔心切面显示心房长大，心室腔小，提示心包缩窄。可见右心室游离壁表面的心包增厚（箭）

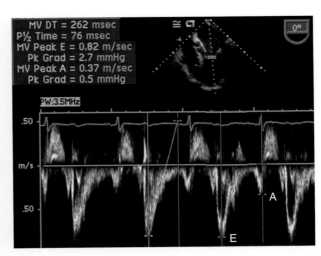

▲ 图 9-16 左心室舒张期充盈模式显示 E/A 升高，压力陡降，提示心包缩窄导致舒张早期快速充盈，舒张晚期充盈受限。该模式同样可见于顺应性下降导致的左心室舒张功能不全

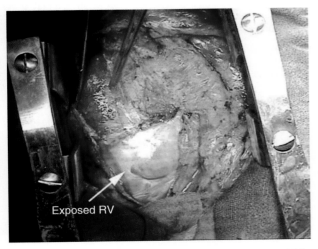

▲ 图 9-17 术中发现心包严重增厚、钙化，剥离膈神经外侧心包

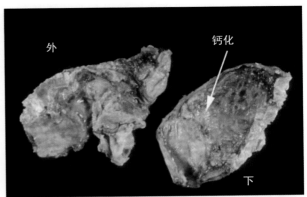

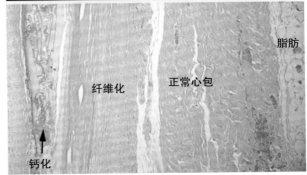

▲ 图 9-18 病理检查发现心包纤维化，厚度达 0.3 ～ 1.4cm。显微镜下发现纤维化、钙化，散在慢性炎症，符合缩窄性心包炎

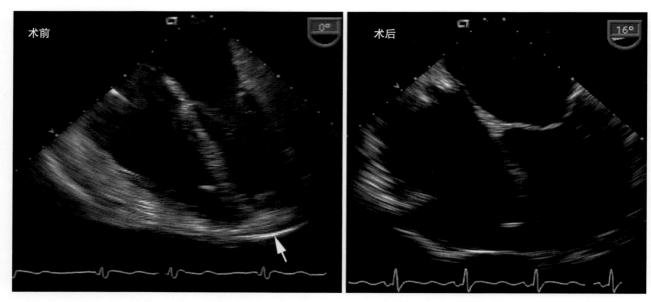

▲ 图 9-19　术前（左）术后（右）四腔心切面对比，解除缩窄后心室腔增大，箭示增厚的心包

点评

　　缩窄性心包炎可能由既往心包炎（结核性或病毒性）、外伤、心脏手术、风湿性疾病、新生物、纵隔放疗所致，但大多数原因不明。缩窄的基本病理生理是心包的粘连、增厚和纤维化导致心室在舒张期无法完全充盈。临床诊断的首要问题是鉴别心包缩窄和限制性心肌病。两者的共同特点是收缩功能正常，舒张功能异常，双心房增大，中心静脉压升高，但限制性心肌病患者的肺动脉压通常升高，心包厚度正常，左、右心室舒张压不同。

　　心包缩窄的特征是心包增厚，如本病例。尽管超声心动图可提示缩窄的诊断，但难以发现心包的增厚和严重程度。CT 和 MRI 均可提供更好的心包解剖结构，若超声心动图提示心包缩窄的诊断，应考虑行进一步检查。

　　在一次心动周期中，心包缩窄和限制性心肌病的心室充盈特点是舒张早期快速充盈，而心房对充盈的贡献较小。观察多次心动周期可以发现，限制性心肌病患者的心室充盈随呼吸无明显变化，但心包缩窄患者的左、右心室舒张期充盈随呼吸变化明显。心包僵硬、粘连，限制心脏的容量，因

而出现吸气时右心充盈增加，左心充盈减少，左心室塌陷，呼气时变化相反（机械通气时此变化不可靠）。组织多普勒可帮助诊断缩窄性心包炎。

　　心导管检查时，心包缩窄患者的心腔舒张压无显著改变。右心室和左心室在容量负荷的状态下，若舒张压相等（相差 5mmHg 之内）可诊断心包缩窄。由于房室之间舒张早期的高压力梯度，舒张压曲线表现为经典的舒张早期下降，随着收缩的心室迅速充盈，压力迅速相等。舒张晚期心室不再充盈，心室压无变化，因此，舒张晚期曲线达到平台。压力曲线类似平方根的符号。

推荐阅读

[1] Amaki M, Savino J, Ain DL, et al: Diagnostic concordance of echocardiography and cardiac magnetic resonance-based tissue tracking for differentiating constrictive pericarditis from restrictive cardiomyopathy, Circ Cardiovasc Imaging 7(5): 819–827, 2014.

[2] Alraies MC, Kusunose K, Negishi K, et al: Relation between echocardiographically estimated and invasively measured filling pressures in constrictive pericarditis, Am J Cardiol 113(11): 1911–1916, 2014.

[3] Welch TD, Ling LH, Espinosa RE, et al: Echocardiographic diagnosis of constrictive pericarditis: Mayo Clinic criteria, Circ Cardiovasc Imaging 7(3):526–534, 2014.

CASE 9-3
经皮冠状动脉介入术中心脏压塞

患者，男性，78 岁。患者 8 年前曾行 CABG 术。入院前数月胸痛、气促进行性加重。心肌灌注扫描提示下壁心肌缺血。经内科治疗症状无明显缓解，因而行冠状动脉造影。桥接右冠的静脉

狭窄 90%，置入药物洗脱支架。但患者出现大汗、低氧、低血压、下肢导联 ST 段抬高。在狭窄处置入支架无明显改善。遂行气管插管，放置 TEE 探头。

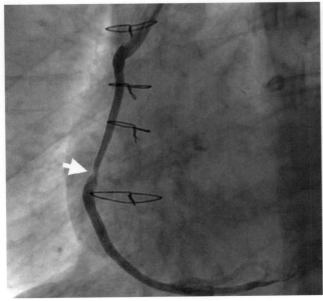 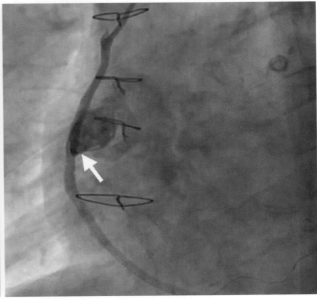

▲ 图 9-20 左图箭示桥接右冠的静脉狭窄，右图可见造影剂溢出

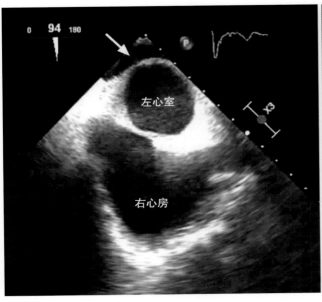 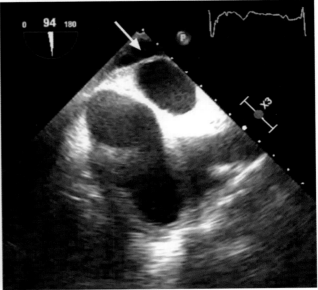

▲ 图 9-21 食管中段双腔静脉切面，箭示左心房后方心包积液；可见左心房塌陷

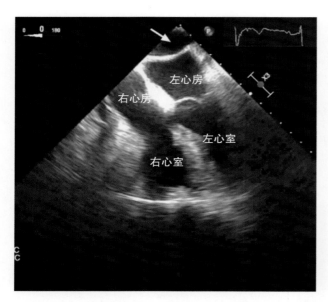

▲ 图 9-22　食管中段四腔心切面，左心房受到其后方的心包积液挤压

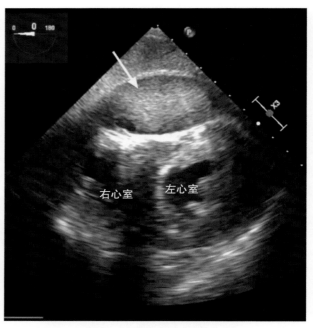

▲ 图 9-23　经胃底短轴切面，心包积液（箭）。左心室和右心室受压。外科开胸吸引心包内的积血后，患者的血流动力学立刻改善，取大隐静脉重新搭桥右冠状动脉

点评

即使心包积液没有包绕心脏一周，仅局限性急性心包积液也可能导致类似心脏压塞的病理生理，如此病例。局限性积液较难发现，可能的原因如下。首先，急性失血进入心包腔，低速血流形成的自发显影及急性形成的血栓可能被误诊为肿块。其次，需要在多个切面评估局限性积液。再次，部分患者的积液可能严重压迫心房壁，使心房壁紧贴房间隔和房室瓣，导致积液看起来与心房相似。在这种情况下，彩色多普勒可能显示心房腔呈狭长形。如果诊断仍不明确，可使用生理盐水或超声造影剂使心腔显影。在任何外科手术或介入手术期间出现无法解释的血流动力学恶化均应考虑局限性心包积液压迫一个或多个心腔的可能。

推荐阅读

[1] Aggarwal C, Varghese J, Uretsky BF: Left atrial inflow and outflow obstruction as a complication of retrograde approach for chronic total occlusion: report of a case and literature review of left atrial hematoma after percutaneous coronary intervention, Catheter Cardiovasc Interv 82(5): 770–775, 2013.

[2] Bagur R, Bernier M, Kandzari DE, et al: A novel application of contrast echocardiography to exclude active coronary perforation bleeding in patients with pericardial effusion, Catheter Cardiovasc Interv 82(2):221–229, 2013.

第 10 章　大血管疾病
Diseases of the Great Vessels

假性动脉瘤
Pseudoaneurysms

CASE 10-1
主动脉瓣换瓣术后主动脉假性动脉瘤伴前部扩张

　　患者，男性 41 岁。患者患有 Reiter 综合征，9 年前因主动脉瓣反流行机械瓣置换术。4 个月前患者出现人工瓣膜心内膜炎。患者接受抗生素治疗，并再次进行主动脉瓣置换，由于瓣周血肿并发症需要在瓣环区域置入心内膜补片。术后，患者发生持续性瓣周反流，超声心动图显示人工瓣"摇摆"及可疑假性动脉瘤。术前经食管超声心动图显示瓣膜裂开，血流从主动脉进入无回声区域，与左心室连通。建议患者再次手术。

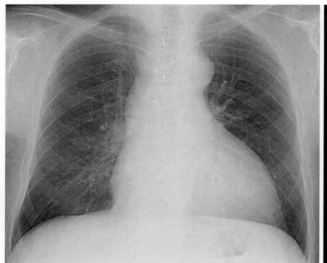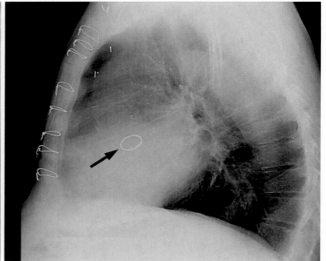

▲ 图 10-1　胸部 X 线片正位显示升主动脉突出。胸片侧位显示升主动脉增宽，胸骨后间隙浑浊，以及假体瓣膜的环（箭）

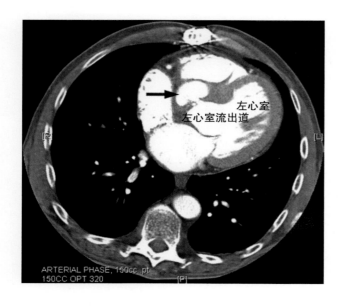

◀ 图 10-2　左心室水平的胸部增强 CT 显示病变区域（箭）造影剂充盈，与左心室流出道交通

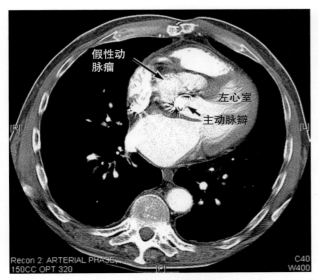

◀图 10-3　胸部增强CT，在人工主动脉瓣水平。人工主动脉瓣前由于造影剂聚集边界不规则，腔外测量 2.3cm×4.2cm。这个发现与主动脉假性动脉瘤一致

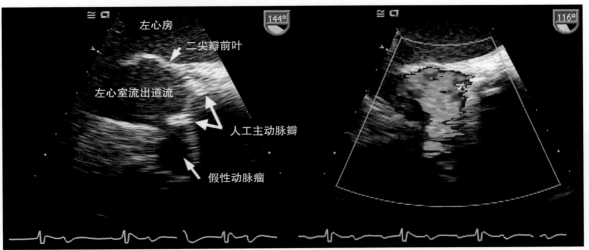

▲ 图 10-4　在 TEE 长轴切面（144°），观察到假性动脉瘤位于人工主动脉瓣前。彩色多普勒（右）显示血流从左心室流出道流入流出假性动脉瘤

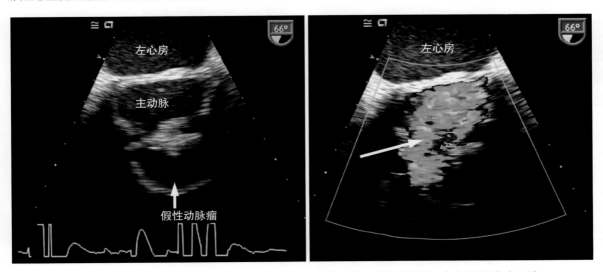

▲ 图 10-5　在 TEE 升主动脉短轴切面，可见一个大的无回声区域，边界不规则，与假性动脉瘤一致

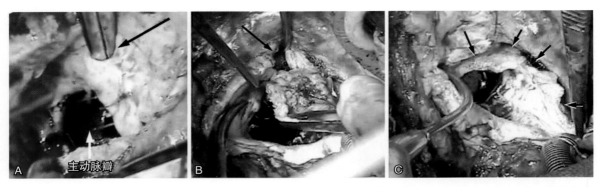

▲ 图 10-6　术中，打开主动脉暴露右冠状动脉开口（箭），正位于人工瓣膜上方（A）。在 B 图中，牵拉主动脉前壁暴露假性动脉瘤开口。去除主动脉前壁后（C），可见一个非常大的假性动脉瘤（箭），假性动脉瘤起源于右冠状动脉主干下方向下延伸至无冠窦中部

CASE 10-2
主动脉瓣换瓣术后主动脉假性动脉瘤伴后部扩张

　　患者，男性 44 岁。12 年前因心内膜炎行主动脉瓣生物瓣置换手术。5 年前又因主动脉瓣生物瓣衰败再次开胸并再次置换主动脉瓣。入院前四天患者出现气短并送入急诊科，检查显示肺水肿，实验室结果显示 B 型钠尿肽水平（正常＜ 101pg/ml）高达 386pg/ml。TTE 与 TEE 显示左心室扩张伴重度主动脉瓣反流，生物瓣不稳定伴后部撕裂形成主动脉假性动脉瘤。患者当时射血分数（EF）为 50%～ 55%。患者主诉无胸痛、晕厥、疼痛性神经紊乱 (PND)、正位呼吸、肿胀、劳力性呼吸困难（DOE）、发热、寒战、恶心、呕吐、腹泻和皮疹。术中，修补了假性动脉瘤，同时替换新的生物瓣。

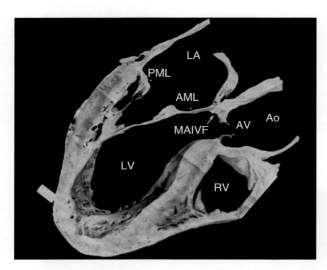

▲ 图 10-7　图为正常心脏的解剖切片，切位左心室长轴的方位。值得注意的是，心脏纤维骨架的特征是主动脉根部后壁与二尖瓣前叶基部之间连续。随着这个区域的感染，动脉瘤可以形成并延伸到主动脉根部的后方（经许可转载，引自 Karalis DG et al: Transesophageal echocardiographic recognition of subaortic complications in aortic valve endocarditis. Circulation 1992; 86:353–623, 1992 American Heart Association.）

LA. 左心房；PML. 二尖瓣后叶；AML. 二尖瓣前叶；Ao. 主动脉；AV. 主动脉瓣；MAIVF. 二尖瓣 - 主动脉瓣瓣间纤维膜；LV. 左心室；RV. 右心室；

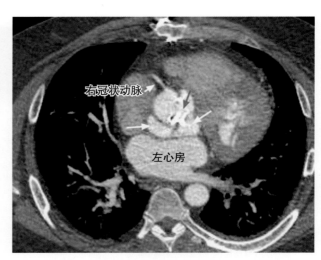

▲ 图 10-8　术前进行 CT 扫描。红箭示人工瓣膜。白箭示后假性动脉瘤，中间有两个分隔的液体区冲击左心房

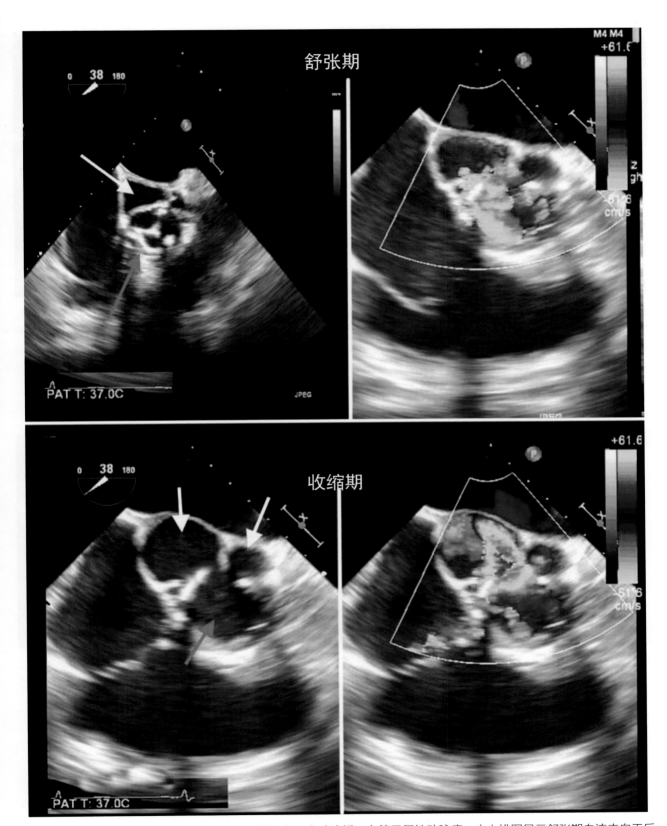

▲ 图 10-9　食管中段短轴切面。左上图，红箭示人工主动脉瓣，白箭示假性动脉瘤。由上排图显示舒张期血流来自于反流的瓣膜与假性动脉瘤排空进入左心室流出道。收缩期，彩色多普勒显示假性动脉瘤（白箭）被左心室流出道（红箭）的血流充盈

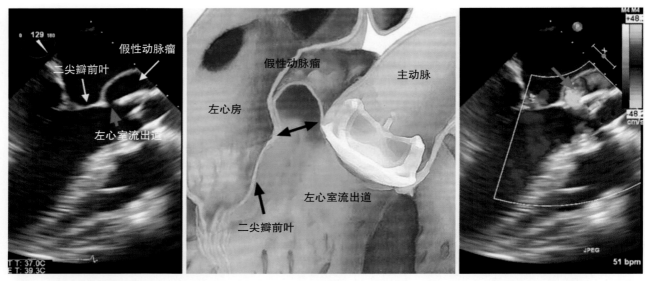

▲ 图 10-10　左图，经食管左心室长轴切面显示人工瓣膜与本体瓣环间撕裂（红箭）。这表明，除主动脉假性动脉瘤外，患者还存在主动脉瓣与二尖瓣内纤维瘤，并在主动脉假性动脉瘤旁有额外的腔隙，腔隙之间有交通。中间的图像可说明。右图，彩色多普勒显示左心室流出道与假性动脉瘤（红箭）间的血流（引自 Zoghbi W: Echocardiographic recognition of unusual complications after surgery on great vessels and cardiac valves. In Otto CM, editor: The practice of clinical echocardiography, ed 3, 2007, Elsevier, p 618.）

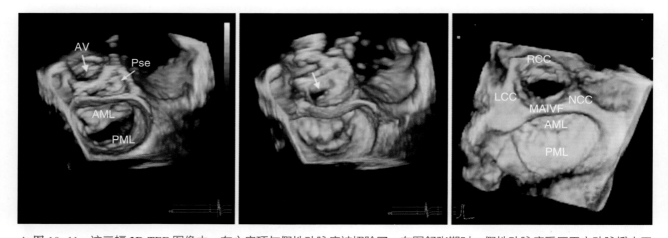

▲ 图 10-11　这三幅 3D TEE 图像中，左心房顶与假性动脉瘤被切除了。左图舒张期时，假性动脉瘤受压于主动脉瓣人工瓣与左心房。中图收缩期时，假性动脉瘤扩张并可见其与左心室流出道交通（白箭）。在相应的视频中清楚可见。右图为正常图像，作为对比。该病例中正常心脏的主动脉瓣和二尖瓣较靠近，而假性动脉瘤引起主动脉瓣和二尖瓣的分离

AV. 主动脉瓣；AML. 二尖瓣前叶；PML. 二尖瓣后叶；RCC. 右冠瓣；LCC. 左冠瓣；NCC. 无冠瓣；MAIVF. 二尖瓣 - 主动脉瓣瓣间纤维膜；Pse. 假体动脉瘤

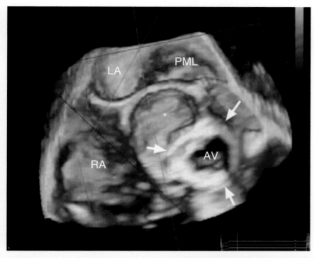

◀图 10-12　从前向后观察，在收缩期时，3 个白箭指向主动脉瓣人工瓣

LA. 左心房；PML. 二尖瓣后叶；RA. 右心房；AV. 主动脉瓣；*. 假性动脉瘤

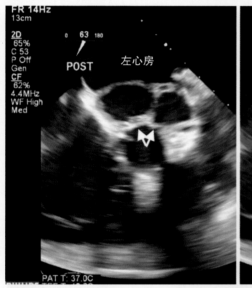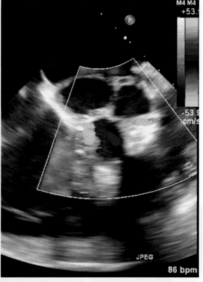

◀图 10-13　患者送入手术间。行主动脉切开术与主动脉瓣人工瓣置换。修补假性动脉瘤的入口，并放置新的组织假体。在主动脉瓣短轴切面，箭指向补片。在彩色多普勒图像中，仅有少量分流可见

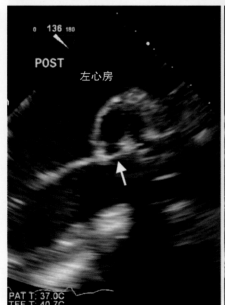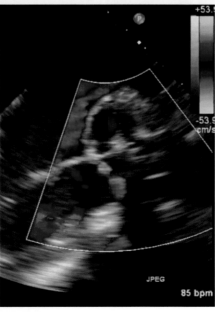

◀图 10-14　在相应的食管中段长轴中，可见补片（白箭）。在彩色多普勒图像中，主动脉、左心室与假性动脉瘤腔内无残余分流

CASE 10-3
升主动脉置换术后裂开形成主动脉假性动脉瘤

患者，男性 43 岁。患者主诉 2 年前因 A 型主动脉夹层入院，该夹层起源于主动脉瓣上方，撕裂至髂动脉分叉处。当时，患者升主动脉置换，主动脉瓣保留。他因胸痛和金黄色葡萄球菌菌血症再次入我院。CT 扫描显示纵隔血肿较大，人工主动脉近主动脉瓣端可见前、后假性动脉瘤。

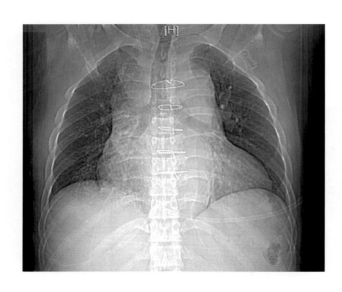

◀ 图 10-15 后前位胸部 X 线片显示纵隔增宽

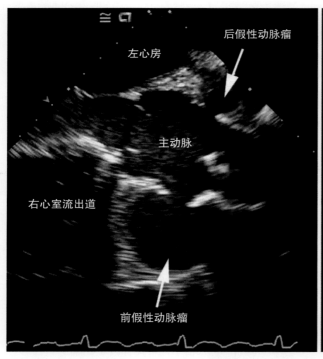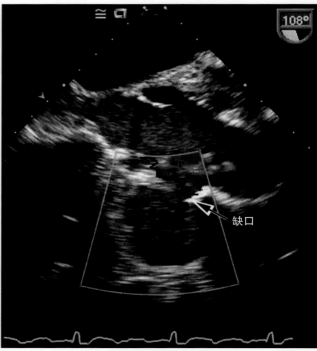

▲ 图 10-16 主动脉瓣与升主动脉长轴切面显示人工血管主动脉瓣近端撕裂，同时显示前后假性动脉瘤。彩色多普勒（右）显示血流从主动脉通过缺口进入前假性动脉瘤

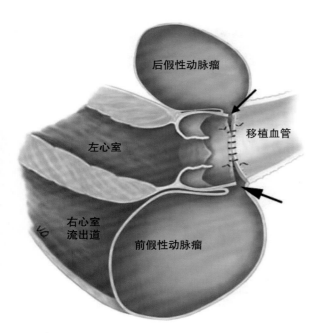

▲ 图 10-17　本图与图 10-16 经食管主动脉瓣长轴一致，显示了前后假性动脉瘤（箭）的起源

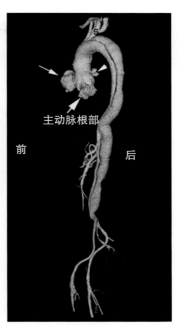

▲ 图 10-18　三维 CT 重建显示假性动脉瘤（箭）与主动脉根部的关系

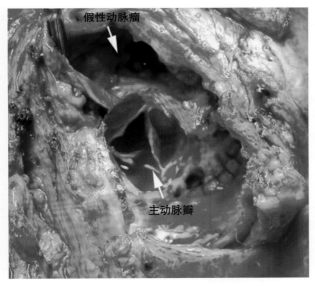

▲ 图 10-19　外科手术中，可见主动脉根部前的巨大假性动脉瘤

点评

　　假性动脉瘤是一种隐匿性主动脉破裂，可能由于主动脉瓣假体感染形成血肿和组织破裂，或者由于主动脉人工血管的缝合线撕裂引起。在破裂的部位，粘连和瘢痕限制了血液的外溢，导致形成了一个封闭的空间。在大多数情况下，唯一的沟通是从主动脉进入假性动脉瘤间隙。然而，当瓣膜撕裂延伸至瓣膜平面的上方和下方时，血流从主动脉进入假性动脉瘤，同时进入左心室流出道，类似于主动脉反流。与真性动脉瘤相比，假性动脉瘤的壁不是由主动脉组织构成的。由于假性动脉瘤是由于主动脉破裂，尽管有"包裹"，仍需外科治疗。

推荐阅读

[1] Evangelista A: Imaging aortic aneurysmal disease, Heart 100:909–915, 2014.

[2] Ekici F, Kocabaş A, Aktaş D, Çetin I, Eminoğlu S: Native aortic valve endocarditis complicated by pseudoaneurysm of mitral–aortic intervalvular fibrosa, Echocardiography 31:E60–E63, 2014.

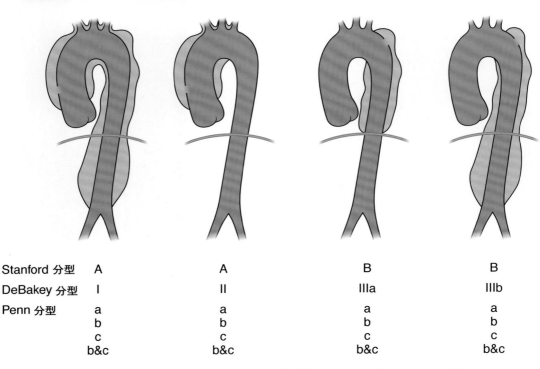

主动脉夹层
Aortic Dissection

Stanford 分型	A	A	B	B
DeBakey 分型	I	II	IIIa	IIIb
Penn 分型	a	a	a	a
	b	b	b	b
	c	c	c	c
	b&c	b&c	b&c	b&c

▲ 图 10-20　主动脉夹层的分型有 Stanford 分型、DeBakey 分型以及 Penn 分型。在 Penn 分型中，Stanford A 型合并 DeBakey I 型（包含降主动脉）和 DeBakey II 型（不包含降主动脉）。同样的，Stanford B 型夹层，夹层动脉瘤范围为降主动脉可能只累及胸主动脉（DeBakey III A 型）或者胸主动脉与腹主动脉都累及（DeBakey III B 型）。进一步的分类是根据缺血后临床表现的扩展：a. 无缺血；b. 分支血管灌注不全；c. 循环塌陷；b 和 c. 即分支血管灌注不全和循环塌陷都具有。在 Stanford B 型或 DeBakey III 型中，根据回声解剖特征，Penn 分级可将并发症细分为高风险（I 型）或低风险（II 型）（经许可转载，引自 Tan CN, Fraser AG: Perioperative transesophageal echocardiography for aortic dissection. Can J Anesth 61:362–378, 2014.）

CASE 10-4
升主动脉与主动脉弓夹层

患者，男性 57 岁。患者因急性胸骨下胸痛被送入外院，主诉疼痛类型为持续性，无放射性疼痛，运动后加剧。该患者无类似疼痛病史。患者否认有创伤、气短、恶心、呕吐、麻木、刺痛、虚弱、背痛、腹痛或晕厥等症状。患者患冠心病的唯一危险因素是高血压。患者被紧急送入心导管室，检查排除急性心肌梗死，并发现他的左冠状动脉系统正常。右冠状动脉无法探查，然而，在升主动脉探查到夹层内膜片。患者紧急接受主动脉 CT 血管造影 (CTA) 检查，显示急性 A 型主动脉夹层，从主动脉窦撕裂延伸至升主动脉，绕弓向下延伸至胸降主动脉。主动脉窦直径重度增宽为 5.3cm。在 CTA 扫描时，没有发现明显的心包积液或头部血管受累。患者被转到我院进行彻底的治疗。在手术中，切除主动脉窦和升主动脉，以复合瓣、人工血管置换。冠状动脉被移植入人工血管中。

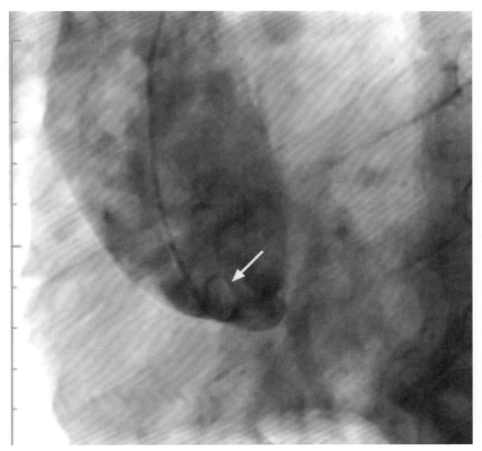

▲ 图 10-21　导管（箭）向主动脉根部注射造影剂，窦部无充盈，提示导管位于主动脉夹层的假腔内，主动脉窦与真腔相连

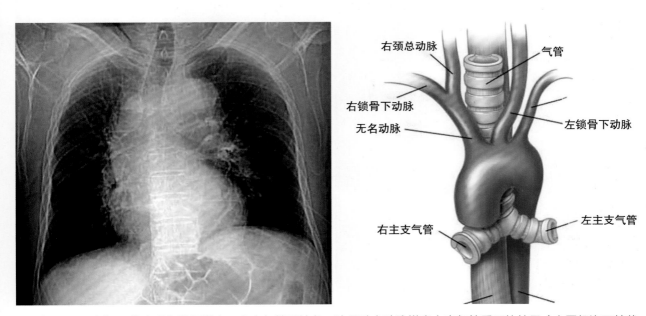

▲ 图 10-22　胸部 X 线表现为纵隔增宽，主支气管呈钝角，这是升主动脉增宽主支气管受压的结果（右图经许可转载，引自 Minnich DJ, Mathisen, DJ: Anatomy of the trachea, carina, and bronchi, Thorac Surg Clin 17:571–585, 2007.）

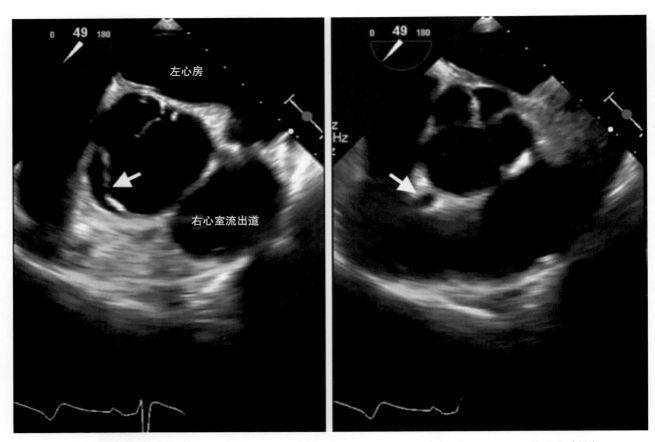

▲ 图 10-23 食管中段短轴切面中，收缩期（箭，左）可见夹层破口。在舒张期（右），可见右冠状动脉（箭）

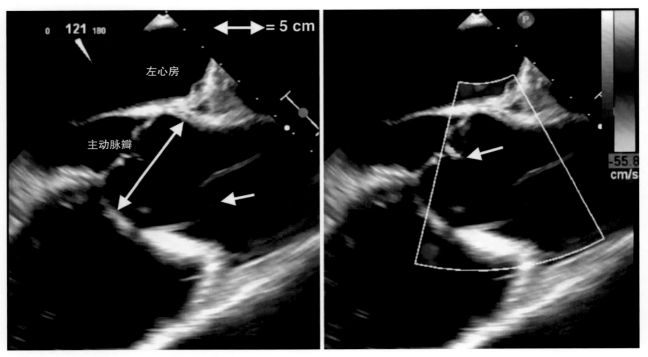

▲ 图 10-24 在食管中段主动脉瓣长轴中，左图清晰地显示了夹层内膜片（箭）。同时，显示 Valsalva 窦直径增大到 5cm。右图，箭示主动脉反流

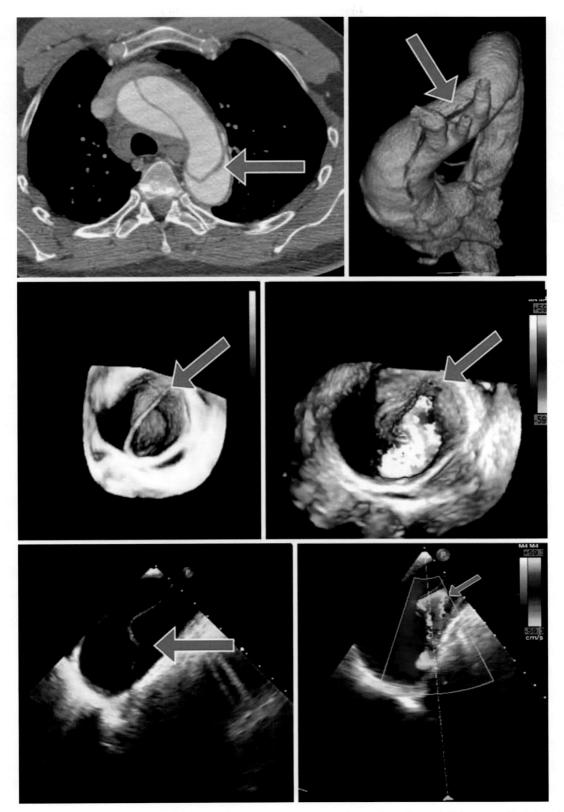

▲ 图 10-25 主动脉弓多模态成像。各个图像中，红箭都指向夹层。上排两图为二维 CT 图像与 CT 三维重建。中排两图为主动脉弓三维 TEE 图像，彩色多普勒充盈的应该是假腔；可见夹层内膜片搏动。下排两图是主动脉弓的 2D TEE 图像；在右侧，湍流的彩色多普勒再次填充了假腔，在实时状态下更好分辨

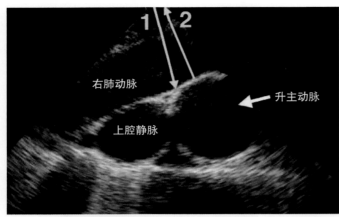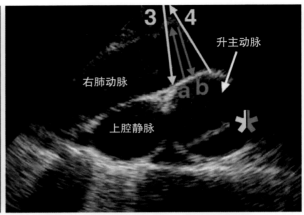

▲ 图 10-26 混响伪影。左图，另一位患者食管上段升主动脉短轴切面中，超声发射（黄箭 1），在右肺动脉前壁和升主动脉后壁界面反射。大部分的回波返回换能器（黄箭 2）。右图，超声发射后（黄箭 3），一部分回波（红箭 a）在反射回换能器前反射到了右肺动脉的后壁。这些反射波（红箭 b）在最终回到换能器（黄箭 4）前又返回到右肺动脉的前壁与升主动脉后壁间的界面。换能器将这些回波转化与红箭和黄箭总和的相同深度。该伪影（黄色和红色 *）可能表现为主动脉夹层。针对主动脉扫描时，伪影就不再显示

点评

对于急性主动脉夹层，CTA 通常作为初诊的首选，因为大部分拥有急诊科室（ED）的医疗中心都能迅速提供该种检查，一周 24h 全体开放。CTA 与 MRI 在敏感性与特异性与 TEE 相似，两者都具有评价远端血管和纵隔宽视野的优势。 对单个患者的诊断模式的选择通常取决于取得检查结果的速度和每个医疗单位擅长的项目。一旦确诊，患者将尽快转院或转入手术室（OR）并增做终期评估。超声心动图诊断主动脉夹层的基础是显示主动脉腔内的呈线性移动回声结构，如内膜片。评估升主动脉尤其重要，因为涉及升主动脉夹层（A 型）的治疗是选择外科的，而仅限于降主动脉夹层（B 型）的治疗通常是选择药物。在超声心动图上，成像伪影可能具有主动脉夹层的某些特征，因此超声心动图检查医师应确保可移动的腔内回声不是由于混响所致。如果图像质量较差或主动脉段的显示有限，夹层内膜可能漏诊。无名静脉与主动脉弓之间的界面可能被误认为是夹层内膜片。然而，经有经验的超声医师仔细检查，

TEE 诊断主动脉夹层的敏感性可以达到 98%，特异性可以达到 98%。因此，在 OR 中进行的 TEE 对于确定夹层的确切位置和范围、冠状动脉窦口的受累以及是否存在心包积液（意味着即将发生主动脉破裂）至关重要。TEE 在手术设计中也发挥着重要作用：如在这个病例中，当窦部重度扩张，就必须考虑结缔组织疾病的可能性（如马方综合征）。这类患者需行 Bentall 手术并加固主动脉瓣环，置换主动脉窦及升主动脉，瓣膜置换，以及冠脉移植术。在升主动脉夹层但窦部正常的患者中，自体主动脉瓣可以与升主动脉人工血管的近端吻合。

推荐阅读

[1] Tan CN, Fraser AG: Perioperative transesophageal echocardiography for aortic dissection, Can J Anesth 61: 362–378, 2014.

[2] Pape LA, Awais M, Woznicki EM, et al: Presentation, diagnosis, and outcomes of acute aortic dissection: 17-year trends from the International Registry of Acute Aortic Dissection, J Am Coll Cardiol 66:350–358, 2015.

CASE 10-5
主动脉瓣二叶畸形与主动脉夹层

患者，男性 50 岁。患者提重物时双下肢无力伴麻木急性发作。患者初诊时未发现明显异常，急诊科未收入院。几天后，患者因为出现恶心、呕吐与便血症状再次入院。实验结果提示急性肾损伤与肝功能测试结果异常。CTA 显示主动脉夹层，从升主动脉撕裂至髂动脉分叉。患者接受了带主动脉瓣生物假体的人工血管置换主动脉根部和主动脉瓣，以及冠状动脉再移植术。

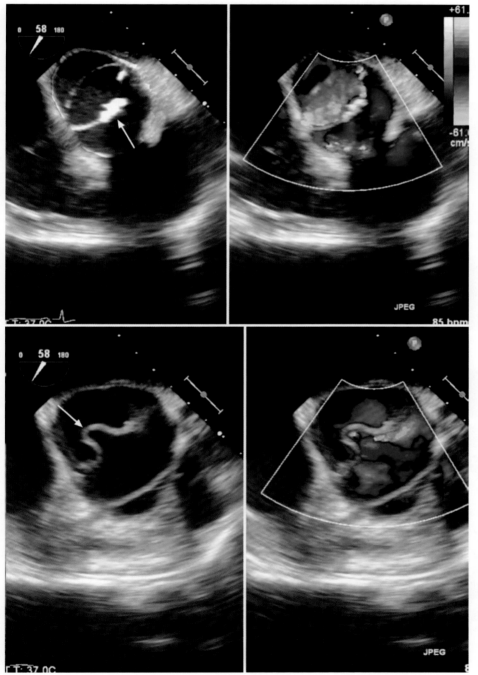

◀ 图 10-27　食管中段短轴切面中，最上面的两幅图像处于收缩期。瓣膜为二叶瓣，左右冠瓣融合。中间为线性脊（箭），部分显示不清。在下面两幅处于舒张期的图像中，内膜片（箭）向后突出，因此瓣膜在该图中不可见

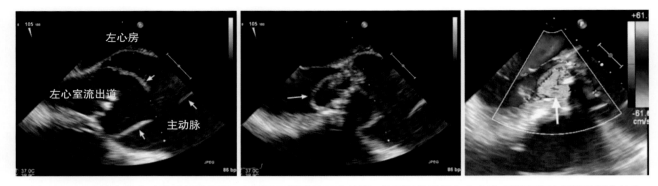

▲ 图 10-28　食管中段主动脉瓣长轴切面，左图显示瓣膜处于收缩期。箭所指的毗邻左心室流出道高亮的是瓣叶钙化结构，而不是夹层的内膜片。在 CT 与 TEE 图像中，夹层内膜片有时可能被误认为瓣叶。通过确定主动脉瓣叶与主动脉瓣环的位置，检查运动模式，应用彩色多普勒超声识别诊断血流模式，可作出正确诊断。在中间的图像，舒张期时内膜片（箭）塌陷覆盖瓣膜。右图的彩色多普勒显示血流通过瓣膜反流，并受到夹层内膜片（箭）一定程度的影响

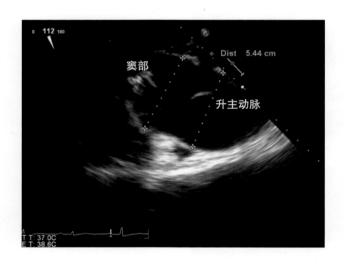

◀ 图 10-29　主动脉窦部与升主动脉都重度扩张，直径达 5.4cm

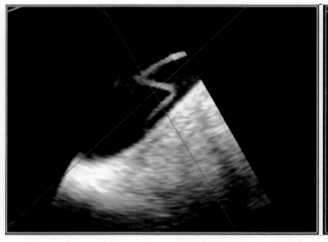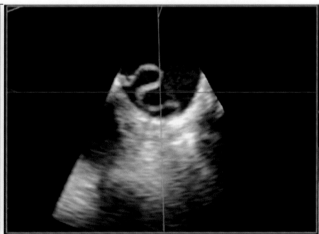

▲ 图 10-30　主动脉弓正交切面显示丝状的内膜片

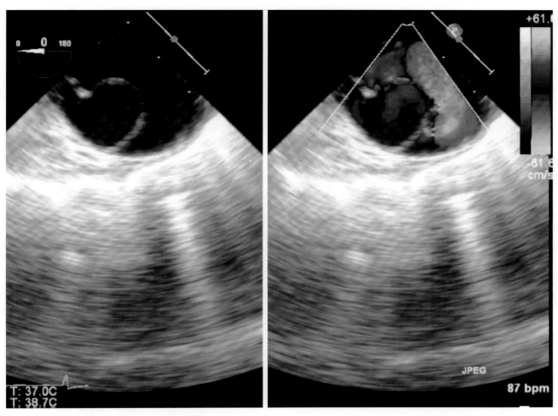

▲ 图 10-31　降主动脉中可见撕裂的内膜片。彩色多普勒模式难以辨别哪一个是真腔哪一个是假腔，但是真腔通常比假腔小一些

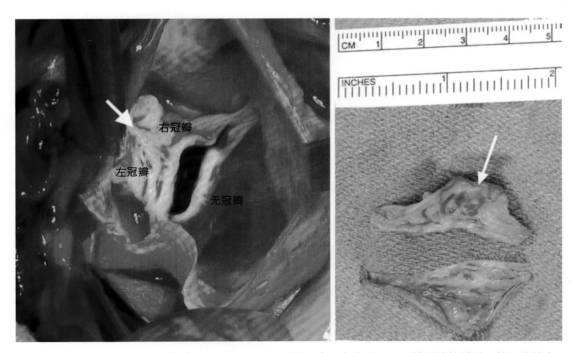

▲ 图 10-32　活体主动脉瓣（左）显示右冠瓣和左冠瓣融合。在右图，可见被置换的瓣叶。箭示线性脊

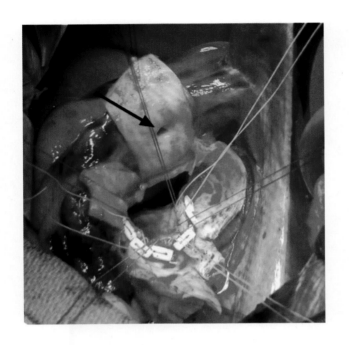

◀ 图 10-33　主动脉瓣和主动脉根部被切除。箭示被切除前的一个冠状动脉开口（图 10-34A）

▼ 图 10-34　图 A，应用交叉钳夹并切除病变的升主动脉，包括 Valsalva 窦和主动脉瓣；剩下的只有冠状动脉开口和瓣环。图 B，带瓣管道的远端带有组织生物假体，被缝合到主动脉环上。图 C，在移植物上开了 2 个孔，使得冠状动脉开口游离成"纽扣状"与之吻合。图 D，带导管移植的心脏和一个冠状动脉"纽扣状"开口可见（经许可转载，引自 Gleason TG: Aortic root replacement with composite valved conduit, Operat Techn Thorac Cardiovasc Surg 13:161–171, 2008.）

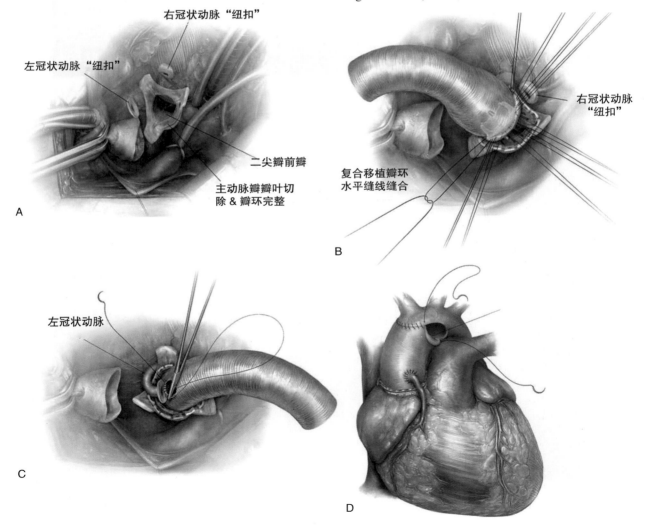

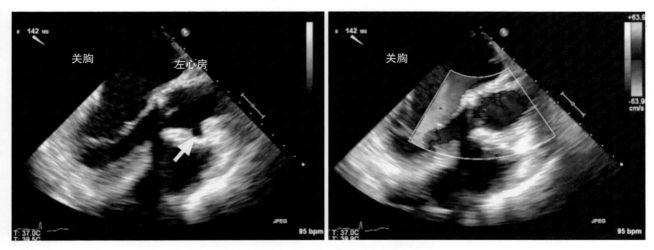

▲ 图 10-35　术后食管中段长轴切面未见主动脉瓣反流。箭所指为右冠状动脉开口

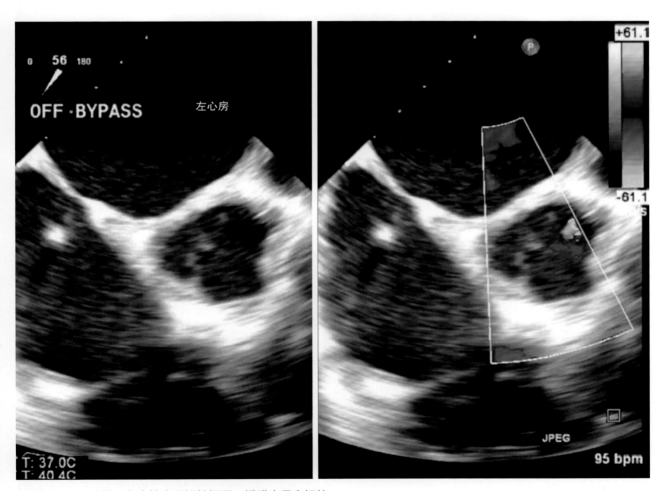

▲ 图 10-36　同样，在食管中段短轴切面，瓣膜也是完好的

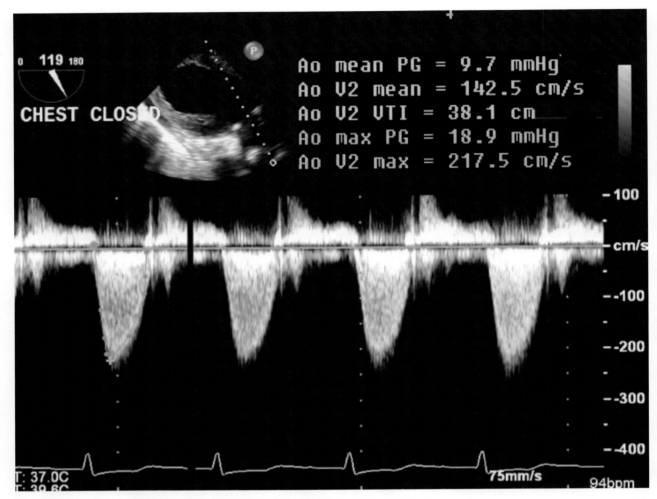

▲ 图 10-37　经胃长轴位连续波多普勒显示最小梯度，与非梗阻性人工瓣膜一致

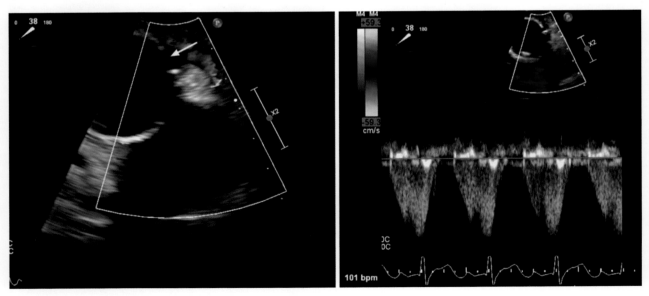

▲ 图 10-38　左冠状动脉开口成像（箭），脉冲多普勒显示舒张期血流

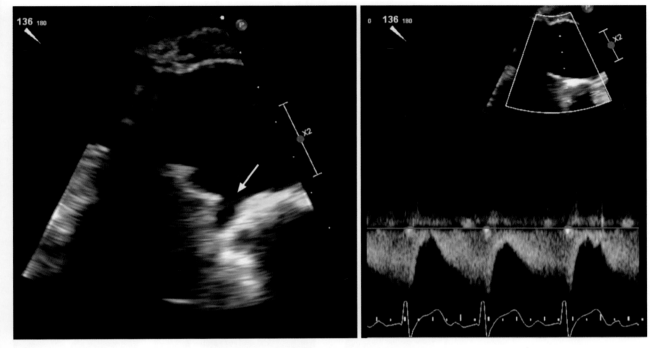

▲ 图 10-39　右冠状动脉开口成像（箭），脉冲多普勒显示舒张早期血流

点评

　　先天性主动脉瓣二叶畸形发生率占总人口的 1% ～ 2%。二尖瓣型主动脉瓣病变并不局限于瓣膜小叶；主动脉也是异常的。现在的组织病理学研究支持一种潜在的结缔组织疾病过程，包括弹性蛋白碎裂、平滑肌完整性不规则和胶原沉积增加。与拥有三叶主动脉瓣的正常成年人相比，二尖瓣型主动脉瓣患者的主动脉窦和升主动脉较大，主动脉弹性异常，有进展性主动脉扩张的风险，估计年龄调整后的相对夹层风险为 8.4，与三叶瓣患者相比，绝对风险为 3.1/10 000 例患者。

　　二叶主动脉瓣患者发生主动脉夹层的危险因素尚不清楚，但可能包括瓣膜的特殊形态，以及夹层的家族史。对于已知的二叶畸形的患者，建议使用超声心动图（如果主动脉清晰可见）或 CT 或 MRI 成像来评估主动脉大小。当主动脉直径超过 5.5cm（如果没有其他危险因素）和 5.0cm（如果有快速进展或有夹层家族史）时，建议预防性主动脉根部置换术。

推荐阅读

[1] Wojnarski CM, Svensson LG, Roselli EE, et al: Aortic dissection in patients with bicuspid aortic valve–associated aneurysms,Ann Thorac Surg 100:1666–1674, 2015.

[2] Adamo L, Braverman AC: Surgical threshold for bicuspid aortic valve aneurysm: a case for individual decision-making, Heart101:1361–1367, 2015.

[3] Detaint D, Michelena HI, Nkomo VT, et al: Aortic dilatation patterns and rates in adults with bicuspid aortic valves: a comparative study with Marfan syndrome and degenerative aortopathy, Heart100:126–134, 2014.

[4] Michelena HI, Khanna AD, Mahoney D, et al: Incidence of aortic complications in patients with bicuspid aortic valves,JAMA 306:1104–1112, 2011.

[5] Schaefer BM, Lewin MB, Stout KK, et al: The bicuspid aortic valve: an integrated phenotypic classification of leaflet morphology and aortic root shape, Heart 94:1634–1638, 2008.

主动脉夹层并发症
Complications of Aortic Dissection

CASE 10-6
主动脉夹层伴主动脉瓣重度反流

患者，女性，44 岁，有肥胖、高血压和糖尿病的病史，因胸痛被送到急诊科，体检时发现舒张期杂音。

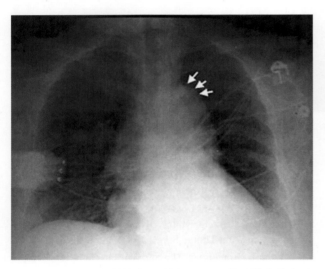

▲ 图 10-40 后前位胸部 X 线摄影显示纵隔增宽伴主动脉弓突出（箭）

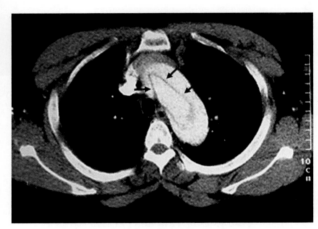

▲ 图 10-41 胸部增强 CT 显示增宽的主动脉弓腔内低密度线条与夹层内膜片一致（箭）

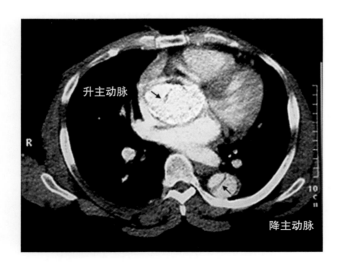

◀ 图 10-42 左心房平面胸部 CT 示升主动脉扩张，外形扭曲，腔内密度与夹层内膜片（箭）一致。虽然胸降主动脉的大小是正常的，但是仍可见线状的夹层内膜片在管腔（箭）中

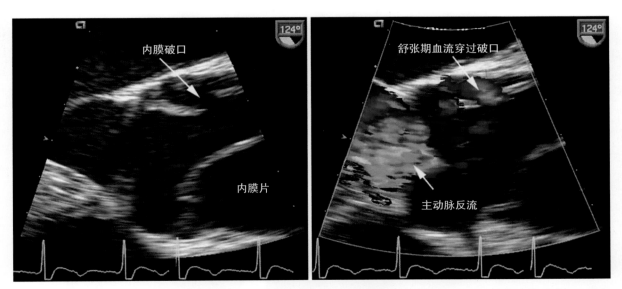

▲ 图 10-43　围术期中放大的 TEE 升主动脉长轴图像显示夹层内膜距离主动脉瓣 1cm。沿着主动脉后壁，可见血管内膜不连续。彩色血流图像（右）显示血流通过缺口进入假腔，主动脉瓣重度反流

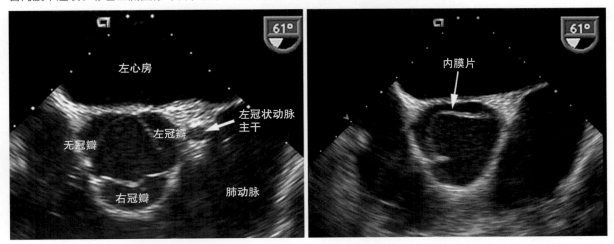

▲ 图 10-44　TEE 主动脉瓣短轴切面显示正常三叶瓣在收缩期开放（左）。可见左冠状动脉主干毗邻左冠状动脉瓣（LCC）。在舒张期（右），图像近侧见夹层内膜塌陷

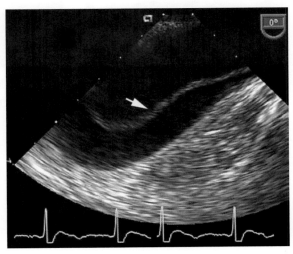

◀图 10-45　上段 TEE 主动脉弓显示腔内夹层内膜（箭）。实时观察内膜片的运动，可见内膜片运动不依赖于主动脉壁的运动

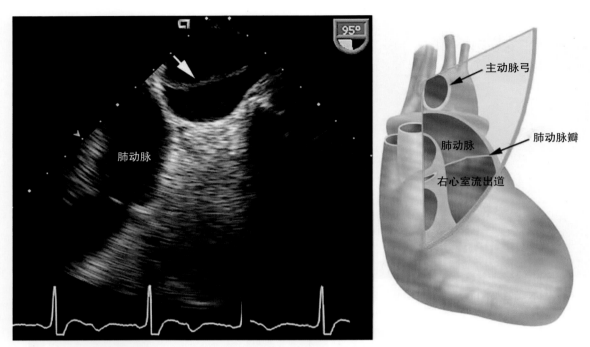

▲ 图 10-46　从与图 10-45 相同的探头位置，将图像平面旋转到 95°，获得主动脉弓短轴切面。可见夹层内膜（箭）。右边图形表示如何获得该切面

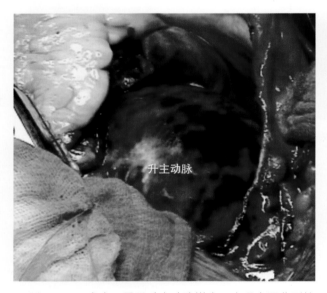

▲ 图 10-47　术中，显示升主动脉增大，出现夹层典型的变色

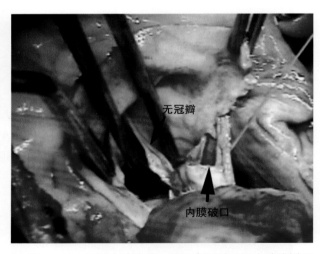

▲ 图 10-48　打开主动脉后，显示夹层破口近主动脉瓣无冠瓣。主动脉瓣重新移植到 28mm 的涤纶管置换升主动脉

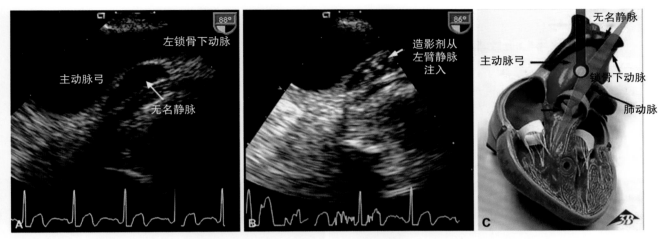

▲ 图 10-49　食管上段 88° 图像显示主动脉弓远端，左锁骨下动脉清晰可见。无名静脉在弓前面。无名静脉与主动脉弓的截面有可能被误认为夹层（A）。左臂静脉（B）注射生理盐水对比，使无名静脉显影。图 C，模型图解剖（基于 Economy Heart 模型 3B Scientific®）

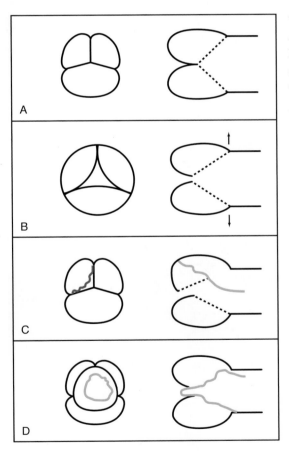

◀ 图 10-50　图解 A 型主动脉夹层不同的主动脉瓣的反流机制。点评中有详细的描述（经许可转载，引自 Movsowitz HD et al, Transesophageal echocardiographic description of mechanisms of aortic regurgitation in acute Type A aortic dissection: Implications for aortic valve repair, J Am Coll Cardiol 36:884, 2000.©Elsevier Inc.）

点评

　　主动脉夹层患者的主动脉瓣反流可能是图 10-50 中的其中一种机制，图 A 表示正常主动脉瓣。主动脉瓣解剖正常的患者，主动脉反流可能是由于乏氏窦扩张，瓣膜中心关闭不全引起（B），主动脉夹层内膜延伸到主动脉瓣叶导致瓣叶受损伴重度反流（C），主动脉夹层导致瓣口变形，瓣叶关闭不对称，引起偏心反流（D）。（B）和（D）的机制通常通过人工移植物内的瓣膜再悬吊来管理；C 的机制通常需要瓣膜置换，或增加一根人工移植物血管，或带瓣主动脉血管

推荐阅读

[1] Thorsgard ME, Morrissette GJ, Sun B, et al: Impact of intraoperative transesophageal echocardiography on acute type-A aortic dissection, J Cardiothorac Vasc Anesth 28:1203–1207, 2014.

[2] Wang CJ, Rodriguez Diaz CA, Trinh MA: Use of real-time threedimensional transesophageal echocardiography in Type A aortic dissections: advantages of 3D TEE illustrated in three cases, Ann Card Anaesth 18:83–86, 2015.

CASE 10-7
心包积液与心脏压塞

患者，男性 60 岁。患者在被转到我们的医疗中心前 48h 被送到医院外的一家医院接受胸痛治疗。尝试过冠状动脉造影，但不能确定右冠状动脉，患者出现低血压。胸部 CT 显示升主动脉夹层，他被转到急诊手术。

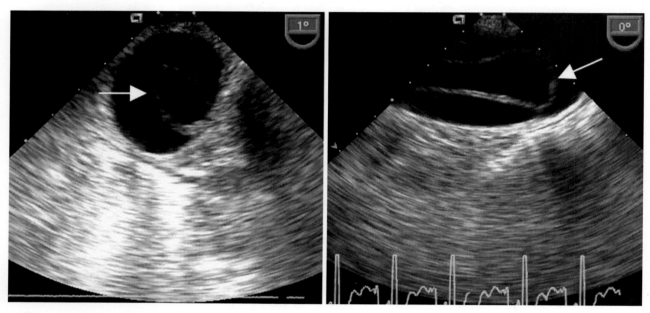

▲ 图 10-51　胸降主动脉 TEE 短轴和长轴切面显示突出的夹层内膜片（箭）

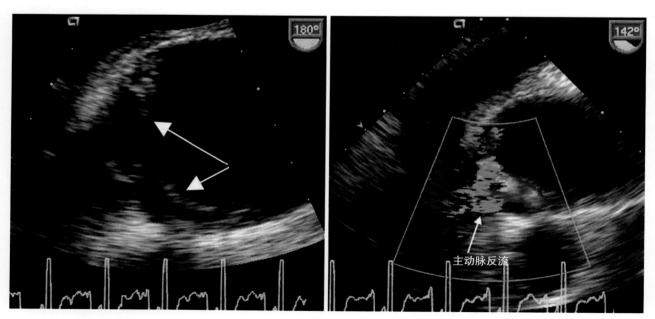

▲ 图 10-52　在升主动脉 180° 处长轴切面，显示复杂的剥离内膜片（箭）。彩色多普勒（右）显示主动脉瓣反流

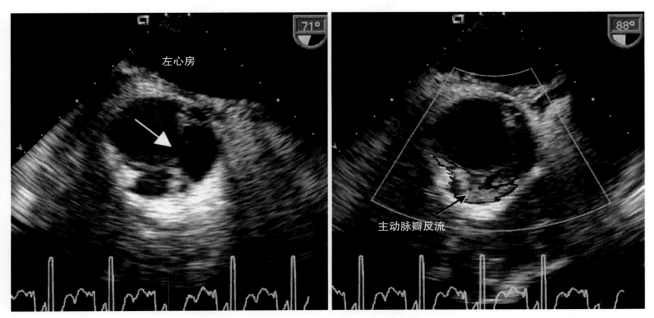

▲ 图 10-53　图像平面旋转到 71° 显示具有复杂内膜片（箭）的升主动脉的短轴切面，在静态图像上可能会被误认为主动脉瓣瓣叶。实时图像显示内膜片不稳定的运动特征。彩色血流（右）显示主动脉瓣反流

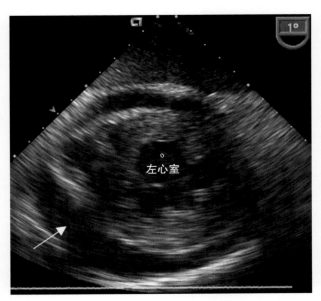

▲ 图 10-54　经胃短轴切面显示周围心包积液（箭）。实时动态图像显示，右心室出现塌陷

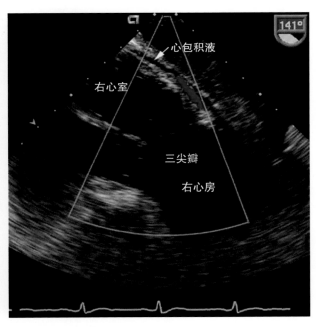

▲ 图 10-55　经胃长轴成像显示右心结构，在心包间隙可见彩色多普勒血流

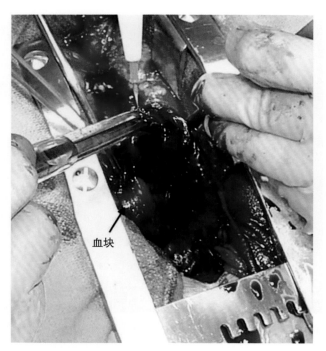

▲ 图 10-56　在手术中，心包紧缩，500 ～ 700ml 的陈旧性血块被从心包腔中取出

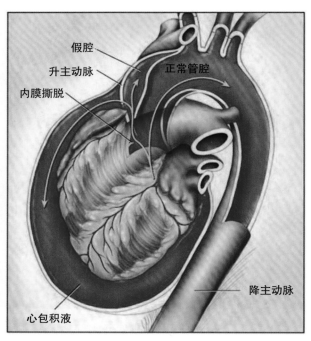

▲ 图 10-57　图片展示了进入假腔的血液是如何通过其底部的主动脉壁缺损进入心包间隙的（改编自 Nallamothu B, et al, Of nicks and time, N Engl J Med 345:359–363, 2001. ©Massachusetts Medical Society. ）

点评

　　动脉夹层可引起心包积液，由主动脉漏入心包。正常的心包向大血管上方延伸一小段距离，在主动脉和肺动脉后有一个潜在的心包间隙；这个间隙被称为心包的横窦。如果剥离延伸到主动脉底部，壁上的一个小裂口允许血液通过横窦进入心包间隙（图 10-57）。因此，在怀疑主动脉夹层的患者中发现心包积液，特别是在心包间隙有彩色多普勒血流时，是一个不好的预兆。如果渗漏增加，可能由于心包腔内迅速聚集的血液致心脏压塞。虽然女性只占主动脉夹层的约 1/3，但她们往往年龄较大，而且最常有破裂的迹象，包括心包积液、主动脉周围血肿和胸腔积液。女性比男性更容易发生低血压和心脏压塞，女性手术死亡率为 32％，而男性为 22％。

推荐阅读

[1] Hoff E, Eagle T, Pyeritz RE, et al: Pulse pressure and type Aacute aortic dissection in-hospital outcomes (from the International Registry of Acute Aortic Dissection), Am J Cardiol 113:1255–1259, 2014.

[2] Nienaber CA, Fattori R, Mehta RH, et al: Gender-related differences in acute aortic dissection, Circulation 109: 3014–3021,2004.

CASE 10-8
右冠状动脉损伤

患者，男性，50 岁。患者有高血压病史，表现为 4 天间歇性胸痛。他接受了 β 受体阻滞药和肝素的治疗，做了心电图检查。

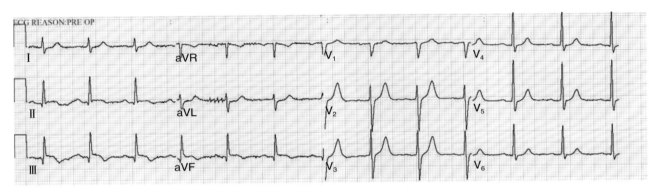

▲ 图 10-58　12 导联心电图 Ⅱ、Ⅲ、aVF 导联 ST 段抬高 1mm，T 波倒置，Q 波小，提示下壁心肌梗死。由于这些心电图的变化，他被迅速带到导管室

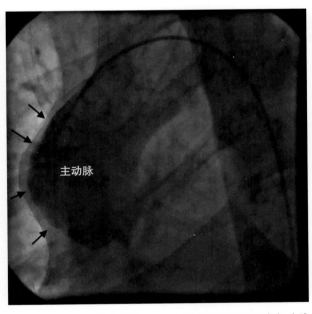

▲ 图 10-59　在导管插入时，主动脉造影显示升主动脉（箭）前轮廓不规则，主动脉轮廓外可见造影剂。由于高度怀疑升主动脉夹层，患者进行了胸部 CT 检查

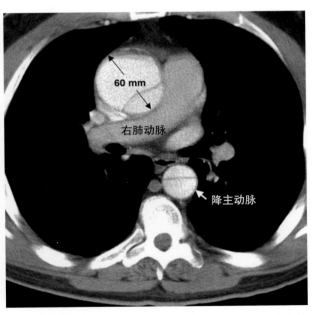

▲ 图 10-60　胸部 CT 造影，在右肺动脉显示升主动脉扩张（60mm）及显著的夹层内膜片。撕裂的内膜片在降主动脉也可见

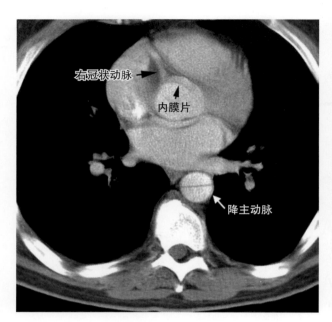

▲ 图 10-61　在胸部 CT 右冠状动脉的水平，内膜片是在胸主动脉段。升主动脉显示内膜片横穿右冠状动脉起始处，导致冠状动脉血流受损

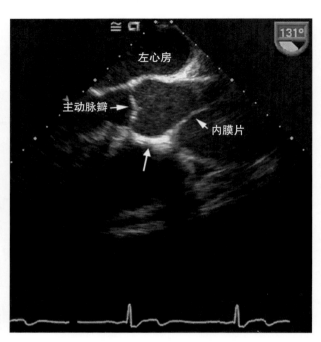

▲ 图 10-62　术中升主动脉长轴 TEE 图像显示主动脉增粗，内膜片起始于窦管交界处，比主动脉瓣高约 2cm。关注内膜片靠近右冠状动脉起始处（箭）

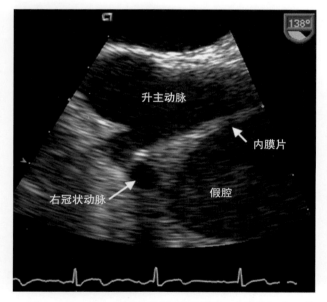

▲ 图 10-63　TEE 长轴图像能更好地显示内膜片与右冠状动脉开口的关系

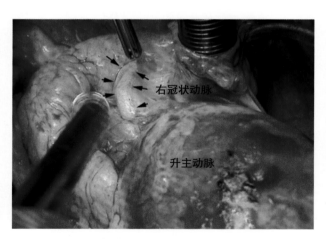

▲ 图 10-64　手术时，扩张的升主动脉在照片的右下方。右冠状动脉直径正常

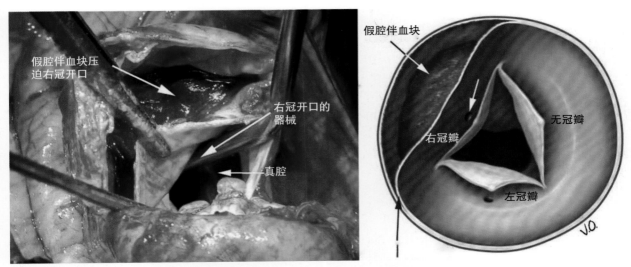

▲ 图 10-65　主动脉开放时，在右冠状动脉瓣（左）附近可见有血块的假腔压迫主动脉。内膜片轻度回缩，可见右冠状动脉口扭曲（右，箭）。升主动脉用 28mm 涤纶人工血管置换，主动脉瓣再悬吊，右冠状动脉远端移植隐静脉

点评

　　主动脉夹层可通过影响冠状动脉血流而导致心肌缺血或梗死。冠状动脉血流受损的机制可能是解剖延伸到冠状动脉本身，或通过内膜片或血肿阻塞开口，如本例所示。此病例强调考虑主动脉夹层在胸痛的鉴别诊断中的重要性，即使在冠状动脉缺血时也是如此。

推荐阅读

[1] Boettcher BT, Irish SM, Algahim M, et al: Acute, severe chest pain in the presence of known coronary artery disease: new myocardial ischemia, aortic dissection, or some other evolving cardiovascular catastrophe? J Cardiothorac Vasc Anesth 30:861–864, 2015.

[2] Kawahito K, Adachi H, Murata S, Yamaguchi A, Ino T: Coronary malperfusion due to type A aortic dissection: mechanism and surgical management, Ann Thorac Surg 76:1471–1476, 2003.

CASE 10-9
右冠状动脉与主动脉瓣受累

　　患者，男性，55 岁。患者工作时突发晕厥。急救医疗技术人员对他进行复苏，但他的血压仍然很低，没有恢复知觉。胸部 CT 显示 A 型主动脉夹层，他被转移到我们的医疗中心。

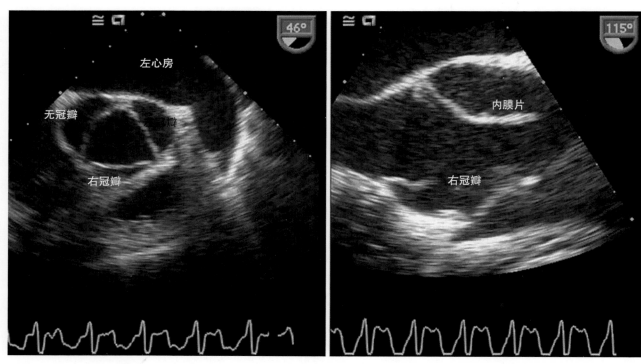

▲ 图 10-66 主动脉瓣的 TEE 图像显示三叶瓣，但实时可见主动脉无冠状窦的变形。在长轴切面（右），在瓣叶附近可以看到撕裂的内膜片

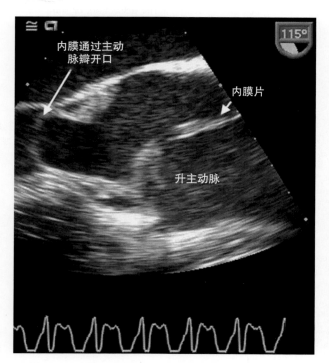

▲ 图 10-67 在 115°的升主动脉放大的长轴切面上，放在正中，在舒张期，可见夹层撕裂的内膜片脱到主动脉瓣下

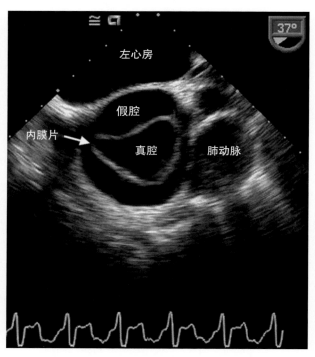

▲ 图 10-68 升主动脉 TEE 图像显示环状内膜撕脱。真腔在中间

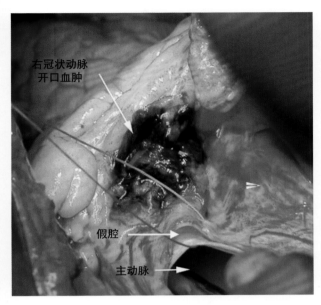

▲ 图 10-69　主动脉开放的手术切面显示右冠状动脉开口部位有广泛的血肿

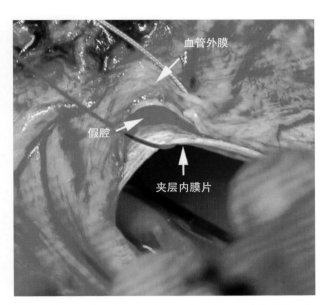

▲ 图 10-70　主动脉壁的特写照片，显示夹层内膜片、假腔和外膜

点评

该患者因主动脉血肿压迫冠状动脉而影响右冠状动脉血流。心脏骤停是由心室颤动引起的，很可能是由右冠状动脉压迫造成心肌缺血引起的。轻度主动脉瓣反流是主动脉窦扩张所致，尽管夹层撕裂近主动脉瓣，但主动脉瓣运动相对正常。内膜片的起源和范围可以帮助外科医生规划手术过程，在手术开始时麻醉师在 OR 中获得的图像也是如此。

推荐阅读

[1] Lentini S, Perrotta S: Aortic dissection with concomitant acute myocardial infarction: from diagnosis to management, J Emerg Trauma Shock 4:273–278, 2011.

Valsalva 窦瘤
Sinus of Valsalva Aneurysms

CASE 10-10
右 Valsalva 窦瘤伴右心室流出道梗阻

患者，男性，65 岁。患者经历短暂的流感样疾病后，到首诊机构就诊。患者完全无症状。体检发现杂音，患者被安排做超声心动图检查，超声心动图提示 Valsalva 窦瘤。计划手术。

动脉瘤经右心室切除并修补，主动脉根部和主动脉瓣切除，以带瓣血管代之。

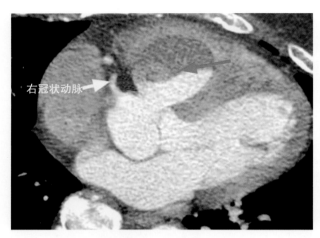

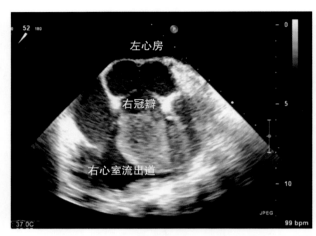

▲ 图 10-71　在 CT 扫描中，右冠状动脉和 Valsalva 窦瘤（红箭）均起源于右冠状窦。动脉瘤部分血栓形成，仅部分动脉瘤造影剂充盈显影

▲ 图 10-72　食管中段短轴切面上，可以看到动脉瘤突出到右心室流出道。间隙回声密度提示大动脉瘤内部呈低血流状态

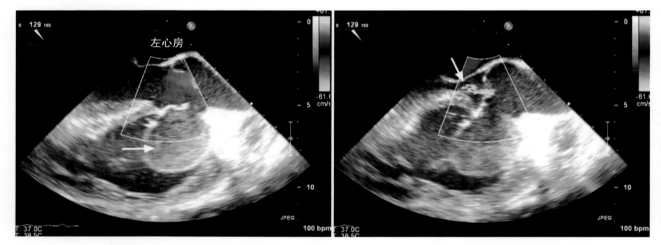

▲ 图 10-73　在食管中段长轴切面上，动脉瘤（白箭）再次凸入右心室流出道。左侧为收缩期，右侧为舒张期，主动脉反流轻度（箭）

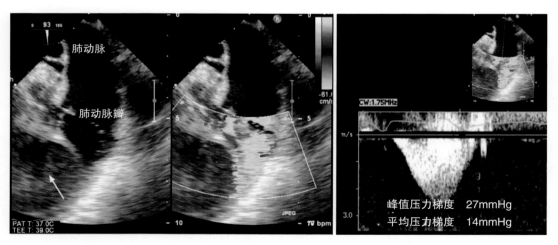

▲ 图 10-74　食管上段长轴切面，显示动脉瘤（箭）阻塞右心室流出道。彩色多普勒可见湍流。连续波多普勒显示峰值和平均压力梯度分别为 27mmHg 和 14mmHg，与阻塞相一致

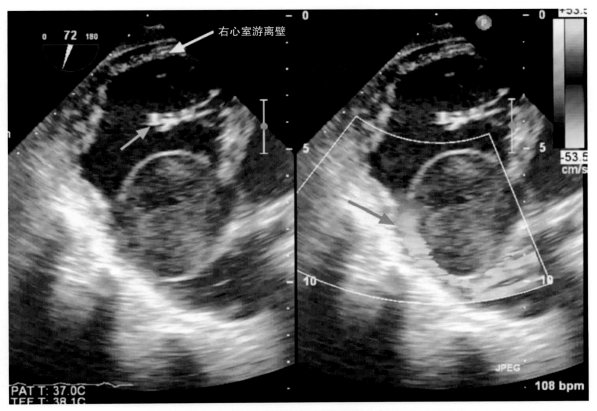

▲ 图 10-75 经胃"流入 - 流出"切面，可见彩色多普勒血流（红箭）。绿箭示三尖瓣。右心室肥厚，厚度 7mm

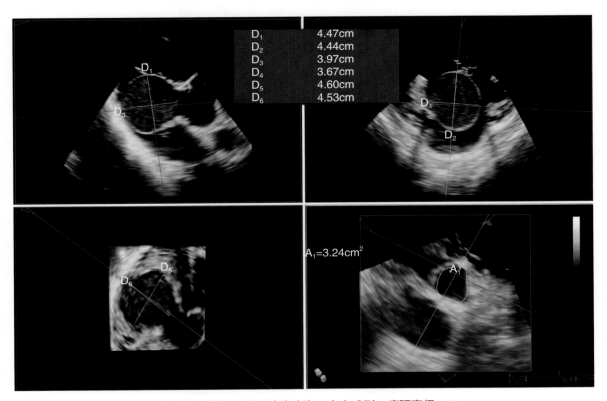

▲ 图 10-76 多平面重建。获得多个直径，显示动脉瘤为一个大球形。瘤颈直径 3.24cm

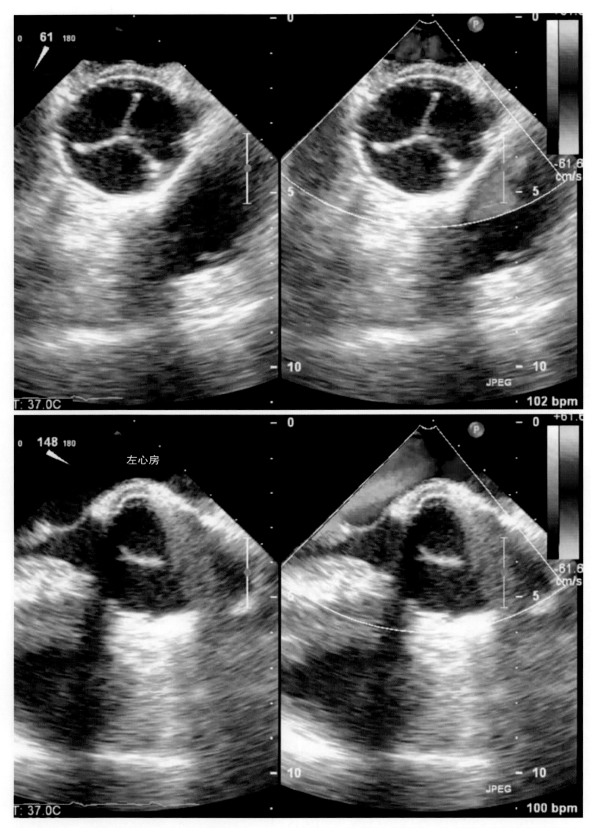

▲ 图 10-77　切除动脉瘤，修补右冠状窦缺损。由于主动脉根部不能充分修补，将主动脉瓣替换为复合移植物和生物瓣。食管中部短轴（上排）和长轴（下排）动图中可见上述改变

CASE 10-11
右 Valsalva 窦瘤破入右心室

患者，女性，35 岁。患者入院前 7 年发现心脏杂音，影像提示诊断为流出道室间隔缺损。患者在其家乡的医院接受了更详尽的检查，超声、磁共振、经食管超声心动图（TEE）和心导管，后被送到我们医学中心。经评估，所听见的杂音和影像学上见到的异常血流不是由室间隔缺损引起的，而是由于乏氏窦破裂左向右射流进入右心室流出道。手术切除破裂的 Valsalva 窦，修补肺动脉瓣前瓣，用自体心包补片修补 RV 流出道缺损。

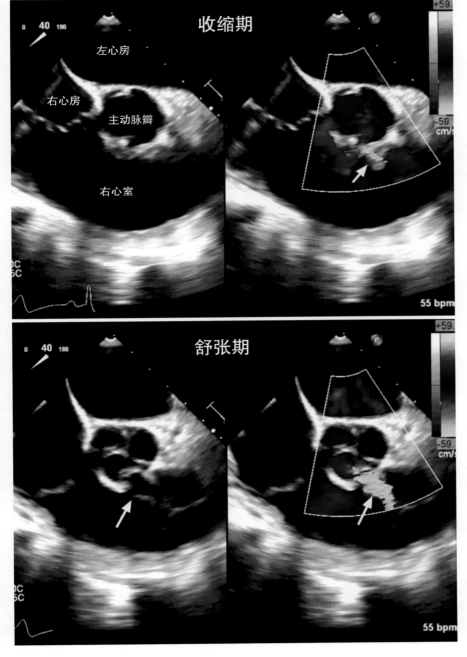

◀ 图 10-78　食管中部的主动脉瓣短轴切面，上排的两幅图像显示心室都处于收缩期。可见微小射流从右冠状动脉瓣进入右心室流出道（RVOT）。下排两幅图像，在心室舒张期，射流再次出现

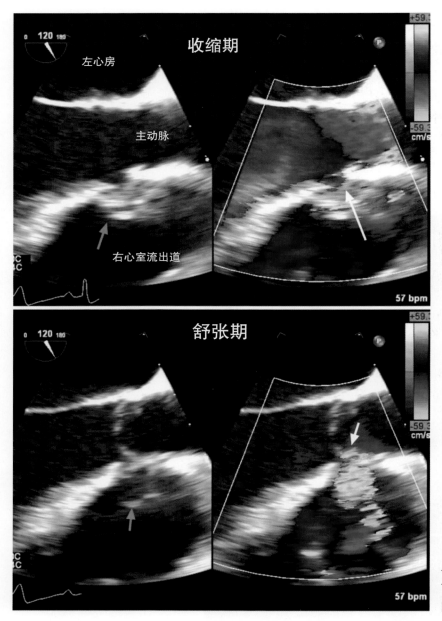

◀ 图 10-79　在食管中段长轴视图中也可以看到类似的结果。红箭示"风袋"。同样，射流在舒张期更为明显（白箭）

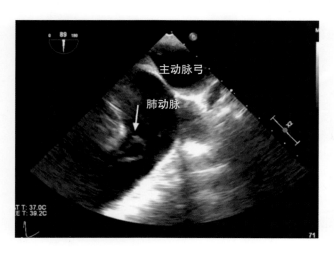

◀ 图 10-80　食管上段的弓短轴切面，在肺动脉瓣所在的位置附近可以看到"风袋"。无肺动脉反流或狭窄

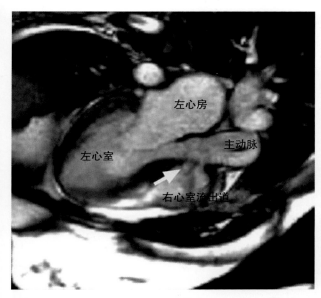

▲ 图 10-81 在 MRI 图像中，取类似于食管中段长轴的切面。右心室流出道在舒张期（箭）可看到较小的射流，实时动态图中能更好的理解

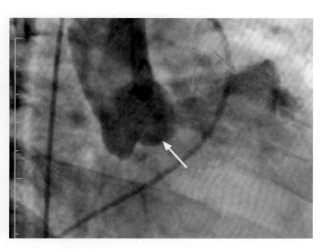

▲ 图 10-82 患者接受冠状动脉造影检查。主动脉根部注射造影剂可见右冠状动脉窦（白箭），血管造影剂进入右心室流出道（红箭）

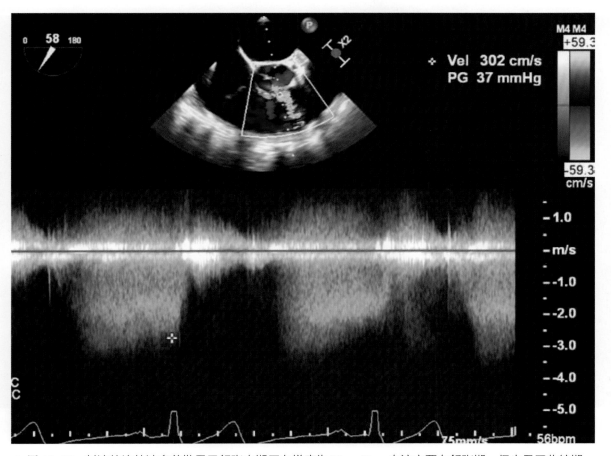

▲ 图 10-83 射流的连续波多普勒显示舒张末期压力梯度为 37mmHg。血流主要在舒张期，但也见于收缩期。舒张末期流速约为 3.5m/s，与主动脉舒张压和右心室舒张压之差 50mmHg 一致

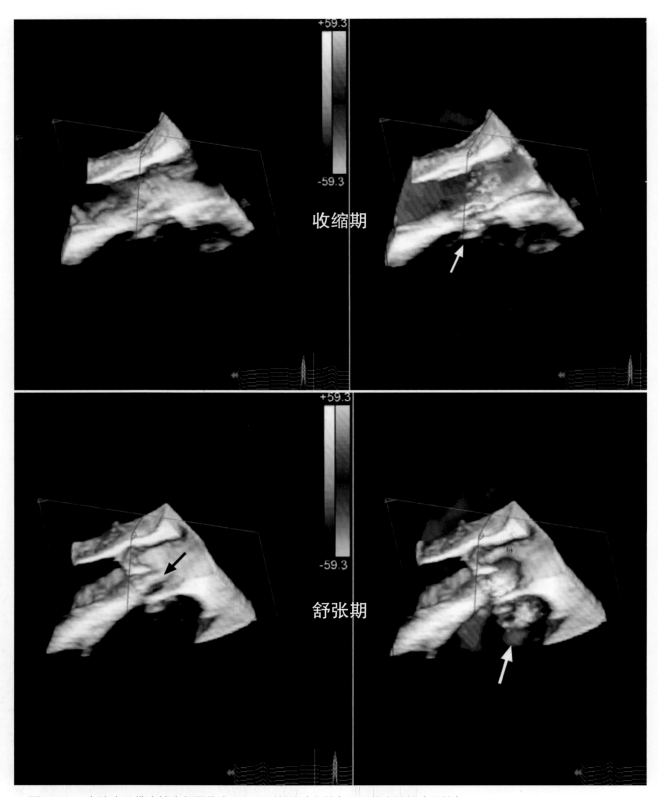

收缩期

舒张期

▲ 图 10-84　在这个三维食管中部图像中，可看到射流（白箭）和冠状窦缺损（黑箭）

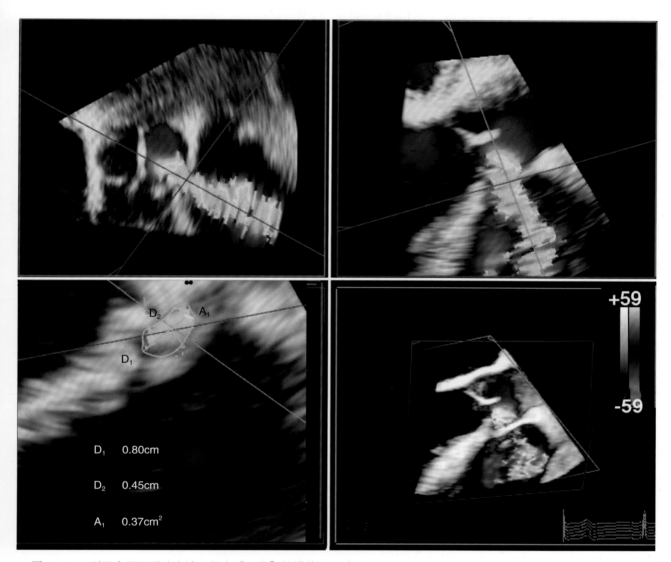

D₁ 0.80cm

D₂ 0.45cm

A₁ 0.37cm²

▲ 图 10-85　利用多平面重建方法，得出"风袋"的横截面尺寸

点评

　　Valsalva 窦瘤 (SVA) 可能是先天性的，也可能是感染性心内膜炎的并发症，导致主动脉窦扩张和破裂。先天性 Valsalva 窦瘤通常表现为细长、不规则、起伏的管状结构（形状和运动类似于在机场用来显示风向和风速的"风袋"），与主动脉窦中的一个窦相通。临床上使用超声心动图来诊断无其他诱因也无症状的先天性 Valsalva 窦瘤。然而，SVA 的自发性破裂可能导致从主动脉到右心室流出道（右冠窦）、左心房（左冠窦）或右心房（无冠窦）的交通。在大多数患者中，从高压主动脉流入低压右心或左心房的血流在收缩期和舒张期都会产生高速血流信号，尽管有些患者的舒张期血流占优势。修补破裂的 SVA 通常是为了缓解左向右分流，并降低长期心内膜炎的风险。

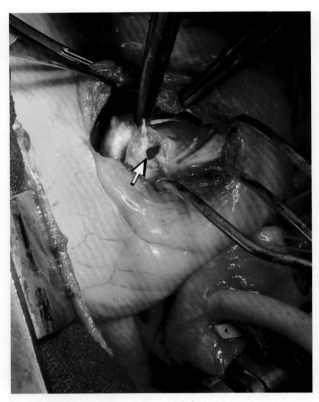

▲ 图 10-86　建立体外循环后，打开 RVOT，可见 Valsalva 窦瘤的"风袋"，并伴有缺损（箭），可使 RVOT 与右冠状窦相通

推荐阅读

[1] Moustafa S, Mookadam F, Cooper L, et al: Sinus of Valsalva aneurysms—47 years of a single center experience and systematic overview of published reports, Am J Cardiol 99:1159–1164, 2007.

[2] Vadivelu R, Rohit MK, Yadav M: Ruptured sinus of Valsalva aneurysm from left coronary sinus into right atrium: a rare anomaly with an odd presentation, BMJ Case Rep 25:2013, 2013.

[3] Afshar AH, Kolesnikov S, Pourafkari L, et al: Right Valsalva sinus aneurysm protruding into the right ventricle: a case report, J Cardiovasc Thorac Res 7:126–128, 2015.

其他主动脉疾病与手术方式
Other Aortic Pathology and Procedures

CASE 10-12
主动脉粥样硬化

患者，78 岁，女性，因严重主动脉瓣狭窄合并充血性心衰行主动脉瓣置换术。

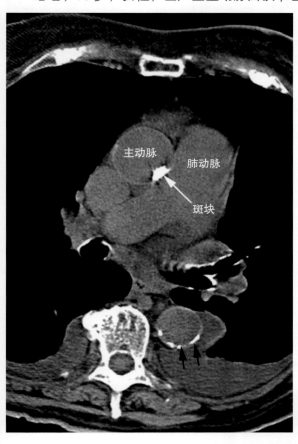

◀ 图 10-87　胸部 CT 显示钙化区域，与沿升主动脉后壁的动脉粥样硬化斑块一致（箭）

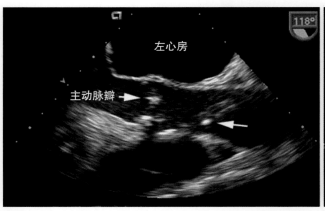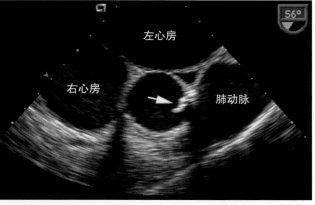

▲ 图 10-88　左图，主动脉瓣和升主动脉的长轴切面显示主动脉瓣钙化和升主动脉钙化区域（箭）。右图，升主动脉短轴切面显示突出的动脉粥样硬化（箭）

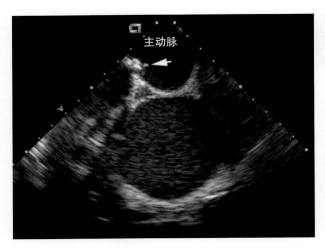

▲ 图 10-89　外科医生使用无菌主动脉超声扫描，仔细定位升主动脉粥样硬化区域。使外科医生在体外循环插管时避免了这一区域，也避免了在此部位吻合近端静脉移植物

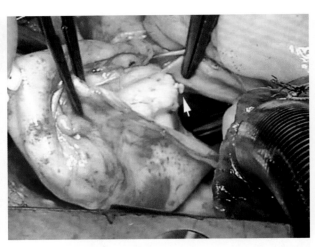

▲ 图 10-90　随着主动脉开放，可见突出的动脉粥样硬化（箭）。术中采用生物组织瓣置换主动脉瓣，并切除主动脉粥样硬化

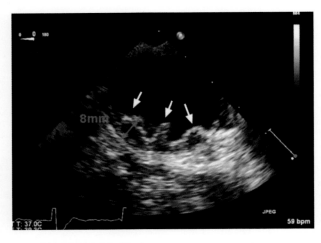

◀ 图 10-91　另一位主动脉狭窄的患者，行经导管主动脉瓣置换术（TAVR），降主动脉显示广泛的动脉粥样硬化形成（白箭）

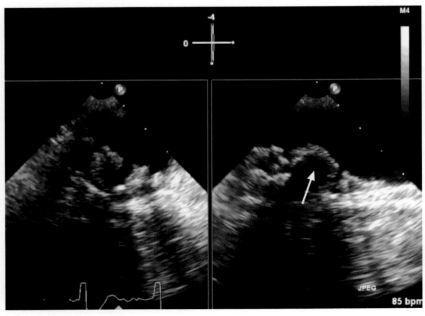

◀ 图 10-92　在 10cm 处，胸主动脉降主动脉双平面成像再次显示广泛的动脉粥样硬化改变，并有部分活动。白箭指向钙质沉积的阴影

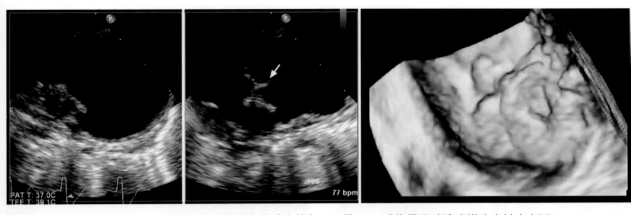

▲ 图 10-93　更近处观察，又出现了可移动的斑块（白箭）。三维 TEE 成像显示动脉瘤样改变基底宽泛

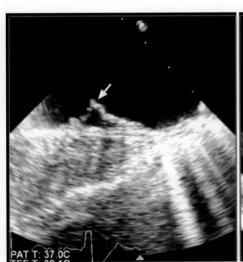
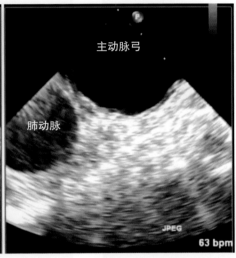

◀ 图 10-94　在弓远端，双平面成像显示动脉瘤样改变与可移动的结构（箭），实时状态观察时更好理解

点评

　　主动脉粥样硬化在 TEE 图像上被识别为不规则的回声密度可变的区域，这些区域可能跟随主动脉壁的轮廓，也可能突出到主动脉腔内。斑块中的钙化区域可通过回声密度和阴影来识别。突入腔内的动脉瘤可能破裂，并与局部血栓形成有关。

　　降主动脉粥样硬化的发现与冠状动脉病变有关。此外，斑块复杂性预测的临床结果显示，与具有非复杂斑块的患者相比，复杂斑块患者每年有 15% 的死亡风险或脑栓塞事件（斑块厚度≥ 4mm 或任何可移动结构）。在心脏手术时，主动脉弓超声扫描可用来避免血管粥样硬化区域内搭桥血管的交叉夹闭、插管或吻合。

推荐阅读

[1] Weissler-Snir A, Greenberg G, Shapira Y, et al: Transoesophageal echocardiography of aortic atherosclerosis: the additive value of three-dimensional over two-dimensional imaging, Eur Heart JCardiovasc Imaging 16:389–394, 2015.

[2] Denny JT, Pantin E, Chiricolo A, et al: Increasing severity of aortic atherosclerosis in coronary artery bypass grafting patients evaluated by transesophageal echocardiography, J Clin Med Res7:13–17, 2015.

CASE 10-13
升主动脉穿通性溃疡

患者，男性，24 岁。患者有二尖瓣主动脉瓣病史，表现为胸痛，并接受 CT 扫描。CT 显示升主动脉壁内血肿伴少量心包积液。他没有主动脉功能不全、冠状动脉功能不全或心脏压塞。他被带到手术室去修补他的壁内血肿。

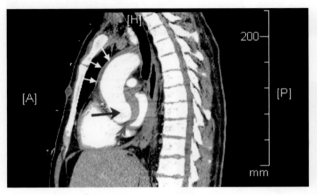

▲ 图 10-95　术前 CT 扫描显示主动脉周围后（红箭）和前（白箭）血肿。蓝箭示升主动脉

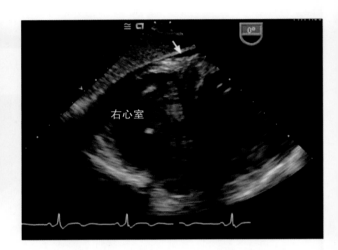

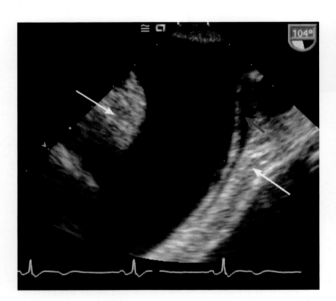

▲ 图 10-97　从食管上段，探头向右旋转，可见升主动脉。白箭表示主动脉周围血肿，红箭示心包积液

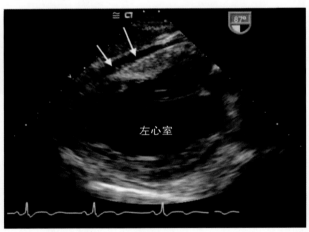

▲ 图 10-96　心室经胃双平面显像显示下壁少量心包积液（白箭）

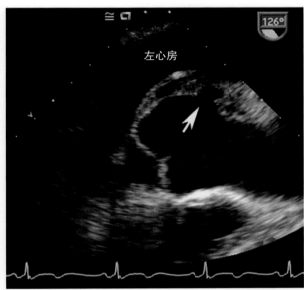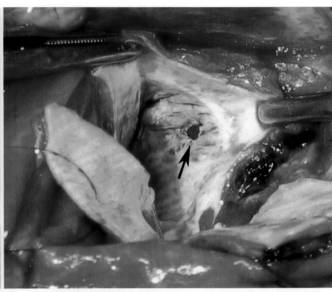

▲ 图 10-98　左图可见食管中段升主动脉长轴切面。白箭示穿透性溃疡，周围有血肿。右图，主动脉交叉夹闭，升主动脉开放后，穿透性溃疡清晰可见（箭）。主动脉壁的缺损位于冠状窦上方，在其他图像中可以确认

点评

　　与主动脉夹层的典型表现不同，不完全的主动脉壁撕裂可能会导致主动脉壁形成血肿，这种情况称为主动脉壁内出血。在超声心动图上，主动脉壁内出血表现为主动脉周围回声密度增加的新月形区域。主动脉壁内血肿的预后和治疗与主动脉夹层相似。另一种临床变异称为穿透性主动脉"溃疡"，是动脉粥样硬化斑块部位的主动脉壁变弱，主动脉向周围组织破裂。有包膜的破裂，或假性动脉瘤，被认为是一个不规则的充满血液的空间，毗邻主动脉，在主动脉和假性动脉瘤之间有或没有一个明显的连接。治疗方法是手术替换破裂的主动脉段。

推荐阅读

[1] Chou AS, Ziganshin BA, Charilaou P, et al: Long-term behavior of aortic intramural hematomas and penetrating ulcers, J Thorac Cardiovasc Surg 151:361–372, 2016.

[2] Matsushita A, Fukui T, Tabata M, et al: Preoperative characteristics and surgical outcomes of acute intramural hematoma involving the ascending aorta: a propensity score-matched analysis,J Thorac Cardiovasc Surg 151:351–358, 2016.

CASE 10-14
前壁心肌梗死

　　患者，女性，29 岁。20 年前临床诊断为马方综合征，最近进行了基因测试，发现 FBN1 的一个等位基因可能存在致病变异，编码纤维蛋白 -1（fibrillin-1）的基因已被确认。虽然患者没有症状，但考虑她的主动脉增大，当以身体大小为指标，测得的根部直径与预期的直径之比为 1.36 时，她的主动脉大小相当大（正常为 1.0 或更小）。主动脉瓣反流轻度。鉴于她正在考虑怀孕，她寻求外科意见，并计划用主动脉瓣修复术或置换术进行主动脉根部置换术。

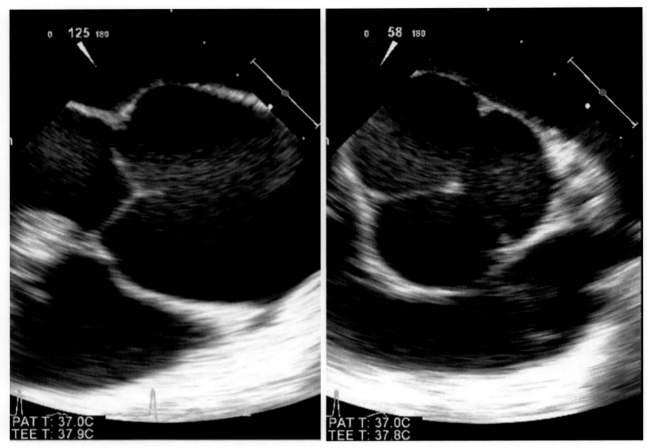

▲ 图 10-99　升主动脉长轴观（左）和短轴观（右）显示主动脉窦明显扩张，主动脉瓣叶变薄。无主动脉反流

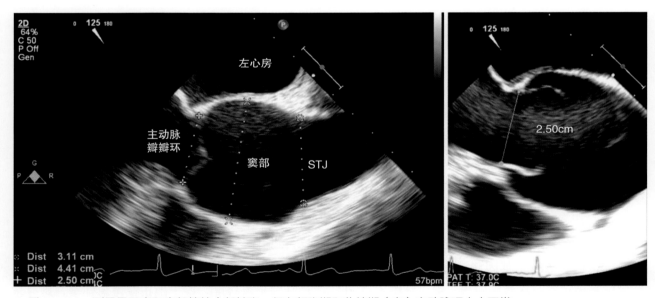

▲ 图 10-100　测量显示窦和窦部管结合部扩张，但在舒张期和收缩期（右）主动脉环大小正常

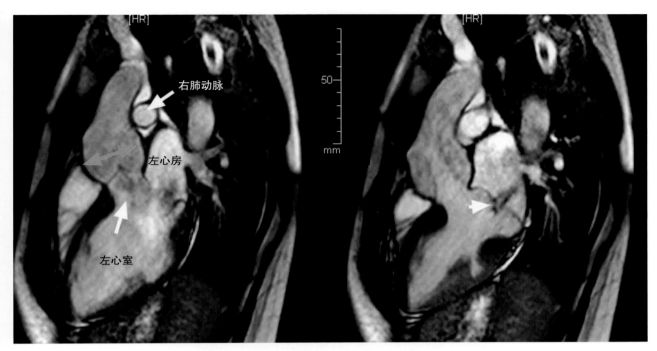

▲ 图 10-101　心脏 MRI（左）舒张期显示少量主动脉瓣反流（白箭）。窦部测量为 50mm（绿箭）。在收缩期（右），白箭示少量二尖瓣反流（MR），实时图像观察射流更清楚

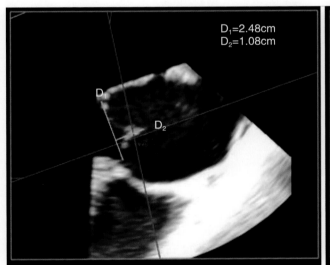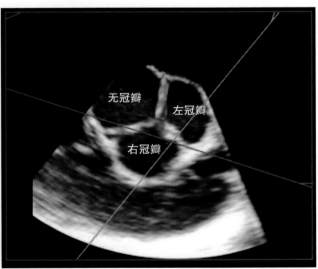

▲ 图 10-102　多平面重建时，左右冠瓣对合顶点侧切面高度距离瓣环平面上 1.08cm。在另外两个瓣叶对合时也发现了类似的结果。这些信息可以帮助外科医生制订修复计划

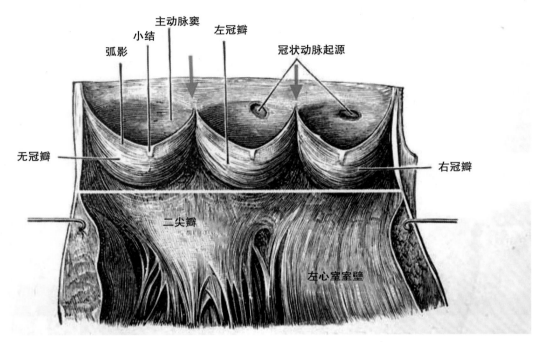

▲ 图 10-103　当主动脉瓣在右冠瓣和无冠瓣（后面）交界之间"打开"时，交界点（红箭）被视为附着在窦管连接处。白线表示瓣膜底部附着点，这构成外科主动脉环（引自 Gray H: Anatomy of the human body, Philadelphia, 1918, Lea & Febiger.）

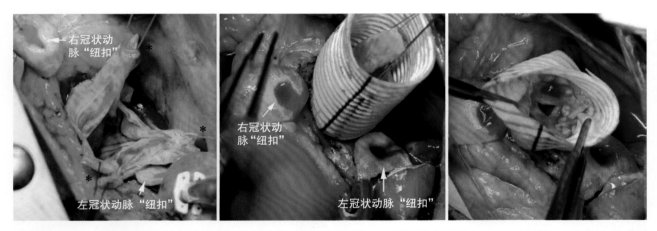

▲ 图 10-104　这些图像取自于马方综合征并行类似手术的患者。左图，切除升主动脉，保留主动脉瓣，包括与主动脉瓣三个对合点和连接点（*）。左、右冠状动脉开口由主动脉组织隔离，称为"纽扣"。中图，用于升主动脉的涤纶管移植物放置在瓣膜周围。移植物的主动脉环末端呈扇形，以提供"新窦部"。在马方综合征患者中，环状水平的移植物底部是固定的，以防止以后的扩张。右图，观察瓣膜与移植物交界的位置，瓣膜的再运动。在瓣膜手术完成后，冠状动脉纽扣被重新植入移植物上

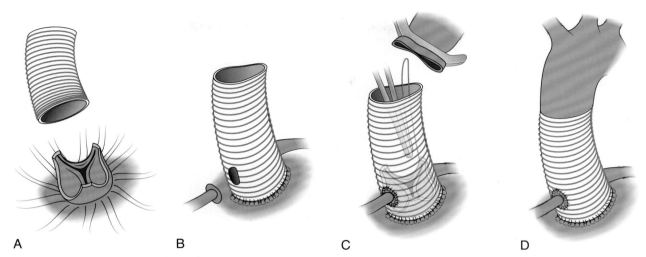

A   B   C   D

▲ 图 10-105　在这一技术的重要组成部分的图示中，整个主动脉瓣连同它的瓣环和 3 ~ 5mm 的主动脉壁边缘被固定在适当大小的人造血管移植物内。移植物首先固定在主动脉环上，刚好低于瓣叶的水平。保留主动脉瓣然后"植入"移植物内，将残留的主动脉壁边缘缝线 3 ~ 5mm 到移植物上。最后，将冠状动脉"纽扣"缝合到导管移植物上，然后再缝合到远端升主动脉（经许可转载，引自 Feindel C, David T: Aortic valve sparing operations: basic concepts, Int J Cardiol 97:61–66, 2004. ）

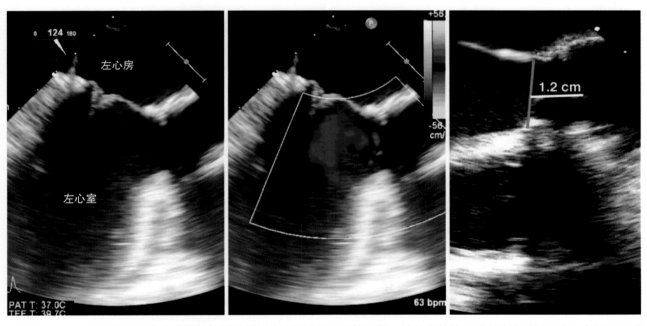

▲ 图 10-106　体外循环后主动脉瓣长轴图像显示主动脉瓣舒张功能正常，彩色多普勒显示主动脉瓣无反流。右图显示对合高度为 1.2cm

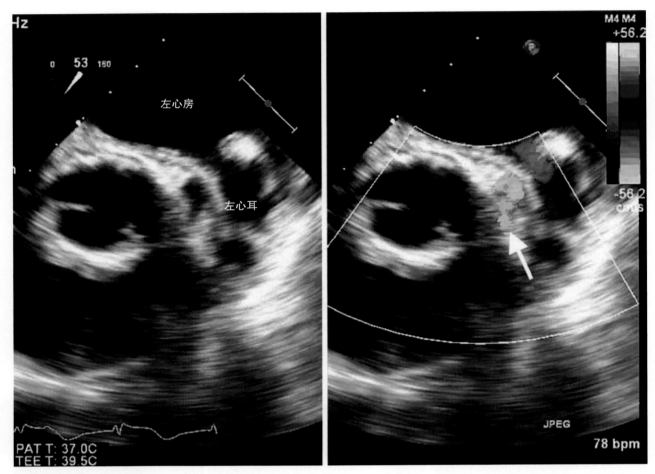

▲ 图 10-107　主动脉瓣短轴 53°时观察显示自体三叶瓣（左图）舒张期无主动脉瓣反流。白箭指示为左冠状动脉血流

点评

马方综合征患者主动脉扩张的特点是窦管交界处失去正常轮廓，扩张从主动脉环延伸至升主动脉而不中断。由于遗传缺陷影响到整个主动脉，手术过程包括切除和替换 Valsalva 窦，一直到瓣环水平。还需要再次植入冠状动脉。当主动脉瓣叶畸形时，使用带瓣管道置换。然而，如果主动脉瓣在解剖学上看是正常的，许多外科医生更愿意保留原有的主动脉瓣。将瓣叶植入主动脉导管内，可使瓣叶与瓣叶连接恢复正常。交界水平主动脉的直径小伴主动脉瓣环固定，最终瓣叶将不再在增大的瓣环中被拉长。由于瓣叶组织的冗余，再植入的瓣膜通常看起来不像传统的三叶瓣。

推荐阅读

[1] Van Dyck MJ, Watremez C, Boodhwani M, et al: Transesophageal echocardiographic evaluation during aortic valve repair surgery, Anesth Analg 111:59–70, 2010.

[2] Kim TY, Alfirevic A, Wallace LK: Transesophageal echocardiography for tricuspid aortic valve repair, Anesth Analg 110:370–372,2010.

肺动脉病理
Pulmonary Artery Pathology

CASE 10-15
肺动脉血栓内膜剥脱术

患者，男性，51岁。患者有7年的呼吸困难病史，并发现反复发生肺动脉栓塞。尽管有适当的抗凝和放置下腔静脉滤器，他仍有进展性症状和功能下降。现在医生建议患者行肺血栓栓子切除术。

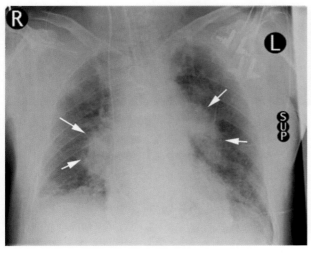

▲ 图 10-108　胸部 X 线片显示左、右肺动脉增宽，与慢性肺动脉高压（箭）相一致

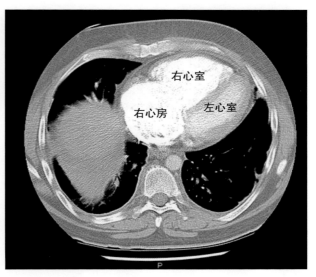

▲ 图 10-109　胸部增强 CT 心室水平显示重度的右心室和右心房增大

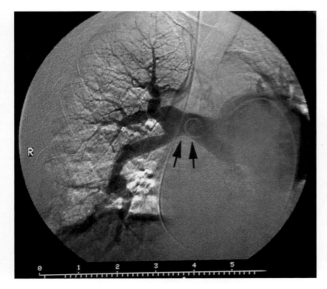

▲ 图 10-110　选择右肺动脉血管造影显示扩张的动脉（箭）下方的轮廓不规则，与腔内血栓一致。在肺血管床远端可见其他不规则和狭窄区域

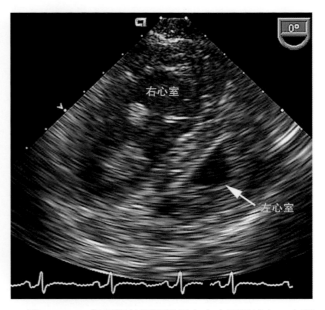

▲ 图 10-111　经胃短轴切面显示右心室严重扩大，室间隔变平运动功能减退，与右心室压力和容量超负荷一致

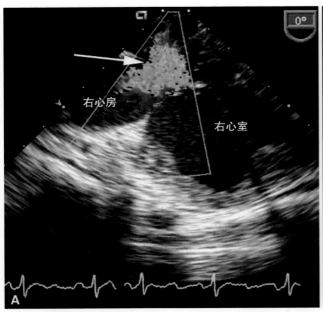
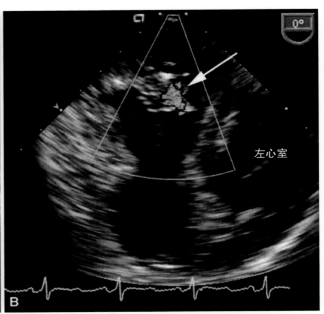

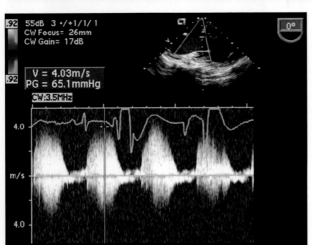

▲ 图 10-112 右心室和右心房零度切面（A）显示中度三尖瓣反流（ARROW），并伴有严重的右心室扩张。右心室游离壁增厚，与长期肺动脉高压一致。经胃三尖瓣短轴显像，显示三尖瓣反流（箭）为中心性反流（B）

◀ 图 10-113 三尖瓣反流射流的连续波多普勒检测速度为 4m/s。虽然这可能由于非平行的截距角而被低估，但这一速度表明右心室与右心房的收缩期压差为 64mmHg。如果右心房压力为 10mmHg，则估计肺动脉收缩压为 74mmHg

▼ 图 10-114 正常受试者零度食管上段 TEE 扫描显示肺动脉、右肺动脉、上腔静脉（和主动脉（左）。模型显示更多细节（右）（基于 Economy Heart 模型 3B Scientific®）

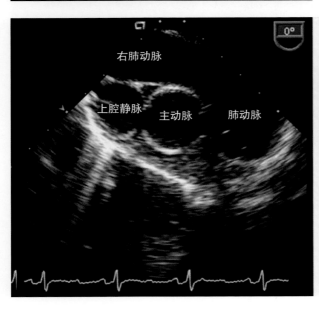
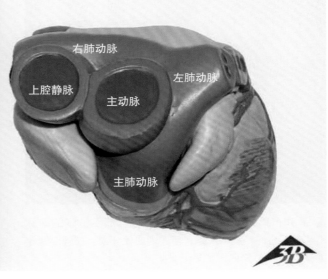

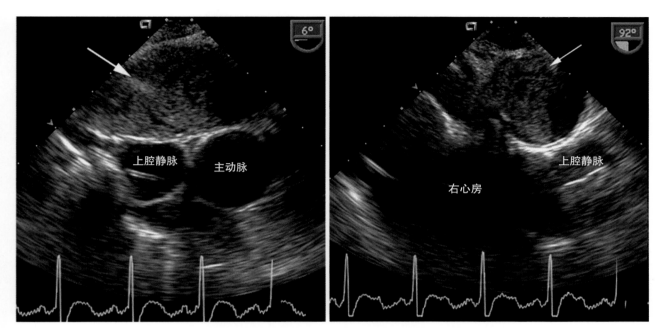

▲ 图 10-115　在我们的患者中，与图 10-114 相同的 TEE 图（左）显示右肺动脉重度扩张，自发显影（箭）与血流停滞一致。上腔静脉存在导管。旋转图像平面到 92°（右）；发现类似的扩大的右肺动脉（箭）

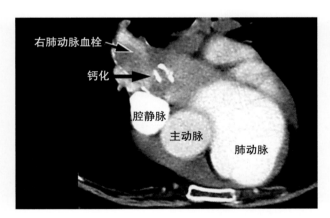

▲ 图 10-116　增强的 CT 图像转到与图 10-115 的 TEE 图像对应的角度显示肺动脉重度扩张，伴右肺动脉（箭）血栓（和钙化）

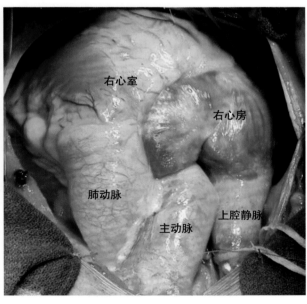

▲ 图 10-117　术中心脏照片显示大血管之间的关系。所有右侧的结构都出现扩张

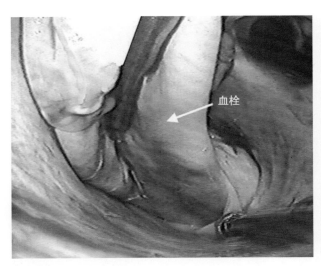

▲ 图 10-118 肺动脉开放后，发现慢性血栓，行右肺动脉血管床内膜切除术。同时开放左肺动脉，行肺动脉内膜切除术

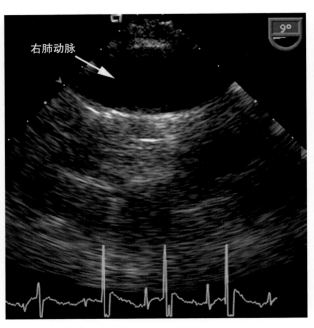

▲ 图 10-119 术后右肺动脉 TEE 图像

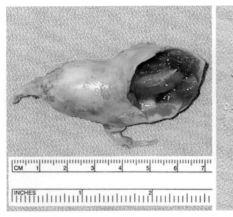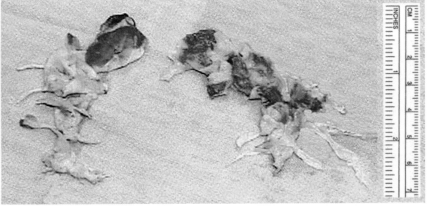

▲ 图 10-120 切除的血栓的一部分（左）与 TEE 成像上看到的区域相对应。组织学检查显示有动脉粥样硬化病灶的层状血栓形成组织。右图，外科医生用取出整个标本后形成的右肺循环的"铸型"

点评

　　TEE 并不是评价肺栓塞的主要诊断方法。就像这个病例，即使用 TEE 成像，直接观察肺动脉血栓也是少有的，尽管某些发现有很高的特异性。但是，超声心动图可以提供肺血管疾病的间接证据，并往往是第一项检查，以确保在鉴别诊断中考虑肺栓塞。肺动脉高压患者的典型表现包括右心室扩张、肥厚和收缩功能障碍，收缩期以室间隔向右心室（而非左心室中心）的运动为特征。在右侧压力超负荷时，心室隔膜的反向轮廓在收缩和舒张两者中持续存在。相反，右侧容积过载时，室间隔的反向曲率在舒张中最为突出。

　　根据三尖瓣反流的速度（右心室至右心房收缩压差等于三尖瓣反流速度平方的 4 倍）加上估计的右心房压力（基于自发性呼吸患者中下腔静脉的大小和呼吸变化，或通过对机械通气患者中的 RA 压力的直接测量），超声心动图提供了可靠的肺动脉收缩压估计方法。

在接受肺血栓切除术的患者中，TEE 可用于检测肺外血栓；如在上腔静脉、右心房或右心室。在 50 例患者的手术中，10% 的患者中检测出肺外血栓并改变了手术的管理。

推荐阅读

[1] Mediratta A, Addetia K, Medvedofsky D, et al: Echocardio-graphic diagnosis of acute pulmonary embolism in patients with McConnell's sign, Echocardiography 33:696–702, 2016.

[2] Jasudavisius A, Arellano R, Martin J, et al: A systematic review of transthoracic and transesophageal echocardiog-raphy in noncardiac surgery: implications for point-of-care ultrasound education in the operating room, Can J Anaesth 63:480–487, 2016.

CASE 10-16
原位心脏移植术后肺动脉供受体不匹配 2 例

1. 吻合口狭窄

患者，女性，51 岁。因限制性心肌病而心力衰竭，心功能 Ⅲ / Ⅳ 级进行心脏移植。但是，当准备做体外循环时，发现她的右心室压力为 70/40mmHg，右心脏导管无法推进肺动脉。

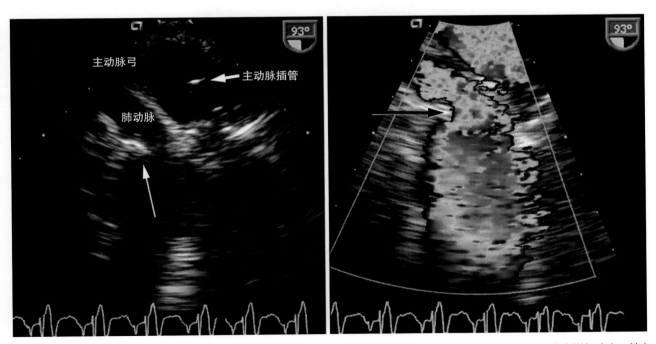

▲ 图 10-121　在食管上段中，可见肺动脉吻合后嵴（左，箭），导致肺动脉狭窄。彩色多普勒显示嵴层速度增加（右，箭）

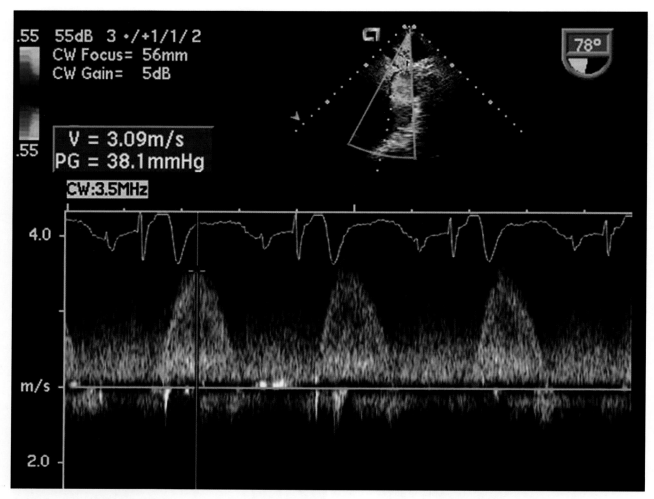

▲ 图 10-122 连续波多普勒显示通过肺动脉吻合处的速度为 3.1m/s，与最大收缩压差为 38mmHg 一致

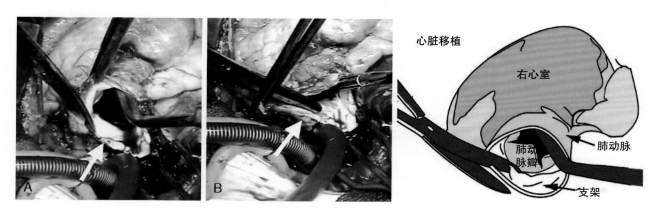

▲ 图 10-123 手术时，肺动脉再次吻合后，肺动脉瓣正常，但肺动脉组织后架变形（A，箭）。去除该组织后（B，箭），当体外循环停止时，右心室压力正常。图示说明支架被切除

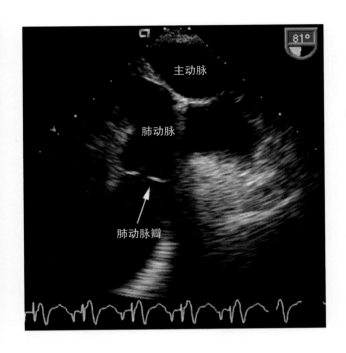

◀ 图 10-124 手术修复后，图 10-121 显示正常肺动脉内径

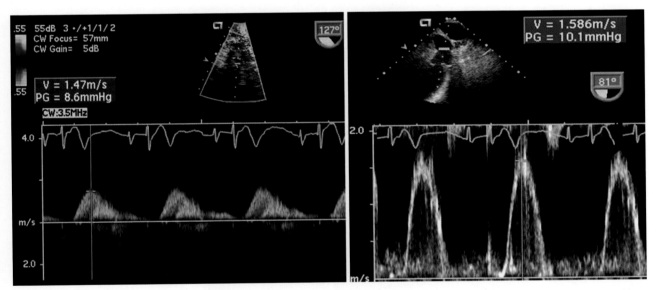

▲ 图 10-125 连续多普勒记录确认速度为 1.5m/s。吻合部位肺动脉血流的脉冲多普勒显示最大速度为 1.6m/s 的层流信号

2. 肺源性心脏病反流

患者，男性，47 岁。1 周前做过原位心脏移植手术。患者围术期过程平稳，然而，在超声成像中，发现他有严重的肺源性心脏病反流。由于这一发现的长期预后较差，他被带到手术室（OR）进行观察，并可能修复或替换他的肺动脉瓣。对

瓣膜进行了仔细检查，没有发现穿孔的迹象，瓣膜显示都很健康。由于吻合口的长度稍长，分别从供体端和受体的周围端环剪下 5mm。从其先前位置逆时针旋转约 20° 供体肺动脉重新定向。最后患者顺利脱离体外循环。

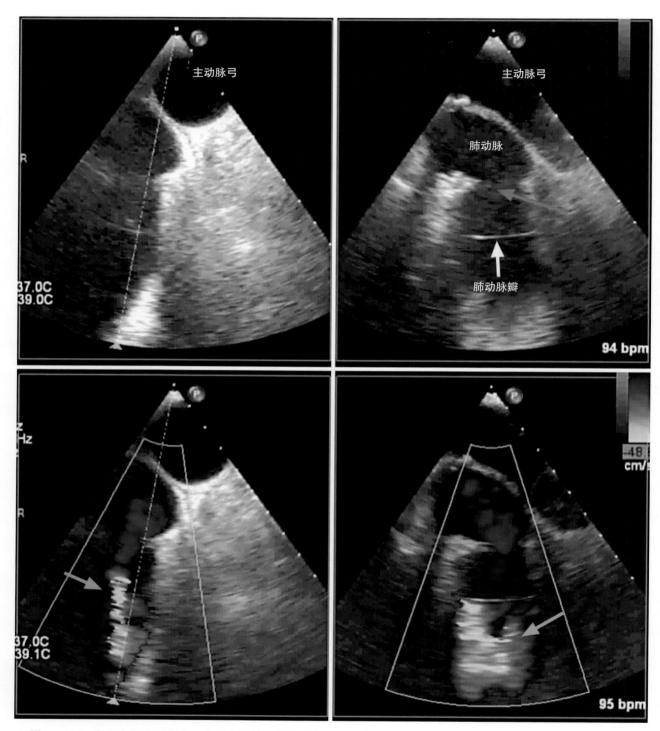

▲ 图 10-126 在以上四张图像中，食管上段的双平面成像显示吻合口的狭窄（红箭）。肺动脉瓣结构正常；然而，彩色多普勒（绿箭）显示有明显的肺动脉反流

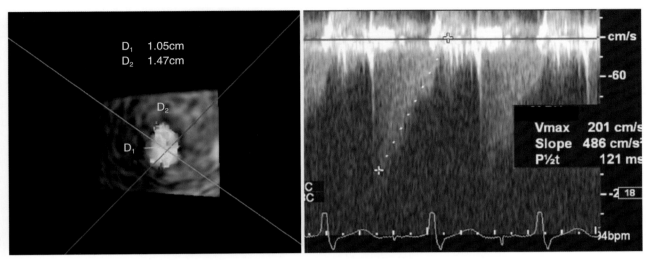

▲ 图 10-127 采用多平面重建，上腔静脉为 1.05cm×1.47cm。肺动脉反流束的压力半降时间为 121ms

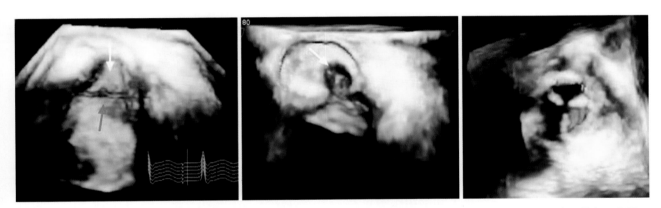

▲ 图 10-128 食管上段 3D 图像（左）肺动脉前部切掉显示正常的肺动脉瓣（红箭）和狭窄的吻合部位（白箭）。中图，从上面开始检查吻合部位。继续往下剪切，显示肺动脉瓣的 3 个瓣叶在舒张期对称关闭

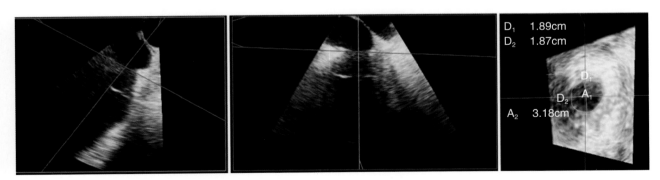

▲ 图 10-129 多平面重建吻合部位显示直径为 1.89cm 和 1.87cm，面积为 3.18cm²。肺动脉瓣瓣环径为 3.22cm

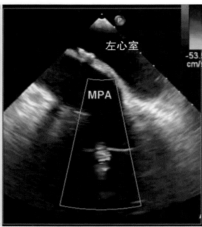
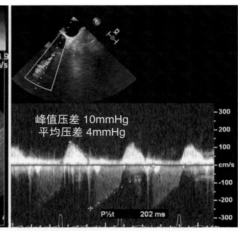

▲ 图 10-130　吻合部位的狭窄已被修正。术后双平面显像显示肺动脉反流减少，现在腔静脉为 0.3cm，压力半降时间为 202ms。峰值和平均收缩压差与术前测量无差异

MPA. 主肺动脉

点评

在这两种患者中，在移植手术后，柔韧的肺动脉血流立即正常流动。然而，在第一例患者中，当胸壁关闭时，肺动脉被向后推到一个组织嵴上，导致明显的肺动脉梗阻，血流速度和压力梯度增高。在第二例患者中，关闭胸壁导致正常肺动脉瓣解剖的扭曲，导致瓣叶对合不良和重度的肺动脉反流。再手术时，第一例患者切除组织嵴可减轻肺动脉梗阻。第二例患者切除肺动脉的多余长度，允许正常的瓣叶运动并解决了反流问题。特别是在围术期当血流动力学发生急性改变时，狭窄或者反流出现时，应考虑外力的挤压导致正常瓣膜解剖结构变形或假性狭窄。

推荐阅读

[1] Wu AH, Kolias TJ: Cardiac transplantation: pre–and postt–ransplant evaluation. In Otto CM, editor: The practice of clinical echocardiography, ed 5, Philadelphia 2016, Elsevier.

第 11 章　心脏肿物
Masses

正常结构
Normal Variants

CASE 11-1
左心耳

在电复律和房颤射频消融之前经常需要经食管超声（TEE）评估左心耳是否存在血栓。充分地显示左心耳至少需要两个正交的切面，使用高频（5MHz或更高）探头图像并放大来显示左心耳解剖。这个病例显示一个行冠状动脉搭桥手术患者的左心耳正常切面。

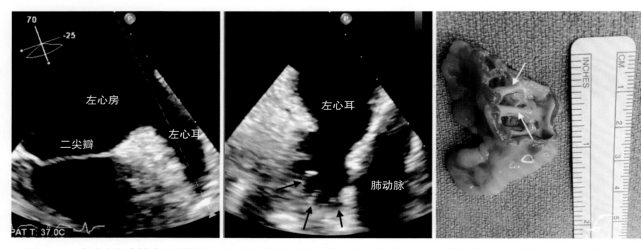

▲ 图 11-1 在这个经食管中段双切面，左心耳可以在两腔心切面（左）显示，二尖瓣被斜切。可看到左心耳正常三角形弯曲形状。用双平面模式，第二个平面的线与左心耳中间对齐显示正交切面（中）。右图，正常的左心耳被切开，白箭（即中图食管超声中的黑箭）示正常的梳状肌和肌小梁；认识正常结构的大小和形态非常重要，避免误认它们是左心耳血栓

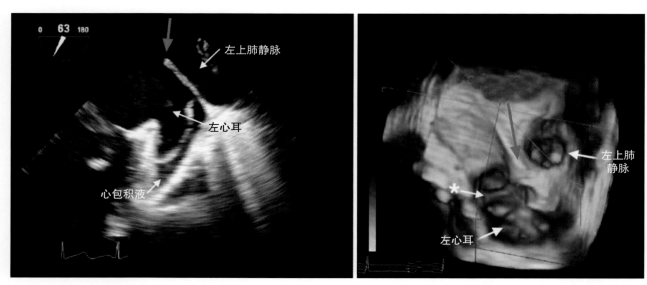

▲ 图 11-2 探头旋转至患者左侧，可以看到左上肺静脉和在心耳和左上肺静脉之间突出的嵴组织（红箭）。嵴在一些患者可能非常突出，可能引起回声失真而误认为左心耳血栓。可以看到少量的心包积液在心耳的侧壁。在右图，可以看到相关的三维超声；在视频中，可以看到心耳颤动。*示梳状肌

CASE 11-2
Eustachian 瓣

行体外循环的患者，在经右心房下腔静脉插　管前获得基础心脏超声图像。

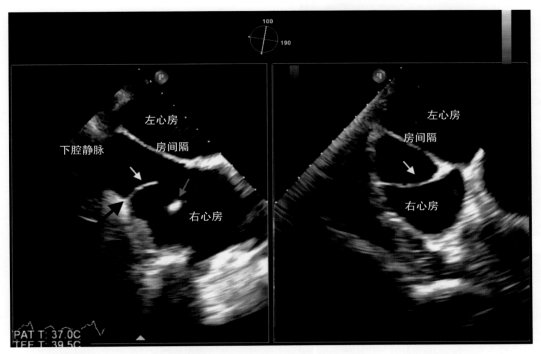

▲ 图 11-3　在经食管超声（TEE）双房切面（左）探头前进到胃食管交界，获得下腔静脉的切面，可以更好地显示来自下腔静脉 - 右心房交界的 Eustachian 瓣（黑箭），延伸入右心房；延伸至瓣膜的线性束（白箭）是 Chiari 网的一部分。用双平面切面（右），可以看到 Chiari 网贯穿右心房（白箭），左侧连接 Eustachian 瓣，右侧连接 Thebesian 瓣（冠状窦瓣）。红箭示右心房的起搏导线

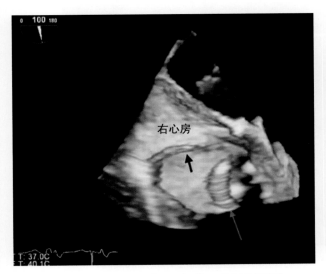

▲ 图 11-4　经食管超声（TEE）的三维切面显示 Chiari 网和 Eustachian 瓣的更好细节（黑箭）。可以看到来自下腔静脉进入右心房起搏导线（红箭）

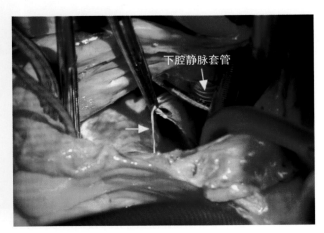

▲ 图 11-5　来自不同患者的术中照片，因下腔静脉插管右心房被打开。镊子抓住 Eustachian 瓣的边缘，可以看到部分的 Chiari 网（箭）

CASE 11-3
房间隔脂肪瘤样增厚

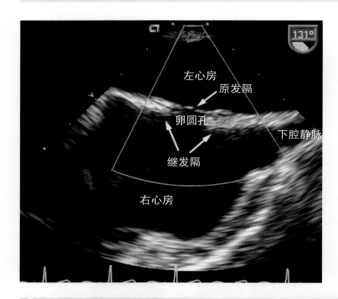

◀ 图 11-6 双心房切面显示正常房间隔的关系。在中心的是原发隔、卵圆孔和继发隔

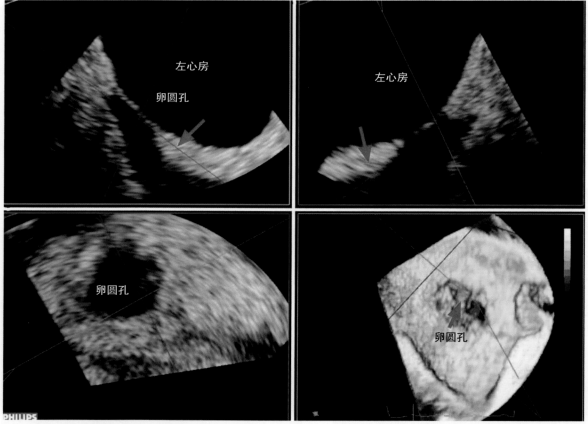

▲ 图 11-7 这个多平面重建图像显示继发隔增厚，最有可能是脂肪样沉积。脂肪实际上不是浸润隔膜，而是在胚胎发生过程中占据共同心房通道的空间，形成继发隔（引自 Anderson RH, Brown NA, Webb S: Development and structure of atrial septum. Heart 88:104–110, 2002.）在上排两图中，红箭示脂肪沉积，而在左心房视角（右下）所见的 3D 图像中，红箭示卵圆孔，如左下图所示，略呈圆形

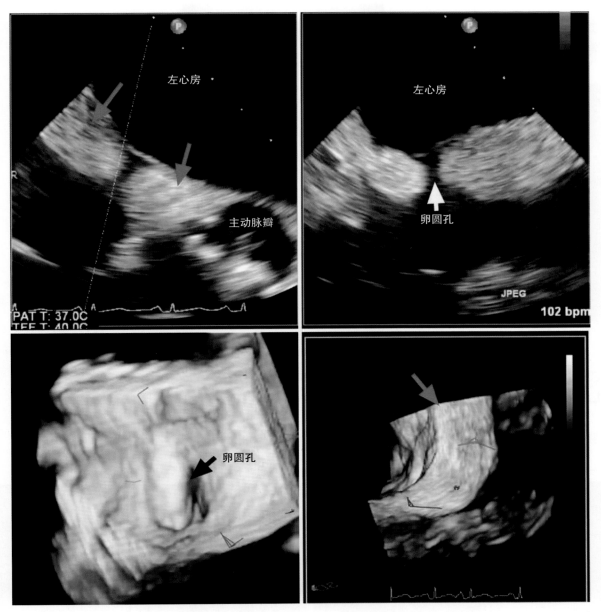

▲ 图 11-8　在这个行 TAVR 手术的患者，脂肪沉积更明显（红箭），卵圆窝裂隙状外观的更多。左下图沿其水平轴逆时针旋转，得到右下图

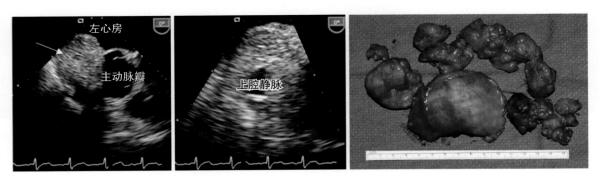

▲ 图 11-9　这位患者有大量的脂肪沉积，延伸至头侧包裹上腔静脉，造成头颈部静脉淤血。手术切除大量脂肪，重建房间隔

CASE 11-4
脊髓

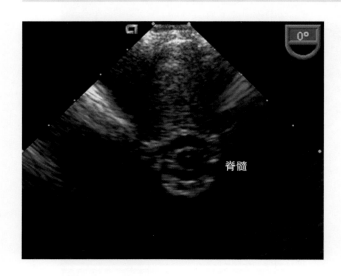

◀ 图 11-10　经食管超声（TEE）探头向后旋转至胸主动脉后，可能看到脊髓，不应被误认为异常

CASE 11-5
Lambl 赘生物

患者，女性，71 岁。患者因严重主动脉瓣关闭不全行主动脉瓣置换术。

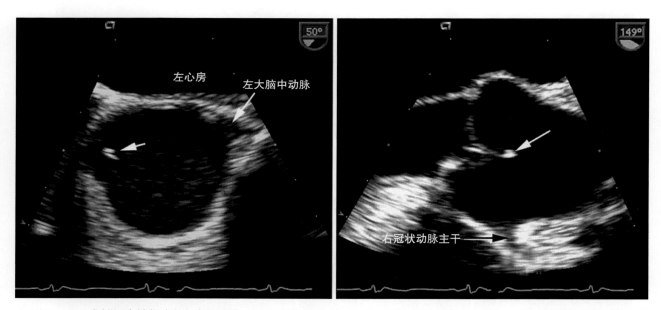

▲ 图 11-11　术前经食管超声的长轴和短轴切面显示直径约 3mm 的小可移动高亮声影（箭），该高亮声影似乎附着在瓣叶的边缘

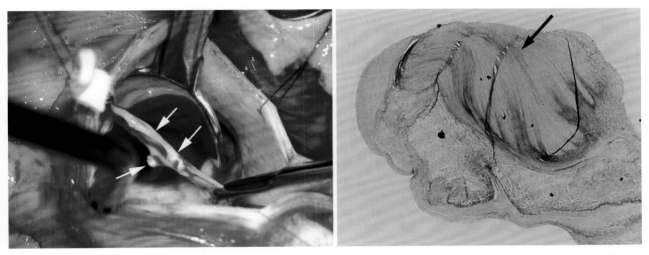

▲ 图 11-12　左图中双箭示主动脉瓣的无冠窦，单箭示经食管超声上看到的肿块。显微镜下观察（右）的主动脉瓣叶显示纤维弹性增厚的游离边缘，以及片状纤维弹性组织（箭），与长期主动脉瓣反流一致

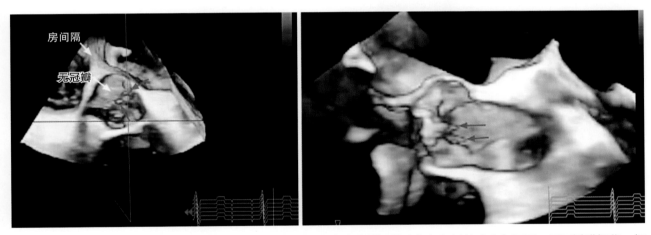

▲ 图 11-13　在这张经食管超声三维切面，从主动脉角度看主动脉瓣短轴（左）和长轴（右）切面，显示瓣膜钙化，红箭示赘生物。在实时超声心动图中，活动性良好

点评

　　在显微镜下呈纤维弹性组织的小瓣膜束是主动脉瓣和二尖瓣的正常成分，随着年龄的增长出现频率增加。这些小束，通常被称为 Lambl 赘生物，表现为小的、线性的可移动的回声，通常附着在瓣膜的上游侧（主动脉的心室侧和二尖瓣的心房侧）。然而，也可以看到附着在瓣膜窦部末梢的 Arantius 结节，在瓣膜的主动脉侧，就像这例患者一样。瓣膜束的临床重要性尚不清楚，一些研究表明与卒中有关，但其他数据表明这些是与年龄有关的偶然发现，但没有临床结果。

推荐阅读

[1] Leitman M, Tyomkin V, Peleg E, et al: Clinical significance and prevalence of valvular strands during routine echo examinations, Eur Heart J Cardiovasc Imaging 15(11):1226–1230, 2014.

[2] Jaffe W, Figueredo VM: An example of Lambl's excrescences by transesophageal echocardiogram: a commonly misinterpreted lesion, Echocardiography 24(10):1086–1089, 2007.

血 栓
Thrombi

CASE 11-6
左心耳血栓

患者，女性，42 岁。该患者在儿童时期被诊断为风湿性心脏病，16 岁时接受了开胸二尖瓣切开成形手术。她的情况相对较好，但最近出现了更多的症状，并发现她有严重的二尖瓣狭窄。她被推荐行二尖瓣置换同时进行迷宫手术来治疗心房颤动。

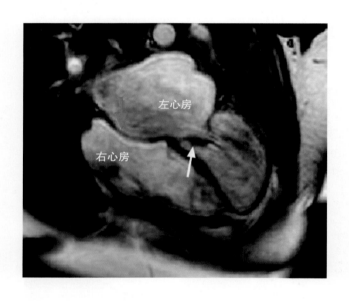

◀ 图 11-14　在心脏 MRI 表现为严重的左心房增大，二尖瓣增厚，舒张期开放受限（白箭）。房间隔（红箭）向右弯曲，提示左心房压力升高

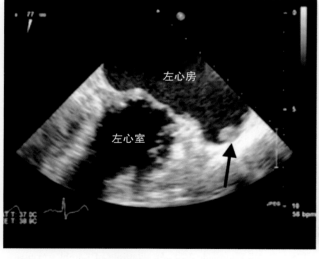
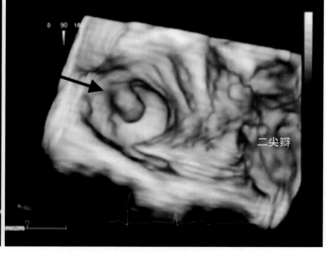

▲ 图 11-15　术中经食管超声食管中段双腔心切面，仔细的成角和旋转，以优化左心房图像，显示与血栓（左，箭）一致的高回声。自发显影也存在于心耳中。经食管超声检测左心房血栓在使用高频探头（典型 7MHz）时敏感度高，使用图像放大（或分辨率）模式。右图的左心房视角，经食管超声三维影像显示心耳和血栓（箭）

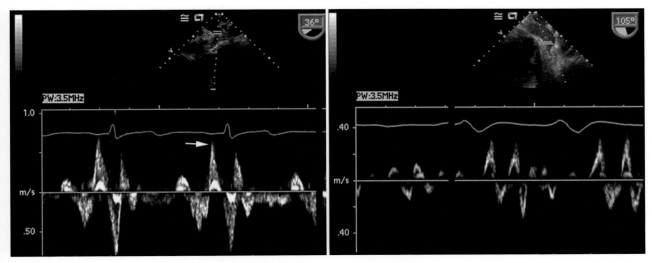

▲ 图 11-16　另一例有类似表现的患者，将脉冲多普勒采样线放置在离心耳口约 1cm 处检测心耳内的血流。在正常窦性心律（左）时，心房收缩后向探头方向至少 0.4cm/s 的流速是正常的（箭）。在心房颤动，就像这个患者，可以看到更低速、更频繁的血流信号（右）

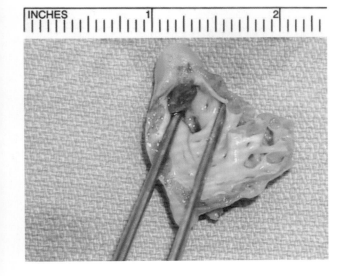

◀ 图 11-17　由于迷宫手术患者存在心耳血栓，对左心耳进行了手术切除。手术标本（来自另一个类似表现的患者）显示红色血栓和苍白正常的心耳小梁。在经食管超声图像上，必须将小梁与血栓区分开来

点评

　　房颤患者由于左心房纤颤形成血栓而面临全身栓塞事件的风险。大多数左心房血栓发生在心耳，这在经胸超声不能很好地显示。经胸超声心动图诊断左心房血栓的敏感性仅为 50% 左右。经食管超声提供左心房的高分辨率图像，加上经验丰富的操作人员，具有近 100% 的敏感性和特异性检测心房血栓。

　　左心耳的成像应至少在两个正交视图，通常在 0° 和 90°，使用高频探头和放大高分辨率成像模式。用双平面成像，辅以三维成像或二维成像，其成角和旋转与该图像平面有细微的变化，

是区分正常心耳小梁与血栓的有用方法，小梁与房壁一起运动并与心房壁相连，血栓通常突出且有独立运动。较少的情况下，血栓发生在心房的内部，因此需要多平面仔细检查整个心房，包括房间隔区域的检查也是必要的。

推荐阅读

[1] Prutkin J, Akoum N: The role of echocardiography in patients with atrial fibrillation and flutter. In Otto CM, editor: The practice of clinical echocardiography, ed 5, Philadelphia, 2016, Elsevier.

[2] Yamamoto M, Seo Y, Kawamatsu N, et al: Complex left atrial appendage morphology and left atrial appendage thrombus formation in patients with atrial fibrillation, Circ Cardiovasc Imaging 7(2):337–343, 2014.

CASE 11-7
左心室血栓

患者，男性，19 岁。该患者因渐进性活动后劳累和气短 9d 而被送到当地急诊科。超声心动图显示右心室和左心室收缩功能严重受损。他被转到我们所在的医院并被送往导管室，在正常冠状动脉造影后，放置主动脉球囊反搏治疗心源性休克。然后被送往手术室放置静脉 - 动脉体外膜氧合 (ECMO)。

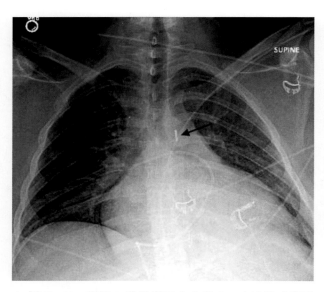

▲ 图 11-18　胸部 X 线片提示全心增大。主动脉球囊反搏在正确位置，箭示末端

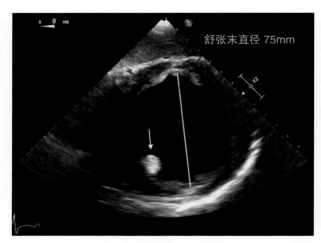

▲ 图 11-19　经胃底切面显示扩张的左心室，舒张末直径为 75mm。箭提示球形的、高回声的左心室肿物附在前壁。视频显示左心室全心运动功能减退伴严重的收缩功能整体下降，也有大的、低回声的移动肿物靠近亮的肿物。这些发现与左心室血栓相一致。正常结构比如乳头肌或者肌小梁，可能有类似的高回声和伴随心肌的运动，而且伴有左心室扩张和心功能不全的可能性不大

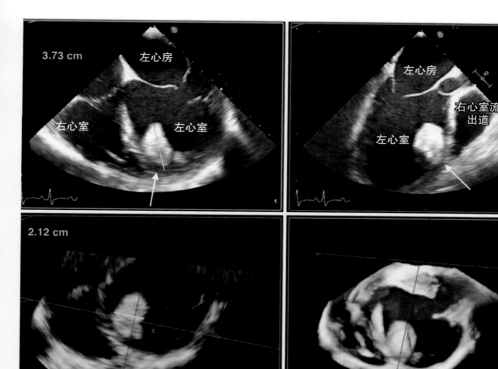

◀ 图 11-20 容积重建三维超声被用来进一步观察和测量肿物的尺寸。右下图的全三维体积在与蓝色平面相同的视图中显示肿块（左下图显示进行二维测量）。绿色线条示左上图平面的方向，红色线条示右上图平面的位置。根据临床病史，箭示最有可能的血栓，似乎附着在前壁和室间隔前部的交界处

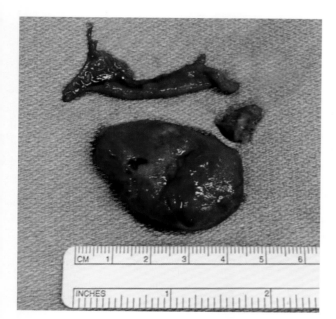

▲ 图 11-21 在心室切开术和放置左心室辅助装置，清除血栓性物质

点评

左心室血栓最常见于心肌梗死和心肌病的病史，有时与高凝体质有关。尽管使用了许多诊断方法，但 TTE 是最常用的方法，不论有无回声对比。

了解血栓的存在与否在栓塞事件的准备中尤其重要，对于要进行心脏外科或介入手术的患者也是特别重要的。经食管超声不如经胸超声敏感，因为许多血栓在左心室的顶端，可能不能很好地显示。在这个患者，肿块的大小便于检测。临床资料表明这是血栓性物质，在放置左心室辅助装置时证实了这一点。

推荐阅读

[1] Carpenter K, Adams D: Apical mural thrombus: Technical pitfalls. Heart 80:S6–S8, 1998.

[2] Delewi R, Zijlstra F, Jan Piek J: Left ventricular thrombus formation after acute myocardial infarction. Heart 98:1743–1749, 2012.

原发心脏肿物
Primary Cardiac Tumors

CASE 11-8
肺动脉瓣肿物

患者，女性，73 岁。患者因充血性心力衰竭伴进行性右心室扩张和三尖瓣反流的症状，被转去行冠状静脉窦间隔缺损修补和三尖瓣成形术。

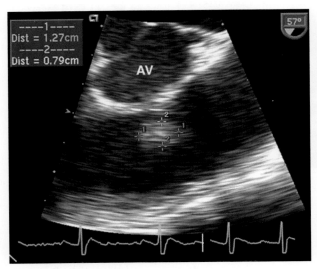

▲ 图 11-22　术中经食管超声偶然发现一直径 1.3cm×0.8cm 的肺瓣区内的可移动肿块
AV. 主动脉瓣

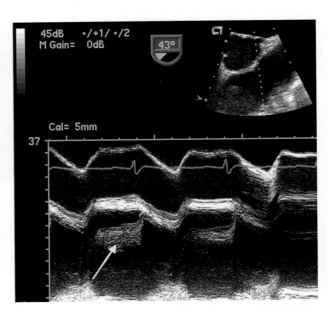

▲ 图 11-23　M 模式记录肿块（箭）显示与肺动脉瓣运动平行

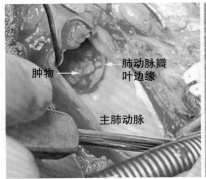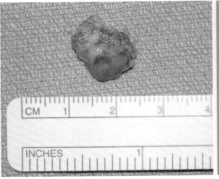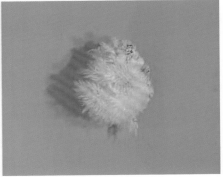

▲ 图 11-24　肺动脉瓣的外科检查显示瓣叶上有不连续的肿块，仔细切除后没有损伤瓣叶。切除肿块的组织学检查与乳头状纤维弹力瘤（中）一致。这些肿块在体内的叶状外观只能通过将切除的肿块悬浮在水中才能表现出来（右）

CASE 11-9
主动脉瓣弹性纤维瘤

患者，女性，60岁。患者因扩张型心肌病伴充血性心力衰竭症状而被推荐放置二尖瓣环，以治疗严重的二尖瓣反流。

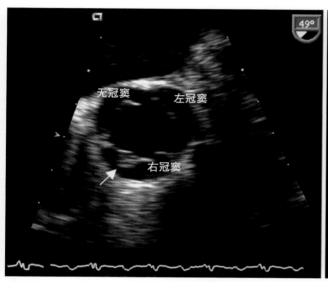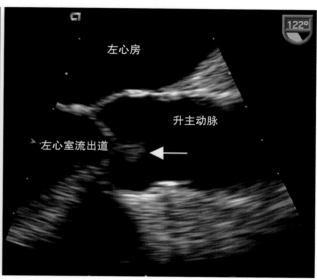

▲ 图 11-25　术中 TEE 在主动脉瓣短轴切面（左图）和长轴（右图）切面上偶然发现位于右冠状窦（箭）的小球状肿块

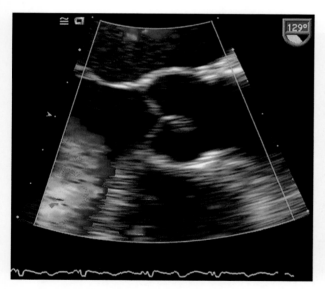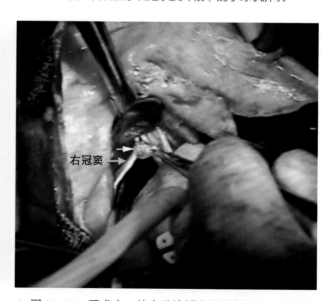

▲ 图 11-26　长轴切面彩色血流显示无主动脉反流

▲ 图 11-27　手术中，从主动脉瓣右冠窦部切除小疣状肿块（白箭）。术后 TEE 无瓣膜小叶损伤，无主动脉瓣反流。病理学显示与乳头状弹性纤维瘤一致

点评（CASE 11-8 和 CASE 11-9）

乳头状弹性纤维瘤是一种心脏良性肿瘤，通常发生在主动脉瓣或二尖瓣。与瓣膜增生不同，这些肿瘤往往位于瓣膜的下游（而不是上游），与

潜在瓣膜疾病的破坏无关。这些肿瘤的形态为叶状肿块，有时伴有血栓。显微镜下，有丰富的弹性和纤维组织，类似于瓣膜小叶的正常成分。乳头状纤维弹力瘤的患病率随年龄增长而增加，性别分布大致相同。最常见的瓣膜位置是主动脉瓣（44%）、二尖瓣（35%）、三尖瓣（13%）和肺动脉瓣（8%），在检测时大小从 2mm 到 70mm 不等。

这些肿瘤的最佳治疗方法是有争议的；许多是超声心动图偶然发现的，如在这个病例中。在另一些病例中，肿瘤似乎与脑血管事件、心肌梗死、猝死或周围栓塞事件有关。显然，在有栓塞事件或其他症状的患者中，切除是合适的。最近的数据表明，在没有接受这些小瓣膜肿瘤切除的患者中，复发性卒中更常见。对于较小的无症状肿块，虽然事件的风险因素包括肿块的大小和流动性，但在最佳管理方面存在分歧。随着超声心动图图像质量的提高，很可能会发现更多、更小的弹性纤维瘤。

推荐阅读

[1] Gowda RM, Khan IA, Nair CK, et al: Cardiac papillary fibroelastoma: a comprehensive analysis of 725 cases, Am Heart J 146:404–410, 2003.

[2] Tamin SS, Maleszewski JJ, Scott CG, et al: Prognostic and bioepidemiologic implications of papillary fibroelastomas, J Am Coll Cardiol 65:2420–2429, 2015.

CASE 11-10
心房黏液瘤

患者，女性，52 岁。患者有子宫内膜间质肉瘤，并接受了放射治疗，在子宫内膜肿瘤手术前进行了胸部 CT 扫描和 MRI 检查，作为评估的一部分。经 TEE 证实，其左心房肿块 4cm，未发现其他转移证据，因此被推荐去做心脏手术。

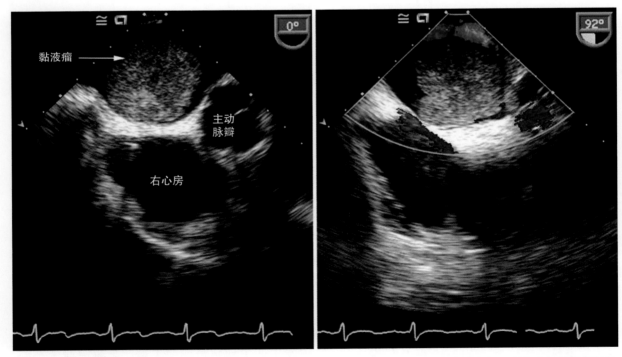

▲ 图 11-28　经食管 0°切面显示巨大的、稍不均匀的肿块，出现于心房间隔的卵圆窝（左）。彩色多普勒显示肿块周围血流，肿块无明显阻碍血流（右）

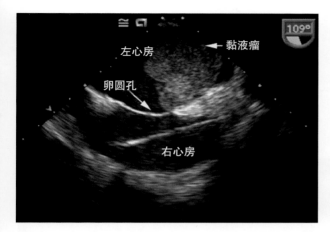

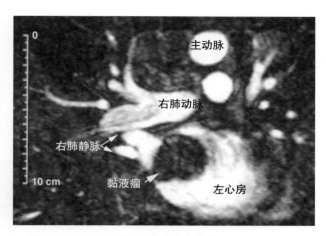

▲ 图 11-29　将图像平面旋转到 109°，可以更好地显示通过狭窄的底部附着到卵圆窝上部的肿块

▲ 图 11-30　MRI 显示左心房内有肿块

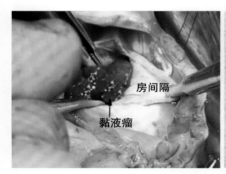
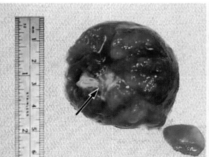
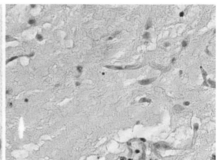

▲ 图 11-31　手术入路经右心房，经右心房卵圆窝切口，仔细触诊确定肿瘤底部。切除整个房间隔基底部，及肿块并修补房间隔。术后 TEE 无残余肿瘤或房间隔缺损。切除肿块是典型的心房黏液瘤，其表面相对光滑，呈胶状外观（中）。箭表示肿瘤与卵圆窝的附着部位。苏木精 - 伊红（H&E）染色镜检为典型的黏液瘤，细胞散在，胞间物质丰富（右）

点评

大多数原发性心脏肿瘤是良性的，其中黏液瘤约占 30%。75% 的心脏黏液瘤起源于左心房，不常见的部位包括右心房（约 10%）、左心室和右心室（各约 5%）。心房黏液瘤通常附着于房间隔的卵圆窝区域。心房黏液瘤可出现全身症状，如发热、不适和栓塞事件。然而，如果心内血流受阻，即使是病理上的良性肿瘤也可能是血流动力学上的恶性肿瘤。巨大的左心房肿瘤可阻碍左心室充盈，临床表现类似二尖瓣狭窄。随着非侵入性成像技术越来越多的应用，心脏肿瘤在疾病过程中更多的是在疾病的早期阶段被诊断出来的，就像在这种情况下，为了其他适应证而进行的研究。

推荐阅读

[1] Bruce CJ: Cardiac tumors. In Otto CM, editor: The practice of clinical echocardiography, ed 5, Philadelphia, 2016, Elsevier.

[2] Shah IK, Dearani JA, Daly RC, et al: Cardiac myxomas: a 50–year experience with resection and analysis of risk factors for recurrence, Ann Thorac Surg 100:495–500, 2015.

CASE 11-11
黏液瘤致左心室充盈障碍

患者，女性，56岁。患者表现为心悸、气促、乏力和头晕。经胸造影显示一个巨大的左心房带蒂肿瘤，伴有间歇性二尖瓣阻塞。由于症状和影像学表现提示黏液瘤，她被转到外科手术治疗。

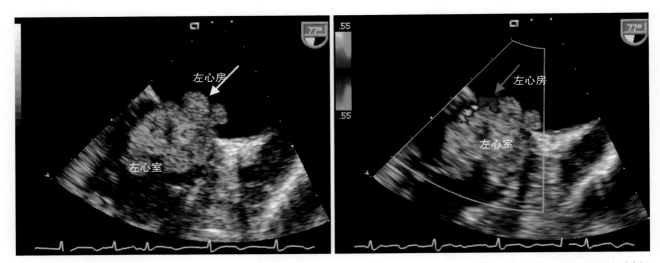

▲ 图 11-32 二维图像在食管中段双腔切面（左）显示肿瘤（白箭）进入二尖瓣口。彩色多普勒（右），显示少量舒张期血流（红箭）。在视频中可以看到肿瘤在舒张期进入二尖瓣口

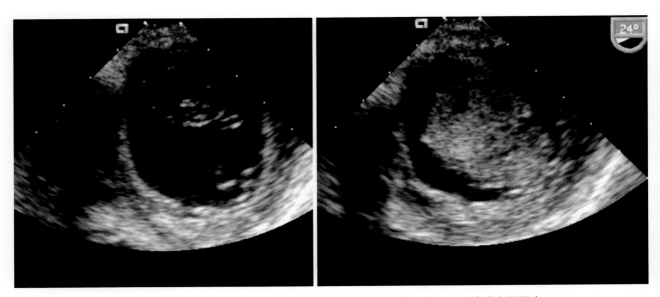

▲ 图 11-33 在经胃短轴切面上，二尖瓣在收缩期（左）正常，在舒张期（右）由于肿瘤脱出而阻塞

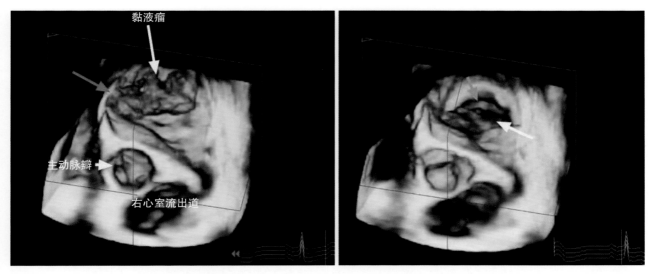

▲ 图 11-34　在具有类似表现的患者中，TEE 是在手术时获得的。左图，左心房在收缩期顶部被削去，可见肿块附着于心房间隔（红箭）。主动脉瓣打开。在右心室舒张期，肿块通过二尖瓣口脱垂，但在肿块与 LA 后壁之间有空隙（绿箭）

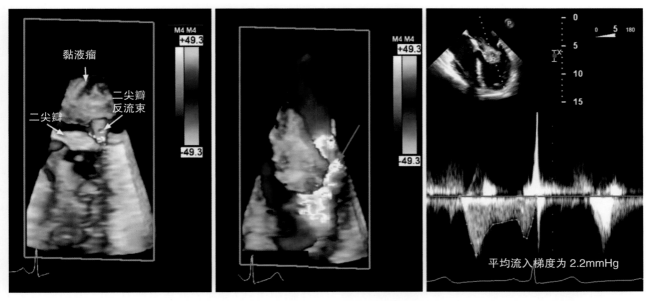

▲ 图 11-35　与图 11-34 相同，左图的 3D 彩色多普勒显示收缩期二尖瓣反流束的小射流；中图的 3D 彩色多普勒显示二尖瓣血流绕脱垂性黏液瘤转（红箭）。右图，平均流入梯度为 2.2mmHg

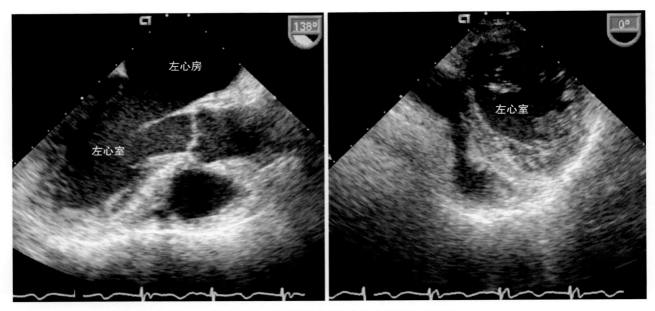

▲ 图 11-36　术后食管中段长轴切面（左）和经胃短轴切面（右）均未发现肿瘤残留

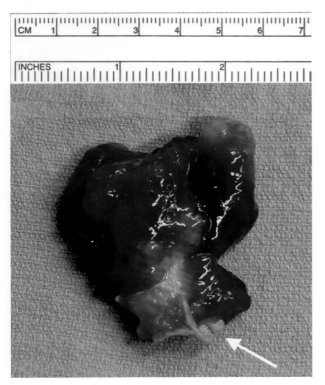

▲ 图 11-37　切除标本。箭示肿瘤附着于心房间隔

点评

　　尽管这是一个病理上良性的心房黏液瘤，从生理学的角度来看，肿块是恶性的，因为它阻碍了左心室的流入。肿瘤大小的进一步增加将导致类似于二尖瓣狭窄的血流动力学损害，左心房压力和肺动脉压力升高，导致呼吸短促、运动耐量下降和肺水肿的症状。因此，对于超声心动图来说，除了确定解剖结构外，评估心脏内肿块的生理后果是很重要的。

　　肿瘤可通过以下几种机制引起心血管损害：①阻碍流动（如在本例患者情况下）；②心腔受压；③心包积液与心脏压塞生理的关系；④心肌浸润；⑤肿瘤栓塞。

CASE 11-12
肺动脉平滑肌肉瘤

患者，女性，44 岁。患者平素健康，有进行性呼吸短促的病史，在医院被诊断为急性肺栓塞，并接受了全身抗凝治疗。2 个月后，尽管行抗凝治疗，但由于患者呼吸困难加重被转移到我们所在机构，考虑行肺栓塞和动脉内膜切除术。

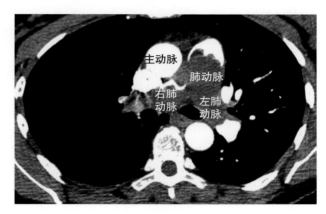

▲ 图 11-38　CT 显示肺动脉主干及分叉充盈肿块

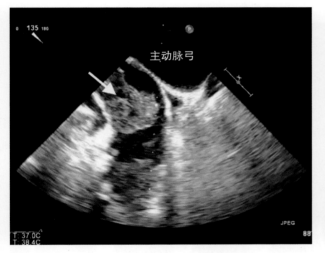

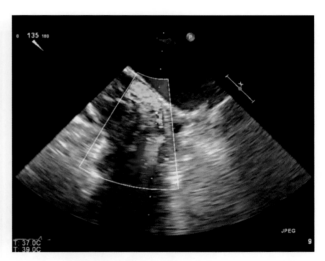

▲ 图 11-39　从食管上段主动脉弓短轴切面可见主肺动脉（左）肿块。右图在收缩期可见狭窄的彩色血流射流混叠，并实时显示"肿瘤"在舒张期减轻了肺动脉反流

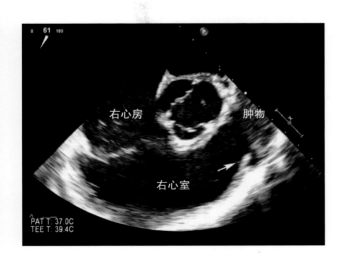

◀ 图 11-40　从食管中段右心室流出道切面，可见严重异常和无功能的肺动脉瓣小叶（箭）。由于图像处于收缩状态，所以从这个切面几乎看不到肿块。先发生瓣膜结构的破坏说明更有可能是恶性病变，而不是栓塞

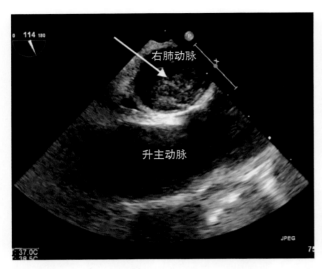

▲ 图 11-41 从食管中长轴切面，探头缓慢撤回，直到看到右肺动脉。肿块填充右肺动脉管腔（箭）

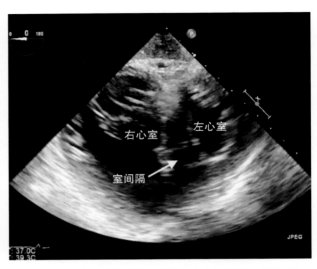

▲ 图 11-42 经胃短轴切面显示右心室增大和 D 形间隔，与右心室压力超负荷一致

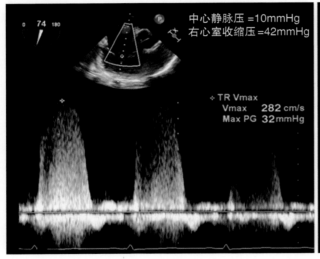

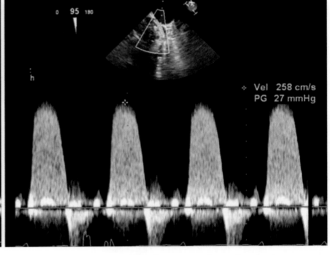

▲ 图 11-43 三尖瓣反流射流（左）的连续波多普勒与右心房与右心室间的压力梯度（32mmHg）一致。加上 10mmHg 的中心静脉压，估计 RV 收缩压为 42mmHg。肺动脉瓣收缩期顺行速度（右）为 2.6m/s，根据修正的 Bernoulli 方程，右心室与肺动脉之间的压力梯度为 27mmHg，肺动脉收缩压约为 15mmHg

点评

原发性心脏恶性肿瘤少见，约占原发性心脏肿瘤的 15%。大多数原发性心脏恶性肿瘤是肉瘤，罕见的是原发性心脏淋巴瘤或心包间皮瘤。肉瘤可以发生在心脏的任何部位，最常见的是左心受累，通常发生在患者 30—50 岁阶段。肉瘤的不同组织亚型没有明显的超声心动图特征，但由于其临床特征也无特异性，因此常首先使用超声心动图鉴别诊断。

推荐阅读

[1] Simpson L, Kumar SK, Okuno SH, et al: Malignant primary cardiac tumors: review of a single institution experience, Cancer 112(11):2440–2446, 2008.

CASE 11-13
血管肉瘤

　　患者，男性，33 岁。患者表现为咯血和呼吸困难，胸部 CT 检查发现有心包积液和弥漫性肺结节。超声心动图显示 RA 肿物，明显累及 RA

游离壁。患者被推荐去做组织诊断和肿物切除的手术治疗。

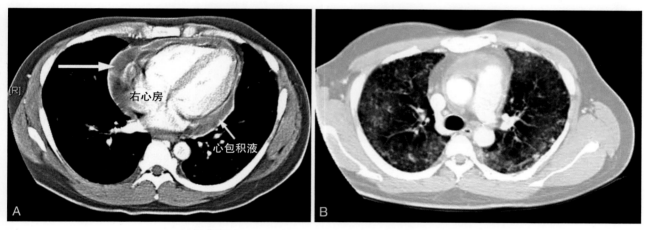

▲ 图 11-44　图 A 中 CT 显示肿物邻近右心房（箭）和心包积液。图 B 显示肺呈弥漫性、广泛分布的粟粒状结节状毛玻璃影，最符合血源性转移灶

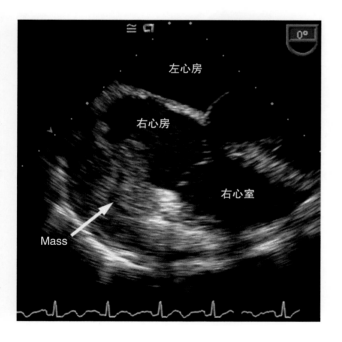

◀图 11-45　食管中四腔 TEE 表现为右心房壁大量浸润，腔内扩张。三尖瓣似乎不受影响

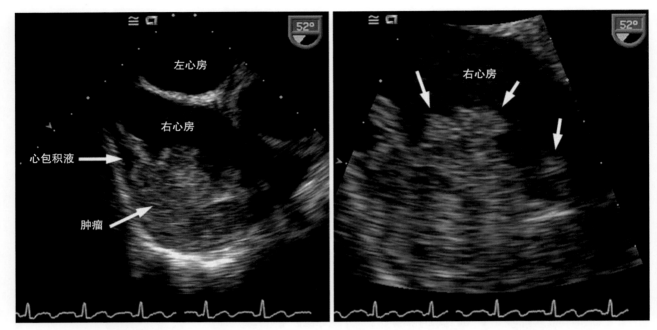

▲ 图 11-46　将探头旋转到 52° 再次显示肿瘤，显示可实时可移动的腔内肿块（箭）。肿块密集附着于右心房壁，周围有心包积液

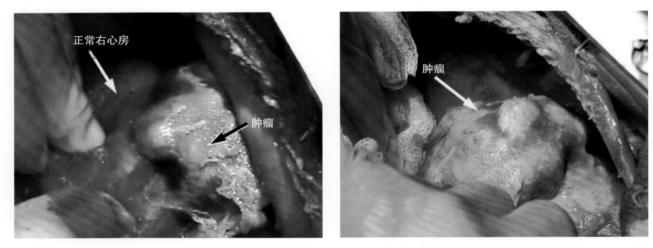

▲ 图 11-47　胸骨切开术后，心脏内侧拉开显示密集的贴壁肿瘤。进一步的心脏拉开显示肿瘤的全部范围

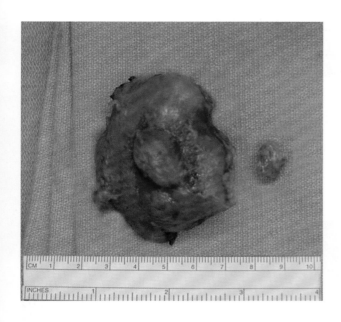

◀ 图 11-48　肿瘤的两个组成部分——肿瘤本身在左侧，较小的肿物在右侧，这是 TEE 上右心房内可移动成分之一

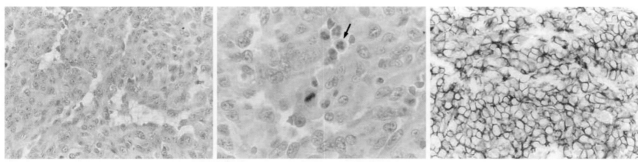

▲ 图 11-49　用苏木精 - 伊红（H&E）镜检肿瘤，可见上皮样细胞呈椭圆形至长圆形，胞核增大、深染，核仁突出。细胞排列成片状，形成吻合的、狭缝状的血管间隙（左）。中图的高强度组织学视图显示有丝分裂图（箭）。每 10 个高倍视野有丝分裂数高达 41 个。约 50% 的肿瘤坏死。采用特异性免疫组化标记血管内皮细胞（CD31），显示明显的血管组织，与血管肉瘤一致（右）

点评

　　右心房肿物的鉴别诊断包括局部血栓或周围静脉血栓、不典型感染性植物赘或肿瘤。肿瘤可能是非心脏原发肿瘤（最常见的是肺、乳腺或淋巴瘤）的直接延伸，也可能是起源于心脏肿瘤。大多数原发性心脏肿瘤是良性的，18% 的心脏黏液瘤位于右心房。心脏恶性肿瘤仅占所有原发性心脏肿瘤的 1/4，其中血管肉瘤占 9%，横纹肌肉瘤占 5%，间皮瘤占 4%，纤维肉瘤占 3%。

　　在心脏肿瘤的患者中，超声心动图检查的重点是肿瘤的位置和范围，生理后果（如瓣膜阻塞或反流），以及任何相关的发现，如心包积液。此肿物的出现提示为原发性心脏恶性肿瘤。肿物侵犯右心房游离壁，右心房内外观不规则，伴有心包积液，但未引起血流动力学损害，临床表现与肺栓塞有关。

推荐阅读

[1] Habertheuer A, Laufer G, Wiedemann D, et al: Primary cardiac tumors on the verge of oblivion: a European experience over 15 years, J Cardiothorac Surg 10:56, 2015.

[2] Hoffmeier A, Sindermann JR, Scheld HH, et al: Cardiac tumors diagnosis and surgical treatment, Dtsch Arztebl Int 111(12): 205–211, 2014.

继发性肿瘤
Secondary Tumors

CASE 11-14
向右心房延伸的肾癌

患者，男性，55 岁。该患者患有肾癌并延伸至右心房，在泌尿科、肝脏和心脏外科医生的配合下，进行了整块切除右肾和右肾包块的手术。

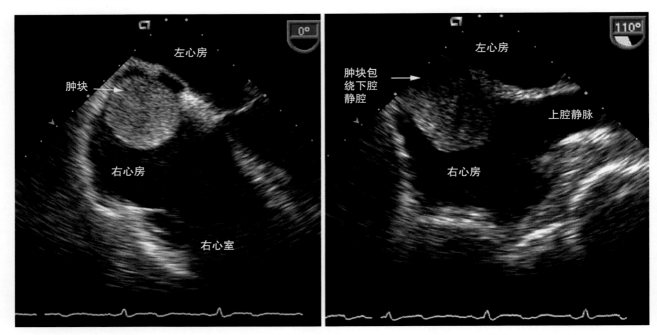

▲ 图 11-50　TEE 四腔心切面图像显示右心房内有较大的球形肿块，与心房间隔相邻，但未附着于心房间隔（左）。当影像平面旋转到右心房和上腔静脉的双腔切面时，可以看到肿块从下腔静脉延伸至右心房（右）

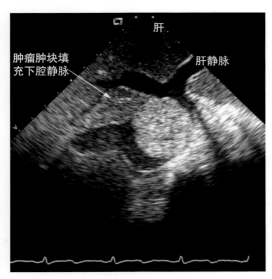

◀ 图 11-51　将无菌包探头直接放置在肝脏上，可提供肿瘤肿块填充下腔静脉的图像，显示肝静脉也呈扩张状态

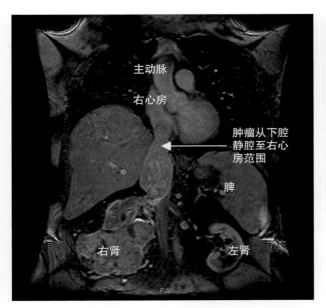

▲ 图 11-52　矢状面 MRI 显示肿瘤从右肾到下腔静脉和右心房的范围

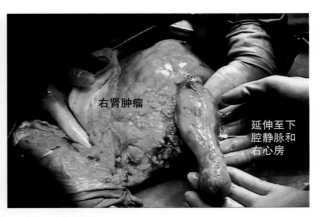

▲ 图 11-53　肿瘤延伸至下腔静脉和右心房肾脏被整块切除

CASE 11-15
肾癌合并肺动脉栓塞

　　患者，男性，54 岁。患者有右肾肿瘤伴广泛的腔静脉血栓形成，表现为肺栓塞。在肾肿瘤整块切除手术的基础上，观察到右心房内有一个可移动的肿瘤，由下腔静脉延伸至右心房，舒张期脱垂至右心室。手术过程中，肿瘤向心脏的延伸消失。

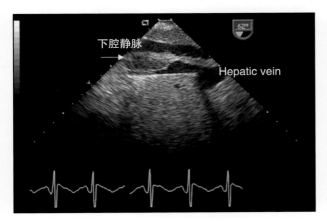

▲ 图 11-54　下腔静脉的经胃成像显示肿块（箭）沿血管长度延伸

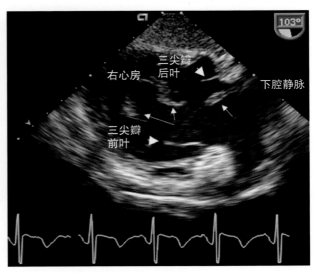

▲ 图 11-55　经胃右心室流入切面显示，肿块（箭）从下腔静脉延伸至右心房，并穿过三尖瓣进入右心室

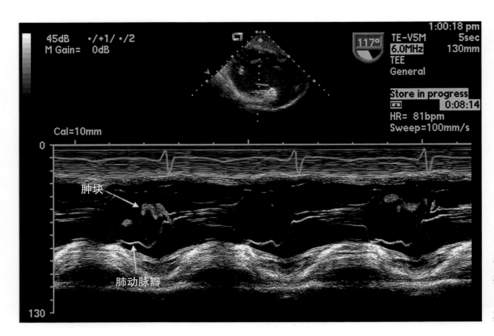

◀ 图 11-56 此位置的 M 型确认了肿块独立于三尖瓣运动（即具有不同的运动模式），其运动与心搏节奏不同

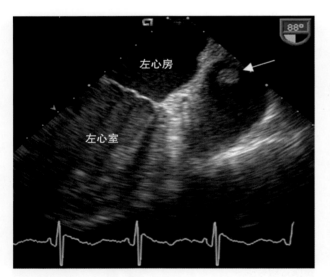

▲ 图 11-57 TEE 双腔切面显示，肿块（箭）也存在于肺动脉内

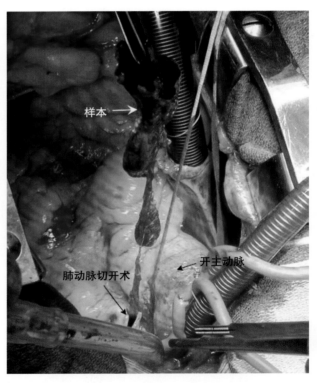

▲ 图 11-58 手术中整块切除单个不规则的线状肿块，从下腔静脉延伸至右心，进入肺动脉

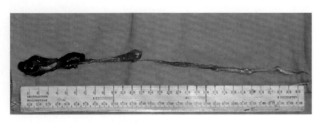

▲ 图 11-59 切除的肿块长度超过 24cm，组织学与肾癌相一致

点评（CASE 11–14 和 CASE11–15）

　　肾癌可通过下腔静脉直接向右心房扩散，肿瘤延伸到右心房显示了一个典型的外观，如以上两个病例。TEE 可精确勾画肿瘤向右心房延伸的大小和位置，并可证实肿瘤不附着于心房壁或累及三尖瓣。由于肿瘤具有完整的解剖学定义，手术切除通常是在肾脏和心脏外科医生的配合下进行的。术中 TEE 对于指导手术入路和检查手术后无肿瘤和评估右心功能是必要的。

推荐阅读

[1] Colwell EM, Gandhi SD, Iqbal Z, et al: Use of multimodal imaging in the management of tumor embolism from the inferior vena cava through the right heart in a patient with renal cell carcinoma, J Cardiothorac Vasc Anesth 28(5): 1421–1424, 2014.

[2] George J, Grebenik K, Patel N: The importance of intraoperative transoesophageal monitoring when operating on renal cancers that involve the right atrium, Ann R Coll Surg Engl 96(6): e18–e19, 2014.

CASE 11-16
右心室黑色素瘤

　　患者，女性，49 岁。患者 6 年前曾因眼睑黑色素瘤接受过手术。最近一次手术是因为呼吸急促和疲劳加剧。CT 扫描显示右心室内有肿块。手术时，将肿块从附着于室间隔和前游离壁的部位切除。

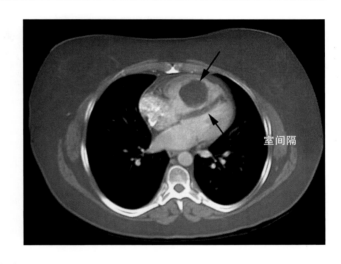

▶ 图 11-60　CT 显示右心室肿大（箭）。室间隔的形状向左心室呈平坦或弯曲，而不是向右心室方向的正常弯曲

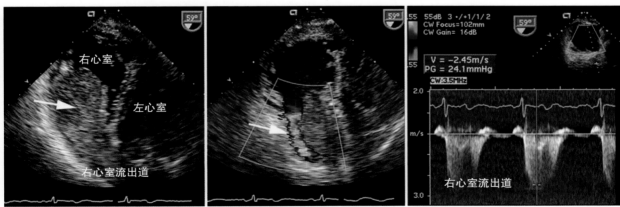

▲ 图 11-61　在经胃 2D 切面（左）上，探头旋转至患者的右侧，扫描角度旋转至右心室流出道图像。彩色多普勒（中）显示右心室流入流出道非常狭窄，继发于肿瘤阻塞。连续波多普勒（右）显示右心室流出道压力梯度为 24mmHg

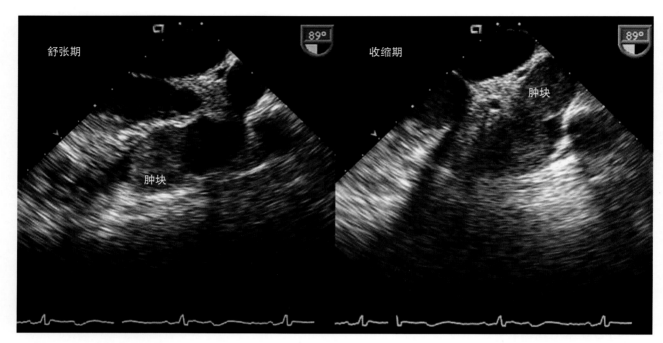

▲ 图 11-62   食管中段可见右心室流出道和主肺动脉。舒张期（左）肿瘤脱入流出道，收缩期（右）肿瘤进入肺动脉主干

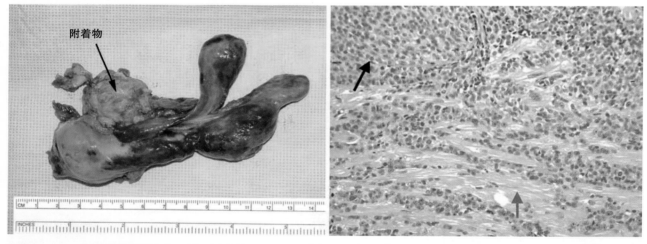

▲ 图 11-63   切除的肿瘤（左），箭示其附着于 RV 游离壁和室间隔的位置。多个分叶的外观与 TEE 成像结果是一致的。显微镜检查（右）显示肿瘤细胞（黑箭）与肌肉（红箭）穿插

点评

侵犯心脏的非心脏肿瘤（称为继发性肿瘤）的发病率是原发性心脏肿瘤的 30 倍。在尸检中一系列死于恶性疾病的患者中，有高达 20% 的患者有心脏受累。非心脏肿瘤可通过邻近肿瘤肿块（如肺癌或乳腺癌）的直接延伸、血管内延伸（如肾细胞）或血源性（如黑色素瘤）或淋巴扩散（如淋巴瘤）而影响心脏。虽然黑色素瘤不像肺癌或乳腺癌那么常见，但在约 50% 的尸检病例中发现心脏转移。转移性黑色素瘤可累及任何心腔或心包。

推荐阅读

[1] Allen BC, Mohammed TL, Tan CD, et al: Metastatic melanoma to the heart, Curr Probl Diagn Radiol 41(5):159–164, 2012.

[2] Fontana A, Corsi D, Viganò E, et al: Added value of real time three-dimensional echocardiography in the diagnosis of an apical right ventricular metastasis from malignant melanoma, Echocardiography 30(1):E16–E20, 2013.

胸腔积液
Pleural Effusions

CASE 11-17
左右胸腔积液

围术期常见胸腔积液。如果临床意义重大，TEE 可以指导外科医生引流积液；TEE 与降主动脉的关系是关键；如果积液位于主动脉后方，则为胸膜；而如果渗出在主动脉和左心房之间，则为心包。

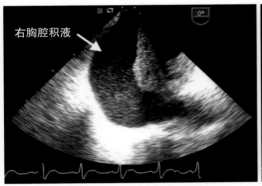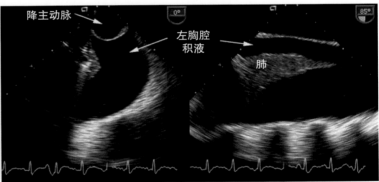

▲ 图 11-64　查看右侧胸腔积液最好的方法是将探头旋转到患者右侧，同时将探头从食管中部向前推进。查看左侧积液最好的方法是将探头向后旋转，直到看到降主动脉，然后推进探头。

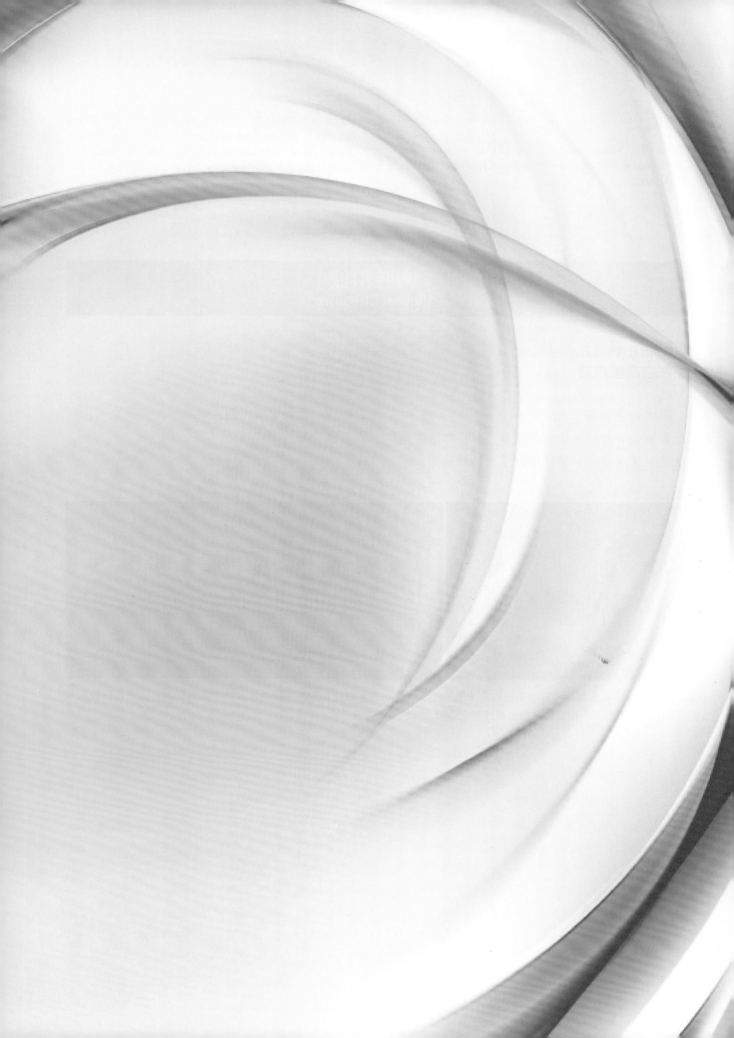

第 12 章　机械循环支持
Mechanical Circulatory Support

心脏手术期间除了常规的体外循环外，现在还有几种提供长期机械循环支持的选择，从简单的主动脉内球囊反搏到完全人工心脏。由于设备的外部组件和持续监控的需要，其中一些设备在住院环境中使用，包括主动脉内球囊反搏、经皮辅助设备和体外膜肺氧合的使用。还有一些是为长期用于门诊环境而设计的，包括植入心室辅助装置和完全人工心脏。

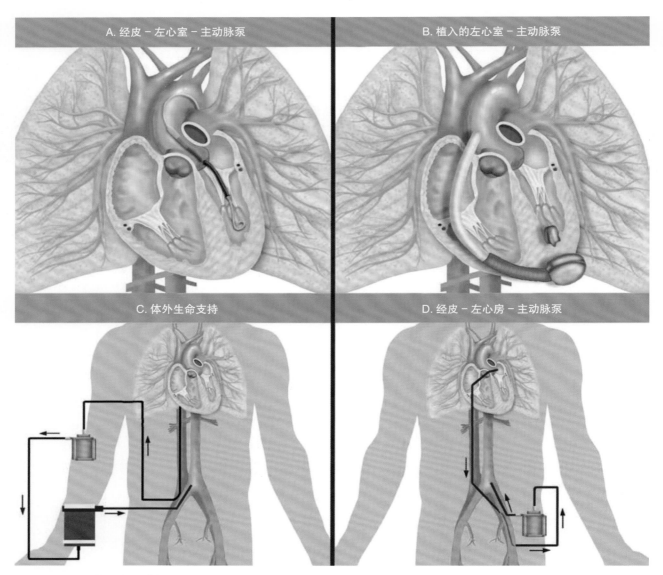

▲ 图 12-1　虽然所有形式的机械循环支持都让血液回流到动脉系统，但它们抽取血液的部位不同。这些差异是造成其血流动力学效应不同的根本原因。经皮轴向流动装置（A）（Impella®）和持久的心室装置（B）（手术植入的左心室 - 主动脉泵）均从左心室抽取血液，具有相似的生理功能。体外膜肺氧合从右心房或静脉系统抽取血液，并利用血液 - 气体交换装置（C）。经皮穿刺装置还可以实现左心房的血液来源（不需要血液 - 气体交换装置）（D）（Tandem Heart®）（引自 Burkhoff D, Sayer G, Doshi D, Uriel N: Hemodynamics of mechanical circulatory support, J Am Coll Cardiol 66:2663–2674, 2015.）

CASE 12-1
主动脉内球囊反搏

主动脉内球囊反搏（IABP）可在血流动力学受损或严重的冠心病的患者手术前放置，也可在手术结束时放置，以帮助严重左心室收缩功能受损患者从心肺搭桥术中撤机。导管通过股动脉插入，并放置在胸降主动脉，导管尖端恰好位于左锁骨下动脉的远端。

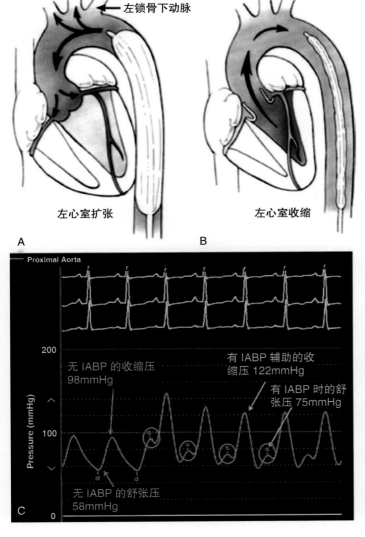

左锁骨下动脉

左心室扩张

左心室收缩

A   B

Proximal Aorta

无 IABP 的收缩压 98mmHg

有 IABP 辅助的收缩压 122mmHg

有 IABP 时的舒张压 75mmHg

无 IABP 的舒张压 58mmHg

C

图 12-2　主动脉内球囊反搏位于左锁骨下起始部远端，舒张期膨胀（A），主动脉根部和冠状动脉灌注增加，收缩期缩小（B），左心室后负荷降低。（C）主动脉内球囊反搏激活时近端主动脉压力的血流动力学描绘图显示收缩压降低，舒张压升高。主动脉收缩压降低是左心室压力机械性负荷降低的一个指标（图 A 和图 B 经许可转载，引自 Jones HA, et al: J Invasive Cardiol 24(10):544-550,2012. 经许可重绘，引自 Kapur NK, Esposite M: Hemodynamic support with percutaneous devices in patients with heart failure, Heart Fail Clin 11:215–230, 2015.）

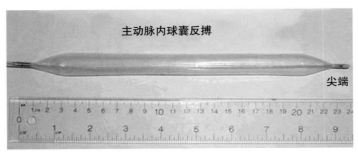

主动脉内球囊反搏

尖端

图 12-3　主动脉内球囊反搏的照片，显示放置在降主动脉的球囊尖端和长度。主动脉内球囊反搏尖端有一个不透射线的标记来帮助定位。导管的近端不在左边的图像上

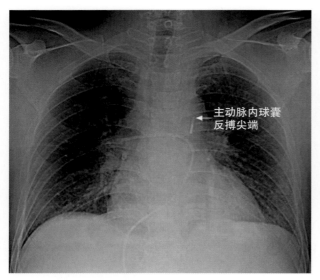

▲ 图 12-4　胸部 X 线片显示主动脉弓远端的主动脉内球囊反搏尖端。右心导管也显示在上图中

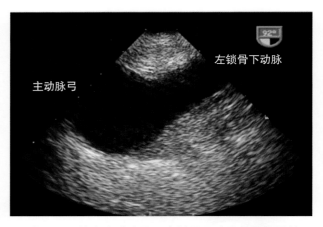

▲ 图 12-5　这张主动脉弓和左锁骨下动脉的图像是从一个很高的 TEE 位置获得的，探头转向患者的左侧，图像平面旋转到 90° 左右。这一图像有助于确认主动脉内球囊反搏的正确位置，可以看见放置过长时的 IABP 尖端位置

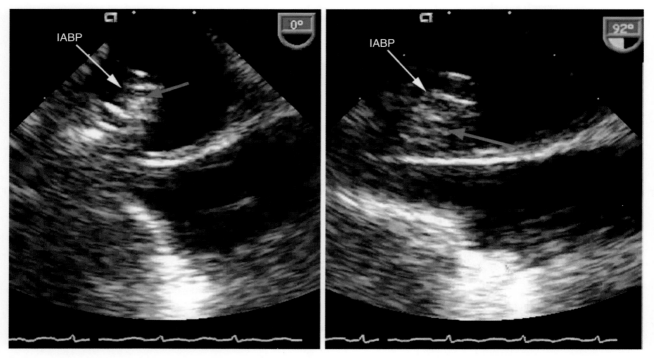

▲ 图 12-6　胸降主动脉在主动脉内球囊反搏（IABP）的短轴切面（左）和长轴切面（右）有典型的表现。设备可以实时看到与心搏同步跳动。有来自充气气球（红箭）的多个混响

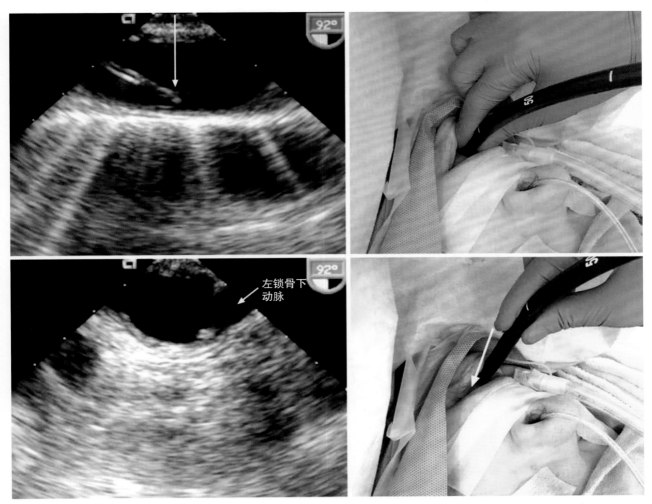

左锁骨下动脉

▲ 图 12-7　确定主动脉内球囊反搏位置的技术。最好是在长轴切面上看到悬浮的球囊和胸降主动脉后，回退探头，直到球囊尖端位于扇形图像的中部，并将手指放在探头与患者牙齿接触的地方（上排）。探头慢慢后退，手指固定探头，直到看到左锁骨下动脉，此时操作者停止并测量手指到牙齿的距离（下排）（感谢 Heather Reed MD 的帮助）

点评

安置主动脉内球囊反搏的目的是改善收缩期的前向心输出量和舒张期的冠状动脉流量。球囊在舒张期充气，在收缩期放气，根据动脉压力波形和（或）心电图进行计时。舒张期球囊扩张通过增加冠状动脉灌注压改善冠状动脉血流（主要发生在舒张期）。收缩期球囊放气有效地减少左心室后负荷，导致前向心输出量增加。

主动脉内球囊反搏在主动脉瓣明显反流的患者中是禁忌证，因为舒张期球囊膨胀会增加通过主动脉瓣的反流量。

推荐阅读

[1] De Silva K, Lumley M, Kailey B, et al: Coronary and microvascular physiology during intraaortic balloon counte-rpulsation, JACC Cardiovasc Interv 7:631–640, 2014.

CASE 12-2
体外离心泵装置

该患者被送往心导管室放置 TandemHeart® 经皮心脏辅助装置 (Cardiac-Assist®, Pittsburgh, PA)，用于急性心肌梗死和急性心力衰竭经皮冠状动脉介入治疗后的循环支持。

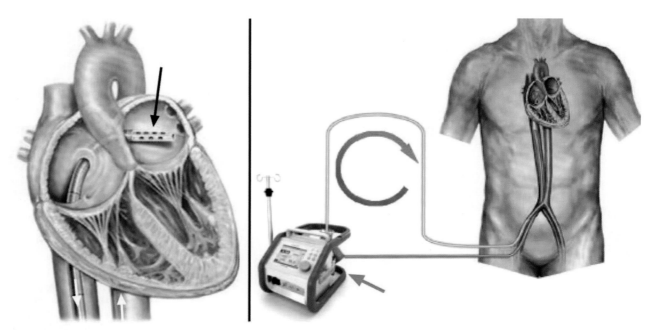

▲ 图 12-8　设备示意图。氧合血液通过多孔经间隔插管（黑箭）从左心房引出，并使用离心泵（红箭）输送到股动脉的插管中（经许可转载，引自 Myat A, Patel N, Tehrani S, et al: Percutaneous circulatory assist device for high-risk coronary intervention, J Am Coll Cardiol Interv 8:229–244, 2015.）

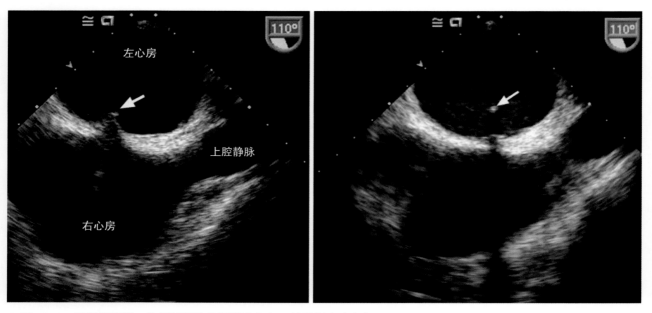

▲ 图 12-9　经间隔穿刺。先用针顶住房间隔（左），然后刺穿（右）

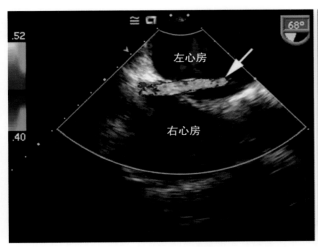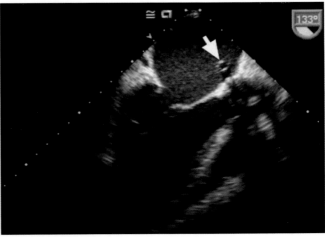

▲ 图 12-10　左图呈左心房内可见彩色血流导管穿过房间隔进入左心房。右图上可以看到插管穿透的情况

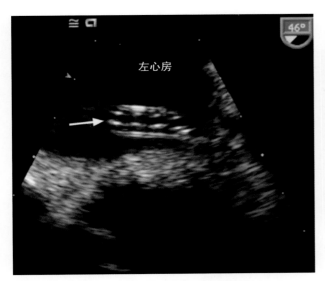

▲ 图 12-11　左心房流入管末端特写。可见多个开口。流入管远端的位置很重要，如果太靠近心房间隔，可能会缩退至右心房，导致右心房血液流入装置并产生明显分流

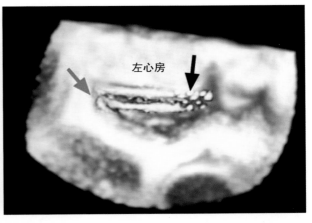

▲ 图 12-12　左心房三维 TEE 显示插管穿过房间隔（红箭）。多孔的尖端由黑箭指示

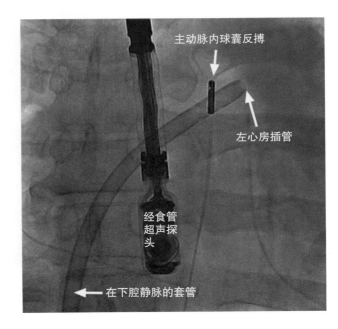

▶ 图 12-13　在 X 线片上可见左心房插管穿过房间隔的位置为 TandemHeart® 提供引流。这位患者也有主动脉内球囊反搏并且在左心房后面的降主动脉有不透射线。可实时观察主动脉内球囊反搏正常的舒张 - 收缩

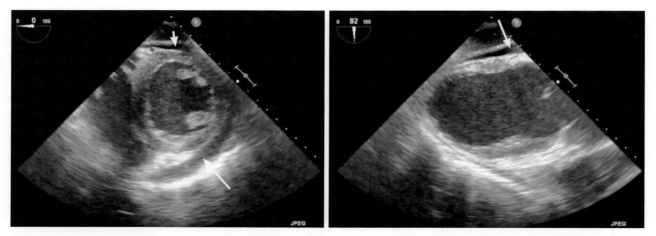

▲ 图 12-14　在不同的病例中，这位 50 岁已合并心力衰竭的男性患者被带到导管室随即发生心肌梗死。在所有主要的心室节段都可以实时地看到明显的运动减退。经胃的短轴和长轴可见左心室。箭示心包积液。在实时情况下，心室是严重运动不足

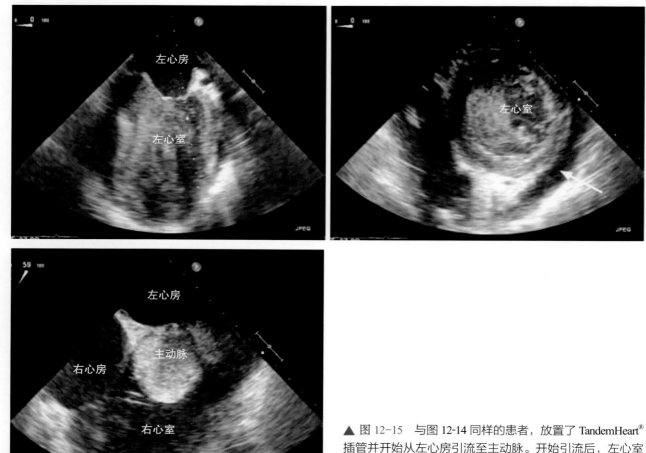

▲ 图 12-15　与图 12-14 同样的患者，放置了 TandemHeart® 插管并开始从左心房引流至主动脉。开始引流后，左心室和主动脉根部有明显的超声对比显影，但不会消除。这种现象源于极低的左心室原本的每搏量。箭示心包积液

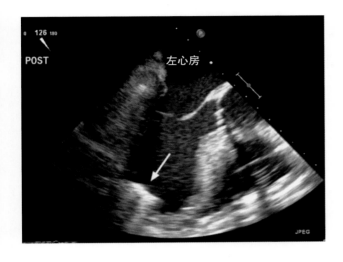

◀ 图 12-16　与图 12-14 相同的患者中，由于担心左侧血栓形成的风险，即使是抗凝治疗，患者也被带到手术室，放置了植入的左心室辅助装置，并摘除了经皮装置。箭示流入设备的插管

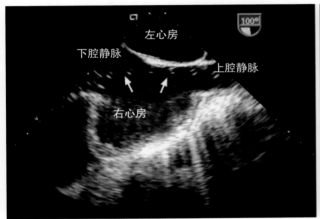 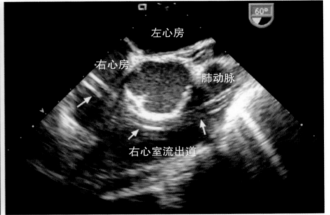

▲ 图 12-17　TandemHeart® 支持的另一个例子是这位 57 岁的男子，他患有右心室梗死，导致心源性休克。他被紧急带到导管室，在右侧放置了一个 TandemHeart® 设备。流入设备的导管是一种类似于股静脉导管的多孔性导管，通过右颈内静脉（左）置入。经股静脉置管，经右心房、三尖瓣、肺动脉瓣穿过衰竭的右心室进入主肺动脉（中部，箭）

点评

通过外部离心泵设备或经皮轴向流动的心脏机械辅助设备主要用于住院中的心功能有可能迅速恢复的急性心力衰竭患者，如高危经皮冠状动脉介入治疗。这种方法也可用于紧急时的辅助手段，随后放置用于长期支持的装置或作为心脏移植的桥梁。

推荐阅读

[1] Kowalczyk AK, Mizuguchi KA, Couper GS, et al: Use of intraoperative transesophageal echocardiography to evaluate positioning of TandemHeart® percutaneous right ventricular assist, Anesth Analg 118:72–75, 2014.

[2] Kirkpatrick J: Cardiac assist devices: normal findings, device failure and weaning parameters. In Otto CM, editor: The Practice of Clinical Echocardiography, ed 5, Philadelphia, 2016, Elsevier.

CASE 12-3
经皮轴向血流辅助装置

较新的经皮或中心放置轴向血流辅助装置（Impella，阿比奥梅德公司，丹弗斯 MA）可用于临时心室支持。放置位置是逆行通过主动脉瓣。这些设备为衰竭的心脏提供临时支持，作为恢复、移植决策或更耐用设备的桥梁。在一些手术过程中，如高风险的经皮冠状动脉介入治疗 (PCI) 或室性心动过速消融术中也会放置它们。

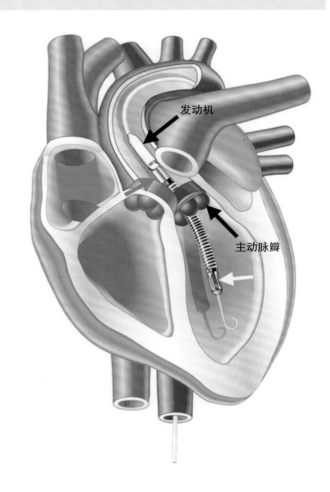

▶ 图 12-18　示意图显示装置正在逆行通过主动脉瓣。进血口为左心室（白箭），输出口在升主动脉（红箭）

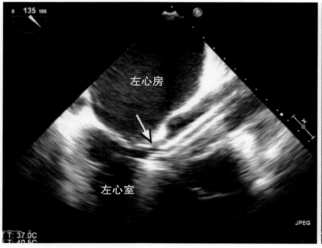
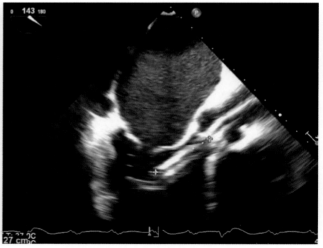

▲ 图 12-19　左图，装置的心室侧（箭）穿过主动脉瓣。右图，装置被推进到它的最终位置。为确保出口位于主动脉瓣正上方，进口应在主动脉环的左心室侧 3 ～ 4cm。在超声心动图上，进血口在导管是不连续的平行线，导管顶端和末端的超声显影在左心室腔中可见得更多

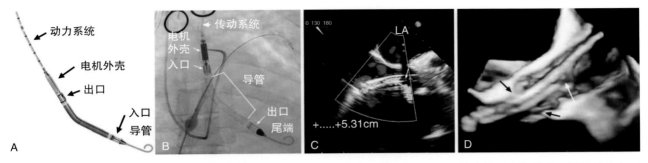

▲ 图 12-20 该设备的模型（A）和心导管（B）的图像说明了该设备的组件：传动系统连接到电机外壳、导管的出入口以及导管本身。2D TEE（C）显示装置中的血流量；可以确定导管相对于主动脉瓣的位置以及进入左心室的深度。出口（白箭）必须高于主动脉瓣。3D TEE（D）可以更近距离地观察出口（白箭）及其与主动脉环（黑箭）的关系

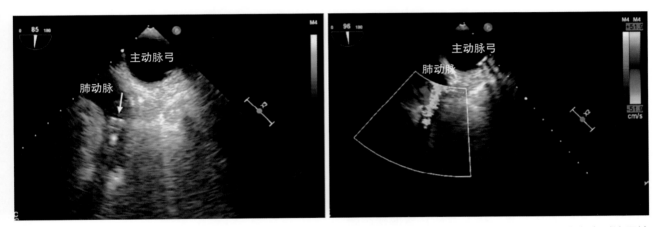

▲ 图 12-21 对原有的 Impella® 进行改进后，可在心脏右侧使用长达 14d，提供 4L/min 的流量。血液从右心房引流再输送至主肺动脉。这些发现在不同的急性右心衰竭患者中得到了证实。左图高位的食管 TEE 显示导管位于肺动脉（箭），右图彩色多普勒显示血液流向至肺动脉

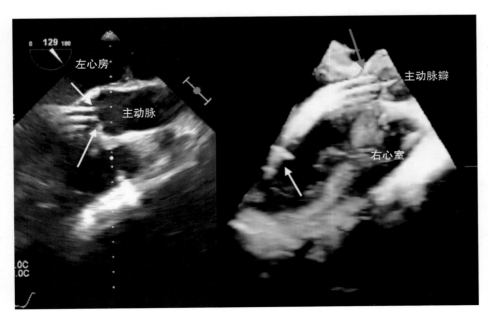

◀ 图 12-22 在这例患者中，一位 42 岁的男性，在急性心肌梗死后需要 Impella® 支持。第三天，该设备停止正常工作，因此他被带到导管室进行评估。左图为食管中段长轴视图，显示主动脉瓣（白箭）和完全位于心室内的 Impella®。右侧图像是同一深度的 3D TEE 视图，显示主动脉瓣及其下方的 Impella® 末端（红箭），以及装置在左心室腔深处的入口部分。将此与图 12-18、图 12-19 和图 12-20 中设备的正常外观进行比较

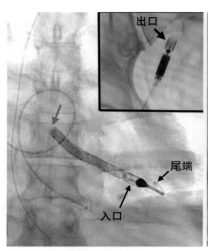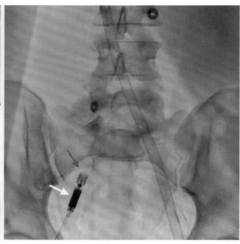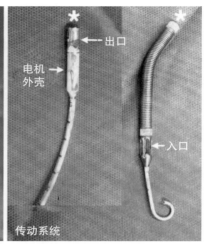

▲ 图 12-23　左图中，可以看到设备已断开。插图显示已分离的部分。中图所示，位于右侧股动脉。由 2 个箭指示的末端通常连接在一起，白箭示电机外壳。骨盆位置的部分很容易移除，介入下取出了心内部分，这在相应的视频中得到了最好的解释。在右图，可以看到设备的各个部分。将这些图像与图 12-20 中的正常外观进行比较

点评

　　所述经导管轴向血流装置有多种尺寸；较小的装置可通过 14Fr 鞘管经皮放置，并提供约 2.5L/min 的流量。较大的装置需要手术植入，但可提供高达 5.0L/min 的流量。植入前的超声评估应侧重于心室功能，以及主动脉瓣疾病的存在；狭窄的瓣膜可能会使建立通道更加困难，也会使狭窄变得更严重，而反流的严重程度可能会随着设备的就位而增加。超声引导下可以帮助装置放置在适当的左心室位置，以及评估装置对二尖瓣的影响而导致的二尖瓣功能不全。食管中段长轴切面在测量深度时通常是最好的，为了排除该装置引起的二尖瓣功能障碍，需要对二尖瓣进行多角度的评估。

推荐阅读

[1] Patel KM. Sherwani SS, Baudo AM, et al: The use of transesophageal echocardiography for confirmation of appropriate Impella 5.0 device placement, Anesth Analg 14:82–85, 2012.

CASE 12-4
体外膜氧合

　　患者，女性，24 岁。患者有囊性纤维化，正在等待肺移植，尽管进行了气管切开和机械通气，患者仍有严重的高碳酸血症。为了优化移植前的气体交换，决定进行静脉－静脉（V–V）体外膜氧合（ECMO）。她被带到手术室，她的右侧颈内静脉被置入双腔 V–V ECMO 插管。3 周后，她成功接受了双肺移植。

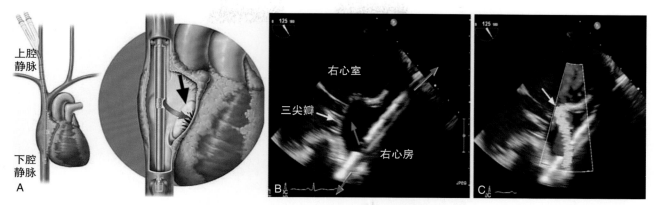

▲ 图 12-24　静脉 - 静脉 ECMO 导管定位。图 A 显示双腔静脉 - 静脉体外膜氧合导管。可见导管进入颈内静脉并前伸，以使静脉血液便于从下腔静脉和上腔静脉引流，流出口放置在三尖瓣对面（黑箭）。图 B 为右心房、右心室经胃长轴切面，静脉血从患者体内引出的方向以蓝色箭表示，氧合血从导管流入的方向指向三尖瓣（红箭）。图 C 的彩色多普勒显示从导管流向三尖瓣的血流情况。建议对插管的远端部分进行检查，以确保未进入肝静脉

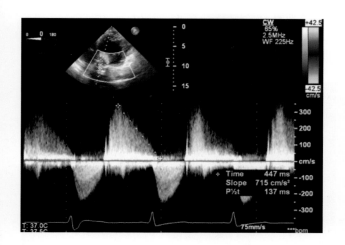

◀ 图 12-25　这位 39 岁的男性患者接受了 Bentall 手术，治疗严重的主动脉瓣反流和主动脉扩张。Bentall 术前基础 TEE 表现为严重的主动脉瓣反流。经深胃底获得彩色多普勒和连续波多普勒声像图。主动脉瓣反流喷射的压力半降时间极短（137ms），提示主动脉瓣反流严重

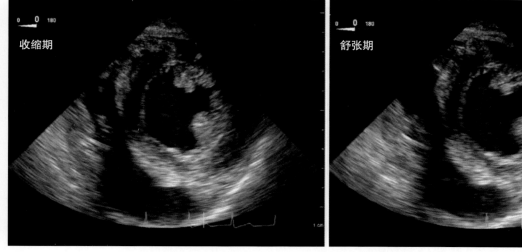

▲ 图 12-26　手术复杂，体外循环时间长。术前左心室功能虽有轻度下降，但术后明显恶化。尽管有大剂量的正性肌力药物和主动脉内球囊反搏支持，患者仍不能脱离体外循环，进而安置 V-A ECMO 辅助。尝试脱离体外循环后，收缩期和舒张期图像显示结构大小变化的分数非常小，实时图像可以更好地进行鉴别

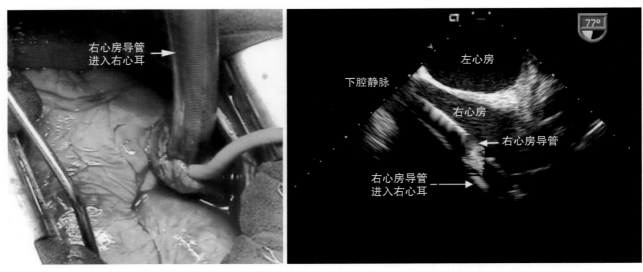

▲ 图 12-27 ECMO 回路的静脉导管在转流过程中使用的是预先安置在右心房导管。导管插入右心耳，进入下腔静脉。"两级导管"从下腔静脉及其远端引流血液，并从右心房和上腔静脉引入血液

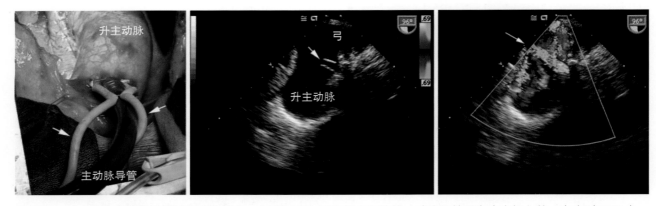

▲ 图 12-28 动脉导管手术通过股动脉插入，尽管如此由于胸部是开放的，动脉导管是在中心插入的。在实时 TEE 中，可以看到从主动脉插管发出的高速血流射向主动脉后壁

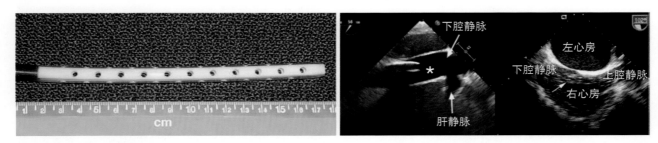

▲ 图 12-29 在未开胸且需要 V-A ECMO 支持的情况下，将动脉导管插入股动脉，并将多孔股静脉插管（左）伸入至右心房，使尖端刚好进入上腔静脉。中图，经胃探头转向患者的右侧，显示导管顶端（*），已升至下腔静脉。右图，导管显示在其最终位置

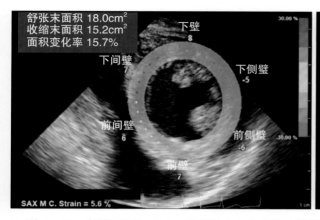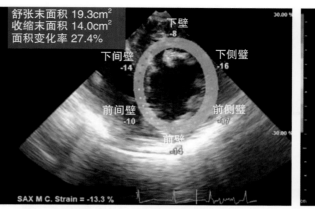

▲ 图 12-30　在接下来的 4d 中，患者的左心室收缩功能得到改善，在正性肌力药物和主动脉内球囊反搏的辅助下，患者从 ECMO 中撤机。斑点追踪成像显示，在最初尝试与体外转流分离后，出现了严重异常的张力和面积分数的变化，并且在 4d 后 ECMO 撤机时有了很大的改善

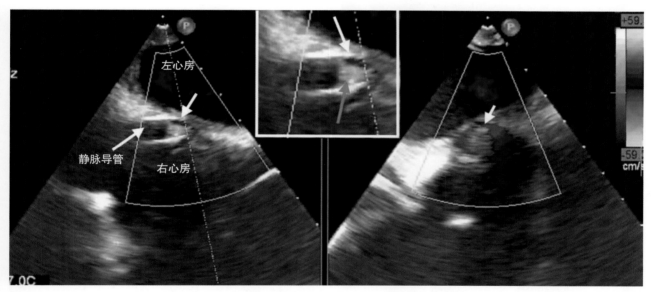

▲ 图 12-31　在另一位安置 V-A ECMO 的患者中，TEE 提示低流量。左图可以看到静脉导管与心房间隔相邻；中间放大的图像中，红箭示血栓，白箭示少量血流。右图，直角的图像中显示了另一个受累的血流图像

点评

对于心功能良好的通气治疗困难的呼吸衰竭患者，可采用静脉 - 静脉（V-V）ECMO 支持肺功能。双腔导管通过颈内静脉进入右心房。静脉血被引流到这个装置中，氧合和二氧化碳交换排出后，血液被泵回右心房。TEE 用来定位三尖瓣对面的远端流出孔，以确保氧合的血液进入右心室，而不会经该装置进行再循环。

静脉 - 动脉（V-A）ECMO 既提供一个双心室支持的连续流泵，又提供一个膜氧合器来改善氧合和二氧化碳拙出交换。与其他短期辅助设备相比，V-A ECMO 的优势包括能够放置导管并在经验丰富的中心启动床旁治疗。

推荐阅读

[1] Saffarzadeh A, Bonde P: Options for temporary mechanical circulatory support, J Thorac Dis 7:2102–2011, 2015.

CASE 12-5
左心室辅助装置

患者，男性，30岁。该患者有家族性非缺血性心肌病的长期病史，他有容量过多、呼吸急促和阵发性夜间呼吸困难，并在近几个月逐渐加重。

他自诉，入院前几天，由于呼吸急促，仅能在半个街区范围内运动，然后他的体重超过自身净重10kg。他准备安置左心室辅助装置（LVAD）。

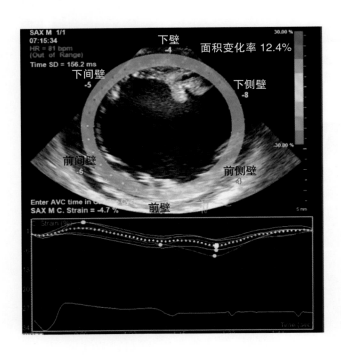

◀ 图 12-32 经胃中乳头观测量的面积变化明显减小，与患者的心肌病相一致

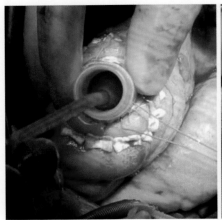 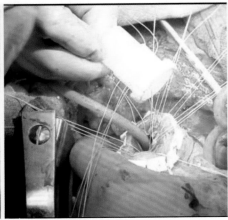 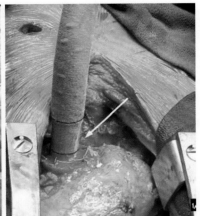

▲ 图 12-33 在手术时，流入导管放置在左心室的心尖部。在左图中，在心尖处切除圆形的区域并缝上适配器，将 Foley 导管通过孔置入左心室腔。这起到了防止空气进入同时也减少左心室血液流入该区域。在中图，心尖部准备连接流入导管，最终的效果见右图

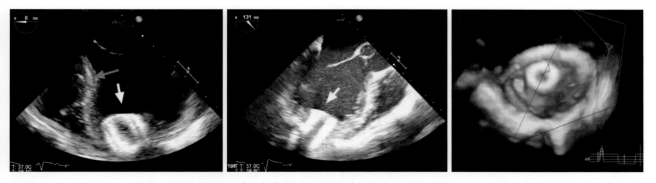

▲ 图 12-34　正交 2D 图像显示流入管末端（白箭）远离室间隔（红箭）。在右侧的 3D TEE 中，可以看到流入孔与左心室室壁没有任何接触

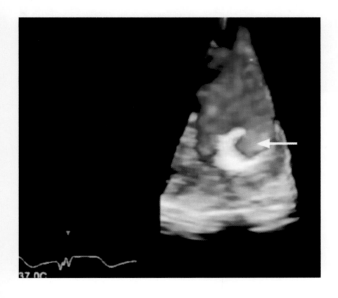

◀ 图 12-35　3D 彩色 TEE 显示流入管口的血流

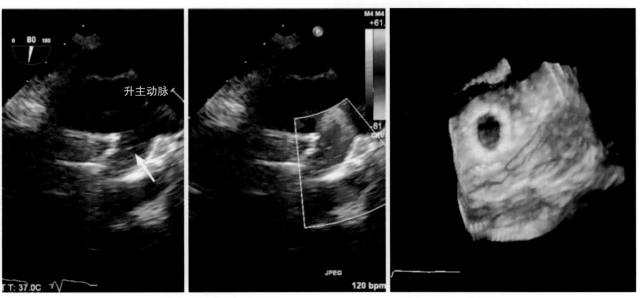

▲ 图 12-36　食管中段长轴图像显示流出管及其与升主动脉的吻合部。右图，从同一视图获取的三维图像显示流出管口向升主动脉开放

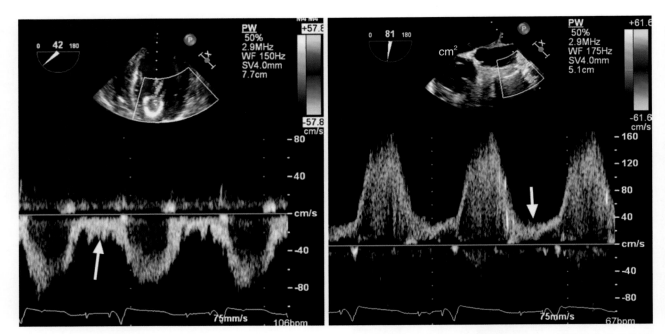

▲ 图 12-37　流入管（左）和流出管（右）的频谱多普勒。每个图像都有一个血流基础值（白箭）。搏动性血流与左心室收缩是同步的，它驱动左心室辅助装置并增加血流量

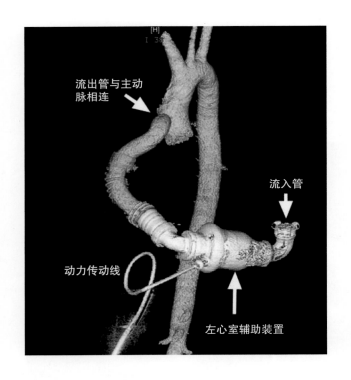

◀ 图 12-38　术后 CT 扫描显示流出管与主动脉相连，位于 Valsalva 窦上方，流入管位于左心尖部，左心室辅助装置植入上腹部皮肤下。动力传动线穿出皮肤以连接到外部电源

接下来的 4 张图像显示了 LVAD 患者在搭桥前后评估中出现的具体问题。

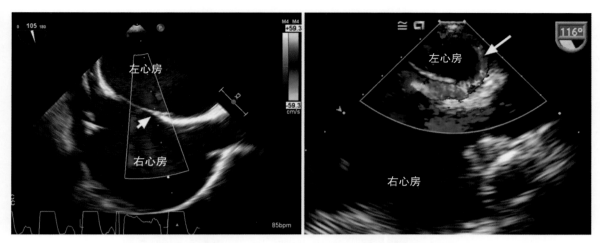

▲ 图 12-39　左图的术前影像显示小的卵圆孔未闭（PFO）。体外循环时是关闭的。右图为另一位患者，其放置了 LVAD，并单独留置了左向右分流的小型 PFO，停体外循环后发生了低氧血症。食管中双腔静脉切面彩色多普勒成像显示 PFO 增大，并伴有从右向左分流（箭）

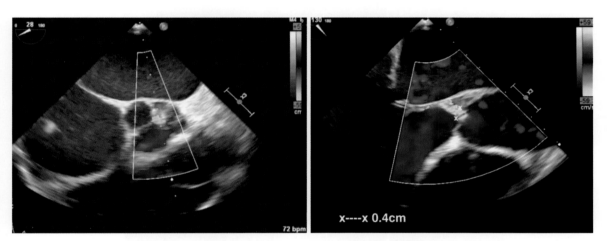

▲ 图 12-40　术前图像也显示中度的主动脉瓣反流。在放置左心室辅助装置的同时，还放置了主动脉瓣生物瓣

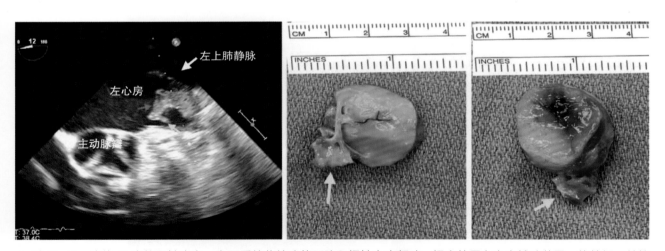

▲ 图 12-41　这位 62 岁的男性患者，有严重的收缩功能下降和慢性心房颤动，提出放置左心室辅助装置。体外循环前的 TEE 更好地实时显示了一个大的血栓（红箭）与可移动的结构（黄箭）左心房也有明显自发显影。在中间图像中，可以看到切除的左心房一侧的血栓，右图从左心耳的角度看血栓。黄箭可以看到 TEE 上相应的可移动的结构

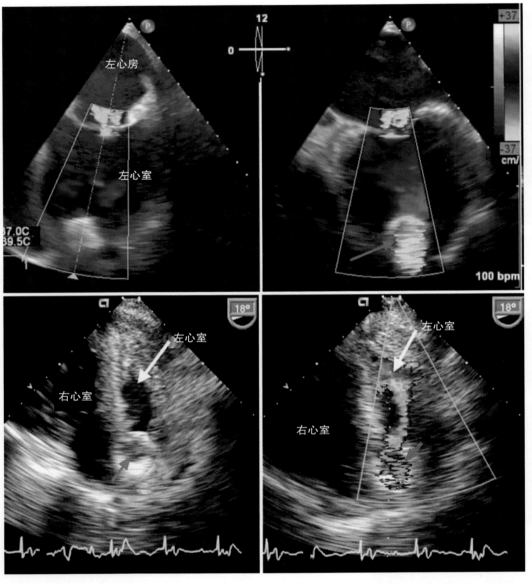

◀ 图 12-42 上排两图中，彩色多普勒血流显示从左心房和左心室通畅的流入管（红箭）。下排两图显示"吸力事件"；左心室容量不足导致流入管口（红箭）因左心室壁塌陷而阻塞

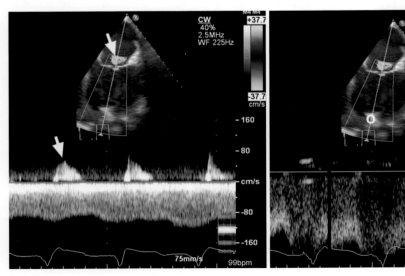

◀ 图 12-43 左图的连续多普勒显示稳定的非搏动性血流进入左心室辅助装置（低于基线）；然而，MR 射流的一部分也被采集（箭）。右图为脉冲多普勒，采样点位于流入管口处，仅显示进入左心室辅助装置的血流

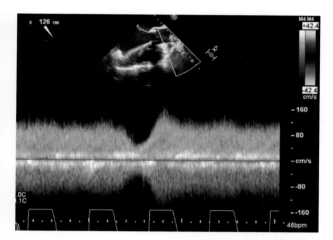

◀图 12-44　流出导管的连续多普勒显示基线以上无搏动血流，基线以下有镜像成像

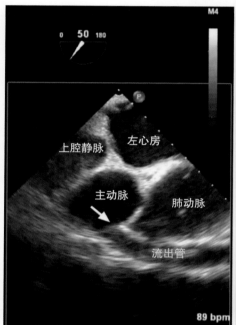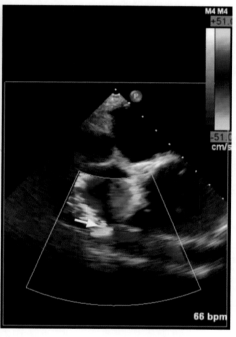

◀图 12-45　食管中段短轴切面可见流出管进入主动脉

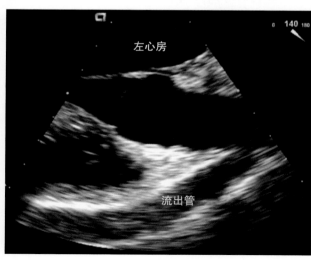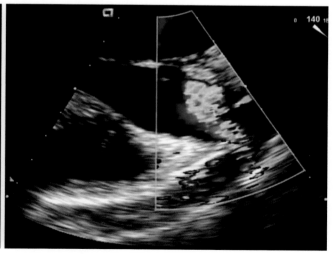

▲图 12-46　食管中段长轴切面可见流出管进入主动脉

点评

当左心室辅助装置从左心室抽血时，左心房（LA）压下降至右心房（RA）压以下。重要的是要确定在转机前是否存在卵圆孔未闭，因为如果卵圆孔未闭，就会发生从右向左的分流。在心脏左侧发现的任何血栓都必须在开始通过装置之前进行处理，以避免全身栓塞。主动脉机械性瓣，即使功能正常，也应该用人工生物瓣膜替换，以最大限度地降低瓣膜血栓形成和可能的栓塞风险。如果二尖瓣狭窄严重的话，可能会限制血液通过流入导管进入装置的能力。

右心功能及三尖瓣反流的程度必须确定并密切跟踪，以确保向左心室输送足够的容量。心室尖端导管（流入导管）的开口应在四腔和二腔切面上进行成像，如有可能，三维图像应显示导管尖端位于心室腔内。应确定相邻室壁是否有阻碍。由于流出管终止于升主动脉，所以排除明显的主动脉反流是很重要的；这会导致转流期间左心室扩张，以及通过泵循环到体内的血流减少。如果血管内容量过低，或右心室功能下降到临界水平，则可能发生吸引事件，其中左心室壁向内回收，阻塞流入导管。治疗方法有包括降低泵从左心室抽血的速度，升高血容量，以及支持右心室功能。患者可能因左心室辅助装置功能障碍而返回手术间。TEE 检查应集中于以下可能的原因，如心内血栓或导管本身的问题。

推荐阅读

[1] Stainback RF, Estep JD, Agler DA, et al: Echocardiography in the management of patients with left ventricular assist devices: Recommendations from the American Society of Echocardiography, J Am Soc Echocardiogr 28:853–909, 2015.

[2] Kirkpatrick JN, Wieselthaler G, Strueber M, et al: Ventricular assist devices for treatment of acute heart failure and chronic heart failure, Heart 101:1091–1096, 2015.

[3] Dandel M, Hetzer R: Myocardial recovery during mechanical circulatory support: Weaning and explantation criteria, Heart Lung Vessel 7:280–288, 2015.

CASE 12-6
右心室辅助装置

患者，女性，75 岁。患者以前曾因心内膜炎接受过主动脉瓣置换术，随访 CT 显示主动脉直径为 62mm，并伴有 Valsalva 窦的扩张。她接受了 Bentall 手术（升主动脉和主动脉瓣置换术，以及冠状动脉再植入术），由于她以前手术技术上有困难，术后右心室梗死，并返回手术间，在她的肺动脉和右心房放置导管，以方便放置右心室辅助装置。在接下来的 3d 内，她的临床表现几乎没有改善，并返回手术间进行胸部探查。TEE 显示流出管向右肺动脉移位，于是流出管被移除，并放置了一个端侧移植物植入主肺动脉，临床表现立即改善。

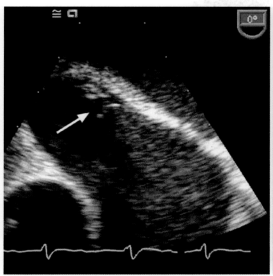
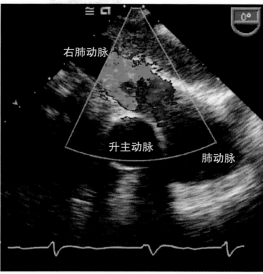

◀ 图 12-47　左图是流出管位于右肺动脉的放大图像。右图的彩色多普勒血流显示，血流仅指向右肺动脉

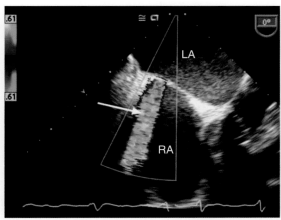
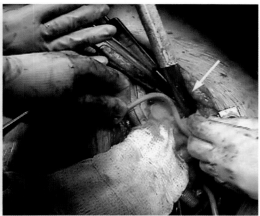

◀ 图 12-48　在食管中段四腔心切面中，位于右心房（RA）的流入导管的血流（箭）。在右侧，在外科手术中可以看到导管（箭）

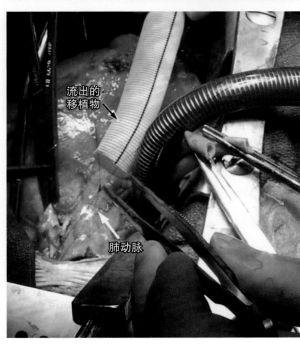

◀ 图 12-49　流出的移植物可见与主肺动脉吻合

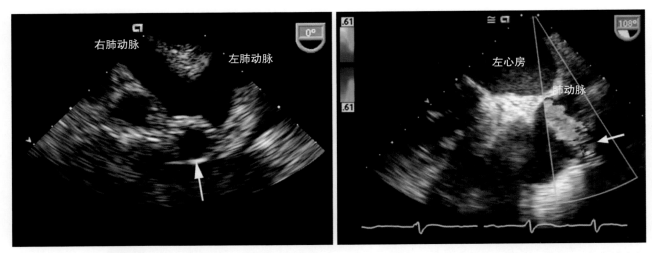

▲ 图 12-50　左图为高位食管超声短轴切面流出管（箭）位于肺动脉分叉外。右图的彩色多普勒显示在 108° 的食管中段切面血流进入主肺动脉（箭）

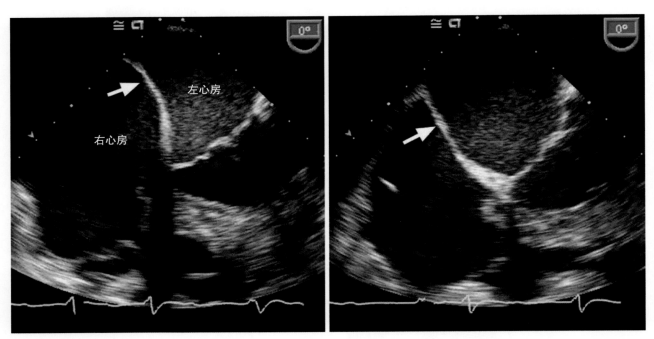

▲ 图 12-51　以上为两张食管中四腔心切面。左图是在安置导管前拍摄的。房间隔（箭）向左凸出，提示升高的右心房压力。随着安置流出导管房间隔向右移动，表明右心房压力降低

点评

　　右心室辅助装置绕过右心，全身静脉血从右心房经辅助装置返回肺动脉。重要的是排除显著的肺动脉反流，因为这将导致设备启动时，右心室发生扩张。

推荐阅读

[1] Dandel M, Krabatsch T, Falk V: Left ventricular vs. bive–ntricular mechanical support: Decision making and strategies for avoidance of right heart failure after left ventricular assist device implantation, Int J Cardiol 198: 241–250, 2015.

CASE 12-7
完全人工心脏

患者，女性，40 岁。该患者有主动脉缩窄修复史（儿童时期），并在 8 年前接受了主动脉瓣机械瓣置换用于治疗二叶式主动脉瓣狭窄。患者因可能与其人工主动脉瓣的复杂脓肿 / 裂开有关的急性冠状动脉综合征而住进了我们所在的医院。由于射血分数低（35%）和严重的心内膜炎，患者计划行完全人工心脏手术（TAH）。

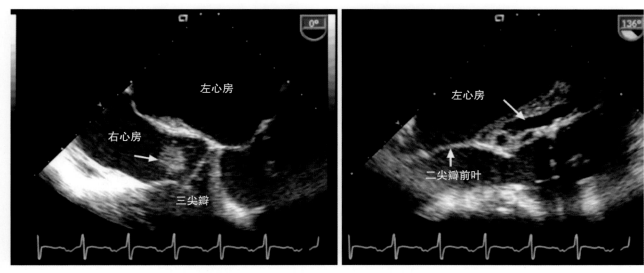

▲ 图 12-52　术中 TEE 在四腔切面显示巨大的三尖瓣赘生物（左，箭），在长轴切面显示复杂的主动脉脓肿（右，箭）

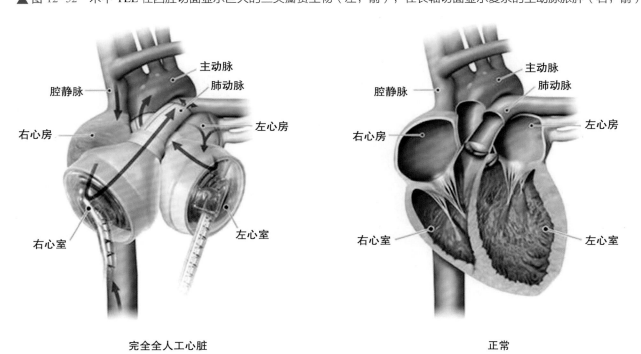

▲ 图 12-53　完全人工心脏的原理图。左、右心房袖口与"心室"吻合，"心室"的充盈由倾斜的阀瓣控制。然后心室将血液喷射到主动脉和肺动脉，再一次由倾斜的阀瓣控制

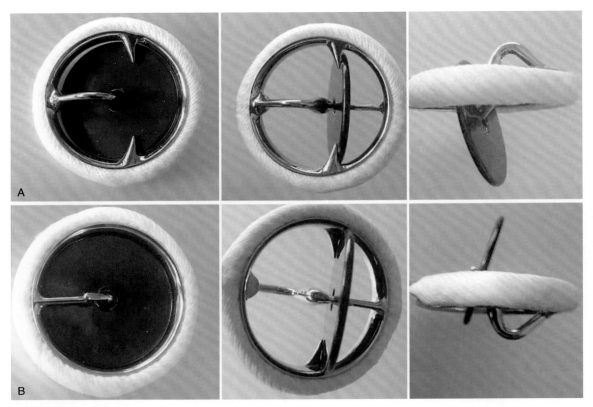

▲ 图 12-54 上排三图（A）中，从房室视角（从左到右），分别为房室阀瓣的关、开、侧位。下排三图（B）从主动脉（或肺动脉）侧（从左到右角度）分别为关闭和打开，以及侧位的位置

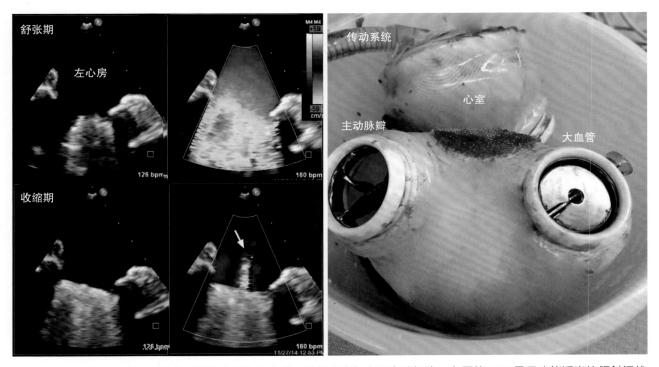

▲ 图 12-55 在完全人工心脏中，切除心室和房室瓣，并将心房与人工心脏相连。左图的 TEE 显示功能适当的倾斜阀状人工二尖瓣，同时收缩期看到清洗射流（箭）。右图，在心脏移植前植入人工心脏的左侧；二尖瓣位于左侧，主动脉瓣位于右侧

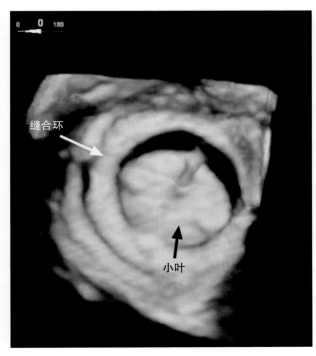

▲ 图 12-56　人工二尖瓣在三维 TEE 中显示

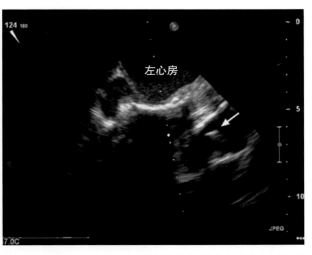

▲ 图 12-57　人工流出道瓣膜（主动脉瓣、肺动脉瓣）由于受到装置部件的干扰而难以成像。此处主动脉瓣（箭）在连接心室和升主动脉的移植物内不完全可见

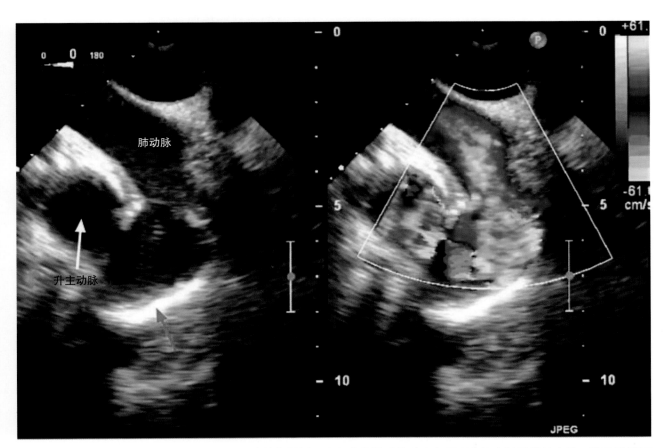

▲ 图 12-58　红箭表示从装置与肺动脉间的移植物材料。彩色多普勒成像（右）显示有流入肺动脉的血流。肺动脉瓣不可见

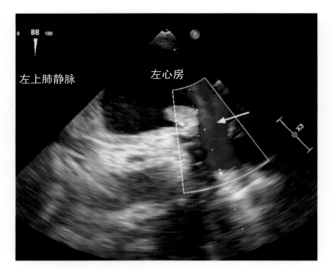

 图 12-59　确定与原有心房的连接是否充分是很重要的。此处可见开放较宽的左上肺静脉

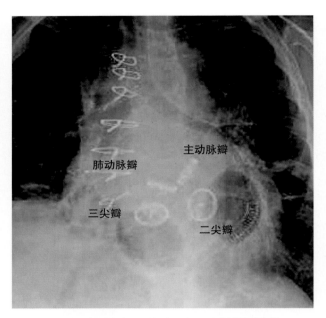

▲ 图 12-60　术后胸部 X 线片可见 4 个倾斜型瓣膜

点评

　　终末期双心室性心力衰竭的选择包括：仅对左心室进行机械支持的左心室辅助装置，加上右心功能优化的治疗，放置左、右心室辅助装置（Bi-VADs），或完全人工心脏。超声心动图对完全人工心脏的超声成像由于不能用超声成像机械心脏，所以其价值有限。即使从 TEE 成像也是有限的，由于 4 个机械阀的阴影和混响，成像受到限制。然而，原有的心房仍保持完整，并可能发生填塞。机械瓣膜也可能出现功能障碍。因此，TEE 有助于从心房面评估机械三尖瓣和二尖瓣；有助于评估左、右心房，以排除局限性后心包积液所造成的压迫。

推荐阅读

[1] Mizuguchi KA, Padera RF, Kowalczyk A, et al: Trans-esophageal echocardiography imaging of the total artificial heart, Anesth Analg 117:780–784, 2013.

第13章 经导管瓣膜治疗
Transcatheter Valve Therapies

经导管主动脉瓣置换
Transcatheter Aortic Valve Replacement

自第 1 例经导管人工生物主动脉瓣被植入以来，所发生的变化包括：用于较小血管的更小和更灵活的输送系统；为尽量减少对冠状动脉血流、二尖瓣功能和房室传导阻滞的影响而降低支架高度；最大限度地减少瓣周漏的基底裙；以及更多种类的瓣膜尺寸以适应不同的瓣环径。图 13-8、图 13-20 和图 13-21 显示了目前常用的设计。

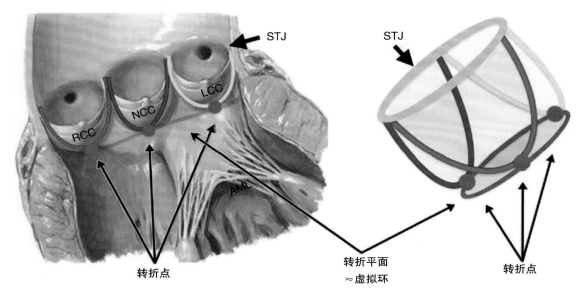

▲ 图 13-1　主动脉环的正常解剖。主动脉瓣瓣叶皇冠样形态插入主动脉（红、蓝、黄），高处为窦管交界。为了定义环状大小，主动脉环被定义为一个虚拟环（绿线），3 个解剖锚定点分别位于 3 个主动脉瓣叶的最低点（绿点）（经许可转载，引自 Kasel AM, Cassese S, Bleiziffer S, et al: Standardized imaging for aortic annular sizing: Implications for transcatheter valve selection, JACC Cardiovasc Imaging 6:249-262, 2013.）
RCC. 右冠瓣；LCC. 左冠瓣；NCC. 无冠瓣；STJ. 窦管交界；AML. 二尖瓣前叶

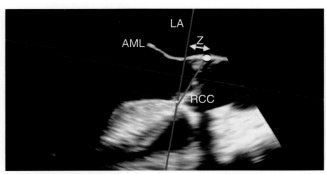

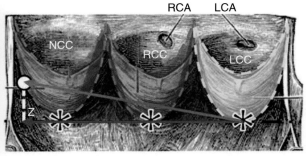

▲ 图 13-2　举例说明了二维主动脉环测量中的一个常见错误。在食管中段长轴切面二维图像上看到的瓣叶转折点（左）表示瓣叶与左心室壁的交界处即可能是在瓣叶最低点至基底平面（红线），或者至一个高于基底平面上方高度可变距离（Z）的点（白圆，紫线）。使用三维经食管超声（TEE）重建技术可以避免此问题（引自 Jilaihawi H, Kashif M, Fontana G, et al: Cross-sectional computed tomographic assessment improves accuracy of aortic annular sizing for transcatheter aortic valve replacement and reduces incidence of paravalvular aortic regurgitation, JACC 59:1275-1286, 2012.）
LA. 左心房；AML. 二尖瓣前叶；RCC. 右冠瓣；LCC. 左冠瓣；NCC. 无冠瓣；RCA. 右冠状动脉；LCA. 左冠状动脉

CASE 13-1
人工生物主动脉瓣球囊扩张

　　患者，男性，82 岁。该患者有因冠状动脉疾病行冠状动脉搭桥术病史、2 型糖尿病和严重慢性阻塞性肺病 (COPD) 的病史，有 6 个月的进行性劳力性呼吸困难、轻微头晕和胸骨后胸痛的病史。经食管超声发现有严重的主动脉瓣狭窄。由于手术风险性高和并发症，他被安排进行经导管主动脉瓣置换术 (TAVR)。

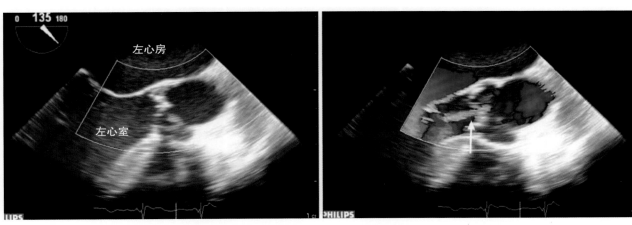

▲ 图 13-3　经食管长轴切面显示重度钙化的主动脉瓣伴有轻度主动脉瓣反流（箭）。视频图像可见，瓣叶活动受限，瓣膜近端没有彩色多普勒血流加速。左心室收缩功能正常，仅有轻度的中心性二尖瓣反流

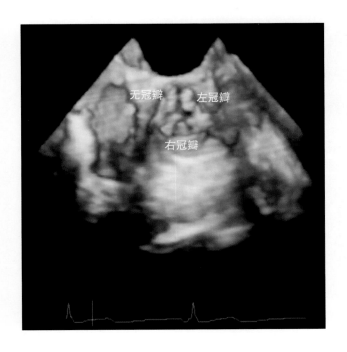

◀ 图 13-4　主动脉瓣一侧的三维 TEE 显示大量钙化的瓣叶，合并小的收缩期开口面积

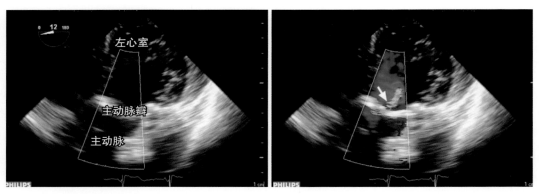

▲ 图 13-5　经深胃底切面显示主动脉瓣中心性小的反流束。在食管切面无图像的情况下，经胃底切面提供了另一种选择

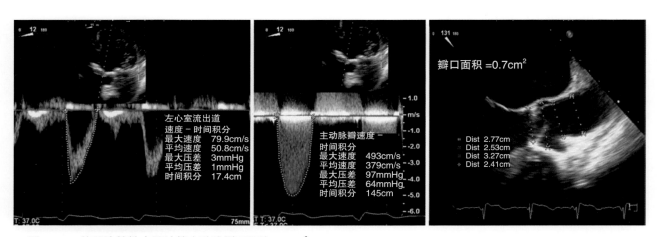

▲ 图 13-6　使用连续性方程计算主动脉瓣面积为 0.7cm²

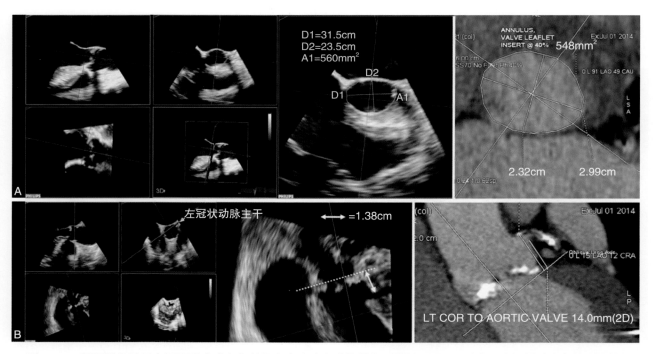

▲ 图 13-7　顶部图像显示多平面重建（左）获得左心室流出道的横断面直径和面积，这与 CT 扫描（右）得到的结果是一致的。底部图像显示使用多平面重建（左）获得左主干冠状口与主动脉环的距离。这个距离与 CT 扫描得到的距离（右）是一致的。由于冠状动脉开口 - 主动脉瓣环距离较小，瓣膜成形术后原有瓣叶造成冠状动脉闭塞的风险较高。这些测量是为了防止植入瓣膜的支架或原有的冠瓣延伸至冠状动脉口的上缘而进行的预部署

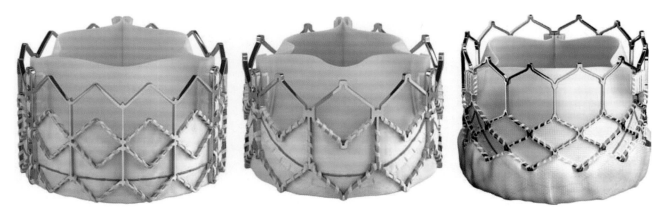

▲ 图 13-8　左图为 Edwards SAPIEN 经导管主动脉心脏瓣膜。中图为 Edwards SAPIEN XT 经导管主动脉心脏瓣膜。右图为 Edwards SAPIEN 3 经导管主动脉心脏瓣膜，这种最新一代的瓣膜有一个基底裙设计以减少瓣周漏（图片由 Edwards Lifesciences LLC, Irvine, CA 提供）

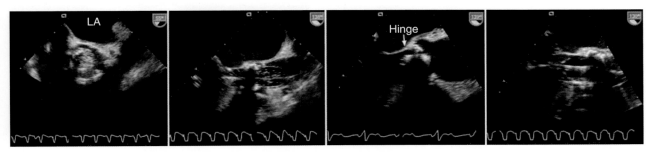

▲ 图 13-9　在另一例 TAVR 的患者中，可以看到释放瓣膜前的 3 个步骤。左一、左二图为进行球囊扩张手术；右侧两图为将卷曲的瓣膜放置在离主动脉瓣和二尖瓣的转折点 2 ～ 3mm 的地方，然后将其释放。在球囊扩张术中使用快速心室起搏
LA. 左心房；Hinge. 铰链

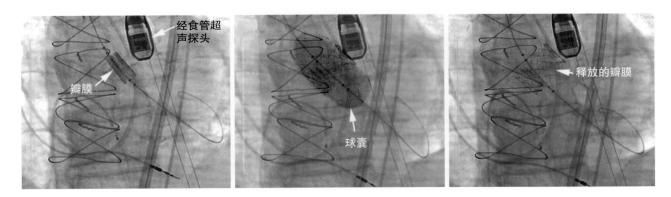

▲ 图 13-10　接下来的图像来自于同一个患者。在 X 线透视下，可以看到卷曲的瓣膜位于（左）的位置。中图，球囊和瓣膜进行扩张，而右图中球囊放气后，瓣膜留在原位

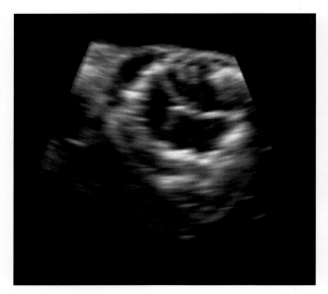

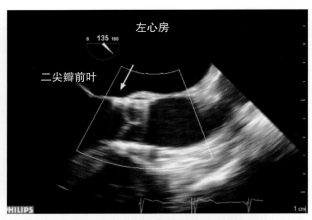

▲ 图 13-11　经食管中段短轴切面显示瓣膜位置良好，彩色多普勒没有发现主动脉瓣反流的迹象

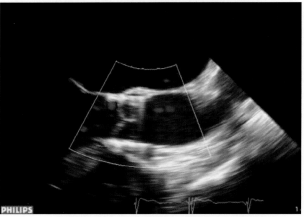

▶ 图 13-12　经食管长轴切面也显示瓣膜处于良好的位置，没有主动脉反流的迹象。二尖瓣前叶与人工瓣膜无撞击，与术前比二尖瓣反流亦无加重

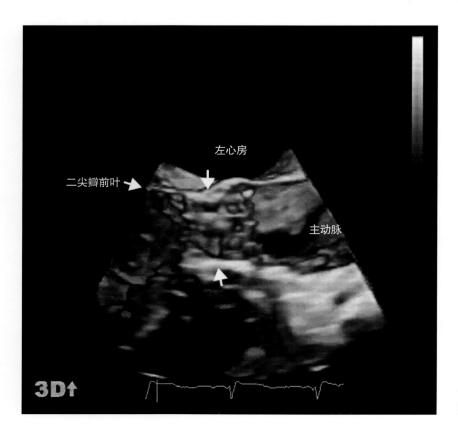

◀ 图 13-13　长轴的 3D 切面显示瓣膜在恰当的位置

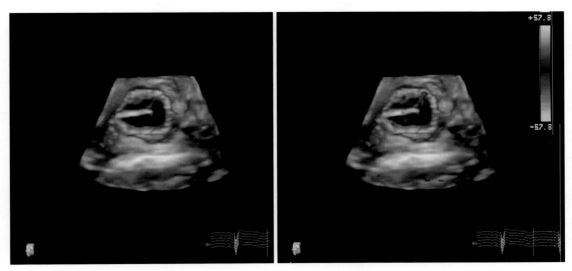

▲ 图 13-14　用 3D 从左心室流出道的角度看瓣膜。没有主动脉瓣反流。瓣膜释放后的跨瓣压力梯度显著降低。释放瓣膜后轻度二尖瓣反流无明显变化

CASE 13-2
经心尖球囊扩张人工生物主动脉瓣置换

患者，男性，76 岁。患者在最近 6 个月表现为加重的呼吸困难和疲劳。TTE 诊断主动脉瓣瓣口面积为 0.6cm² 的严重主动脉瓣狭窄。患者并发症包括因使用髂内支架而致的严重 PVD，就好像之前应用 LIMA 专利进行冠状动脉旁路移植术那样。

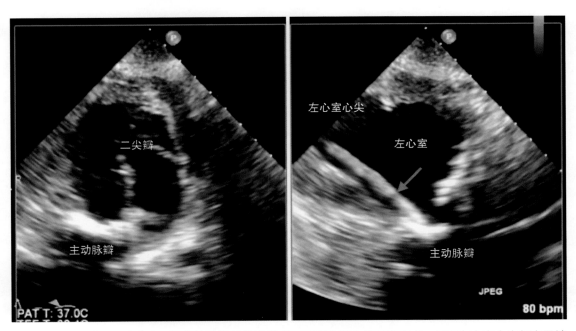

▲ 图 13-15　对于下肢动脉不能容纳输送系统的患者，可以进行小的开胸手术，用于左心室心尖部安置输送系统左心室心窦部进行输送。在此双平面图像中，左侧为经深胃底图像，右侧为前垂直的切面。一根导丝（红箭）通过心尖进入左心室，并向前通过 LVOT 和主动脉瓣

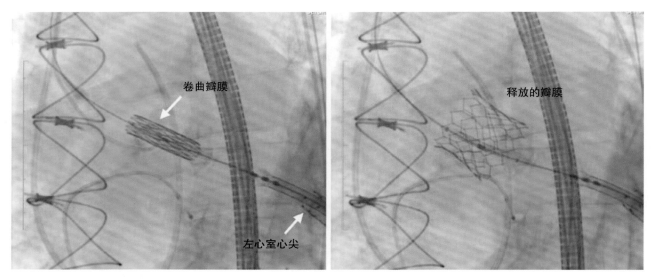

▲ 图 13-16　如 X 线透视所见，输送装置通过心尖被置入左心室（左）和人工瓣膜释放（右）

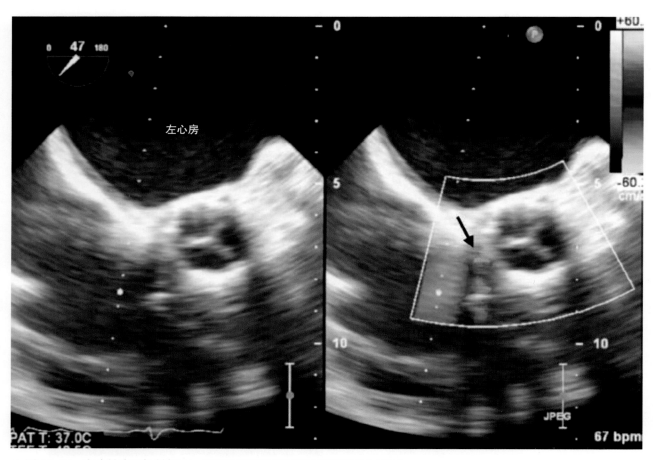

▲ 图 13-17　在食管中段短轴切面，释放的瓣膜仅显示轻微的瓣周漏（箭）

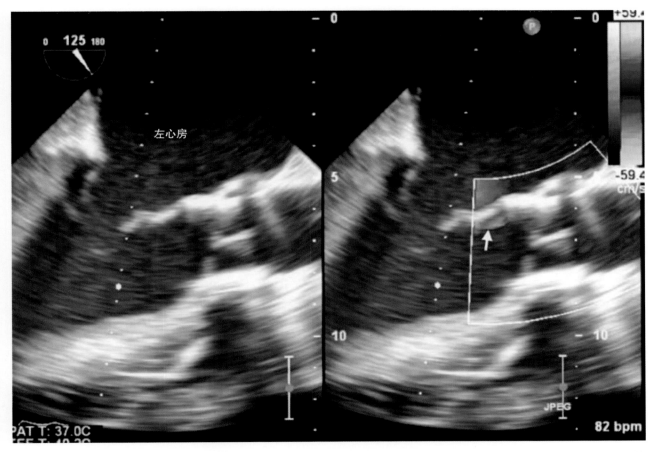

▲ 图 13-18　在食管中段长轴切面，释放的瓣膜仅显示轻微的瓣周漏（箭）。瓣膜略比预期的稍微膨大，对二尖瓣功能无明显影响

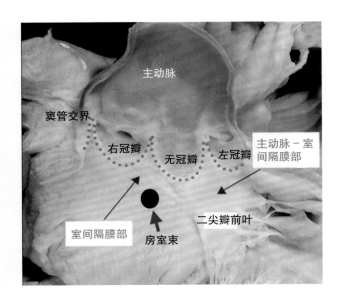

◀ 图 13-19　主动脉瓣复合体，包括主动脉瓣、环、窦、主动脉、冠状动脉、膜部间隔和二尖瓣。红色虚线表示主动脉瓣瓣叶的嵌入，从基底环到窦管交界。邻近房室束（AVB）解释了为什么更常见的心脏传导阻滞是由延伸至左心室过多的植入物引起的（经许可转载，引自 Leon MB, Piazza N, Nikolsky E, et al: Stan- dardized endpoint definitions for transcatheter aortic valve implantation clinical trials: A consensus report from the Valve Academic Research Consortium, Eur Heart J 32:205–217, 2011. ）

CASE 13-3
自膨式人工生物主动脉瓣

患者，男性，85 岁。该患者伴有严重症状主　　动脉瓣狭窄和多种并发症。采用 TAVR 治疗。

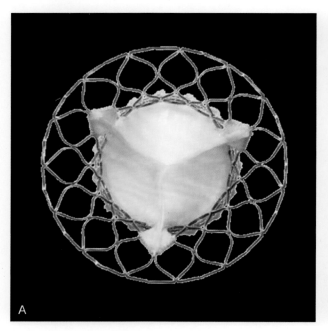 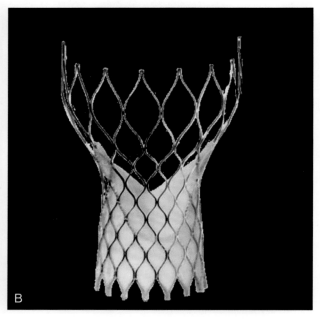

▲ 图 13-20　图 A 为美敦力心脏瓣膜（Medtronic, Minneapolis, Minnesota）俯视图。三叶猪心瓣膜缝合放入镍钛线框内。
图 B 为美敦力心脏瓣膜（Medtronic, Minneapolis, Minnesota）侧视图

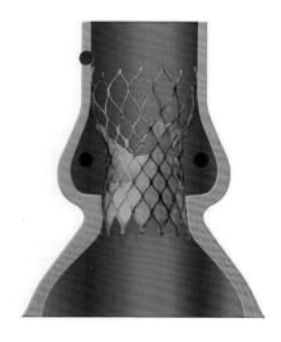

◀ 图 13-21　美敦力心脏瓣膜置入主动脉根部

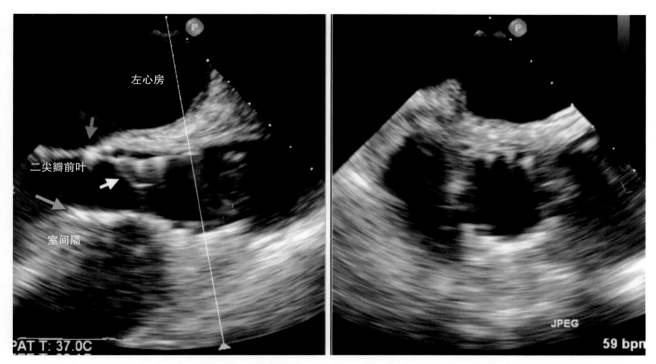

▲ 图 13-22　在这张食管中段长轴切面中，可以看到展开的瓣膜的双平面成像。白箭表示瓣膜本身，位于瓣环上方，红箭示瓣环。绿箭示与室间隔相邻的心室部分

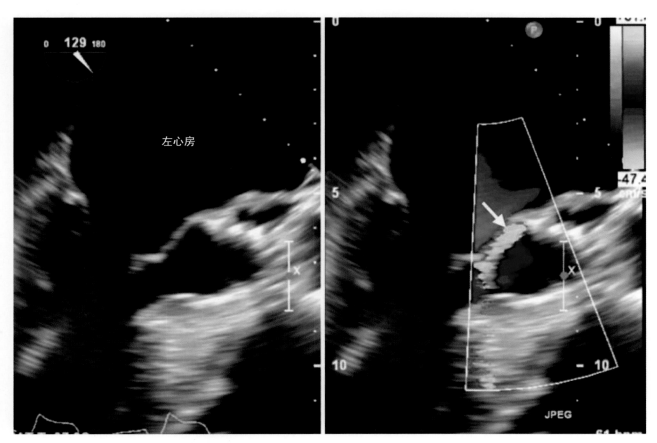

▲ 图 13-23　彩色多普勒显示了瓣周漏的一束射流（白箭）

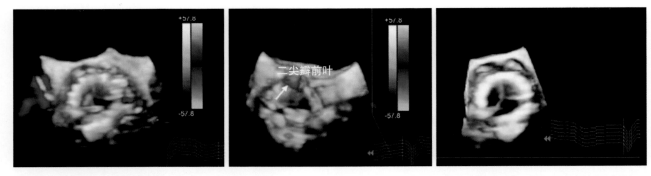

▲ 图 13-24 彩色多普勒 3D 经食管超声（TEE）。左图来自左心房视角，中图来自左心室视角。白箭示前瓣瓣周射流，位于二尖瓣前叶和人工瓣膜之间。右图可以看到三个心脏瓣膜的瓣叶

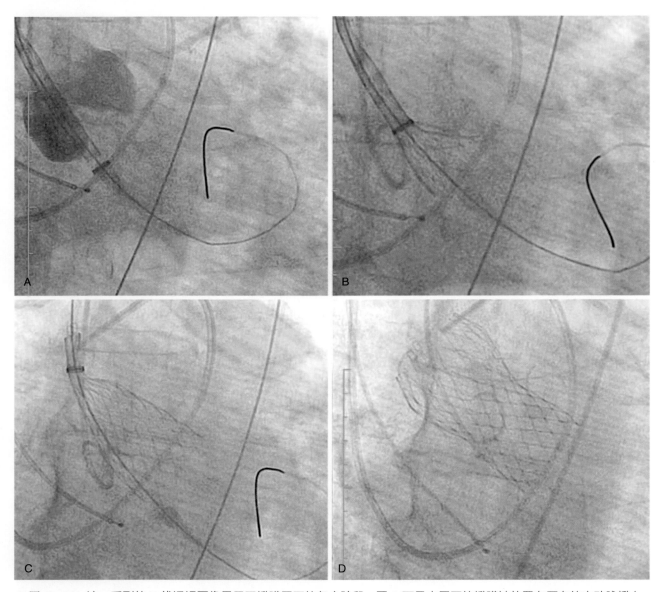

▲ 图 13-25 这一系列的 X 线透视图像显示了瓣膜展开的各个阶段。图 A 可见未展开的瓣膜被放置在原有的主动脉瓣上。图 B 可见瓣膜被允许从心室侧扩张，这一过程在图 C 中继续进行。图 D 显示瓣膜是完全展开的，随后的血管造影显示冠状动脉循环正常

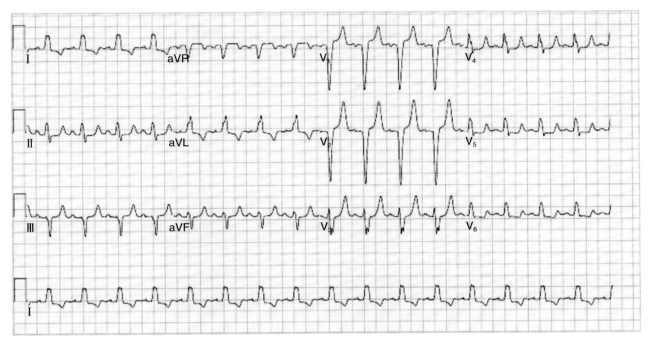

▲ 图 13-26 瓣膜展开后，患者出现了新的左束支传导阻滞，并在 24h 内消退

点评

经导管主动脉瓣置换术 (TAVR) 是目前治疗具有高手术换瓣风险的成人严重主动脉瓣狭窄 (AS) 的标准方法，超声心动图在手术前以评估主动脉瓣狭窄严重程度，以及评估心室大小和功能与其他并发心脏状况的必要措施。目前，经食管超声心动图 (TEE) 常用于辅助瓣膜定位和术后并发症的快速检测，如这些例子所示。在某些病例里，三维经食管超声成像可能有助于测量左心室流出道和主动脉瓣环的大小；尽管如此，仍建议在手术前进行 CT 成像，以获得最佳的瓣膜大小。经食管超声在全麻下的 TAVR 手术中应用是可行的。对于经验丰富的中心使用中度镇静的 TAVR 手术，经胸超声成像可以取代手术中的 TEE 与透视用来指导人工瓣膜的放置。

推荐阅读

[1] Hahn RT, Little SH, Monaghan MJ, et al: Recommendations for comprehensive intraprocedural echocardiographic imaging during TAVR, JACC Cardiovasc Imaging 8(3):261–287, 2015.

[2] Patel PA, Gutsche JT, Vernick WJ, et al: The functional aortic annulus in the 3D era: Focus on transcatheter aortic valve replacement for the perioperative echocardiographer, J Cardio–thorac Vasc Anesth 29(1):240–255, 2015.

[3] Wang H, Hanna JM, Ganapathi A, et al: Comparison of aortic annulus size by transesophageal echocardiography and computed tomography angiography with direct surgical measure– ment, Am J Cardiol 115(11):1568–1573, 2015.

CASE 13-4
TAVR 术后瓣周漏

　　患者，男性，64 岁。该患者近两年来伴有逐渐加重的气短，经常伴有晕厥。诊断为严重的主动脉瓣狭窄。患者因肝硬化接受了 TAVR。

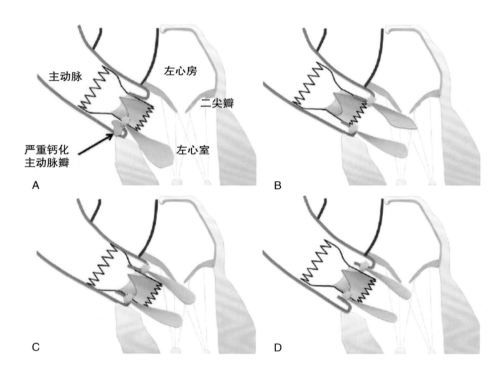

▲ 图 13-27　人工主动脉瓣瓣周漏的机制。经导管主动脉瓣置入术后，假体支架框架扩张不足可能导致瓣周漏，原因可能是自身瓣膜的瓣环或窦部钙化（A）瓣膜位置错位过浅（B）或太深（C）、人工假体植入深度和（或）瓣环与人工假体大小不匹配（D）（经许可转载，引自 Sinning JM, Hammerstingl C, Vasa-Nicotera M, et al: Aortic regurgitation index defines severity of peri-prosthetic regurgitation and predicts outcome in patients after transcatheter aortic valve implantation, JACC 59:1134–1141, 2012.）

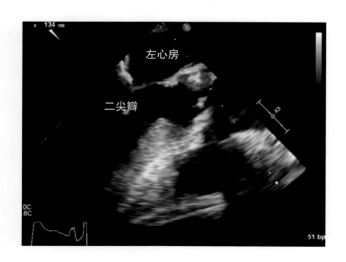

◀ 图 13-28　围术期经食管中段长轴切面显示严重钙化的主动脉瓣

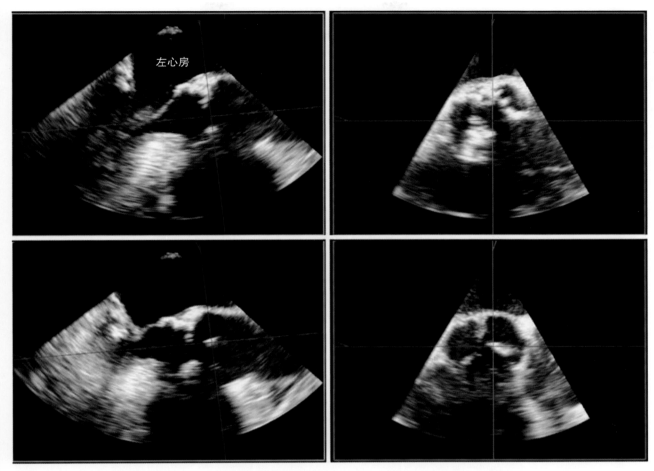

▲ 图 13-29 使用多平面重建，上排两图示瓣膜水平处有严重钙化的瓣叶，而下排两图示瓣叶边缘的钙化较少

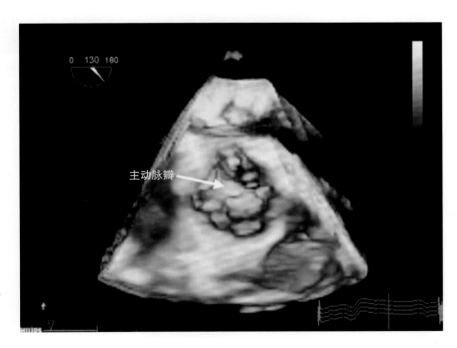

▶ 图 13-30 经食管超声（TEE）主动脉瓣 3D 视图显示严重的瓣叶钙化，伴有其余瓣膜组织的遮蔽

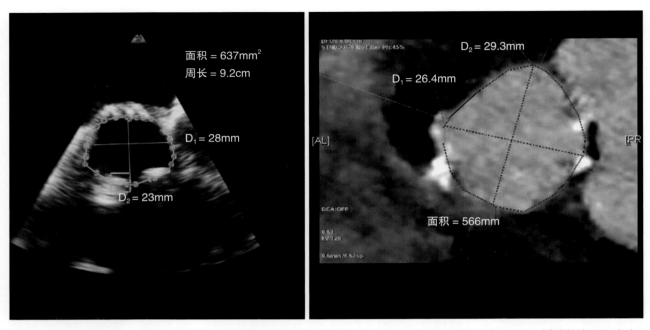

▲ 图 13-31　采用多平面重建技术，进行直径和面积测量。右图是相应的 CT 测量。目前，对于 TAVR 瓣膜的类型和大小，CT 测量被推荐用于临床决策

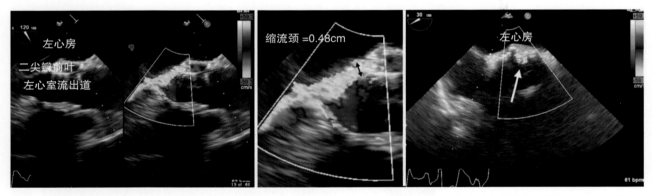

▲ 图 13-32　左图是一个经食管中段长轴切面的彩色连续多普勒，显示瓣周漏的反流束。中图为放大图像，显示测量缩流颈为 0.48cm。右图可以看到短轴上的射束。在后部位置，并紧邻二尖瓣前瓣。量化是困难的，因为难以确定真正的流颈。射流宽度提示有中度瓣周漏

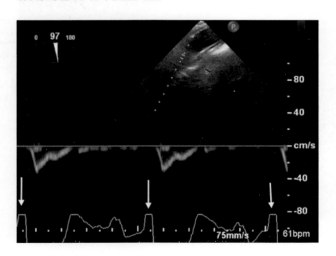

◀ 图 13-33　降主动脉脉冲多普勒不显示舒张期反向血流。箭示 QRS 伴行的收缩期血流在其线以下

推荐阅读

[1] Abdelghani M, Soliman OI, Schultz C, et al: Adjudicating paravalvular leaks of transcatheter aortic valves: A critical appraisal, Eur Heart J 2016 Apr 13.

[2] Oh JK, Little SH, Abdelmoneim SS, et al: CoreValve U.S. Pivotal Trial Clinical Investigators: Regression of paravalvular aortic regurgitation and remodeling of self-expanding transcatheter aortic valve: An observation from the CoreValve U.S. Pivotal Trial, JACC Cardiovasc Imaging 8(12): 1364–1875, 2015.

[3] Pibarot P, Hahn RT, Weissman NJ, et al: Assessment of Paravalvular Regurgitation Following TAVRA Proposal of Unifying Grading Scheme. JACC Cardiovasc Imaging 8(3): 340–360, 2015.

CASE 13-5
经导管人工生物瓣膜脱垂

患者，男性，78 岁。该患者具有症状的主动脉瓣狭窄并伴有多种合并症，且在此之前行开胸 3 支冠状动脉搭桥手术。患者被推荐 TAVR 作为开胸主动脉瓣置换术的替代选择。

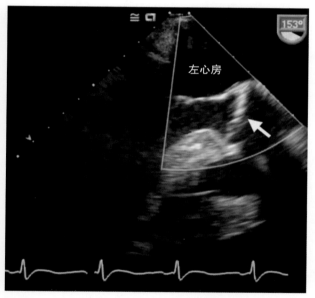

◀图 13-34　在经食管中段长轴切面，有主动脉瓣瓣叶的显著钙化

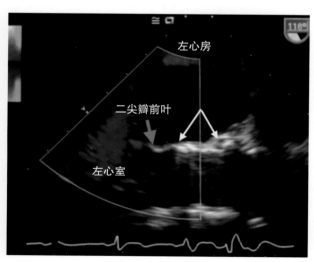

◀图 13-35　行球囊扩张术，并将球囊扩张瓣置入。如图显示瓣膜位于恰当位置。白箭所指为瓣架

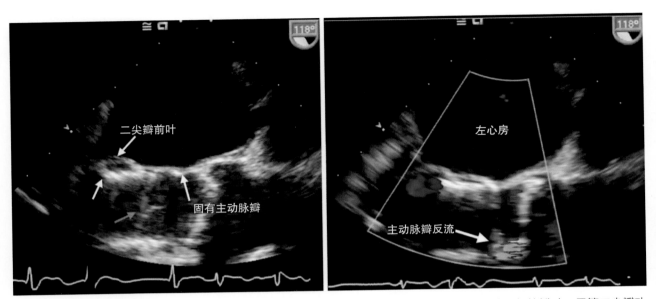

▲ 图 13-36　在数秒钟内，人工瓣膜已经脱回 LVOT，现在已经完全覆盖了二尖瓣前叶。红箭示新的瓣叶。尽管二尖瓣功能没有受到影响，现在原有瓣膜狭窄很明显。彩色多普勒显示主动脉瓣反流，可能因球囊扩张术而加重

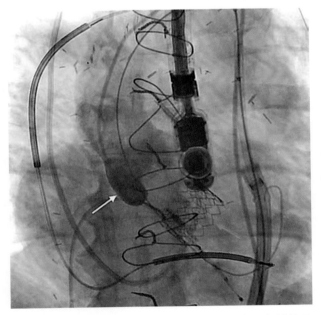

▲ 图 13-37　血管造影显示新的瓣膜（红箭）很好地处于主动脉窦部（白箭）之下

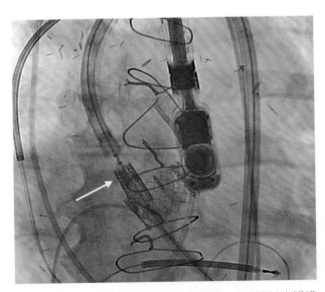

▲ 图 13-38　在尝试用扩张的球囊将第一个球囊扩张瓣膜拉回后，通过第一个球囊引入了第二个球囊扩张瓣膜

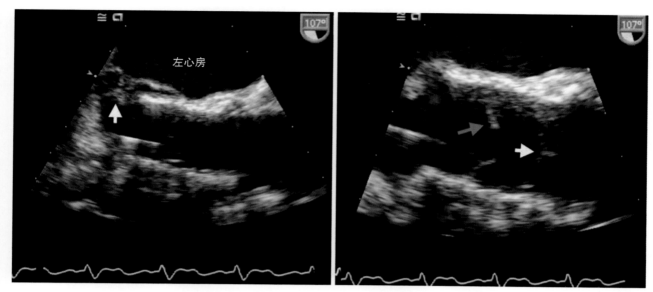

▲ 图 13-39　第二瓣膜置入后，与二尖瓣前瓣的接触减少（左）。白箭示二尖瓣瓣叶的接合点。右图中红箭示第一个瓣膜，瓣叶已不再具有功能，白箭示新放置的经导管球囊扩张瓣膜，与第一个瓣膜顶部终点重叠

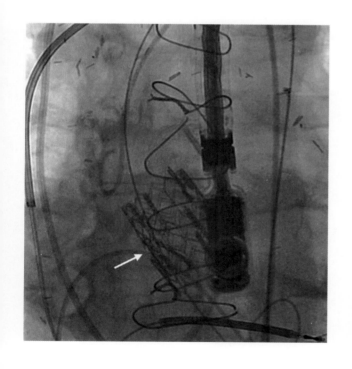

◀ 图 13-40　在放射成像上，白箭示瓣膜的连合部。在实时图像上未见主动脉瓣反流

CASE 13-6
瓣膜置换术后瓣叶破裂

　　患者，男性，77 岁。该患者伴有症状严重的主动脉狭窄，因有合并症，尤其是伴有肝脏功能不全，因而被安排做 TAVR。

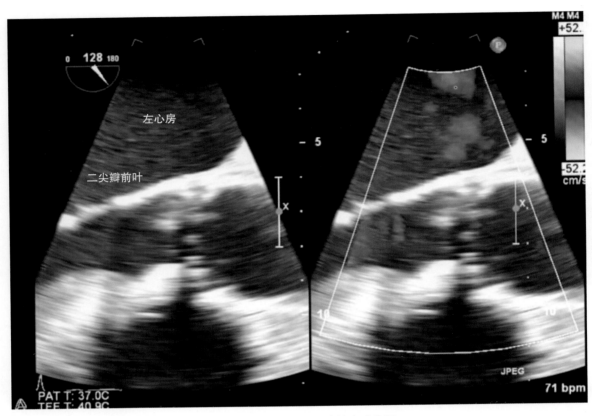

▲ 图 13-41　围术期经食管长轴切面显示严重钙化不伴有反流的主动脉瓣

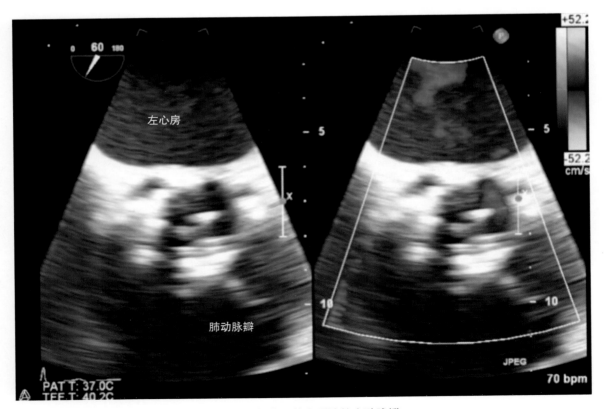

▲ 图 13-42　围术期经食管短轴切面显示严重钙化不伴有反流的主动脉瓣

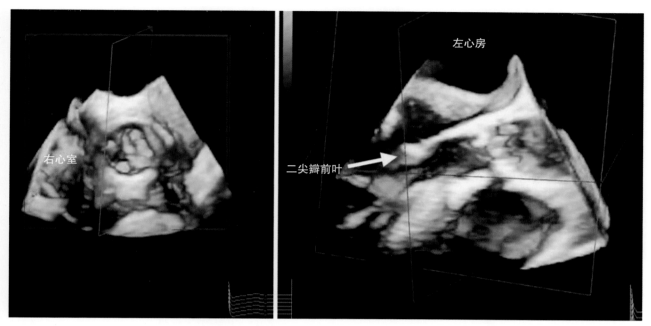

▲ 图 13-43　经食管超声（TEE）3D 视图显示相似的结果。实时图像上，瓣叶仅有极小的位移

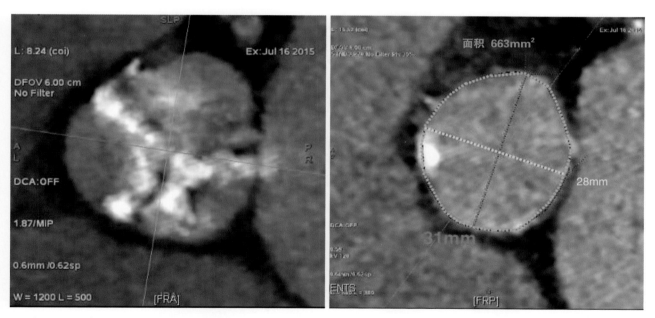

▲ 图 13-44　术前 CT 扫描用于测量瓣膜大小。左图可以看到严重的瓣膜钙化。右图显示瓣叶嵌入点平面的直径为 28mm×31mm，测量面积为 663mm²。基于制造商的建议（表 13-1），选择 29mm 的 SAPIEN 瓣膜

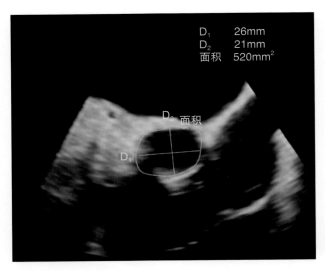

◀ 图 13-45　主动脉瓣的多平面重建 3D 图像显示瓣叶嵌入点平面直径为 26mm×31mm，测量面积为 520mm²

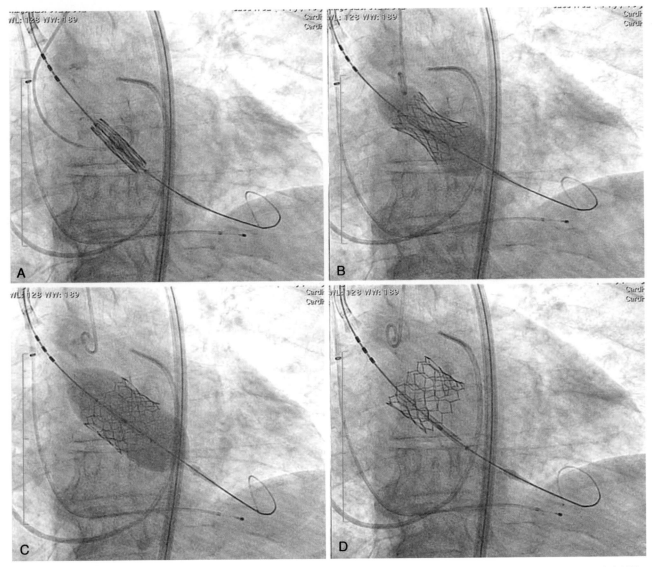

▲ 图 13-46　图 A 显示定位留置瓣膜；图 B 显示开始球囊扩张；图 C 显示球囊完全扩张，瓣膜展开；图 D 显示球囊泄气

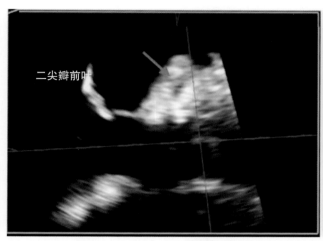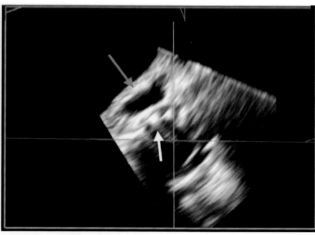

二尖瓣前叶

▲ 图 13-47　多平面重建的 3D 图像显示经食管主动脉瓣长轴（左）和短轴（右）

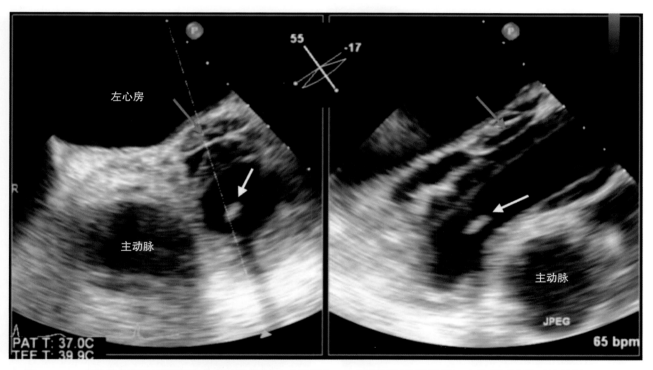

左心房

主动脉

主动脉

PAT T: 37.0C
TEE T: 39.9C

65 bpm

JPEG

▲ 图 13-48　主动脉根部的双平面显示主动脉旁血肿（红箭）。白箭提示肺动脉导管。实际显示出肺动脉被挤压

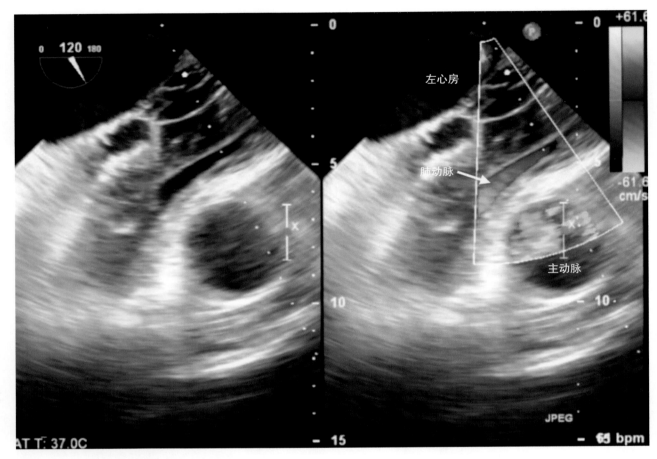

▲ 图 13-49 彩色多普勒显示肺动脉受压

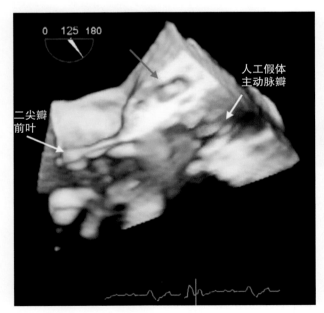

▲ 图 13-50 3D 长轴切面同样显示主动脉旁血肿（红箭）

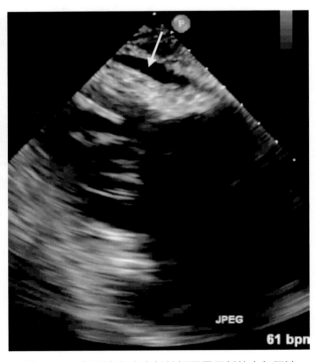

▲ 图 13-51 经胃底左心室长轴切面显示新的心包积液

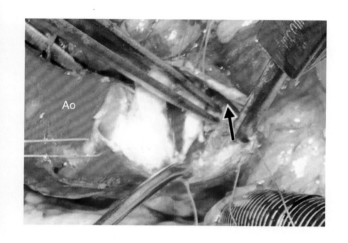

◀图 13-52 决定做体外循环下开胸手术，评估主动脉（Ao）损伤。主动脉切开术后，瓣膜被移除，显示主动脉环在无冠瓣尖下破裂（箭）。破裂处修复，主动脉瓣被放置

表 13-1　制造商对 S_3 瓣膜尺寸的建议

瓣膜尺寸	20mm	23mm	26mm	29mm
球囊扩张容量	11ml	17ml	23ml	33ml
TEE 测量直径	16～19mm	18～22mm	21～25mm	24～28mm
CT 测量面积	273～345mm²	338～430mm²	430～546mm²	540～683mm²

点评

　　瓣膜脱垂（或栓塞）可能会发生在瓣膜过小或放置位置不正确。在这个病例里，瓣膜被放置在正确的位置，但随后因瓣膜尺寸过小或钙化的固有主动脉瓣锚定不足而脱入左心室流出道。在这种情况下，一些瓣膜类型可以重新捕获和重新放置；另一种选择，第二个 TAVR 瓣膜可以放置在原 TAVR 瓣膜内部和附近，如下所示。瓣环破裂是 TAVR 一种罕见的，但危及生命的并发症，最常见的原因是瓣膜尺寸过大。TEE 可以快速识别这一并发症，基于出现快速扩张的瓣周积液伴填塞的病理生理。治疗方法是立即心包引流，然后紧急手术修补。

推荐阅读

[1] Hahn RT, Gillam LD, Little SH: Echocardiographic imaging of procedural complications during selfexpandable transcatheter aortic valve replacement, JACC Cardiovasc Imaging 8(3):319–336, 2015.

[2] Hahn RT, Kodali S, Tuzcu EM, et al: Echocardiographic imaging of procedural complications during balloon–expandable transcatheter aortic valve replacement, JACC Cardiovasc Imag–ing 8(3):288–318, 2015.

[3] Bloomfield GS, Gillam LD, Hahn RT, et al: A practical guide to multimodality imaging of transcatheter aortic valve replacement, JACC Cardiovasc Imaging 5:441–455, 2015.

[4] Kasel AM, Cassese S, Bleiziffer S, et al: Standardized imaging for aortic annular sizing: Implications for transca–theter valve selection, JACC Cardiovasc Imaging 6:249–262, 2013.

CASE 13-7
二尖瓣人工生物瓣膜反流的瓣膜内瓣膜治疗

入院前 5 个月，患者因 3 支血管病变和严重的二尖瓣反流而接受了冠状动脉旁路移植术和人工生物二尖瓣置换术。这位患者以前曾接受过霍奇金淋巴瘤的胸部放射治疗，这使得手术切除变得极其困难。由于广泛的二尖瓣环钙化，瓣膜的

放置具有挑战性，而搭桥术后仍有中度的二尖瓣反流。外科医师将这一发现归因于瓣膜植入过程中支架的变形。由于症状没有减轻，再手术的风险很大，他接受了经皮瓣膜内瓣膜手术。

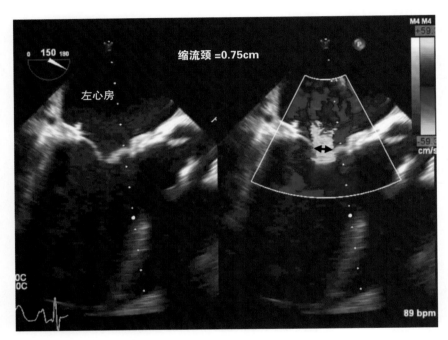

◀ 图 13-53　经食管中段长轴切面显示人工二尖瓣反流，缩流颈为 0.75cm

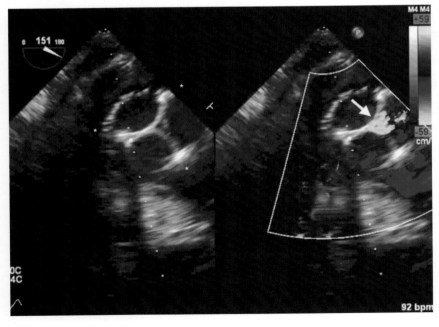

◀ 图 13-54　经胃底长轴切面，探头转向患者的左侧可以看到人工二尖瓣，有 3 个标杆（＊）和中心性二尖瓣反流

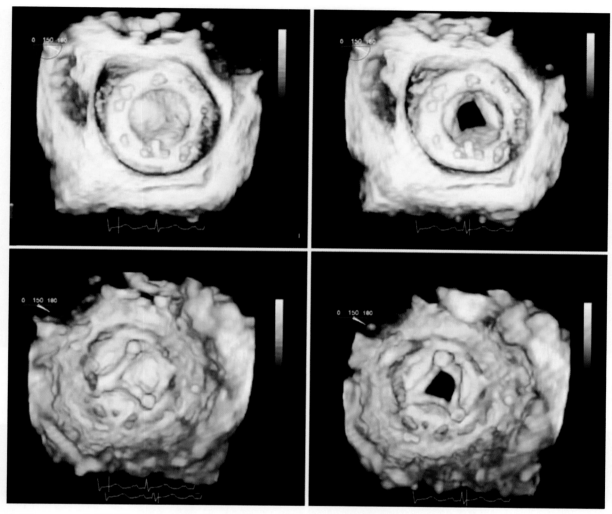

▲ 图 13-55　上排两图，从左心房视角可以看到人工瓣膜；左上图为收缩期，右上图为舒张期。下排两张图，从左心室视角可以看到人工瓣膜，左下图为收缩期，右下图为舒张期。实时图像显示，所有瓣叶运动受限

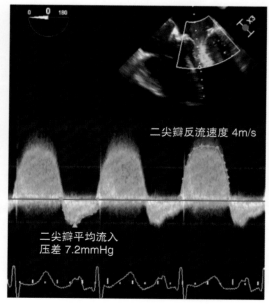

◀ 图 13-56　连续波多普勒显示一个速度密集二尖瓣反流图像，平均前向跨瓣压差 7.2mmHg

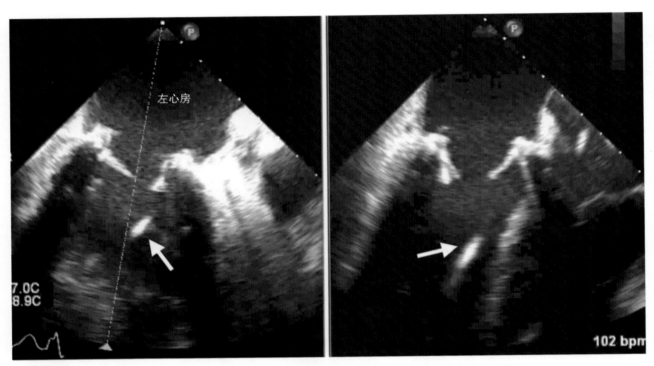

▲ 图 13-57　经食管中段双切面显示接近人工瓣膜的一根引钢丝（箭），被经皮经左心室心尖置入

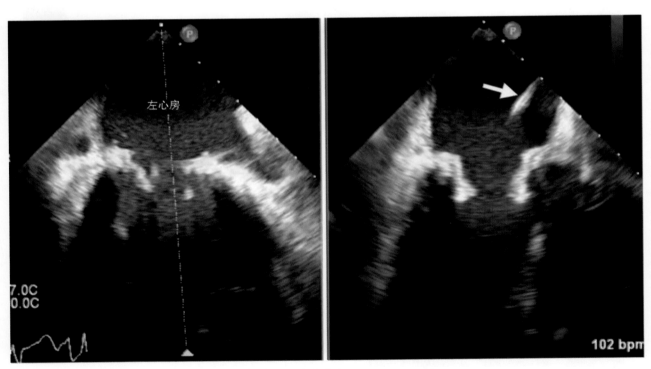

▲ 图 13-58　经食管中段双平面显示引钢丝（箭）目前在左心房

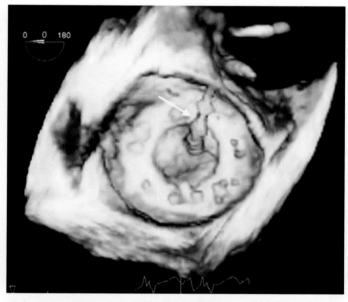

◀ 图 13-59　3D 食管超声（TEE）从左心房面显示输送装置的引钢丝经过人工二尖瓣进入左心房

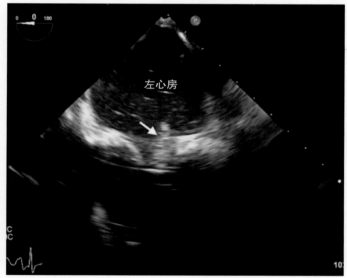

◀ 图 13-60　从经食管中段位置，瓣膜外壳已经向前通过了人工生物二尖瓣

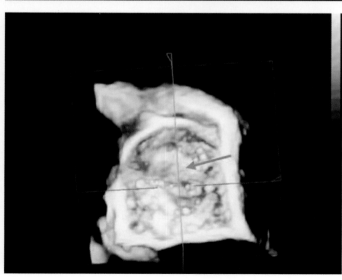

◀ 图 13-61　3D 食管超声（TEE）从左心房面视角显示放置的球囊完全扩张（红箭）

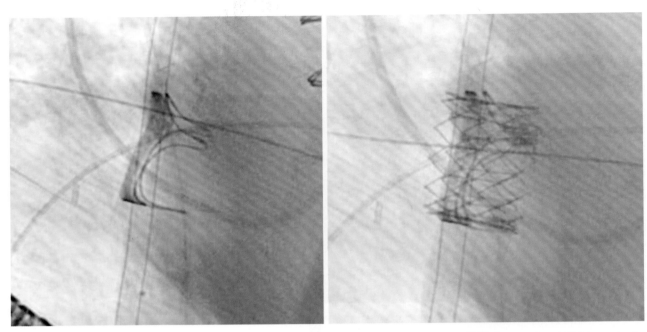

▲ 图 13-62 左图的放射影像显示 29 号人工生物二尖瓣。右图显示 29 号 SAPIEN 3 瓣膜（Edwards SAPIEN prosthesis, Edwards Lifesciences, Irvine, California）被放置在原有人工生物二尖瓣里面

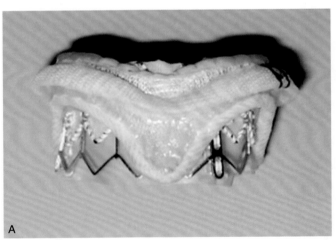

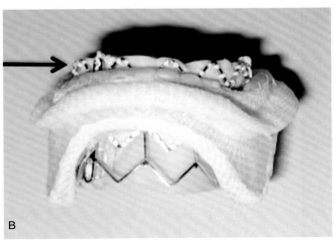

◀ 图 13-63 经导管瓣膜（Edwards SAPIEN）植入 Carpentier Edwards 瓣膜的体外演示。图 A 示位置不正确：经导管瓣膜在外科瓣膜流出道内植入过多。这可能导致扩张外科瓣膜标杆和经导管瓣膜栓塞。图 B 示正确的瓣膜位置：经导管瓣膜（箭），使其与外科缝合瓣环重叠，以便更好地锚定和更安全的定位（引自 Webb J.G., Wood D.A., Ye J.; Transcatheter valve-in-valve implantation for failed bioprosthetic heart valves. Circulation. 121 2010:1848–1857.）

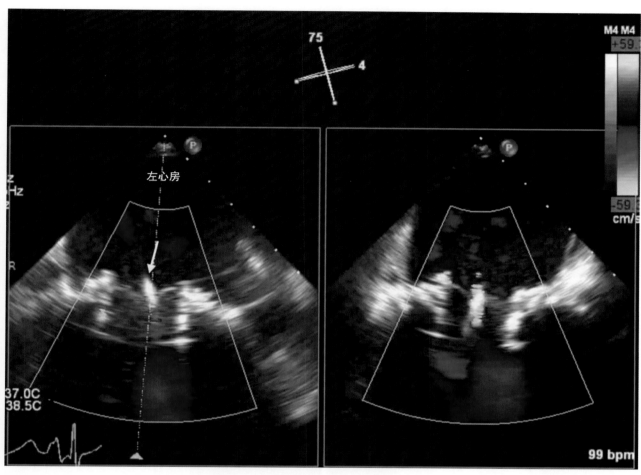

▲ 图 13-64　经食管中段双平面的彩色多普勒显示瓣膜放置后无反流

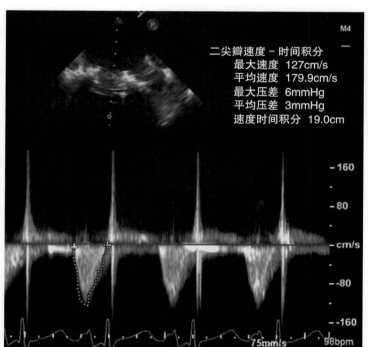

◀ 图 13-65　连续多普勒波形显示平均压差降至 3mmHg

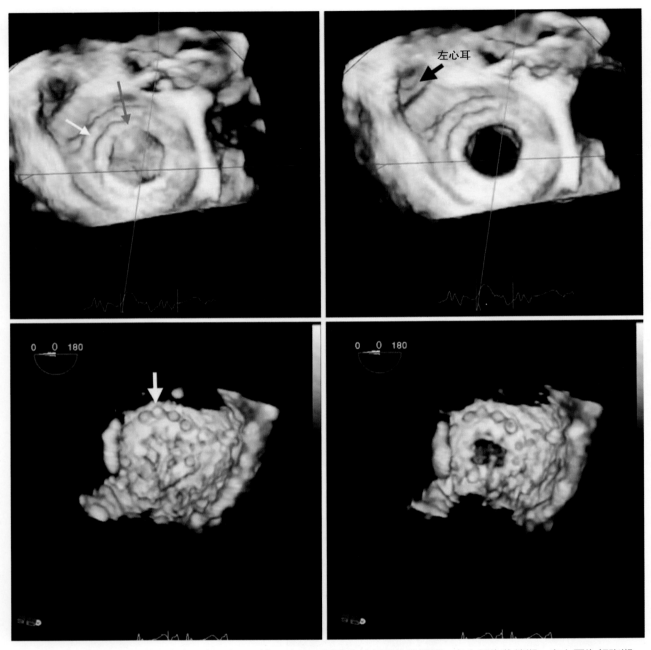

▲ 图 13-66　上排两图，从左心房视角可以看到在原有人工瓣膜内的新释放的瓣膜；左上图为收缩期，右上图为舒张期。白箭示旧的生物瓣膜，红箭示新放置的瓣膜。下排两图，从左心室视角可以看到人工瓣膜，左下图为收缩期，右下图为舒张期。箭示 SAPIEN 瓣的特征性框架

点评

可能由于瓣叶钙化而逐渐发生生物瓣反流，也可能是由于邻近钙化区域的瓣膜破裂（如病例 13-6) 或伴有瓣叶破坏或瓣周感染的心内膜炎所致的急性瓣膜反流。即使在没有感染的情况下，因钙化导致的或瓣环纤维化所致的缝线裂开也可能引起瓣周漏。人工瓣膜反流的干预指征包括有症状的严重瓣周漏、溶血引起的顽固性贫血，或由自体瓣膜反流引起的渐进性左心室扩张和收缩功能障碍。患者评估的第一步是确定是否存在活动

性感染；所有新发的人工瓣膜反流患者都应做血液培养。下一步是确定反流是瓣膜还是瓣周，这通常同时需要经胸和经食管成像，因为人工瓣膜阴影遮蔽了单独从任何一种途径进行的周围成像。三维（3D）彩色多普勒对反流部位的定位特别有帮助。瓣周漏需要外科干预或用经导管装置封堵，而瓣膜反流可能需要在外科人工瓣膜内放置一个经导管瓣膜，如瓣膜内瓣膜的手术。其次，心脏瓣膜反流的严重程度应该用标准多普勒方法来确定。在此过程中，经食管超声（TEE）有助于装置的最佳定位。在二尖瓣位置，重要的是确保经

导管装置不会突出到左心室流出道引起主动脉下梗阻。在主动脉位置，重要的是要确保冠状动脉开口不被经导管瓣膜阻塞（如病例 13-9）。

推荐阅读

[1] Hamid NB, Khalique OK, Monaghan MJ, et al: Transcatheter valve implantation in failed surgically inserted bioprosthesis: Review and practical guide to echocardiographic imaging in valve-in-valve procedures, JACC Cardiovasc Imaging 8(8): 960–979, 2015.

[2] Paradis JM, Del Trigo M, Puri R, et al: Transcatheter valve-in-valve and valve-in-ring for treating aortic and mitral surgical prosthetic dysfunction, J Am Coll Cardiol 66(18): 2019–2037, 2015.

CASE 13-8
二尖瓣人工生物瓣膜狭窄的瓣膜内瓣膜治疗

患者，女性，80 岁。患者用 25mm 的 Carpentier Edwards(CE) 人工生物二尖瓣置换 10 年后，有明显的进展性和症状明显的生物二尖瓣 (Edwards Lifesciences, Irvine, California) 狭窄病史。其病史还包括用主动脉瓣生物瓣置换（目前没有明显的反流或狭窄）和冠状动脉搭桥术治疗多支冠状动脉粥样硬化。非心脏疾病包括慢性阻

塞性肺病伴重度肺动脉高压、长期甲氨蝶呤治疗重症银屑病引起的免疫抑制、2 型糖尿病及晚期慢性肾脏疾病。由于她的手术风险很高，STS PROM 评分为 28%，患者根据自身情况接受了使用 Melody 经导管肺动脉瓣 (Medtronic, Minneapolis, Minnesota) 的二尖瓣瓣膜内瓣膜瓣置换术。

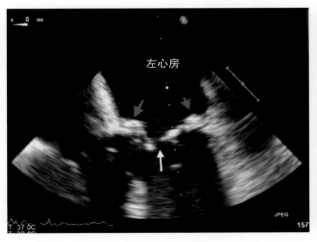

▲ 图 13-67 在这个食管中段四腔心切面，红箭表示生物二尖瓣的缝合环。瓣叶增厚和钙化，伴有舒张期小的最大偏移（白箭）

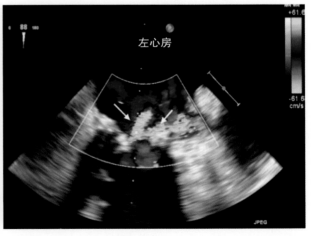

▲ 图 13-68 在食管中段两腔心切面，彩色多普勒显示一般二尖瓣的花色反流束（白箭）

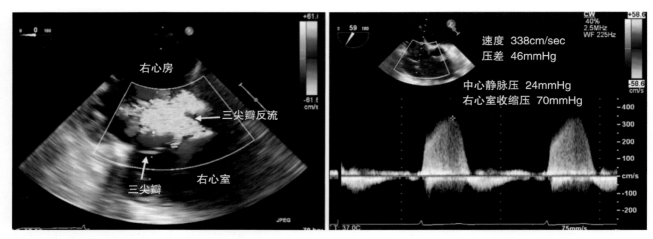

▲ 图 13-69　在这个食管中段切面可以看到严重的三尖瓣反流，考虑是继发于升高的肺动脉压力和瓣环扩张。连续多普勒估测右心室收缩压为 70mmHg

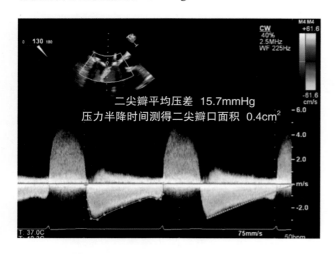

◀ 图 13-70　二尖瓣流入连续多普勒显示平均压差为 15.7mmHg。使用压力半降时间方法测得二尖瓣口面积为 0.4cm²

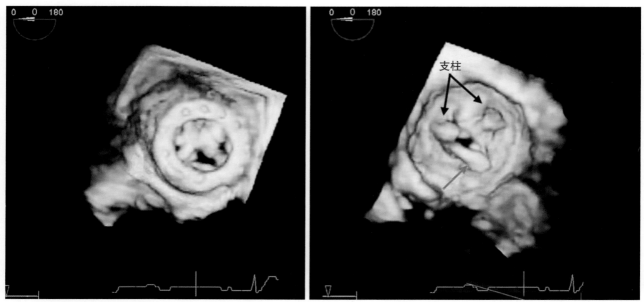

▲ 图 13-71　从左心房视角（左）和左心室视角（右）的 3D 图可以看到人工组织瓣膜。瓣叶增厚明显。红箭示实时观察瓣叶组织在运动

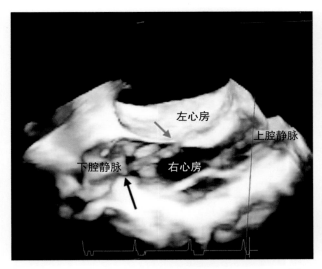

▲ 图 13-72　经食管超声（TEE）的 3D 视图显示通过下腔静脉（黑箭）向前进入右心房的经房间隔穿刺（红箭）

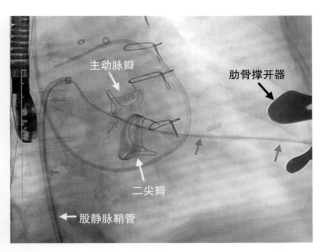

▲ 图 13-73　一个"经心尖轨道"被创建。简单地说，通过导管和导线的交换，左心室心尖部引入的导线向前通过二尖瓣生物瓣膜进入左心房。一个 25mm 的鹅颈圈向前推进，经房间隔抓住左心房内心尖导线。然后通过股静脉（红箭）将左心室导线取出。然后通过这根心尖轨道将 Melody 瓣引入人工二尖瓣

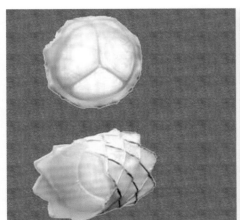
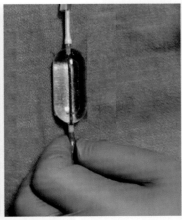
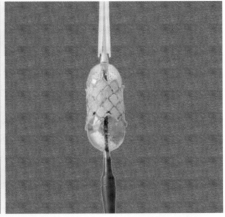

▲ 图 13-74　Melody 瓣膜。左图从上方和侧方看瓣膜。中图示输送球囊扩张。右图示输送系统和完全释放的瓣膜形态

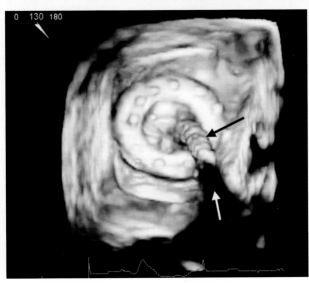

◀图 13-75　从左心房角度看，在这个经食管超声（TEE）3D 视图中，输送装置（黑箭）刚刚接触到人工二尖瓣。白箭所指的黑色空间是由于设备退出或遮挡引起的

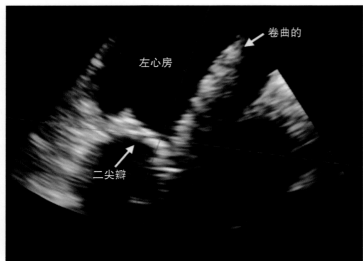

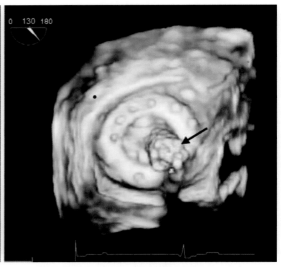

▲ 图 13-76 左图是经食管中段两腔心切面，显示卷曲的 Melody 瓣接触生物人工二尖瓣。右图是从左心房视角看经食管超声（TEE）的 3D 影像，显示左心房卷曲瓣膜（黑箭）的部分

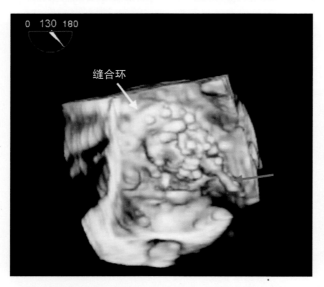

◀ 图 13-77 从左心房视角经食管超声（TEE）的 3D 视图显示在生物人工二尖瓣缝合环里面的球囊被扩张

▼ 图 13-78 从左心房角度经食管超声（TEE）的 3D 视图显示原有缝合环里面放置的 Melody 瓣。从左心室视角可以看到熟悉的笼样结构（黑箭）。红箭示可能的人工瓣膜

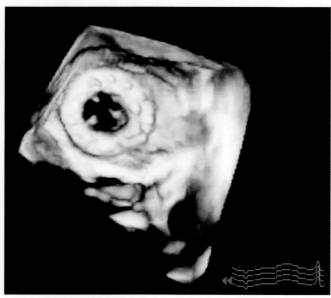

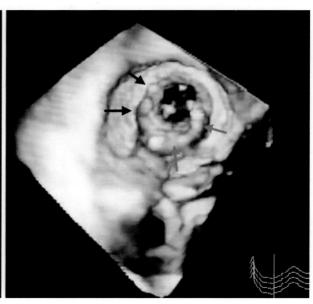

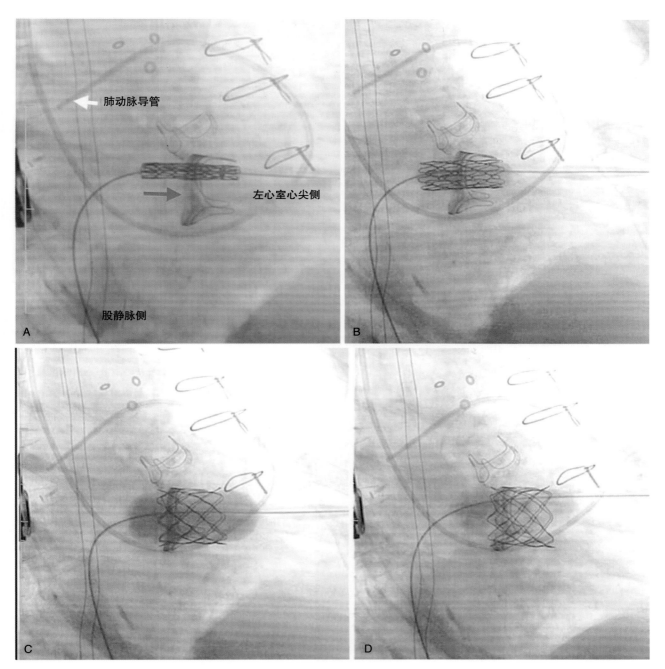

肺动脉导管

左心室心尖侧

股静脉侧

A

B

C

D

▲ 图 13-79　Melody 瓣膜放置的放射影像。图 A 为卷曲的瓣膜接近生物人工二尖瓣（红箭）。图 B 为球囊扩张开始。图 C 为球囊扩张完全，瓣膜充分展开。图 D 为球囊释放，留下 Melody 瓣在原处

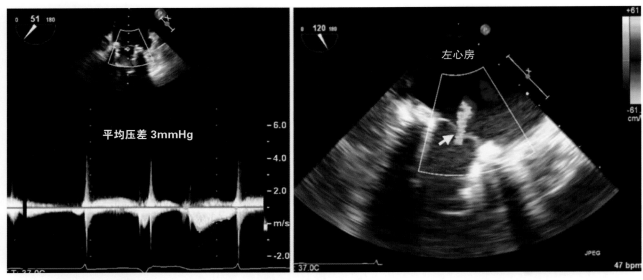

▲ 图 13-80　跨 Melody 瓣膜的平均压差是 3mmHg。彩色多普勒显示少量中心性反流

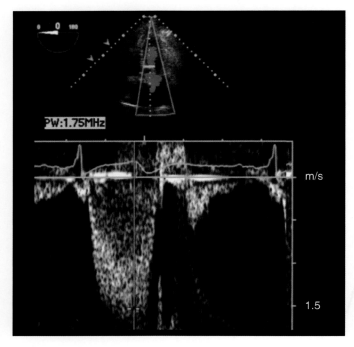

◀ 图 13-81　因为 Melody 瓣膜一定程度上突向左心室流出道，使用深胃底切面，脉冲多普勒测量峰值压差为 9mmHg

CASE 13-9
主动脉瓣人工生物瓣膜狭窄的瓣膜内瓣膜治疗

患者，男性，77 岁。患者 12 年前因主动脉瓣狭窄行人工生物主动脉瓣置换术并置入 Hancock Ⅱ 瓣膜。5d 前，出现劳累性呼吸困难、下肢水肿和胸部"疼痛"。入院前 1d，发现一个新的舒张期心脏杂音，急诊 TTE 显示主动脉瓣窦撕裂，和主动脉瓣前部的局限性区域回声密度增加。其心内膜炎诊断结果阴性，由于多种并发症，他接受了 TAVR 瓣膜内瓣膜治疗。

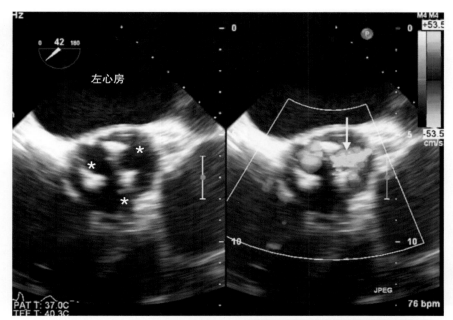

◀ 图 13-82　在食管中段短轴切面，* 示人工瓣膜的 3 个标杆。白箭示主动脉瓣反流束

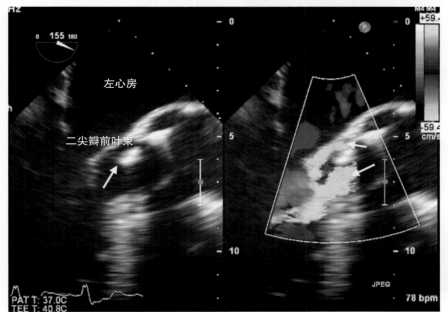

◀ 图 13-83　在这个食管中段长轴切面，白箭指向一束反流，这与临床发现的人工主动脉瓣的部分脱垂相一致。右图中箭示主动脉瓣反流束

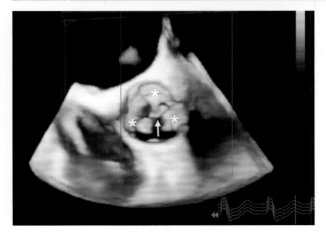

◀ 图 13-84　在这个经左心房视角经食管超声（TEE）的 3D 切面，* 再次表示瓣膜标杆。白箭示脱垂的瓣膜，这也可以通过实时视频更好地理解

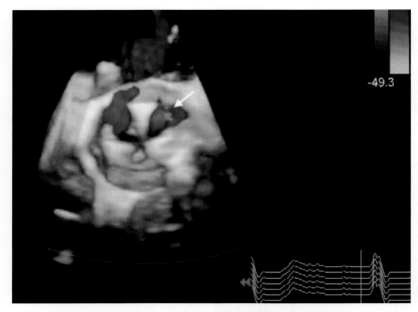

◀ 图 13-85　3D 彩色多普勒影像显示主动脉瓣反流束

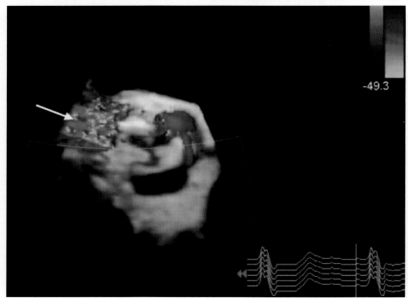

◀ 图 13-86　3D 彩色图像在其水平轴上翻转 180°的图像，白箭示主动脉反流束

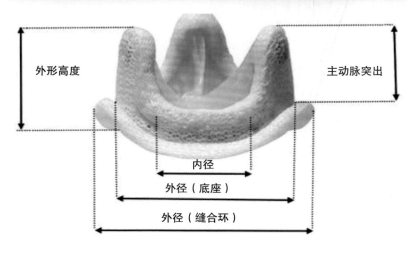

◀ 图 13-87　植入的生物人工瓣膜的尺寸，在本病例为 Hancock Ⅱ 型猪心瓣膜。标记的尺寸大小通常与外径相对应。对于瓣膜内瓣膜手术，内径是更相关的。原有支架直径为 25mm，所以放置 23mm SAPIEN XT 瓣膜中瓣膜

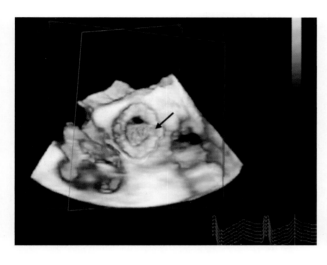

◀图 13-88　当从左心房视角看到的放置好的 SAPIEN 23mm 瓣膜（箭）

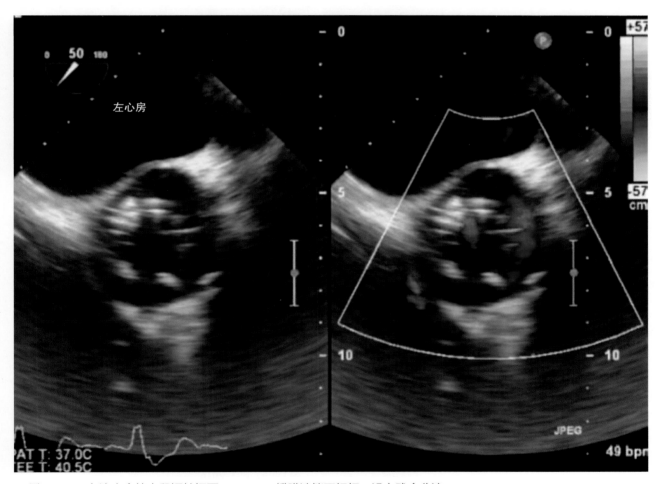

▲图 13-89　在这个食管中段短轴切面，SAPIEN 瓣膜遮挡了标杆。没有残余分流

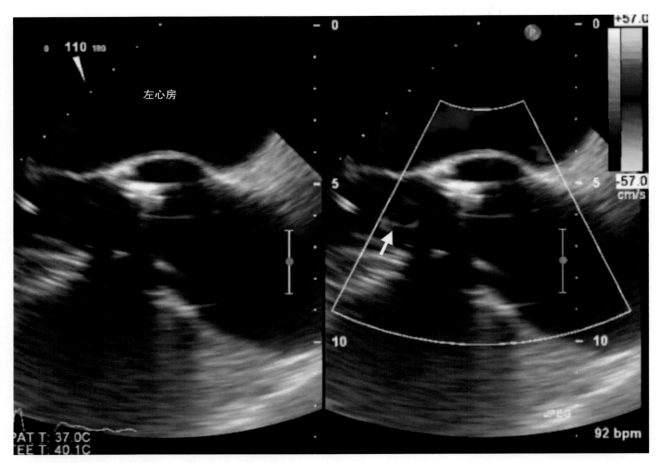

▲ 图 13-90　在这个食管中段长轴切面，有微量残余反流（白箭）

点评

生物人工瓣膜可能随着时间的推移发生钙化和纤维化，从而导致渐进性狭窄。人工瓣膜狭窄介入治疗的适应证与自体瓣膜狭窄治疗的指征相似。对于伴有严重症状的人工瓣膜狭窄，根据手术风险、患者年龄和预期寿命、患者的价值观和偏好，可在许多患者中进行再次手术瓣膜置换术。另一种治疗方法是在外科生物瓣内放置一个经导管瓣膜，如这里所示的人工二尖瓣和主动脉瓣狭窄的例子。经食管超声有助于评估狭窄的严重程度，协助瓣膜内瓣膜假体的放置，以及装置植入后的血流动力学评估。

推荐阅读

[1] Attizzani GF, Ohno Y, Latib A, et al: Transcatheter aortic valve implantation under angiographic guidance with and without adjunctive transesophageal echocardiography, Am J Cardiol 116(4):604–611, 2015.

[2] Phan K, Zhao DF, Wang N, et al: Transcatheter valve-in-valve implantation versus reoperative conventional aortic valve replacement: A systematic review, J Thorac Dis 8(1):E83–E93, 2016.

经导管二尖瓣治疗
Transcatheter Mitral Valve Therapies

CASE 13-10
经球囊二尖瓣扩张分离术

患者，女性，43 岁。患者妊娠 22^{+6} 周，因低血压、心动过速和新诊断的严重二尖瓣狭窄入院。

患者感觉良好直到入院前约 2 周，她出现了咳嗽伴黄痰，呼吸急促。在过去的 2 ～ 3d，她主观感觉可能是很明显的发热和寒战，可能是严重的。入院前 1d，她在急诊室外就诊，发现她血压过低和心动过速；TTE 显示有新诊断的严重二尖瓣狭窄和肺动脉高压。她被转到这家医院，在那里她接受了抗生素、利尿药和小剂量的 β 受体阻滞药来控制心率。她被认为适合二尖瓣球囊扩张术，手术紧急安排在第 2 天。

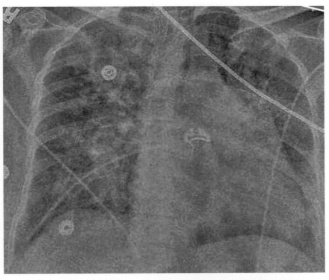

◀图 13-91　入院时胸部 X 线检查（CXR）显示左心房大，双侧肺弥漫渗出

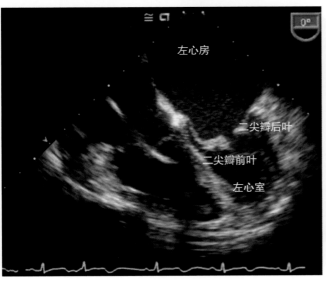

◀图 13-92　在这个经食管中段四腔心切面，二尖瓣显示为风湿性二尖瓣狭窄的典型表现，二尖瓣前叶呈"曲棍球棒"状。实时图像可见后叶是固定的

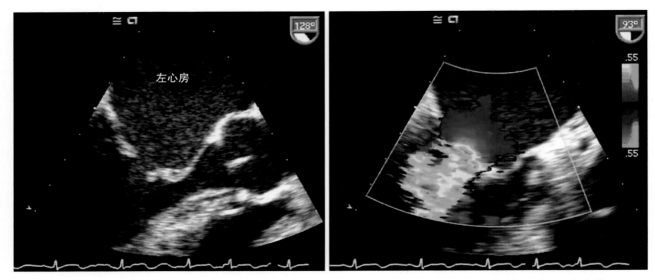

▲ 图 13-93　在经食管中段长轴切面中也可以看到类似的结果。流入血流信号混叠，无明显二尖瓣反流。左心房增大严重。左心耳影像提示无血栓形成。二尖瓣瓣叶无明显钙化，活动良好，无增厚。主动脉瓣正常，未见明显的主动脉瓣反流

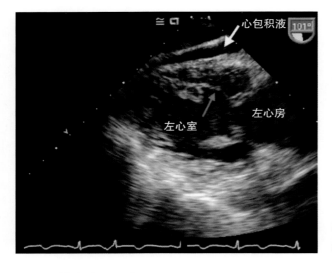

◀图 13-94　经胃底左心室长轴切面，二尖瓣瓣下结构正常。红箭表示纤细、未缩短的腱索。后方有少量心包积液

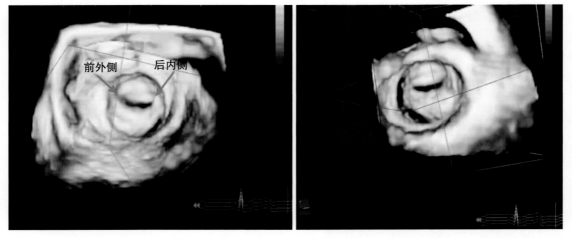

▲ 图 13-95　另一例行连合部切开术的患者有类似的临床影像，经食管超声（TEE）3D 影像显示典型的风湿性二尖瓣前外侧和后内侧连合部融合。左图为左心房视角，右图为左心室视角

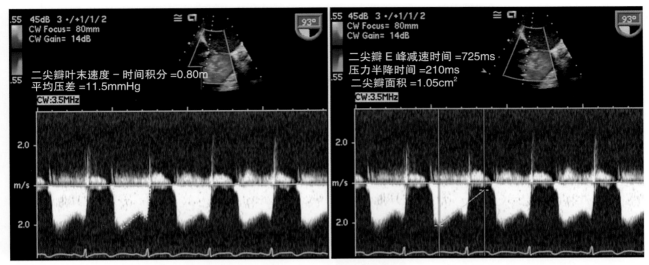

▲ 图 13-96　术前二尖瓣前向血流多普勒测量结果显示二尖瓣平均跨瓣压差为 11.5mmHg，压力减半时间法测得 MVA 为 1.05cm²

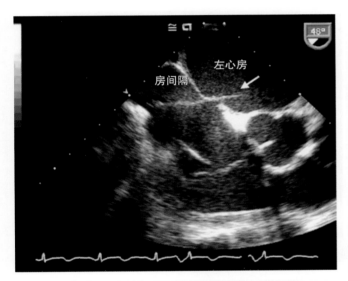

◀ 图 13-97　在右心室流入流出道切面上，导线穿过房间隔

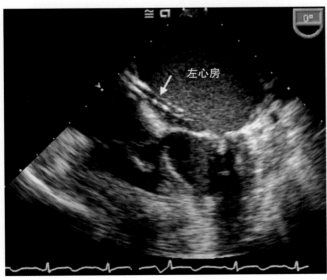

◀ 图 13-98　在食管中段四腔心切面，导管向前进入左心房，这将容纳分离球囊

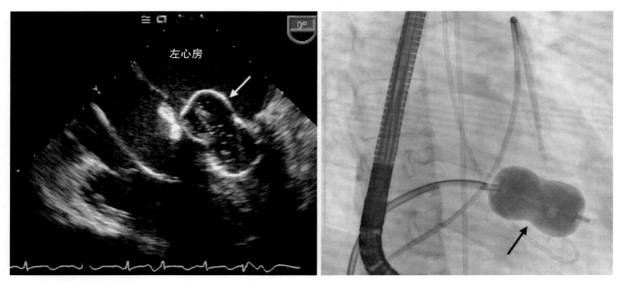

▲ 图 13-99　经食管中段四腔心切面（左）和放射影像（右）显示球囊（箭）扩张至最大

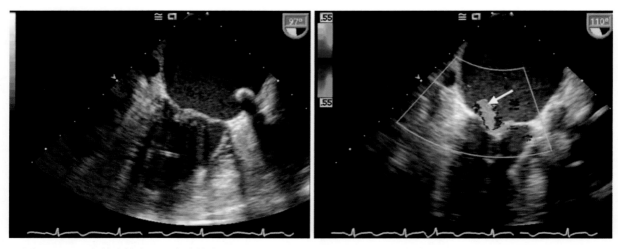

▲ 图 13-100　在数次扩张后，在食管中段两腔心切面看到一个新的小的二尖瓣反流束

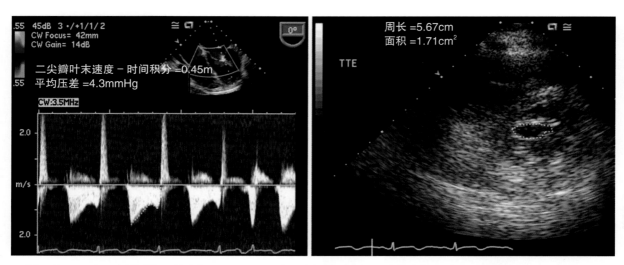

▲ 图 13-101　跨二尖瓣平均压差降低至 4.3mmHg。胸骨旁短轴成像和经胸超声（TTE）平面测量显示二尖瓣口面积为 1.7cm²

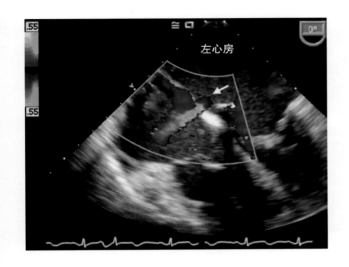

◀ 图 13-102 从左心房移除导管后，发现一个房间隔缺损（箭）。因为房间隔的尺寸小，只有左向右的分流，没有进行进一步处理。术后 14 周，患者顺利行剖宫产手术，产下一个健康的婴儿

点评

二尖瓣球囊扩张分离术 (BMC) 是目前治疗有症状的重度二尖瓣狭窄的首选方法。严重狭窄定义为瓣膜面积 $1.5cm^2$ 或更小，因为二尖瓣球囊扩张术是一种有效、持久且不良后果风险低的手术。二尖瓣球囊扩张术最有可能使由于连合部融合而瓣膜薄而活动尚可的二尖瓣狭窄的患者受益。球囊扩张导致融合处裂开，结果增加舒张期瓣膜开放。评价二尖瓣狭窄严重程度的最佳方法是对瓣口进行三维（3D）成像，利用三维（3D）图像在术前和手术后识别和测量最小舒张期开口面积。记录多普勒数据也是推荐的，但必须谨慎使用，因为镇静时是令二尖瓣的每搏量较低可以引起压差下降，而压力半降时间可能是二尖瓣球囊扩张术（BMC）后改变心室和心房顺应性的不准确结果。经食管超声（TEE）显像在二尖瓣球囊扩张术（BMC）前是必要的，以确保无心房血栓和无明显二尖瓣反流（MR）。超声心动图也可用来评估每次球囊扩张后二尖瓣反流（MR）的严重程度，并发现该手术的其他并发症。

推荐阅读

[1] Wunderlich NC, Beigel R, Siegel RJ: Management of mitral stenosis using 2D and 3D echo–Doppler imaging, JACC Cardiovasc Imaging 6(11):1191–1205, 2013.

[2] Wilkins GT, Weyman AE, Abascal VM, et al: Percutaneous balloon dilatation of the mitral valve: An analysis of echoc–ardiographic variables related to outcome and the mechanism of dilatation, Heart 60:299–308, 1988.

CASE 13-11
经导管二尖瓣夹闭术

患者，男性，83 岁。患者有进行性主动脉狭窄的症状，并因心力衰竭而多次入院。其并发症包括慢性阻塞性肺病、慢性肾病、冠心病伴（前降支）LAD 支架、二尖瓣脱垂伴严重二尖瓣反流（MR）和左心房压力升高。他进行了（经皮主动脉瓣置换术）TAVR，他的术后病程因结肠炎变得较为复杂使用了 28d 的抗生素。出院后，他的持续症状被认为与他的严重二尖瓣反流（MR）有关，安排行经导管二尖瓣夹闭术（MitraClip，表 13-2）。

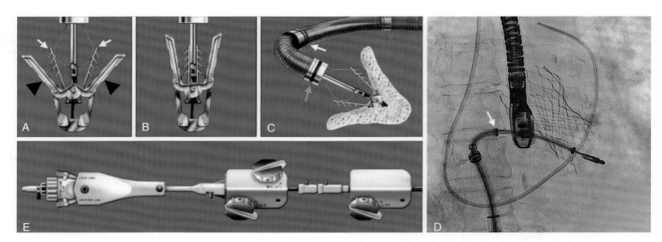

▲ 图 13-103　二尖瓣夹闭（MitraClip）系统。图 A 示部分开放的无纤维外壳的 MitraClip（Abbott Laboratories, Abbott Park, Illinois）设备。二尖瓣夹闭器（MitraClip）在钴铬夹持臂（黑箭头）和带刺的夹持臂（白箭）之间夹住二尖瓣叶，带刺的夹持臂有一根细线（抓持线）穿过用来拉起夹持臂。图 B 示装置关闭的外形。图 C 和图 D 示 MitraClip 连接在夹式输送系统上，该系统从导向导管末端伸出（红箭）。白箭示"套管不透射线的尖端环"，即导向导管同伸出的输送导管的近端交界处。绿箭示"输送导管不透射线环"；夹子本身就安装在此可见标记的前方。图 E 示控制旋钮允许引导和夹式输送系统偏转，以引导系统通过左心房并将 MitraClip 置于二尖瓣口上方（经许可转载，引自 Feldman T, Young A, Percutaneous approaches to valve repair for mitral regurgitation, JACC 63:2057–2068, 2014.）

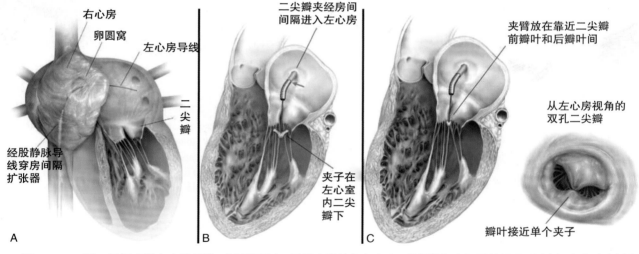

▲ 图 13-104　图 A 示经皮进入右股静脉。穿过卵圆窝，导丝向前伸入左心房。理想的经房间隔位置是后方（远离主动脉瓣），高度高于二尖瓣平面 3.5 ～ 4cm。导向器从股静脉穿过房间隔进入左心房。图 B 示经食管超声（TEE）确认 MitraClip 装置通过二尖瓣。MitraClip 是在经食管超声（TEE）引导下向前推进，通过二尖瓣在结合处之下进入左心室，并将夹子关闭到 120°，为抓住瓣叶做好准备。红箭表示可操纵导管的末端。图 C 显示缓慢拔出 MitraClip 并保持夹子打在 120°，关闭夹子来抓住二尖瓣瓣叶。部分关闭用于评估瓣叶嵌入情况；MitraClip 完全关闭后，紧接着确认二尖瓣反流（MR）明显减少，被释放夹子（经许可转载，引自 Pope NH, Ailawadi G: Transcatheter mitral valve repair, 19:219–237, 2014.）

表 13-2　二尖瓣夹闭植入程序步骤

（1）取得股静脉途径	（5）在二尖瓣之上旋转和放置二尖瓣夹
（2）房间隔穿刺	（6）二尖瓣夹向前进入左心室
（3）将可旋转引导导管前伸进入左心房	（7）抓住瓣叶并评估嵌入瓣叶是否合适
（4）通过引导导管夹闭输送装置向前进入左心房	（8）分离二尖瓣夹

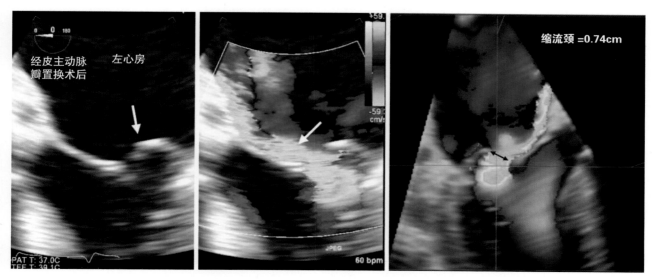

▲ 图 13-105 经食管中段四腔心切面显示后叶脱垂部分（左，箭）伴有密集的帖壁射流，指向二尖瓣前叶的反流（中图，箭）缩流颈 0.74cm，提示严重 MR（右）。瓣叶纤薄无钙化，闭合点接近环状水平，两者均有利于行二尖瓣夹闭术（MitraClip）

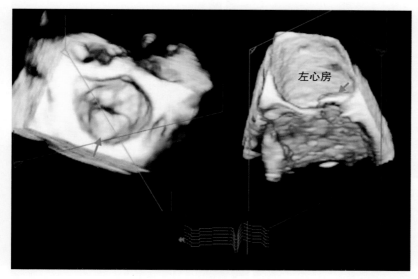

◀ 图 13-106 左图是左心房视角的二尖瓣正面视图，右图为同一视图的前外侧侧面图像，可以看到同样的影像。箭指向 P$_2$ 区。均为收缩期的图像

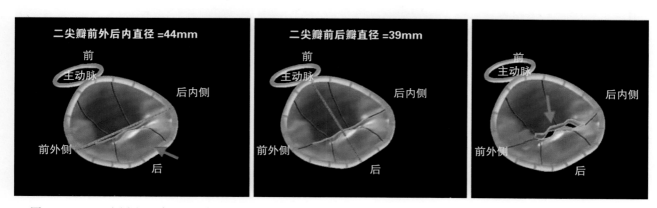

▲ 图 13-107 二尖瓣定量（Phillips）显示扩张的二尖瓣瓣环，以及脱垂，主要为 P$_2$ 区（箭）。左图可见缺漏主要出现在 A$_2$ 和 P$_2$ 之间（箭）

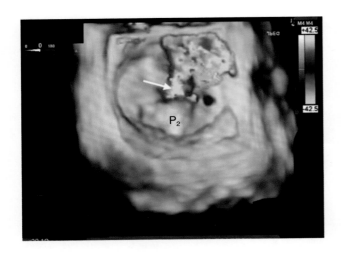

◀ 图 13-108　从左心房视角的 3D 食管超声（TEE）的二尖瓣正面视图，指向前瓣的宽的二尖瓣反流束

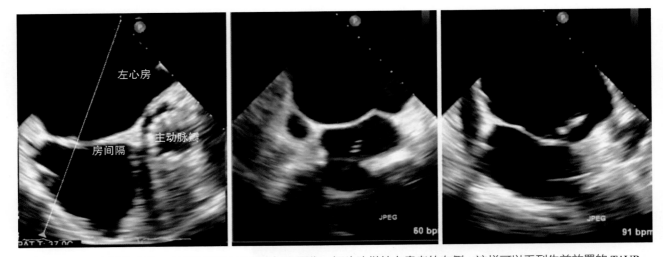

▲ 图 13-109　左图为大约 80°的经食管中段双房切面图像，探头略微转向患者的左侧；这样可以看到先前放置的 TAVR。标线与房间隔相交。中图为垂直面图，显示了房间隔的隆起。右图示导线穿过房间隔

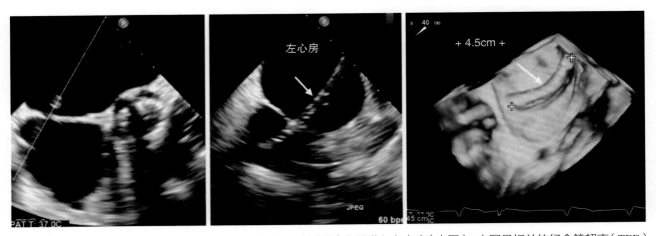

▲ 图 13-110　沿着穿过房间隔的引导线，可操纵引导导管（箭）向前进入左心房（中图）。右图是相关的经食管超声（TEE）3D 视图，显示可操作导管进入左心房的距离是 4.5cm

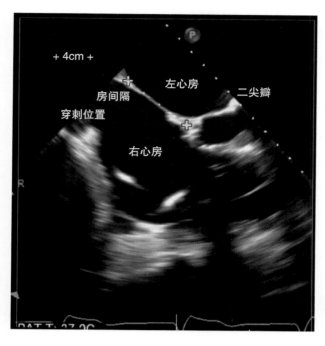

◀ 图 13-111　在这个食管中段 15°切面，房间隔穿刺点在二尖瓣瓣环上方 4cm

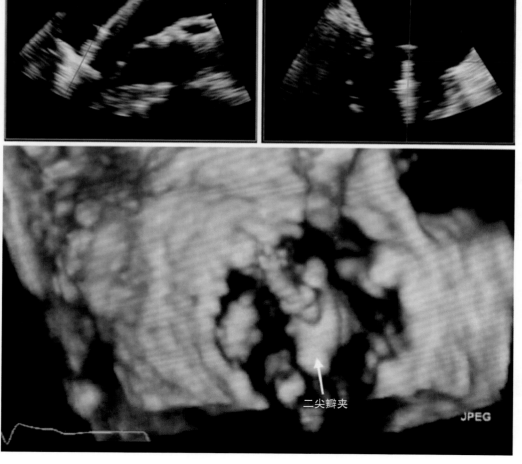

◀ 图 13-112　上排左图和右图分别是经食管中段长轴和二尖瓣连合部切面。夹子向前进入左心室。增益降低的 3D 食管超声（TEE）视图显示心室中的夹子，在正确的方位

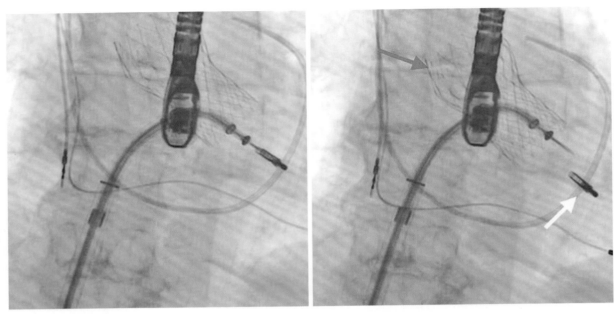

▲ 图 13-113 放射影像显示夹子释放（白箭）。红箭示在主动脉位置的 CoreValve

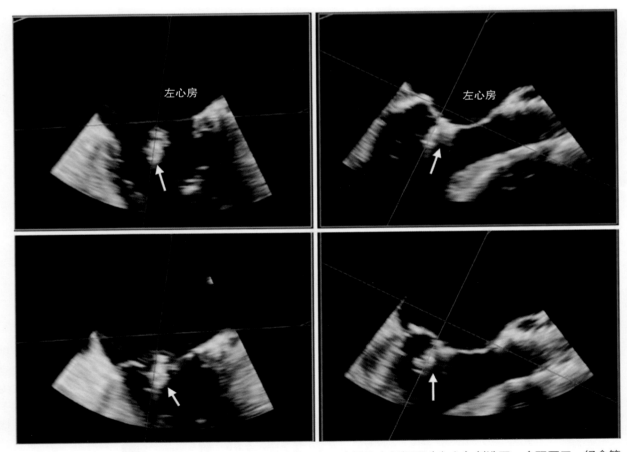

▲ 图 13-114 上排两图为舒张期，夹子（箭）被释放，在二尖瓣连合部切面（左上）创造了一个双开口。经食管中段长轴切面显示无开放。下排两图为收缩期，两个开口在二尖瓣瓣连合部切面（左下）都关闭，右下图的食管中段长轴切面开口仍保持关闭

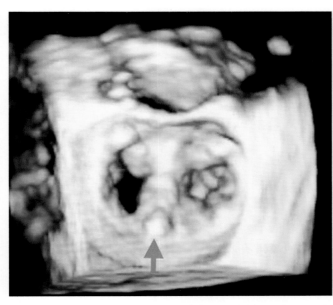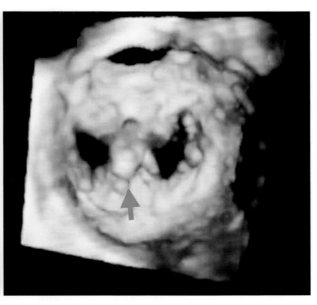

▲ 图 13-115　左图是来自左心房视角的二尖瓣正面视图，右图是来自左心室视角。在舒张期看到 2 个合适的二尖瓣开口和中间夹子（箭）

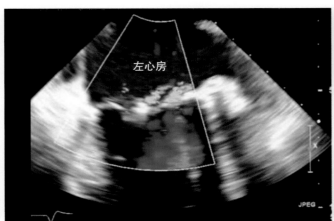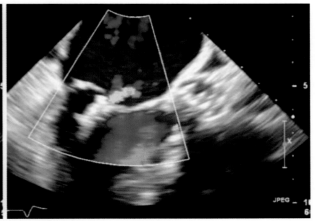

▲ 图 13-116　左图的彩色多普勒显示二尖瓣连合部切面 2 个二尖瓣小的反流束，右图的食管中段长轴切面显示 1 个小的反流束

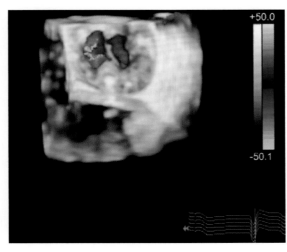

▶ 图 13-117　从左心房正面观 3D 食管超声（TEE）视图显示二尖瓣 2 个小的反流束

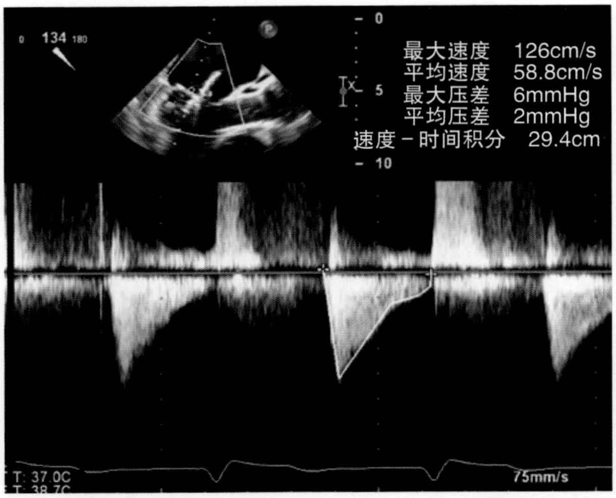

◀ 图 13-118 通过修复的瓣膜的平均压差为 3mmHg，这提示轻微的功能性狭窄，不太可能出临床症状

点评

对于严重二尖瓣关闭不全并有干预指征的患者，只要有可能，建议施行外科瓣膜修补术。当解剖结构无法行瓣膜修复时，对于可接受手术风险的患者，建议采用外科瓣膜置换术。对于有外科手术禁忌和严重二尖瓣反流（MR）症状的患者，经导管介入治疗可能是合理的。虽然其他几种装置正在开发中，但最公认的临床经验是使用经认证的二尖瓣夹闭装置，如本例中的情况。这种经导管入路的概念是将前、后瓣叶夹闭在一起可以缩小反流开口的大小，尽管代价是前向血流开口面积略有缩小。此类手术，经食管超声（TEE）引导对于对合不良瓣叶的定位和引导一个（或多个）夹闭装置的放置都是必不可少的。

推荐阅读

[1] González-Gómez A, Fernández-Santos S, Fernández-Golfín C, et al: Mitral valve anatomy: Preprocedural screening and imaging techniques, EuroIntervention 11 supplement W; W32–W36, 2015.

[2] Munkholm-Larsen S, Wan B, Tian DH, et al: A systematic review on the safety and efficacy of percutaneous edge-to-edge mitral valve repair with the MitraClip system for high surgical risk candidates, Heart 100(6):473–478, 2014.

第 14 章　经导管封堵装置
Transcatheter Closure Devices

房间隔
Atrial Septum

CASE 14-1
房间隔的解剖及图像

请参考第 7 章病例 7-1 成人先天性心脏病。

CASE 14-2
针对反复发作的短暂神经系统事件的卵圆孔未闭（PFO）封堵设备

患者，女性，44 岁。患者约 3 年前患有一过性构音障碍，CT 扫描显示当时有小范围脑梗死的迹象。约 6 个月前，她出现了几次短暂的右下肢疼痛，最长的一次持续数分钟，并伴随右腿明显无力。该患者拒绝华法林抗凝而接受抗血小板治疗。经食管超声心动图显示卵圆孔未闭，经患者同意后安排做经导管封堵术。

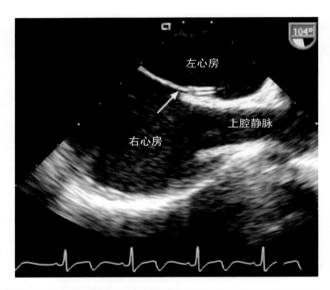

▶ 图 14-1 将鞘套置入右股静脉，导丝置入右心房后，将一个 6F 多用途诊断鞘管推进右心房，并取下导丝。如图所示，在经食管中段双腔静脉切面所示，将导管轻柔地穿过卵圆孔（箭）

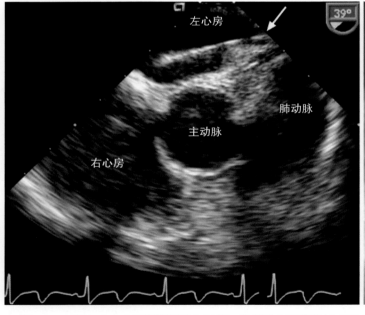
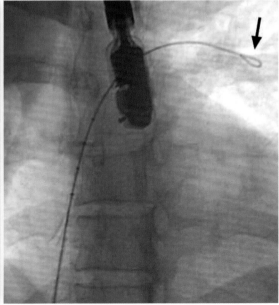

▲ 图 14-2 将 J-Tipped 钢丝重新插入导管，并推进左肺静脉如 TEE 图（左）和造影（右，箭）所示

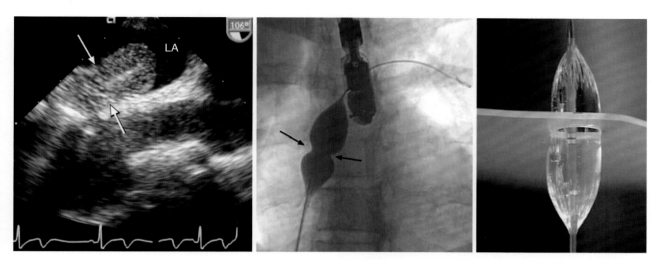

▲ 图 14-3　使用经食管超声（左）和造影剂引导（中），一个直径 20mm 大小的 NMT 球囊（NMT Medical, Inc., Boston, Massachusetts）被插入引导线，并穿过房间隔。通过球囊（箭）测量腰部的直径，计算卵圆孔为（10～11mm）。在此基础上，选择了一个 28mm 的封堵器（NMT Medical, Inc., Boston, Massachusetts ）。右图为测量的模型示意图

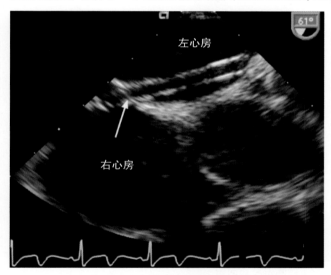

◀图 14-4　14F 经间隔导管和扩张器推进至左心房（箭）。取出扩张器和导线，小心抽吸导管并冲洗以确保系统中没有空气

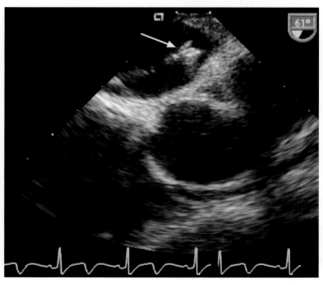

◀图 14-5　将 CardioSeal 心瓣膜装置装入导管并推入左心房（箭）

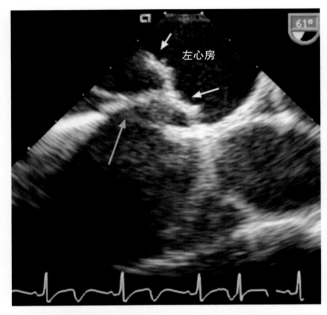

◀ 图 14-6　跨隔鞘被拉回，使得左心房伞臂展开（白箭）。然后通过房间隔（绿箭）将其拉回，通过造影和经食管超声可以很好地观察到它的位置

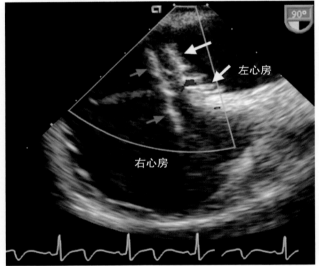

◀ 图 14-7　经间隔时进一步回拉导管，直到右心房侧的伞臂（红箭）释放，可以看到在卵圆孔处适当位置的封堵器（白箭示左心房臂）

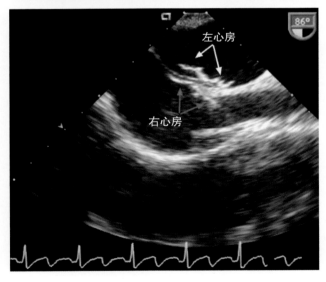

◀ 图 14-8　从推送系统中释放封堵器，经食管超声心动图检查显示闭合良好。双箭示每个心房中的封堵伞臂

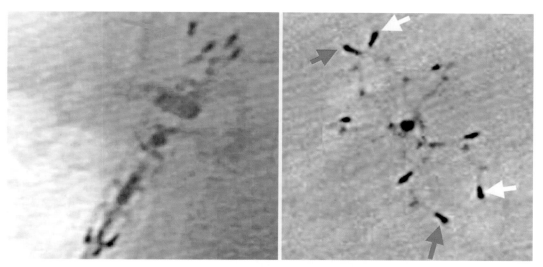

▲ 图 14-9 放射线下的封堵器释放。左图中封堵器已被推进左心房（绿箭）。右图中左心房伞臂（白箭）和右心房伞臂（红箭）也已展开

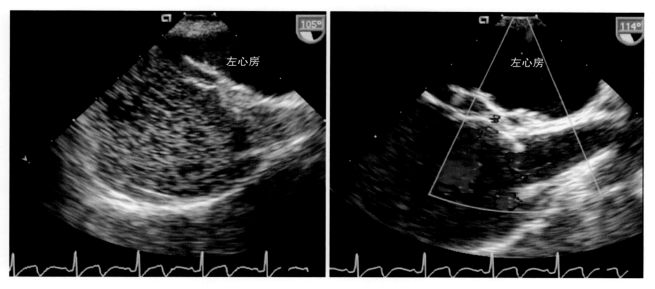

▲ 图 14-10 生理盐水造影剂和彩色多普勒成像证实 PFO 闭合，无残余分流

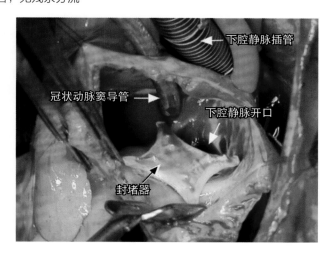

▶ 图 14-11 另一名用类似封堵设备的患者随后接受了二尖瓣置换术。打开右心房后，可以看到该封堵设备位置良好

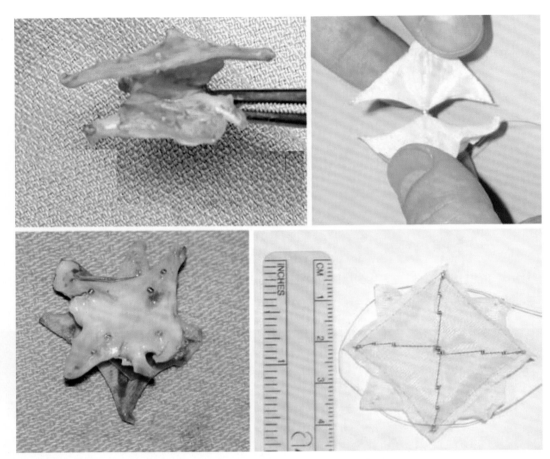

▲ 图 14-12　该设备作为瓣膜手术的一部分被移除。上排图可以从侧面看到该设备与未使用的设备进行比较，下排图则是正面的对比图

点评

　　TEE 或心腔内超声心动图 (ICE) 是经导管封堵房间隔缺损或卵圆孔的重要方法。如上述病例所示，超声图像可以显示房间隔，包括识别房间隔缺损的大小、位置和形状。在手术过程中，超声图像可以引导导管放置，并使封堵设备正确地放置在房间隔内。在释放封堵设备后，彩色多普勒和造影剂对比成像可以诊断有无残余分流。

推荐阅读

[1] Tobis J, Shenoda M: Percutaneous treatment of patent foramen ovale and atrial septal defects, J Am Coll Cardiol 60:1722–1732, 2012.

[2] Saric M, Perk G, Purgess JR, et al: Imaging atrial septal defects by real–time three–dimensional transesophageal echocardiography: Step–by–step approach, J Am Soc Echocardiogr 23:1128–1135, 2010.

[3] Faletra FF, Nucifora G, Yen S: Imaging the atrial septum using real–time three–dimensional transesophageal echocardiography: Technical tips, normal anatomy, and its role in transseptal puncture, J Am Soc Echocardiogr 24: 593–599, 2011.

[4] Silvestry FE, Cohen MS, Armsby LB, et al: Guidelines for the echocardiographic assessment of atrial septal defect and patent foramen ovale, J Am Soc Echocardiogr 28:910–958, 2015.

CASE 14-3
房间隔缺损封堵器血栓形成

患者，男性 40 岁。患者近期被诊断为房间隔缺损，而导致明显的右心室功能障碍和扩张。该患者安排行经导管封堵术。

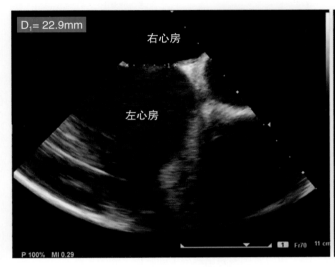

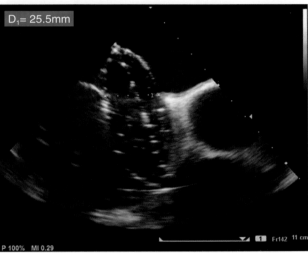

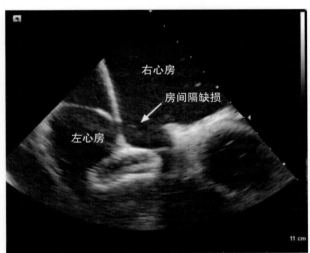

▲ 图 14-13　使用心腔内超声心动图，其中一个房间隔缺损测量直径为 23mm（左图）。使用 34mm 大小的 Amplatzer 球囊，心腔内超声心动图和放射线下测量的球囊扩张后的直径为 27 ～ 28mm，可以让房间隔缺损完全闭合，没有明显的分流，因此决定使用 30mm 的 Amplatzer 房间隔封堵器

◀ 图 14-14　封堵器穿过股静脉至右心房，并穿过缺损部位

▼ 图 14-15　左图可以观察到封堵器已安全释放，中图可以观察到封堵器位置，右图的彩色多普勒确认房间隔缺损已完全封堵

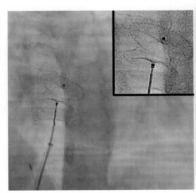

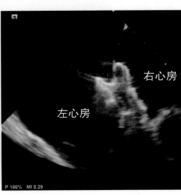

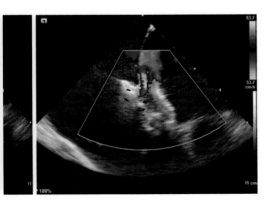

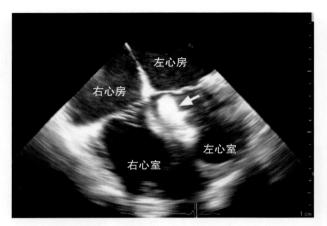

▲ 图 14-16 手术结束后，患者接受通宵监护，并持续进行慢性充血性心力衰竭和肺动脉高压治疗。在第二天凌晨，患者开始抱怨恶心和头痛，并记录到有频发室性期前收缩。床边 TEE 表明，封堵器出现血栓进入左心室流出道，并在左心室内自由摆动，但不妨碍通过左心的血流。实时图像中，封堵设备的无秩序的运动是被鉴别的

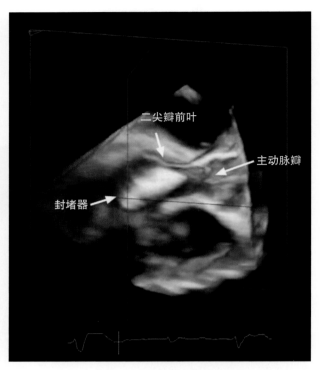

▲ 图 14-17 在相同位置的食管中段长轴的 3D TEE 图像中，可以看到该封堵器与主动脉瓣之间的关系

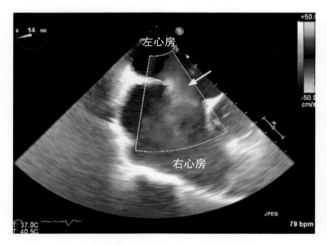

▲ 图 14-18 食管中段 14° 切面，彩色多普勒再次显示房间隔水平从左向右的分流（箭）

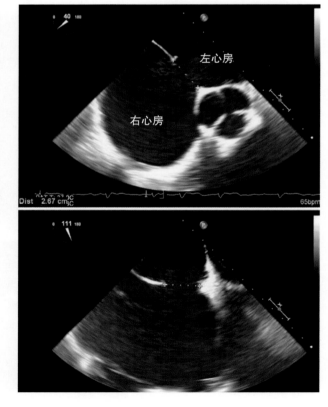

▶ 图 14-19 双平面成像显示缺损直径分别为 27mm 和 25mm

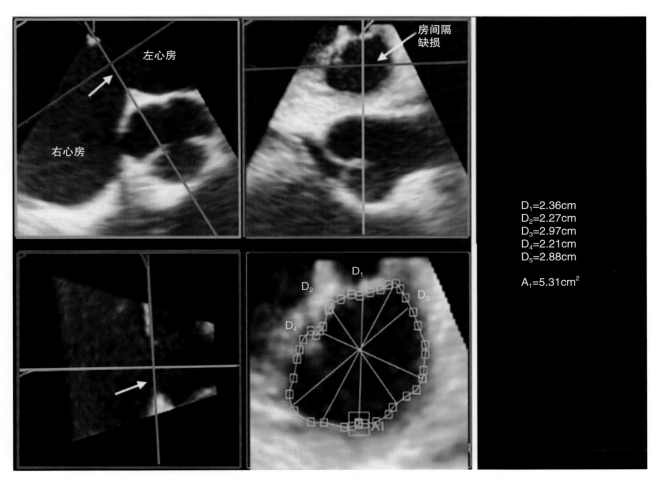

▲ 图 14-20　利用多平面重建技术，可以识别出较大的椭圆形缺损

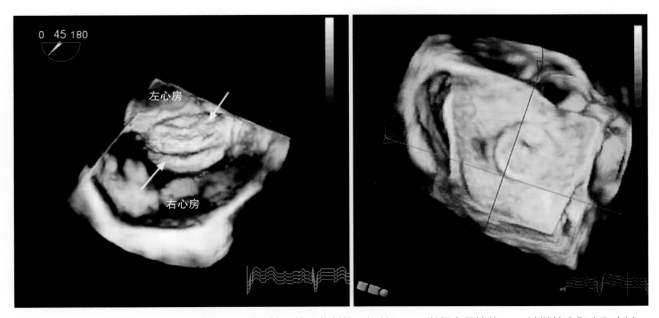

▲ 图 14-21　患者被紧急送回导管室。采用被抓持导管回收封堵器钢丝网，可以很容易地从 24Fr 法鞘管中取出和穿过，采用类似的技术，放置了 38mm 的 Amplatzer 封堵器，取得了良好的效果。左图中，裁剪的食管中段三维图像显示位于左心房和右心房部分的封堵器。右图中，从右心房视角显示封堵器的正面视图

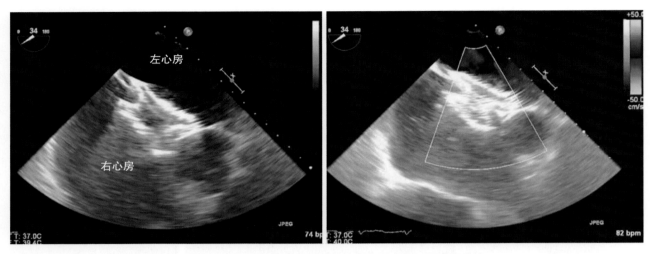

▲ 图 14-22　食管中段 34° 切面，二维及彩色多普勒成像显示封堵器位置良好，无残留分流

CASE 14-4
房间隔缺损封堵器脱落

患者，男性，59 岁。患者之前有两次神经系统事件病史。5 年前，他出现 1min 的失语症，并接受了阿司匹林的治疗。入院前 3 个月，出现左

腿无力，持续约 3min。超声心动图显示房间隔缺损伴右心房和右心室增大，右心室功能轻度下降，肺动脉压轻度升高 30mmHg。

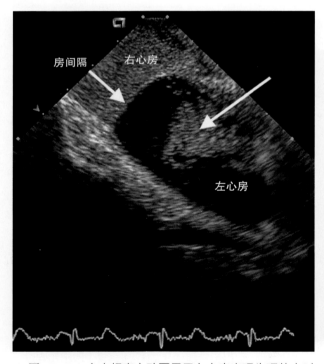

▲ 图 14-23　心内超声心动图显示左心房出现生理盐水对比显影（箭），在右心房持续 1 ～ 2 个心动周期。在实时图像上可见，房间隔动脉瘤样扩张

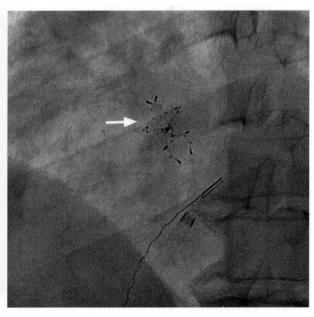

▲ 图 14-24　放射线下显示装置的位置；实时图像可以看到装置的过度运动

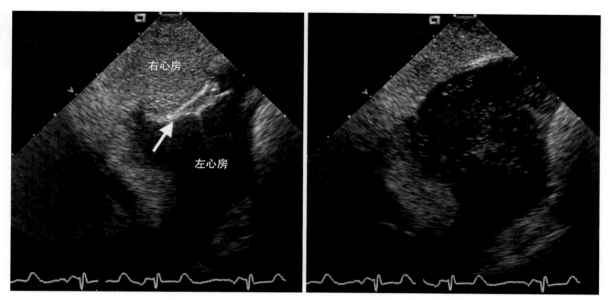

▲ 图 14-25　在放置封堵器后（CardioSEAL, Boston, Massachusetts），左心房的生理盐水对比显影明显减少。然而，在 Valsalva 实验中，封堵器的上段脱入 PFO（箭），伴随从右心房到左心房相应的分流通道超声图像对比

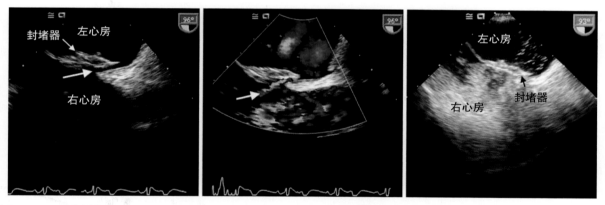

▲ 图 14-26　患者被带到手术室进行手术取出封堵器，并完全封闭 ASD 和间隔动脉瘤。术中 TEE 显示封堵器位于房间隔，其周围有持续开放的缺损，经彩色血流多普勒（箭，左、中）及注射盐水显影对比（右）证实

点评

　　房间隔缺损封堵术并发症发生率不到 5%。最常见的并发症是轻微的残余分流，可通过彩色多普勒或生理盐水显影发现。虽然封堵器血栓较罕见，但是在缺损非常大（直径 > 32mm）的情况更有可能发生，或者缺损周围没有足够的组织边缘，不能充分固定经导管封堵器时发生。因此，主要的成像目标是精确测量缺损的大小，以便选择正确大小的封堵器，同时评估缺损周围组织的边缘。组织的边缘可能不能在正面三维图像中更好地观察。取而代之的是获得一个完整的三维重建图像，并通过三维重建图像中的断层扫描图仔细评估组织的边缘。

推荐阅读

[1] Pineda AM, Mihos CG, Singla S, et al: Percutaneous closure of intracardiac defects in adults: State of the art, J Invasive Cardiol 27(12):561–572, 2015.

[2] Seo JS, Kim YH, Park DW, et al: Effect of atrial septal defect shape evaluated using three–dimensional transesophageal echocardiography on size measurements for percutaneous closure, J Am Soc Echocardiogr 25:1031–1034, 2012.

[3] Lee WC, Fang CY, Huang CF, et al: Predictors of atrial septal defect occluder dislodgement, Int Heart J 56(4):428–431, 2015.

室间隔
Ventricular Septum

CASE 14-5
室间隔解剖和图像

参考第 7 章 Case 7-9 成人先天性心脏病。

CASE 14-6
继发于心肌梗死的室间隔缺损封堵

患者，男性，64 岁。患者有大面积心尖部和下壁心肌梗死，并伴有心肌梗死后的室间隔缺损。随后发生心源性休克，需要机械通气、正性肌力药治疗和经左股动脉置入 Impella 经皮心脏支持装置进行复苏。由于患者状态不稳定，而且开放性手术修复的风险很大，患者同意通过导管将缺损进行封堵。

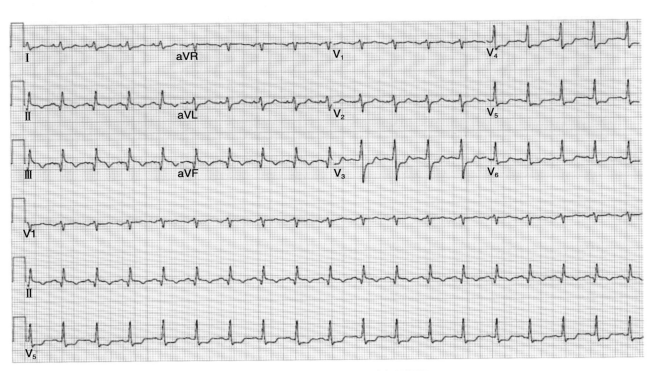

▲ 图 14-27　心电图显示下壁心肌梗死

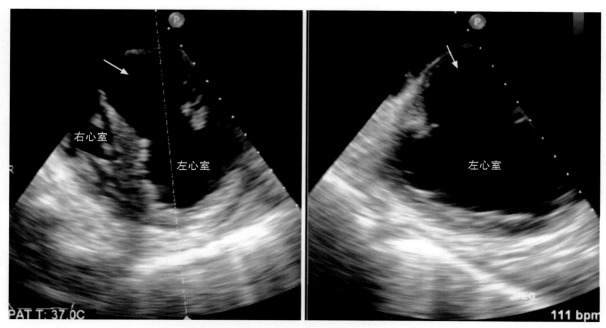

▲ 图 14-28　在双平面经胃切面可以观察到左心室梗死部分的心肌（箭）

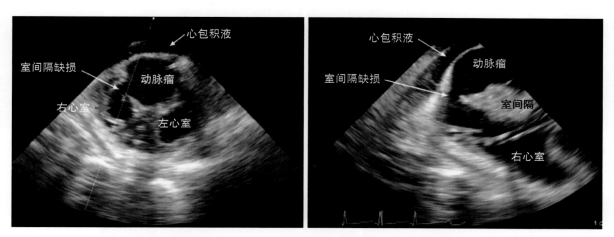

▲ 图 14-29　在另一个经胃双平面视图中，探头轻微地向后背伸并转向患者的右侧。可以观察左、右心室间室间隔缺损 VSD，还可以观察到后方的心包积液

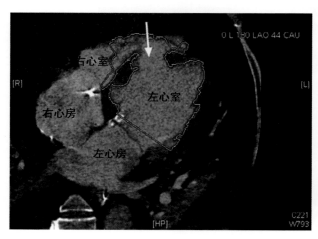

◀ 图 14-30　CT 成像有助于确定室间隔缺损的大小和位置

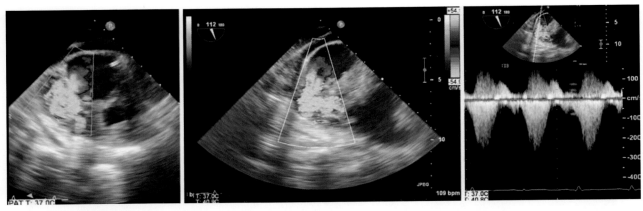

▲ 图 14-31 彩色多普勒显示血流通过室间隔缺损。连续波多普勒显示明显的收缩期射流，速度接近 3m/s

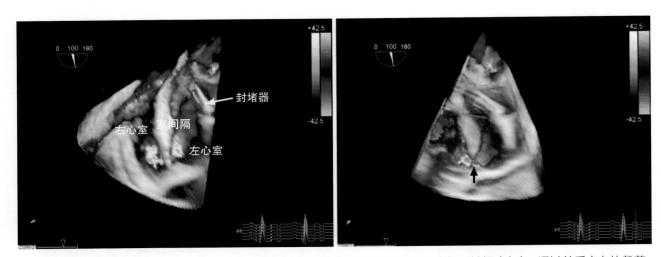

▲ 图 14-32 食管中段三维彩色多普勒观察，在室间隔的顶端，两侧的血流提示室间隔缺损（左）。通过前后方向的裁剪，可以看到穿过室间隔的血流（箭，右）

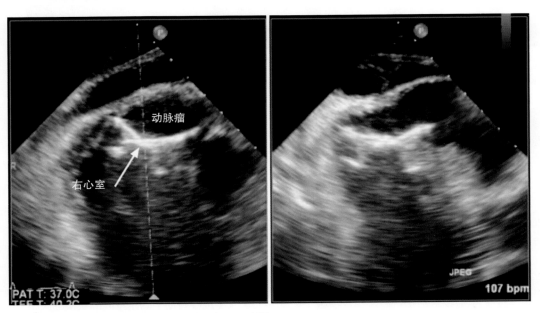

▲ 图 14-33 在右心室和假性动脉瘤之间可见封堵器

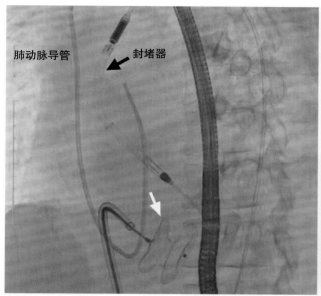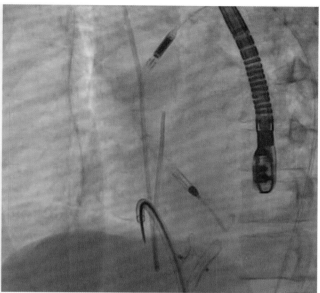

肺动脉导管　　　封堵器

▲ 图 14-34　放射线下显示封堵器在展开前（左，箭）和展开后（右）已在适当的位置

点评

　　心肌梗死仅有 0.2%～0.5% 室间隔破裂的概率出现，但 30d 死亡率约为 50%。心肌梗死后发生室间隔破裂的危险因素包括年龄大、首次心肌梗死、女性、慢性肾病和高血压。心肌梗死后 VSD 通常有一个复杂或锯齿状的通路通过室间膜，如此例所示。没有手术闭合的存活率很低，但手术的风险很高，特别是在心肌梗死后早期。最近的小样本研究表明，经导管封堵室间隔缺损在特定有较高手术成功率的患者中是合适的。指南推荐 TEE 用于经导管关闭，以确保封堵器的正确放置，并评估任何残余反流、封堵器移位或封堵器或导管对瓣膜功能的影响。

推荐阅读

[1] Baldasare M, Polyakov M, Laub G, et al: Percutaneous repair of post-myocardial infarction ventricular septal defect: Current approaches and future perspectives, Tex Heart Inst J 41(6): 613–619, 2014.

[2] Capasso F, Caruso A, Valva G, et al: Device closure of 'complex' postinfarction ventricular septal defect, J Cardiovasc Med (Hagerstown) (16 Suppl 1):S15–S17, 2015.

[3] Calvert P, Cockburn J, Wynne D, et al: Percutaneous closure of postinfarction ventricular septal defect: In-hospital outcomes and long-term follow-up of UK experience, Circulation 129: 2395–2402, 2014.

人工瓣膜瓣周反流
Prosthetic Paravalvular Regurgitation

CASE 14-7
二尖瓣瓣周漏经导管封堵

　　患者，男性，78 岁。患者在入院前 22 年接受了二尖瓣双叶式的机械瓣置换术。随后，病情发展为慢性房颤并伴有可能栓塞性卒中。该患者上个月出现了亚急性可代偿的充血性心力衰竭，与溶血性贫血，经食管超声心动图检查证实二尖瓣瓣周漏。在与患者及其家属进行长时间讨论后，经导管瓣周漏封堵作为推荐的手术治疗策略。

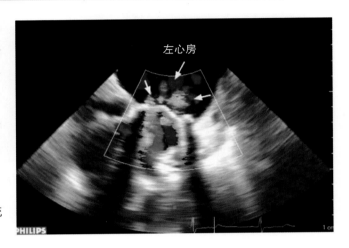

▶ 图 14-35　术前食管中段四腔心切面显示"干净"射流（箭），但无瓣周漏的证据

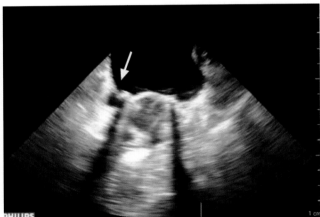

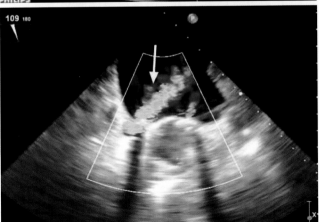

▶ 图 14-36　105° 切面，二维图像显示人工瓣膜撕裂（箭），伴有大量的瓣周漏反流（箭）。怀疑撕裂发生在中后方

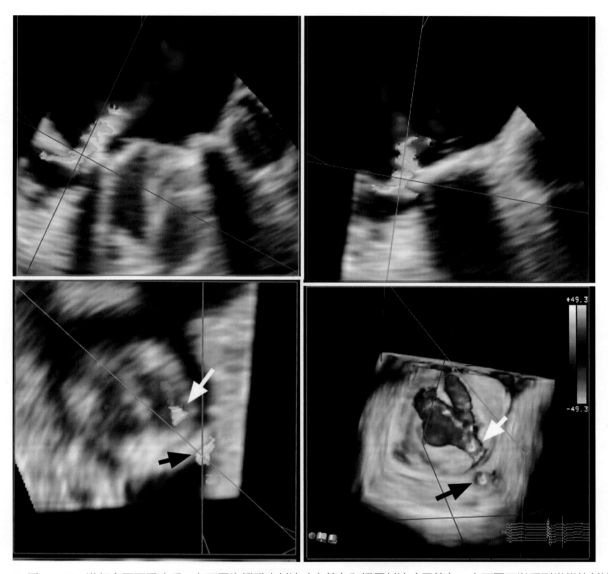

▲ 图 14-37　进行多平面重建后，左下图为瓣膜内射流（白箭）和瓣周射流（黑箭）。右下图可以看到类似的射流

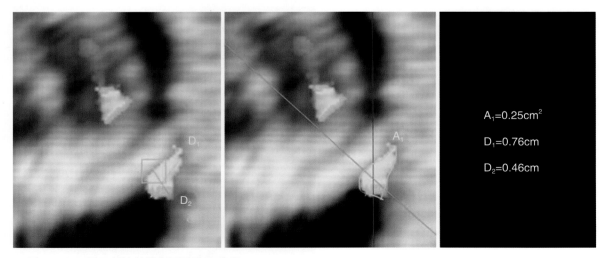

$A_1=0.25cm^2$

$D_1=0.76cm$

$D_2=0.46cm$

▲ 图 14-38　显示射流的横断面面积和直径

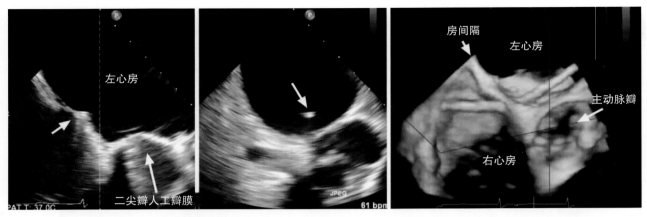

▲ 图 14-39　左图和中图，可以观察到房间隔被顶起和引导导丝进入左心房的路径（箭）；右图，鞘管通过导丝跨过房间隔进入左心房。导丝经股动脉进入左心室。通过房间隔鞘管，可以抓持经动脉的导丝并可将该导丝经股静脉鞘取出

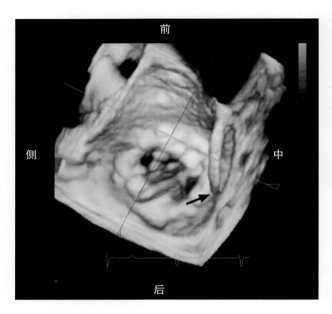

▲ 图 14-40　鞘管从左心房面穿过瓣周漏的通道（箭）

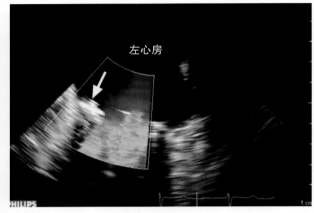

▲ 图 14-41　食管中段两腔心切面，释放 10mm 封堵器后，彩色多普勒显示无血流反流至左心房

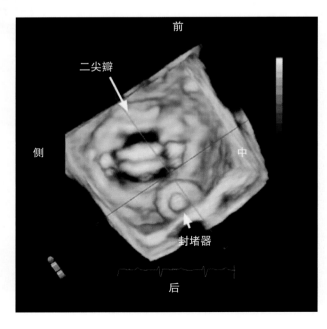

▶ 图 14-42　在左心房面的三维图像中，封堵器位置良好

CASE 14-8
瓣周漏封堵设备移位

患者，女性，51 岁。患者约 20 年前接受了主动脉瓣和二尖瓣双叶机械瓣置换术。该患者表现为严重的左 / 右心衰竭、溶血和严重的肺动脉高压，并在超声心动图上发现大量的二尖瓣人工瓣瓣周漏 (PVL)。

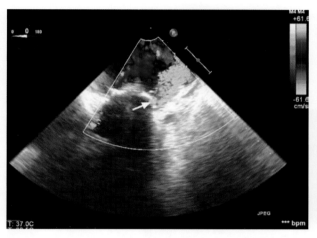

▲ 图 14-43　彩色多普勒食管中段四腔心切面显示后瓣较大的瓣周漏（箭）

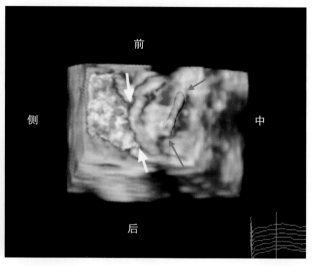

▲ 图 14-44　彩色多普勒三维显示二尖瓣后瓣出现范围很大的瓣周漏（白箭）。红箭显示双叶机械瓣的铰链

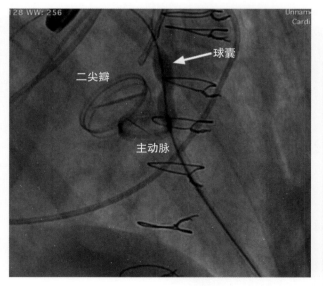

▲ 图 14-45　经左心室心尖入路探查缺损。使用球囊经股动脉、主动脉瓣机械瓣后进行，通过瓣周缺损测量大小

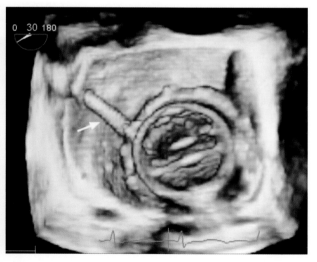

▲ 图 14-46　使用 TEE 和放射线引导，使用许多导丝促进装置到达位置，从左心房角度使用 3D TEE 观察鞘管通过瓣周漏缺损（箭）

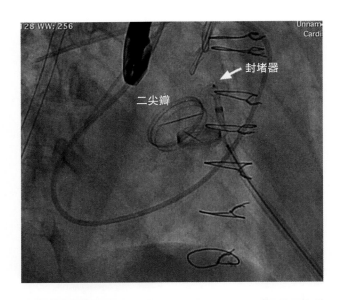

◀ 图 14-47　放射线下镜检查显示第一个封堵器的放置

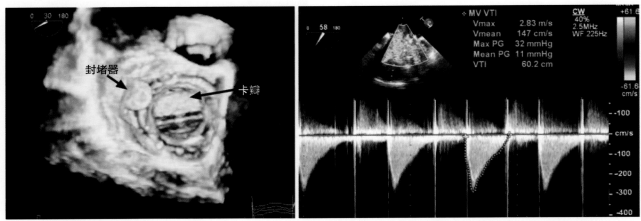

▲ 图 14-48　不幸的是，位于心室侧的封堵器干扰了二尖瓣前叶的运动，导致二尖瓣跨瓣平均压力梯度为 11mmHg

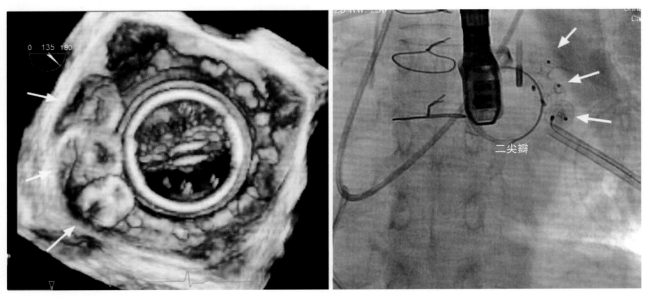

▲ 图 14-49　取出并更换封堵器。使用 X 线透视和 3D TEE 可从左心房面观察到共置入了 3 个封堵器（白箭）

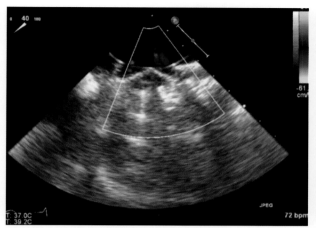

▲ 图 14-50　在食管中段二维 TEE 彩色多普勒未见反流

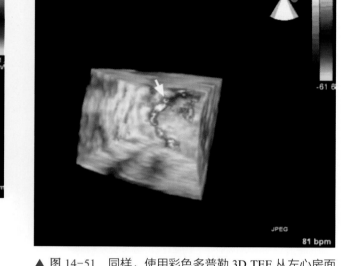

▲ 图 14-51　同样，使用彩色多普勒 3D TEE 从左心房面观察未见反流

手术后的第二天，患者出现血流动力学不稳定，TEE 检查显示其中一个封堵器已经移位，并在左心房中自由漂浮。其余两个先前放置的封堵器仍在瓣周漏的原始位置。患者于今日提出经皮方式取回栓塞的封堵器，并使用经房间隔再次尝试经皮瓣周漏封堵。

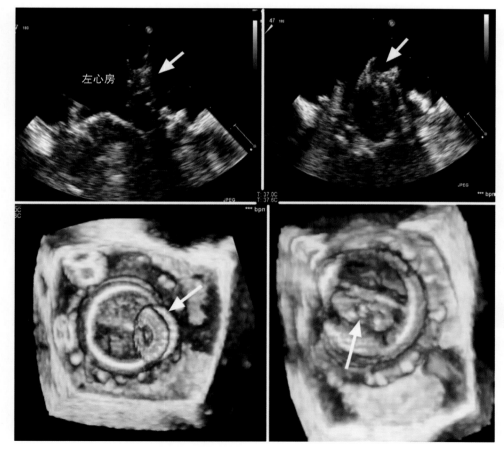

◀ 图 14-52　上排两图，二维图像显示脱落的封堵器在左心房内自由活动（左上图），在舒张期（右上图）与二尖瓣人工瓣膜碰撞。下排两图，在相应的 3D TEE 图像中，白箭示自由运动的脱落的封堵器

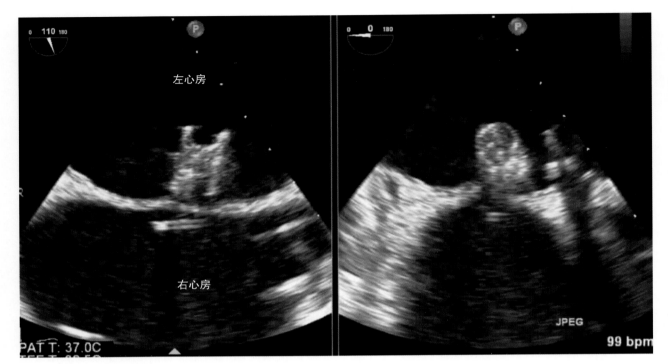

▲ 图 14-53　房间隔双平面可见移动的封堵器

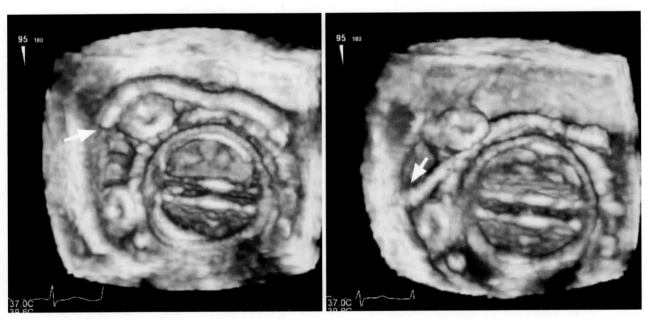

▲ 图 14-54　在 3D TEE 视图中，从左心房视角观察鞘管通过房间隔进入左心房向残余漏（左）移动，并与之接合（右）

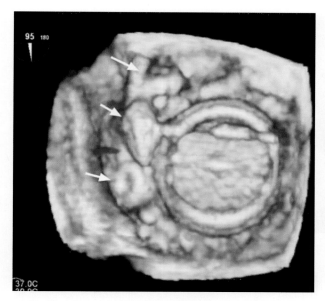

▲ 图 14-55　3 个封堵器再次放置到位

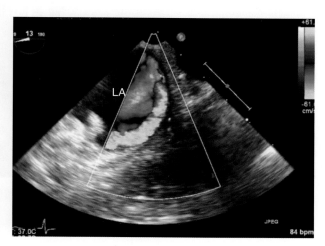

▲ 图 14-56　二尖瓣瓣周可观察到大量偏心贴壁反流
LA. 左心房

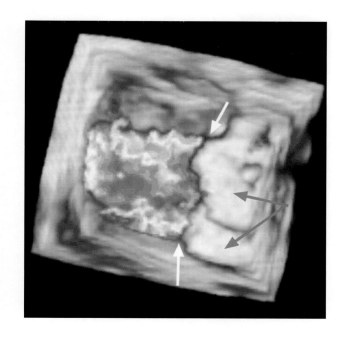

◀ 图 14-57　红箭指向两个封堵器，白箭较宽缩流颈的二
尖瓣瓣周漏

CASE 14-9
二尖瓣瓣环成形术后瓣周漏

　　两个相似的病例使用了不同的治疗方法。
　　第一位患者，男性，75 岁。患者在入院前 12
年接受了二尖瓣修复手术，入院前 9 年接受了二

尖瓣再次修复手术。最近一次 TTE 显示为左心室
功能进行性下降和严重的二尖瓣反流。

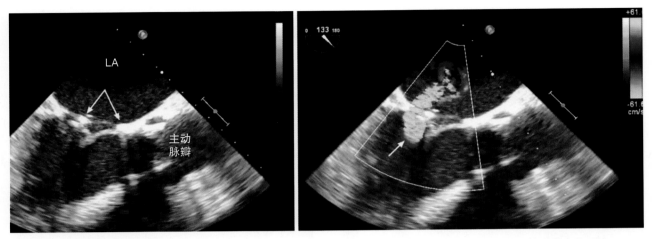

▲ 图 14-58　食管中长轴切面显示二尖瓣反流（箭），位置位于成形环瓣叶后方（双箭）。患者自身瓣膜未见反流

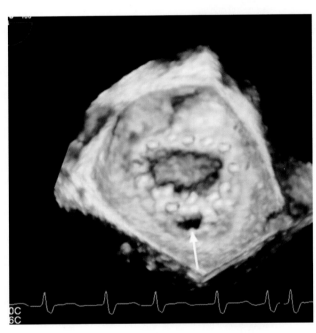

▶ 图 14-59　从左心房角度使用 3D TEE 观察到成形环和缺损的瓣环后叶之间出现了开裂

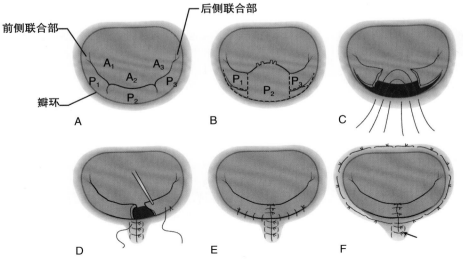

◀ 图 14-60　图像描述患者的最初手术过程，后叶四角形切除后进行滑动成形术。图 A 为正常二尖瓣。图 B 为确定切除范围，行四角形切除，切除 P_1 和 P_3，缩短瓣叶高度。图 C 缝合是为了使后叶垂直折叠。图 D 中瓣叶节段重新连接到瓣环。图 E 中在行瓣环成形术前再次拉近瓣叶边缘。图（F，箭）是完成瓣环成形术后，缝合破裂而导致的缺损（引自 Carpentier A, Adams DH, Filsoufi F: Carpentier's Reconstructive Valve Surgery, Philadelphia:W.B Saunders,2010）

在手术中，将瓣膜和瓣环切除，重新放置双叶机械瓣双瓣。

第二位患者，女性，65 岁。本例患者入院前 11 年，曾接受过二尖瓣修复手术，包括四角形切

除和安置 #30 成形环，术后未见二尖瓣反流。目前该患者表现为逐渐加重的呼吸困难，加重的外周水肿同时，超声心动图显示二尖瓣反流加重。

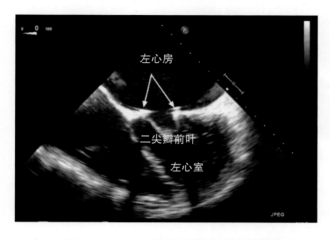

◀ 图 14-61　食管中段四腔心切面显示成形环（白箭）

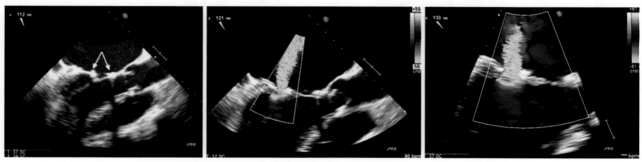

▲ 图 14-62　左图的食管中段长轴切面，再次用白箭标出成形环。在相应的彩色多普勒图像中，在成形环后方可见一束反流。在放大聚焦模式下，可看到相同的射流，没有反流束穿过瓣叶

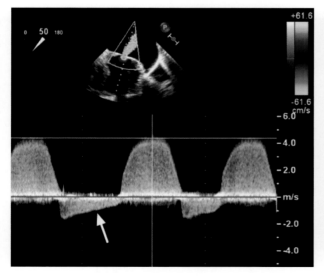

▲ 图 14-63　连续波多普勒显示反流束，舒张期为前向信号（箭）

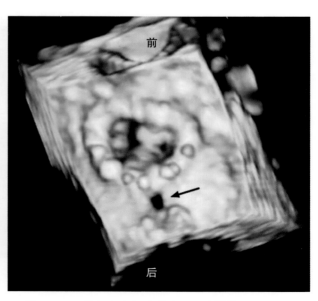

▲ 图 14-64　从左心房角度观察，二尖瓣的 3D TEE 显示成形环后方的缺损（箭）

虽然最初诊断为是原有的瓣膜疾病，但术中 TEE 的病因学表现与第一个病例相似。经过讨论后建议中止手术，患者选择了 1 个月后进行经导管缺损封堵术。

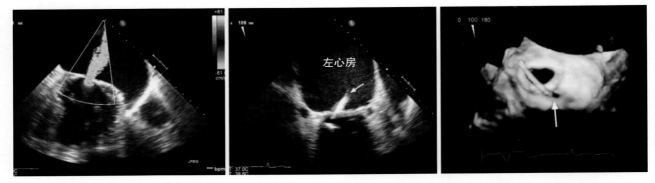

▲ 图 14-65　左图的彩色多普勒成像用于识别缺损。中图可以看到导丝穿过缺损。右图为左心房观的三维图像

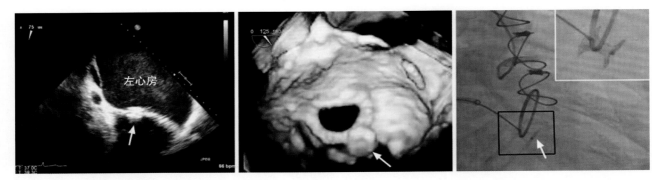

▲ 图 14-66　通过 2D 和 3D 成像，可以看到封堵器（箭）穿过缺损。右图在放射线下可以观察到封堵器与成形环相邻

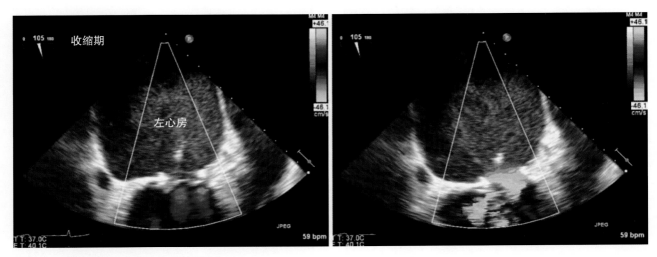

▲ 图 14-67　彩色多普勒显示反流消失

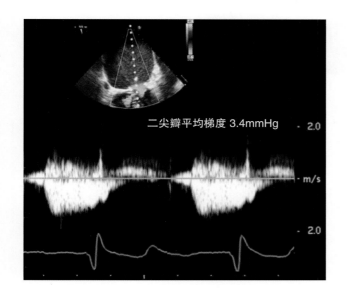

◀图 14-68　二尖瓣前向跨瓣压差为 3.4mmHg，提示无二尖瓣狭窄

血流动力学如下表所示。

	RA 平均压力（mmHg）	RA V 波（mmHg）	LA 平均压力（mmHg）	LA V 波（mmHg）
基线	16	20	29	38
术后	11	12	14	16

点评

　　新出现的瓣周漏应考虑可能是源于心内膜炎，因此对这些患者应当进行临床评估和血液培养。然而，大多数慢性的瓣周漏的病例似乎是由于与慢性疾病有关的瓣膜撕裂所致，特别是在瓣环纤维化或钙化的患者中。许多轻度瓣周漏反流的患者可以在手术封堵后用药物治疗，如顽固性心力衰竭、进行性左心室扩张或明显溶血性贫血，可以考虑手术封堵，但使用封堵器进行经导管封堵术在逐渐兴起，就如以上 4 个病例所示。在有相关手术经验的中心，手术成功率为 80%～85%。少于 5% 的病例中会出现并发症，包括血管损伤、出血、传导阻滞、心脏穿孔和封堵器血栓。

推荐阅读

[1] Franco E, Almería C, de Agustín JA, et al: Three-dimensional color Doppler transesophageal echocard-iography for mitral paravalvular leak quantification and evaluation of percutaneous closure success, J Am Soc Echocardiogr 27 (11): 1153–1163, 2014.

[2] Reed GW, Tuzcu EM, Kapadia SR, et al: Catheter-based closure of paravalvular leak, Exp Rev Cardiovasc Ther 12: 681, 2014.

[3] Bartel T, Müller S: Intraprocedural guidance: Which imaging technique ranks highest and which one is complementary for closing paravalvular leaks? Cardiovasc Diagn Ther 4(4): 277–278, 2014.

左心室假性动脉瘤
Left Ventricular Pseudoaneurysm

CASE 14-10
左心室假性动脉瘤经皮封堵

患者，男性，73 岁。25 年前，接受了 3 次冠脉搭桥术。入院前 1 个月，他在工作中突发双侧手臂疼痛和胸痛，冠脉造影发现有一块闭塞的有钝性边缘的隐静脉移植血管，完全阻塞了患者自身的动脉回旋支。超声心动图检查发现，该患者有严重的后外侧室壁运动障碍，并伴有假性动脉瘤；治疗这种病变所面临的解剖学问题就是，无论是开放的还是经皮介入手术，都是靠近乳头肌。由于这位患者有很高的手术风险，该患者选择了介入手术治疗的方式。

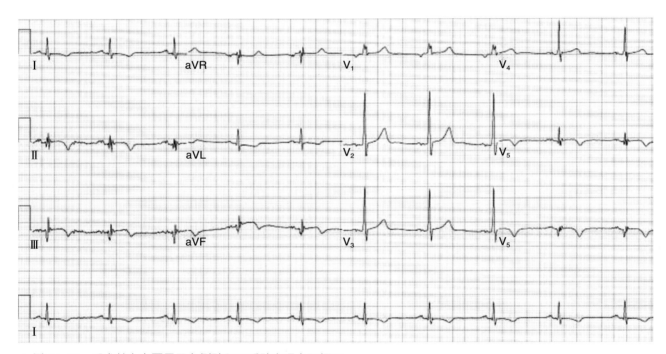

▲ 图 14-69　手术前心电图显示在侧壁和下后壁出现心肌梗死

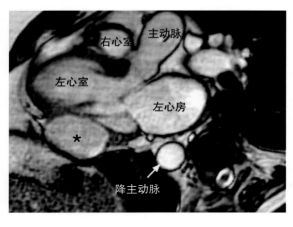

◀ 图 14-70　螺旋 MRI 图像，同胸骨旁长轴切面图像具有统一的相关性，假性动脉瘤（＊）起源于左心室中后壁。实时图像可以看到收缩期假性动脉瘤的血流情况

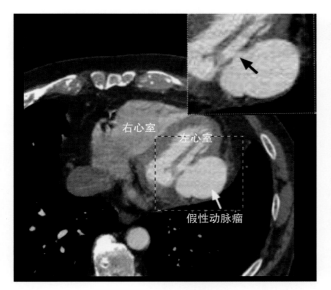

▲ 图 14-71　CT 显示假性动脉瘤的起源；插图中的黑箭显示从左心室进入假性动脉瘤的入口

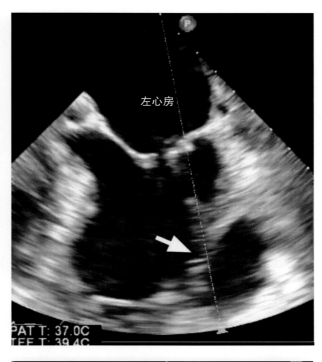

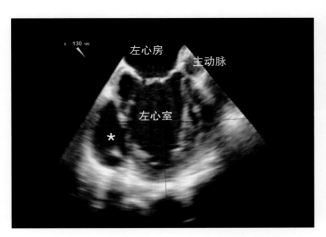

▲ 图 14-73　食管中段长轴切面中，左心室后壁附近可见假性动脉瘤（﹡）

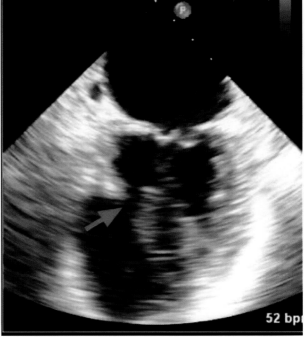

▲ 图 14-72　在食管中段四腔心切面中显示侧壁的缺损（白箭）。右侧垂直平面图像显示假性动脉瘤接近下壁（红箭）

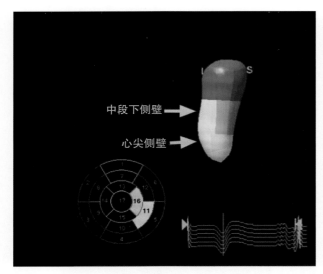

▲ 图 14-74　17 节段运动分析。实时图像显示假性动脉瘤下节段收缩期的反常运动

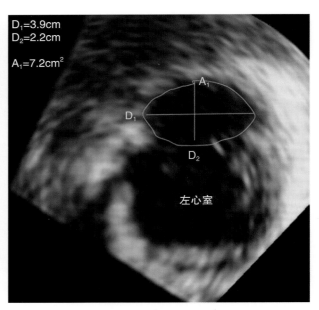

▲ 图 14-75　采用多平面重建技术，对动脉瘤的长、短轴及面积进行了测量

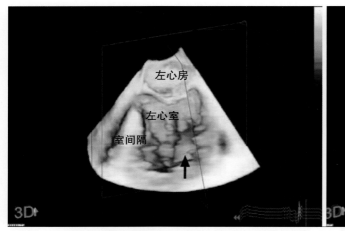

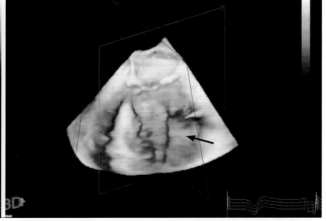

▲ 图 14-76　从三维重建上看，前壁已被裁剪，显示后壁假性动脉瘤（左，箭）。随着更多的前壁被切除，可以看到更大范围的假性动脉瘤（右，箭）

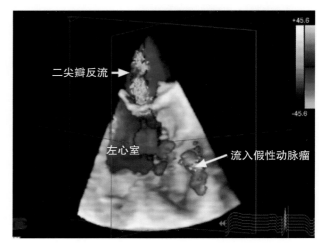

▶ 图 14-77　收缩期的 3D 彩色多普勒显示 MR 的射流及流入假性动脉瘤

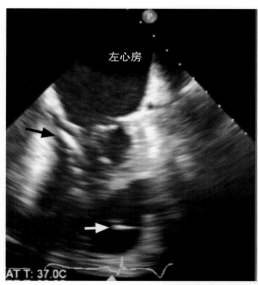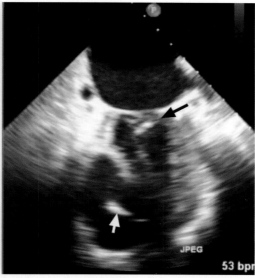

◀ 图 14-78　在食管中段四腔心图像中（左图），导丝穿过 LVOT（黑箭）进入假性动脉瘤（白箭）。右边的垂直面图显示了类似的结果

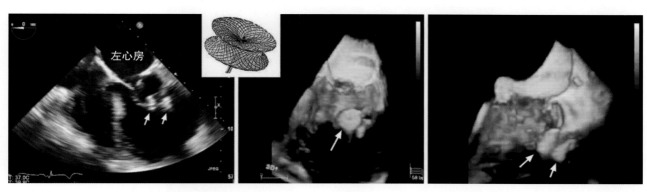

▲ 图 14-79　将导丝换成鞘管，通过鞘管引入 Amplatzer 装置（白箭），成功关闭了假性动脉瘤的入口。可以在 2D（左）、3D 正面观（中）和 3D 侧面（右）中看到。插图是装置的艺术呈现

点评

左心室假性动脉瘤是一种心肌破裂后由心包包裹的表现。超声心动图的特征包括狭窄的颈部和从正常心肌到薄壁假性动脉瘤腔的突然转变，该腔内可能会有血栓。由于假性动脉瘤在任何时候都有可能进一步破裂，导致心包填塞和死亡，因此如果不进行手术干预，长期预后是很差的。一般推荐进行外科手术治疗，但最近人们出于人道主义方面考虑，选择一些高风险患者进行经导管封堵手术，但是目前在美国，这种装置还未受到批准使用。

推荐阅读

[1] Narayan RL, Vaishnava P, Goldman ME, et al: Percutaneous closure of left ventricular pseudoaneurysm, Ann Thorac Surg 94(5):e123–e125, 2012.

[2] Moriarty J, Harris TJ, Vorobiof G, et al: Direct percutaneous repair of left ventricular pseudoaneurysm via transthoracic deployment of a ventricular septal defect closure device, Tex Heart Inst J 42(4):362–366, 2015.

[3] Moreno R, Gordillo E, Zamorano J, et al: Long term outcome of patients with postinfarction left ventricular pseudoaneurysm, Heart 89(10):1144–1146, 2003.

左心耳
Left Atrial Appendage

CASE 14-11
左心耳封堵设备

患者，76岁。患者因慢性房颤接受了Watchman®的左心耳封堵装置放置。由于患者有反复的严重消化道出血病史，因此标准抗凝治疗中该患者会出现很高的并发症风险。

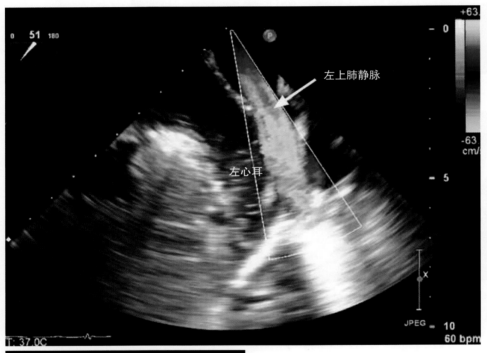

左上肺静脉

左心耳

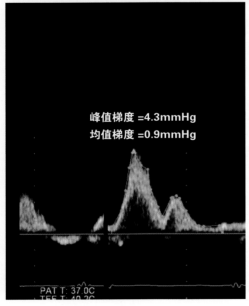

峰值梯度 =4.3mmHg
均值梯度 =0.9mmHg

▲ 图 14-80 左上肺静脉彩色多普勒成像未见狭窄

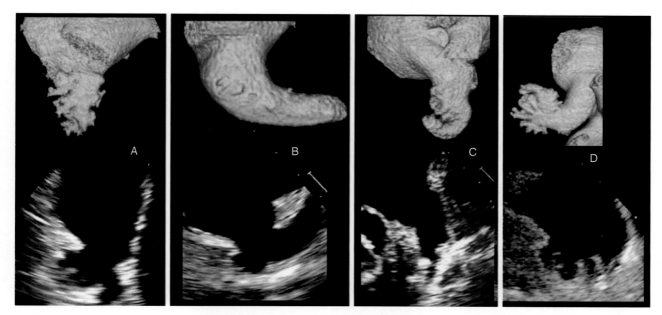

▲ 图 14-81　通过对几个不同患者的 CT 扫描和左心耳形态的二维 TEE 图像，显示了左心耳的解剖结构。图 A 的 "仙人掌形" 左心耳形态为显性中心叶，次级叶由中心叶向上、下方向延伸。CT 即计算机断层扫描。图 B 的 "鸡翅形" LAA 形态在主导叶的近端或中部明显弯曲，或在离 LAA 解剖口一定距离处自行折叠。这种 LAA 可能有次生叶或小枝。图 C 的 "风向袋" LAA 形态呈现出一种优势。图 D 的 "花椰菜" LAA 形态总体长度有限，内部特征更为复杂。这种类型的变异有更多的不规则形状的左心耳开口（椭圆形与圆形）和不同数目的裂片，缺乏主瓣。左心耳 LAA5 例（经许可转载，引自 Di Biase L，Santangeli P，Anselmino M et al: Dose the left atrial appendage morphology correlate with risk of stroke in patients with atrial fibrillation? Restlts from a multicenter study, J Am Coll Cardiol 60:531–538, 2012. 2D TEE images from Beigel R, Wunderlich NC, Ho SY, et al: The left atrial appendage: Anatomy, function, and noninvasive evaluation, J Am Coll Cardiol Imaging 7:1251–2165, 2014.）

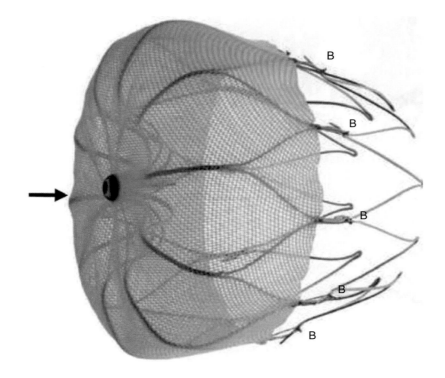

◀ 图 14-82　Watchman® 闭塞设备。电线外缘的倒钩（B）有助于将该装置固定在左心耳的肌肉组织上。箭显示当放置设备后，该侧面对左心房（经许可转载，引自 Block PC: Percutaneous left atrial appendage closure in a patient with atrial fibrillation, Nature Clin Pract Cardiovasc Med 3:456–459, 2006.）

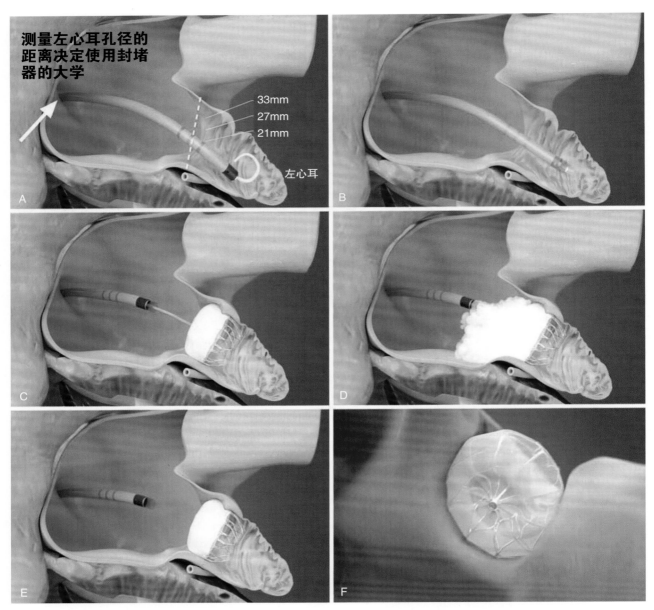

▲ 图 14-83 图示放置遮挡装置的程序步骤。图 A，经间隔穿刺后，根据制造商的建议，对左心耳进行大小调整，以选择合适的封堵器。图 B 和图 C，装置被推进到附件并展开。图 D，在透视指导下注入造影剂是为了证明左心耳内没有造影剂。图 E，导管与闭塞器分离。图 F，正面观的闭塞器最终位置（引自 Boston Scientific, Marlborough, Massachusetts.）

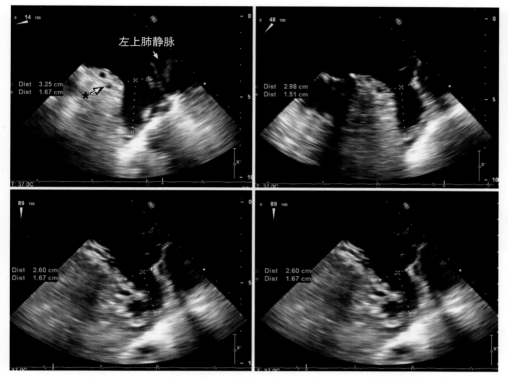

◀ 图 14-84 在我们的患者中，通过 TEE 在大约 0°、45°、90° 和 130° 处对 LAA 进行成像。左冠状动脉（箭）至左上肺静脉边缘尖端 1～2cm 处的平面测量左心耳宽度

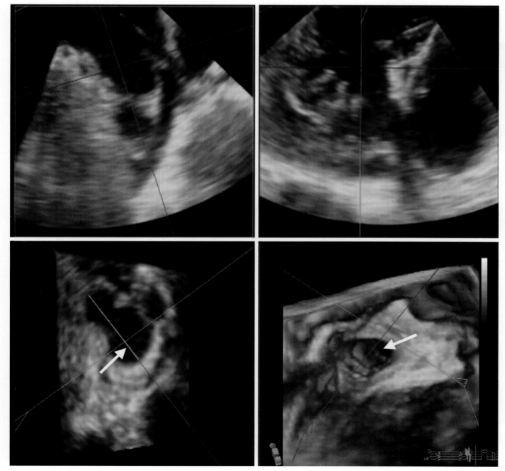

◀ 图 14-85 多平面重建图中，显示了复杂的左心耳三维形状。下排两图，可见左心耳开口（箭）

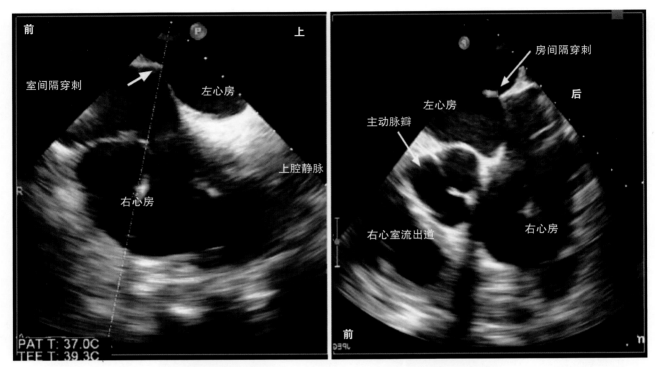

▲ 图 14-86　在释放封堵器时，要进行房间隔穿刺。在这张双平面图像中，穿刺位置选择为下（左）后（右），这样可以防止进入主动脉，允许封堵器向左心耳方向运动

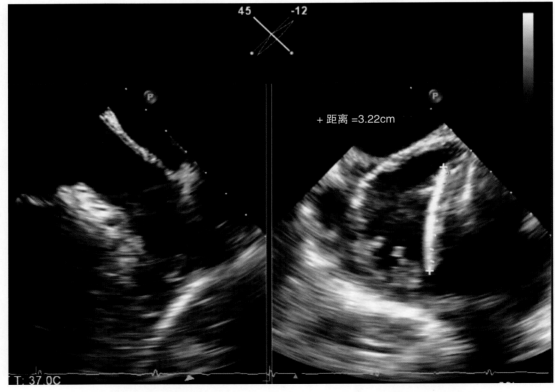

▲ 图 14-87　在双平面图像中可以观察到鞘管已被推进左心耳，从左心耳孔径到边缘远端距离进行测量，可以正确评估封堵设备尺寸大小

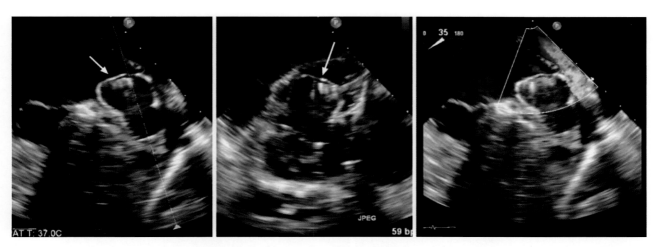

▲ 图 14-88　确认位置之后，将封堵设备推进到左心耳中，并释放（箭，左、中）。右图可以在 LUPV 中看到血流，但是并没有血流通过封堵器

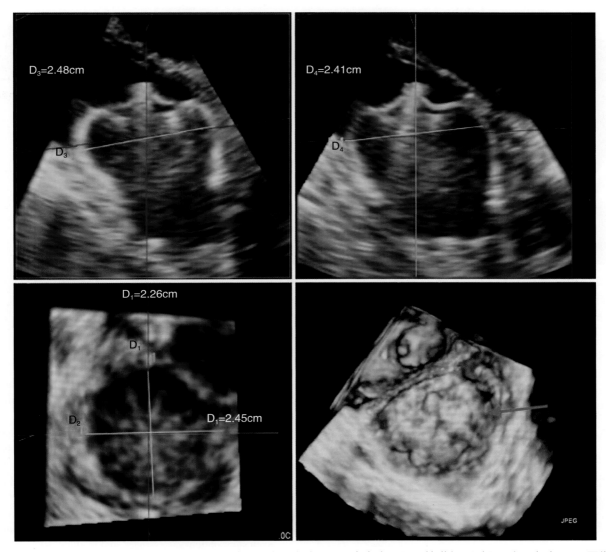

▲ 图 14-89　在多平面重建图中，封堵器已经放置妥当并充分展开。在左心耳开口处进行了测量。右下角中，3D 图像显示封堵设备（红箭）略高于左心耳开口

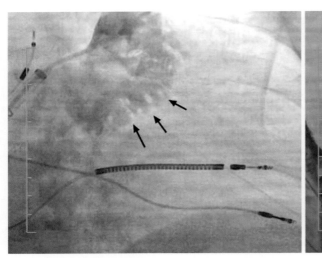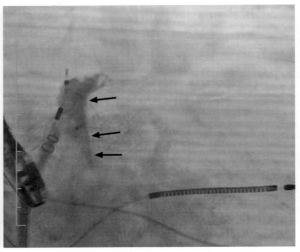

▲ 图 14-90　使用放射线检查，左心耳预封堵位置成像（左）。黑箭示疏状肌肉。右图，封堵后左心房造影剂 LAA 未显影。箭示造影下左心房和封堵器近端之间的界面

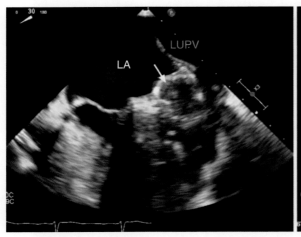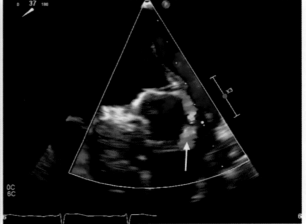

▲ 图 14-91　术后 5 周行 TEE 检查。虽然封堵器看起来位置很好（右，箭），但还是可以看到少量彩色多普勒血流进入心耳

LA. 左心房；LUPV. 左上肺静脉

点评

　　如本病例所示，经导管封堵左心耳时，TEE 引导是很有必要的。基线成像侧重于识别左心耳（LAA）封堵装置放置的潜在禁忌证。这些禁忌证包括左心耳血栓和解剖问题如多孔径左心耳等。此外，任何 TEE 的禁忌证或与造影有关的问题会排除手术的可能性。在此过程中，TEE 用于确保封堵设备的正确放置并评估有无残余分流。在随访时，使用 TEE 识别和测量封堵设备周围的残余分流是否可能会影响抗凝治疗和患者的远期管理。

推荐阅读

[1] Beigel R, Wunderlich NC, Ho SY, et al: The left atrial appendage: Anatomy, function, and noninvasive evaluation, J Am Coll Cardiol Imaging 7:1251–1265, 2014.

[2] Lockwood SM, Alison JF, Obeyesekere MN, et al: Imaging the left atrial appendage prior to, during, and after occlusion, J Am Coll Cardiol Imaging 4:303–306, 2011.

[3] Sommer M, Roehrich A, Boen F: Value of 3D TEE for LAA morphology, J Am Coll Cardiol Imaging 8:1107–1110, 2015.

[4] Wunderlich NC, Beigel R, Swaans MJ, Ho SY, et al: Percutaneous interventions for left atrial appendage exclusion: options, assessment, and imaging using 2D and 3D echocardiography, JACC: Cardiovascular Imaging 8: 472–488, 2015.

附录 缩略语
Abbreviations

缩略语	英文全称	中文名称
2D	two dimensional	二维
3D	three dimensional	三维
A_1, A_2, A_3	anterior mitral leaflet sections	二尖瓣前瓣分区
A-COM	anterior commissure	前外交界
AICD	automatic implantable cardioverter defibrillators	植入式心脏复律除颤器
AML	anterior mitral leaflet	二尖瓣前瓣
Ao	aorta	主动脉
AP	anteroposterior	前后
AR	aortic regurgitation	主动脉瓣反流
ARDS	adult respiratory distress syndrome	成人呼吸窘迫综合征
AS	aortic stenosis	主动脉瓣狭窄
ASA	atrial septal aneurysm	房间隔瘤
ASD	atrial septal defect	房间隔缺损
ATL	anterior tricuspid leaflet	三尖瓣前瓣
AV	aortic valve	主动脉瓣
AVR	aortic valve replacement	主动脉瓣置换
CABG	coronary artery bypass graft	冠状动脉旁路移植
CPB	cardiopulmonary bypass	体外循环
CS	coronary sinus	冠状静脉窦
CT	computed tomography	计算机断层扫描
CVA	cerebrovascular accident	脑血管意外

缩略语	英文全称	中文名称
CW	continuous wave (Doppler)	连续波（多普勒）
Cx	circumflex coronary artery	回旋支
DA	descending aorta	降主动脉
ECG	electrocardiogram	心电图
ECMO	extracorporeal membrane oxygenation	体外膜肺氧合
FAC	fractional area of change	面积变化率
FO	fossa ovalis	卵圆孔
IABP	intraaortic balloon pump	主动脉球囊反搏
IAS	interatrial septum	房间隔
ICD	implantable cardioverter defibrillator	心律转复除颤器
IVC	inferior vena cava	下腔静脉
IVS	interventricular septum	室间隔
LA	left atrium	左心房
LAA	left atrial appendage	左心耳
LAD	left anterior descending coronary artery	左前降支
LCC	left coronary cusp	左冠瓣
LCX	left circumflex artery	左回旋支
LIMA	left internal mammary artery	左乳内动脉
LLPV	left lower pulmonary vein	左下肺静脉
LMCA	left main coronary artery	左冠状动脉主干
LPA	left pulmonary artery	左肺动脉
LUPV	left upper pulmonary vein	左上肺静脉
LV	left ventricle	左心室
LVOT	left ventricular outflow tract	左心室流出道
MAIVF	mitral aortic intervalvular fibrosa	二尖瓣主动脉瓣瓣膜纤维层
MI	myocardial infarction	心肌梗死
MPR	multiplanar reconstruction	多平面重建
MR	mitral regurgitation	二尖瓣反流
MRI	magnetic resonance imaging	磁共振

缩略语	英文全称	中文名称
MS	mitral stenosis	二尖瓣狭窄
MV	mitral valve	二尖瓣
MVA	mitral valve area	二尖瓣面积
MVR	mitral valve replacement	二尖瓣置换
NCC	noncoronary cusp	无冠瓣
OR	operating room	手术室
P_1, P_2, P_3	posterior mitral leaflet sections	二尖瓣后瓣分区
PA	pulmonary artery	肺动脉
P-COM	posterior commissure	后内交界
PDA	patent ductus arteriosus	动脉导管未闭
PE	pericardial effusion	心包积液
PFO	patent foramen ovale	卵圆孔未闭
PG	pressure gradient	压差
PISA	proximal isovelocity surface area	近端等速面积
PLSVC	persistent left superior vena cava	残存左上腔
PM	papillary muscle	乳头肌
PML	posterior mitral leaflet	二尖瓣后瓣
PMN	polymorphonuclear leukocytes	多形核白细胞
PR	pulmonic regurgitation	肺动脉瓣反流
PTL	posterior tricuspid leaflet	三尖瓣后瓣
PVR	pulmonic valve replacement	肺动脉瓣置换
PW	pulsed wave (Doppler)	脉冲波（多普勒）
RA	right atrium	右心房
RAA	right atrial appendage	右心耳
RBC	red blood cells	红细胞
RCA	right coronary artery	右冠状动脉
RCC	right coronary cusp	右冠瓣
RLPV	right lower pulmonary vein	右下肺静脉
ROA	regurgitant orifice area	反流口面积

缩略语	英文全称	中文名称
RPA	right pulmonary artery	右肺动脉
RUPV	right upper pulmonary vein	右上肺静脉
RV	right ventricle	右心室
RVH	right ventricular hypertrophy	右心室肥大
RVOT	right ventricular outflow tract	右心室流出道
SAM	systolic anterior motion	收缩期前移
SP	septum primum	室间隔
SS	septum secundum	继发隔
STJ	sinotubular junction	鼻管接头
STL	septal tricuspid leaflet	三尖瓣隔瓣
STS PROM	Society of Thoracic Surgeons 30-day predicted risk of mortality	胸外科医师协会 30 天死亡风险预测
SV	stroke volume	每搏量
SVC	superior vena cava	上腔静腔
TAPSE	tricuspid annular plane systolic excursion	三尖瓣瓣环位移动
TAVR (TAVI)	transcatheter aortic valve replacement	经导管主动脉瓣置换术
TEE	transesophageal echocardiography	经食管超声心动图
THV	transcatheter heart valve	经导管心脏瓣膜
TMR	transmyocardial revascularization	经心肌血管重建术
TR	tricuspid regurgitation	三尖瓣反流
TTE	transthoracic echocardiography	经胸超声心动图
TV	tricuspid valve	三尖瓣
TVR	tricuspid valve replacement	三尖瓣置换术
V-A ECMO	veno-arterial extracorporeal membrane oxygenation	静动脉体外膜肺氧合
VC	vena contracta	缩流颈
VIV	valve in valve	瓣上隔膜
VSD	ventricular septal defect	室间隔缺损
VTI	velocity time integral	速度时间积分
V-V ECMO	veno-venous extracorporeal membrane oxygenation	静脉－静脉体外膜肺氧合